Angelika Wolff

Fallgeschichten und Fallverstehen in der psychoanalytischen Praxis für Kinder und Jugendliche

W0282363

Vor allem in der therapeutischen Arbeit, aber auch in Diagnose, Supervision und Beratung, steht die Kunst des psychoanalytischen Fallverstehens im Mittelpunkt. Hier werden zum einen komplexe analytische Theorien über die psychische Entwicklung und deren Störungen von Kindern und Jugendlichen auf den besonderen Einzelfall angewendet; hier sorgen die Selbsterfahrungen aus einer mehrjährigen Lehranalyse während der Ausbildung dafür, dass Prozesse von Übertragung und Gegenübertragung analysiert und genutzt werden können; und hier erlaubt ein spezifisches professionelles Setting jene psychoanalytische Grundhaltung einer »gleichschwebenden« Aufmerksamkeit, in der Fallverstehen sich herausbilden und in das Beziehungsgeschehen der Therapie eingebaut werden kann.

Die in diesem Sammelband erstmalig zusammengestellten Texte von Angelika Wolff spiegeln nicht nur theoretische und klinische Entwicklungen der Profession wider; sie demonstrieren darüber hinaus, wie allgemeine theoretische und methodische Grundlagen im therapeutischen Prozess im jeweils besonderen »Einzelfall« nutzbar gemacht, ausgewählt und angepasst werden. Stets geht es um das konkrete Kind, den bestimmten Jugendlichen, um ein Fallverstehen, das weiterhilft.

Deshalb wurden Beiträge vereinigt, in deren Zentrum – fast immer – eine Fallgeschichte steht. Die fünf Teile dieser Sammlung sind also dadurch verbunden, dass in ihnen Fallgeschichte und Fallverstehen zentrales Gewicht haben: für ein Verständnis dessen, was analytische Kinder- und Jugendlichen-Psychotherapie charakterisiert (Teil 1), für die Ausgestaltung – exemplarischer – Methoden und Verfahren der analytischen Psychotherapie (Teil 2), für die klinische Arbeit mit Kindern und Jugendlichen (Teil 3), als Instrument der Fallanalyse in Forschung, Beratung und Erziehung (Teil 4), und schließlich in der praktischen Unterstützung von Prävention im Bereich der frühen öffentlichen Erziehung (Teil 5).

Die Beiträge sind im guten Sinne Gelegenheitsarbeiten, verfasst zu ganz bestimmten Gelegenheiten und für bestimmte Adressatengruppen: für ErzieherInnen und LehrerInnen, BeraterInnen, ÄrztInnen und – nicht zuletzt – für KollegInnen in der Ausbildung oder Weiterbildung. Und diese Berufsgruppen sind dann auch die Adressaten dieser Sammlung.

Das psychoanalytische Fallverstehen ist, wie auf jeder Seite zu lesen, sehr viel mehr als ein bloßes, erlernbares Verfahren. Auch wenn es möglich und sinnvoll ist, es außerhalb der klinischen Arbeit einzusetzen, bleibt es eng an Theorie und Therapie wie an die Beziehungserfahrungen der analytischen Psychotherapeuten gebunden. Die schwierige Kunst des psychoanalytischen Fallverstehens markiert die qualitative Grenze zu den benachbarten Erziehungs-, Beratungs- und Heilberufen und ist zugleich ein starkes Plädoyer für interdisziplinäre Kooperation.

Angelika Wolff

Fallgeschichten und Fallverstehen in der psychoanalytischen Praxis für Kinder und Jugendliche

Gesammelte Texte

Brandes & Apsel

Auf Wunsch informieren wir Sie regelmäßig mit unseren Katalogen *Frische Bücher* und *Psychoanalyse-Katalog*. Wir verwenden Ihre Daten ausschließlich für die Zusendung unserer beiden Kataloge laut der EU-Datenschutzrichtlinie und dem BDS-Gesetz.
Bitte senden Sie uns dafür eine E-Mail an info@brandes-apsel.de mit Ihrer Postadresse. Außerdem finden Sie unser Gesamtverzeichnis mit aktuellen Informationen im Internet unter: www.brandes-apsel.de sowie www.kjp-zeitschrift.de

2. Auflage 2024
1. Auflage 2021

© Brandes & Apsel Verlag GmbH, Frankfurt a. M.
Alle Rechte vorbehalten, insbesondere das Recht der Vervielfältigung und Verbreitung sowie der Übersetzung, Mikroverfilmung, Einspeicherung und Verarbeitung in elektronischen oder optischen Systemen, der öffentlichen Wiedergabe durch Hörfunk-, Fernsehsendungen und Multimedia sowie der Bereithaltung in einer Online-Datenbank oder im Internet zur Nutzung durch Dritte.
DTP: Brandes & Apsel Verlag
Umschlagabbildung: Paul Klee, »Der Ballon im Fenster«, 1929
Druck: STÜCKLE DRUCK, Ettenheim, Printed in Germany
Gedruckt auf einem nach den Richtlinien des Forest Stewardship Council (FSC) zertifizierten, säurefreien, alterungsbeständigen und chlorfrei gebleichten Papier.

Bibliografische Information der Deutschen Nationalbibliothek:
Die Deutsche Nationalbibliothek verzeichnet diese Publikation in der Deutschen Nationalbibliografie; detaillierte bibliografische Daten sind im Internet über www.ddb.de abrufbar.

ISBN 978-3-95558-311-8

Inhalt

Marianne Leuzinger-Bohleber

Vorwort: Ein fallbasiertes Lehrbuch der analytischen Kinderpsychotherapie

Der Nobelpreisträger Eric Kandel hat in seinem bekannt gewordenen Buch *Biology and the future of psychoanalysis: a new intellectual framework for psychiatry revisited (1999)* die Psychoanalyse als die differenzierteste und interessanteste Theorie des Seelenlebens des 20. Jahrhunderts bezeichnet. Über 100 Jahre klinische und extraklinische Forschung haben zu einem breiten Wissen über die unbewussten Ursachen von menschlichem Leiden und psychischen Symptomen geführt. Dabei haben sich die verschiedenen Strömungen innerhalb der internationalen Psychoanalyse immer weiter ausdifferenziert, sodass wir heute von einer *Pluralität* der Theorien, Behandlungstechniken und Forschungsansätze sprechen. Pluralität charakterisiert reife Wissenschaften, die verschiedene methodische Linsen zur Untersuchung ihres Forschungsgegenstandes zur Verfügung haben. So können in der heutigen Psychoanalyse komplexe seelische Phänomene wie durch ein Kaleidoskop betrachtet werden, um darin immer wieder neue Sinnstrukturen zu erfassen. Doch hat dieser Reichtum an Theorien und Forschungsinstrumenten auch Schattenseiten: Eine davon ist bekanntlich, dass es immer schwieriger wird, sich einen Überblick über den aktuellen Stand des psychoanalytischen Wissens zu verschaffen und sich z. B. beim Schreiben eigener klinischer oder theoretischer Arbeiten daran anzuschließen. Besonders schwierig ist die Situation für Kandidatinnen und Kandidaten der psychoanalytischen Ausbildungen: Sie stehen oft ratlos vor dem hohen Berg an psychoanalytischer Literatur.

Vor diesem Hintergrund ist das Buch von Angelika Wolff ein wertvolles Geschenk: Es gibt den Leserinnen und Lesern einen Ariadnefaden an die Hand, der sie durch das Labyrinth des Wissens zur heutigen analytischen Kinder- und Jugendlichen-Psychotherapie führt. Der Band liest sich wie ein Lehrbuch im besten Sinne: Gut strukturiert, in einer klaren, verständlichen Sprache werden anspruchsvolle theoretische Diskurse erläutert, wissenschaftstheoretisch und -historisch verortet. Die Überlegungen sind nie theoretisch abgehoben, sondern durch klinische Beobachtungen aus der kindertherapeutischen Praxis geerdet.

So bieten die Beiträge in *Teil 1: Was ist analytische Kinder- und Jugendlichen-Psychotherapie?* eine exzellente Einführung in die heutige Praxis der Kinderpsychotherapie. Im ersten Kapitel zur Behandlungstechnik (1.1) werden grundlegende Merkmale der analytischen Kinderpsychotherapie erläutert, z. B. warum Kinder nicht auf die Couch gelegt werden, dass das »Deuten« sich an die altersgemäße Sprache und

Ausdrucksformen der Kinder und Jugendlichen anpassen muss und wie »Übertragung« in der Behandlungstechnik adäquat berücksichtigt wird etc. Angelika Wolff scheut nicht davor zurück, sehr praktische Fragen, wie z. B. die Gestaltung des Praxisraums, zu diskutieren, verbindet dies aber gleichzeitig mit anspruchsvollen Reflexionen einiger spezifischer Klippen der Therapie, wie etwa dem Umgang mit professioneller Neutralität. Angelika Wolff schreibt: *»Vielleicht können Sie sich vorstellen, wie verführerisch es für Therapeuten sein kann, einem psychisch kranken Kind gegenüber die ›bessere‹, verständnisvollere Mutter sein zu wollen und dafür vom Kind geliebt zu werden. Dem Kind würde damit aber bestenfalls eine Illusion vermittelt, die mit einer Entwertung seiner wirklichen Mutter und damit eines Teils seiner selbst einherginge. Wirklich geholfen würde ihm nicht; auch wenn es ihm dem Augenschein nach zunächst besser gehen mag.«* Im zweiten Kapitel (1.2) wird eine knappe Übersicht über die Geschichte der Kinderpsychotherapie gegeben, von ihren ersten Anfängen bei Freud selbst, bis zur heutigen Situation. 2002 dominierten die ca. 1.300 analytischen Kinder- und Jugendlichen-Psychotherapeuten noch die psychotherapeutische Versorgung in Deutschland. Inzwischen gibt es immer mehr verhaltenstherapeutische Praxen. In diesem Zusammenhang sind die prägnanten Charakterisierungen eines *psychoanalytischen* Vorgehens, verglichen mit jenen in anderen Therapierichtungen, sehr aktuell. Didaktisch hervorragend ist auch das 3. Kapitel: *Über analytische Kinderpsychotherapie* (1.3). Die Autorin schildert knapp und zugleich professionell die methodischen und ethischen Voraussetzungen, die bei Eltern, Kindern und Institutionen erfüllt sein müssen, damit eine analytische Kinderpsychotherapie indiziert und realisiert werden kann.

In *Teil 2: Über Methoden und Verfahren in der analytischen Kinder- und Jugendlichen-Psychotherapie* werden diagnostische und behandlungstechnische Fragestellungen vertieft.

Anhand eines ausführlichen »Grenzfalls« – des 11-jährigen Giorgios mit Migrationshintergrund – diskutiert Angelika Wolff mögliche Kontraindikationen zur analytischen Kindertherapie. Sie deckt dabei Omnipotenz-Phantasien unserer Profession auf, die oft wenig kritisch reflektiert werden: Analytische Verfahren sind nicht für alle Patienten und ihre Familien geeignet. Ein weiteres Konfliktthema greift Angelika Wolff im folgenden Kapitel (2.2) auf: die Frage, ob Kinder auch in einem kurztherapeutischen Setting erfolgreich psychoanalytisch zu behandeln sind. Die Autorin berichtet von einem historisch einmaligen Versuch, die berühmte Frankfurter Tradition der Fokaltherapie (vor allem entwickelt von Rolf Klüwer) für Kinderbehandlungen fruchtbar zu machen. Eine exemplarische Fokaltherapie mit einem vierjährigen Jungen mit Verstopfung wird detailliert in Teil 3 (3.4) zusammengefasst.

Unkonventionell sind auch die Reflexionen zu einer »anderen Elternarbeit« (2.3). Angelika Wolff zeigt anhand eines ausführlichen Fallbeispiels auf, dass es in manchen Fällen, wie bei der 12-jährigen Lara, durchaus angemessen sein kann, wenn eine Jugendlichentherapie mit einer intensiven Elternarbeit durch einen anderen Therapeuten kombiniert wird.

Nach diesen wichtigen Arbeiten zu einzelnen Aspekten des kindertherapeutischen Arbeitens, folgen konzeptuelle und klinische Vertiefungen: *Teil 3, Klinische Arbeiten und*

Fallstudien. Über die Aneignung des weiblichen Körpers in den frühkindlichen Entwicklungsphasen des kleinen Mädchens (3.1.) ist ein bescheidender Titel für eine exzellente Zusammenfassung einer modernen, auf entwicklungspsychologischen Forschungen basierenden psychoanalytischen Triebtheorie, die jedem psychoanalytischen Ausbildungskandidaten wärmstens empfohlen werden kann, auch weil dabei der genderspezifische Aspekt einer modernen Trieb- und Konflikttheorie differenziert herausgearbeitet wird.

Weitere, ebenfalls aktuelle Themen sind die Geburt eines Geschwisters (3.2) sowie die Bedeutung der leiblichen Eltern für die unbewusste Phantasiewelt heutiger, sogenannter »Patchwork-Familien« und deren oft unerkannten Einfluss auf schwere Identitätskrisen (3.3). Es folgen ausführliche Falldarstellungen (3.4-3.7), die wie literarische Novellen zu lesen sind und einen lebendigen Eindruck des psychoanalytischen Arbeitens mit Kindern und Jugendlichen aus unterschiedlichen Lebensaltern mit unterschiedlichen Entwicklungskonflikten und Traumata vermitteln.

In den ersten drei Teilen des Buches kommen vor allem die klinische und konzeptuelle Kompetenz der Autorin und ihr fundiertes historisches Wissen zur psychoanalytischen Kindertherapie zu Tragen. Ihre Erfahrungen als niedergelassene Kinder- und Jugendlichen-Psychotherapeutin (1987-2018) und als Dozentin und Supervisorin am Anna Freud Institut (1991-2019), das sie von 1991-2003 leitete, sind in jedem der Texte spürbar. Alle Beiträge zeichnen sich dadurch aus, dass sie durch die breite klinische Erfahrung und das fundierte theoretische Wissen der Autorin gesättigt und gleichzeitig inspirierend und intellektuell herausfordernd sind.

Im letzten Teilen des Buches wird noch eine weitere Besonderheit der Autorin sichtbar: ihre Offenheit gegenüber jeder Art von Forschung in der Psychoanalyse verbunden mit einem ausgesprochen eigenständigen, kritischen Urteilsvermögen. Angelika Wolff studierte in den »heißen Jahren« der Studentenbewegung, von 1966–1969 in Marburg und Frankfurt Soziologie und engagierte sich aktiv in der Frauenbewegung. Sie wechselte schließlich zum Lehramt für Geschichte und Sozialkunde und arbeitete während ihrer kinderanalytischen Ausbildung als Lehrerin.

In Teil 4 *Psychoanalytisches Fallverstehen als Instrument in Forschung, Beratung und Erziehung* wird zunächst das interdisziplinäre DFG-Forschungsprojekt über *Individuelle und institutionelle Aspekte der Konfliktgeschichten nicht beschulbarer Jugendlicher mit Schule und Jugendhilfe* (1999-2006) vorgestellt, dessen klinisch-psychoanalytischen Teil Angelika Wolff leitete (4.1–4.5). Es war das erste Kooperationsprojekt zwischen dem Institut für Sozialforschung (Antragsteller: Ludwig von Friedebug, Axel Honneth), dem Sigmund-Freud-Institut (Marianne Leuzinger-Bohleber) und dem heutigen Anna-Freud-Institut (Angelika Wolff). Nicht nur bezogen auf die enge institutionelle Zusammenarbeit war das Projekt einmalig, sondern auch in methodischer, wissenschaftstheoretischer und inhaltlicher Hinsicht. »*Im Rahmen dieses Projekts untersuchen wir in wenigen intensiven Einzelfallstudien das – wie wir vermuteten: ungute – Ineinandergreifen der Psychodynamik des Verhaltens dieser Jugendlichen und der Art und Weise wie Schule und Jugendhilfe mit diesen extremen Problemfällen umgehen.*« Psychoanalytische und soziologische Analysen der Lebens- und Konfliktgeschichten einzelner Jugendlicher wurden unabhängig voneinander durchgeführt und erst auf der Stufe der erzielten Ergebnisse zusammengeführt und gemeinsam interpretiert. Aus meiner Sicht ist diese sorgfältige und kontinuierlich methodisch und wissenschaftstheoretisch kritisch reflektierte Zusammenarbeit einzigartig. Auch inhaltlich war das Projekt innovativ und führte zu fundierten, neuen Einsichten. Die beiden Bücher, die 2005 und 2006 aus dem Projekt entstanden sind: *»Störer und Gestörte« (Band 1 und 2)* wurden breit rezipiert und führten zu einer intensiven Vortrags- und Publikationstätigkeit von Angelika Wolff und Thomas von Freyberg. Einige dieser Vorträge sind in diesem Band abgedruckt. Interessant sind darin u.a. die gesellschaftskritischen Überlegungen, die sich aus den Ergebnissen der Studie ergeben: *»Wir haben im Zuge des Forschungsprojekts feststellen können, dass unsere psychoanalytische Untersuchung der Fälle hervorragend geeignet ist, einen Schlüssel zum Verständnis von malignen Konfliktgeschichten mit sozialen Institutionen, insbesondere der Schule zu liefern. Und natürlich haben wir uns immer wieder gefragt, wie wir unsere ausgefeilten Möglichkeiten, schwere frühe Störungen, die antisozial agiert werden, zu erkennen und dynamisch zu verstehen, auch therapeutisch verwenden könnten, um die eskalierenden Prozesse zu unterbrechen.«*

Die *Präventionsprojekte in Frankfurter KITAs*, die im letzten Kapitel (4.8) zusammengefasst und kritisch reflektiert werden, basieren u. a. auf dem Wunsch, tragische Schul- und Lebensverläufe, wie sie in den detaillierten Fallgeschichten des DFG-Projektes in Teil 4 eindrucksvoll vermittelt werden, durch Frühprävention zu verhindern.

Rückblickend auf die 15 Jahre intensiver gemeinsamer Arbeit im Rahmen dieser Präventionsprojekte, war es für mich ein Glücksfall, dass Angelika Wolff, als damalige Leiterin des Anna-Freud-Instituts und ich als Direktorin des SFI, dieses eben skizzierte kulturkritische Anliegen, aber auch viele klinischen und theoretischen Interessen teilten. Daher brachten wir gemeinsam die *Frankfurter Präventionsstudie (FP)* auf den Weg, eine interdisziplinär konzeptualisierte, repräsentative, randomisierte Studie in 14 Städtischen Kindergärten (500 Kinder in der Interventions- und 500 Kinder in der Kontrollgruppe; durchgeführt 2002–2007). Wir konnten empirisch nachweisen, dass ein zweijähriges integratives (nicht-medikamentöses), psychoanalytisch orientiertes Präventions- und Interventionsprogramm im Kindergarten zu einem statistisch nachweisbaren Rückgang von Aggression und Ängstlichkeit führt. Auch die Hyperaktivität verringerte sich, statistisch signifikant allerdings nur bei den Mädchen. Die Ergebnisse wurden zusammen mit der Darstellung wissenschaftlicher und gesellschaftspolitischer Debatten um ADHS in internationalen und nationalen Zeitschriften veröffentlicht. Da sowohl die statistischen als auch die qualitativen Ergebnisse interessant waren, motivierte dies uns, verschiedene Folgestudien zu konzeptualisieren und durchzuführen. Im Projekt *STARTHILFE* wurden jeweils zehn Kindertagesstätten Supervision und wöchentliche Zusammenarbeit mit fortgeschrittenen Kandidatinnen und Kandidaten der kindertherapeutischen Ausbildung angeboten, die vom SFI ein Stipendium erhielten. Es ist vor allem dem Engagement von Angelika Wolff zu verdanken, dass STARTHILFE von der Stadt Frankfurt finanziell unterstützt und verstetigt wurde (inzwischen im 15. Durchgang). Eine weitere Folgestudie der FP waren die *EVA Studien I und II* (**Eva**luation zweier Frühpräventionsprojekte), die im Rahmen der

Exzellenzinitiative LOEWE des Landes Hessen, im IDeA[1] Zentrum (2008–2014) realisiert werden konnten und inzwischen große nationale und internationale Anerkennung gefunden haben (vgl. u.a. Leuzinger-Bohleber et al. 2010). Das abschließende Kapitel (4.8) gibt eine exzellente Zusammenfassung der Konzeptualisierungen, der praktischen Erfahrungen sowie der ständigen Weiterentwicklung dieser Projekte. Wir charakterisierten alle diese Projekte schließlich als *»Aufsuchende Psychoanalyse«*. In allen Präventionsprojekten ging es uns nämlich darum, das differenzierte klinische und theoretische Wissen der Psychoanalyse aus dem psychoanalytischen Elfenbeinturm hinauszutragen, damit es auch jenen Heranwachsenden zugutekommt, die am Rande unserer Gesellschaft leben und die in der Regel nicht den Weg in unsere Praxen finden. Dass es bei der Frühprävention immer um das komplexe Ineinanderwirken von individuellen, institutionellen und gesellschaftlichen Faktoren ging, hatte Angelika Wolff im Auge, z. B. wenn sie zum Schluss ihrer Zusammenfassung des letzten Beitrags dieses Bandes schreibt:

> »Winnicott hat in seiner Arbeit über die ›Antisoziale Tendenz‹ 1956 gesagt, dass solche schwierigen Kinder nicht in erster Linie Therapie benötigen, sondern eine gute Betreuung, und dass Therapie erst dann gelingen kann, ›wenn sie zusätzlich zu der Versorgung in einer dafür geeigneten Einrichtung stattfindet‹. Wir könnten also mit unseren Präventionsprojekten in den Kindertagesstätten auf einem guten Weg sein. Allerdings muss hier noch einmal in aller Deutlichkeit wiederholt werden: Die realen und gravierenden strukturellen Mängel bei der institutionellen Kinderbetreuung bedürfen anderer gesellschaftlicher und erheblicher finanzieller Anstrengungen, damit die Kitas in Winnicotts Sinn ›geeignete Einrichtungen‹ sind.«

(Frankfurt a. M., 4. März 2021)

Literatur

Kandel, E. R. (1999). Biology and the future of psychoanalysis: a new intellectual framework for psychiatry revisited. *American journal of Psychiatry*, *156*(4), 505–524.

Freyberg, T. v., & Wolff, A. (2005). *Störer und Gestörte. Band 1. Konfliktgeschichten nicht beschulbarer Jugendlicher*. Frankfurt a. M.: Brandes & Apsel.

Leuzinger-Bohleber, M.; Canestri, J.; Target, M. (eds.) (2010): *Early development and its disturbances: Clinical, conceptual and empirical research on ADHD and other psychopathologies and its epistemological reflections*. London: Karnac Books.

1 *Center for Research on **I**ndividual **D**evelopment and Adaptive **E**ducation of Children at Risk*, eine institutionelle Kooperation zwischen dem Deutschen Institut für Internationale Pädagogische Forschung, der Johann-Wolfgang-Goethe-Universität und dem Sigmund-Freud-Institut.

Teil 1

Was ist analytische Kinder- und Jugendlichen-Psychotherapie?

1.1 Zur Behandlungstechnik in der analytischen Kinderpsychotherapie[2]

Häufig wird man als analytische Kinder- und Jugendlichen-Psychotherapeutin gefragt: »Ja, legen Sie denn die Kinder auf die Couch?« Es wird Sie nicht überraschen, dass die Antwort lautet: »Natürlich nicht!« Der zweifelnde Kern der Frage, ob denn die Psychoanalyse überhaupt bei Kindern angewendet werden kann, ist damit aber noch nicht beantwortet.

De facto würden Sie in meinem Behandlungszimmer neben der Couch und einem Tisch mit Stühlen eine Ausstattung mit ausgewählten Spiel-, Zeichen- und Bastelmaterialien vorfinden, die möglichst wenig »Spielprogramm« vorgeben. Das ist wichtig, denn diese Materialien sollen vom Kind verwendet werden können, um seine eigenen, unbewussten Phantasien, Wünsche, Ängste und psychischen Konflikte symbolisch und szenisch darzustellen, und auch, um die Übertragungsbeziehung zu mir als der Psychotherapeutin auszugestalten.

Dem kindlichen und jugendlichen Patienten soll die größtmögliche Freiheit gegeben werden, seine innere Welt in der Übertragung zu entfalten; er darf nicht befürchten müssen, die Person der Therapeutin oder des Therapeuten real enttäuschen, attackieren oder auch befriedigen zu sollen. Damit ist bereits eine wichtige Grundregel der psychoanalytischen Behandlungstechnik berührt, nämlich die der Neutralität und der Abstinenz des Psychotherapeuten. Vielleicht können Sie sich vorstellen, wie verführerisch es für Therapeuten sein kann, einem psychisch kranken Kind gegenüber die »bessere«, verständnisvollere Mutter sein zu wollen und dafür vom Kind geliebt zu werden. Dem Kind würde damit aber bestenfalls eine Illusion vermittelt, die mit einer Entwertung seiner wirklichen Mutter und damit eines Teils seiner selbst einherginge. Wirklich geholfen würde ihm nicht; auch wenn es ihm dem Augenschein nach zunächst besser gehen mag.

Der analytische Kinder- und Jugendlichen-Psychotherapeut muss also seine eigenen Schwächen, seine Wünsche oder auch Angst und Vermeidungsimpulse ständig aufmerk-

---

2 A. Wolff (1995): Zur Behandlungstechnik in der analytischen Kinderpsychotherapie, in: VAKJP (Hrsg.) EINBLICKE in die analytische Kinder- und Jugendlichen-Psychotherapie, S. 14–16, sowie Kurzvortrag »auf einem FORUM der Vereinigung Analytischer Kinder- und Jugendlichen-Psychotherapeuten e.V. in Köln« vom 6.5.1992, auf dem »die Ergebnisse einer empirischen Untersuchung der Struktur-, Leistungs- und Tätigkeitsmerkmale der Analytischen Kinder- und Jugendlichen-Psychotherapie in der Bundesrepublik Deutschland [...] von der beauftragten Forschungsgruppe Gesundheit und Soziales (FOGS) einem interessierten Fachpublikum (Gesundheitspolitikern, Ärzten und Kassenvertretern) [...] vorgestellt« wurden.

sam beobachten und analysieren, um sie dem Kind nicht unmerklich überzustülpen. Erst dann ist er innerlich frei, um nach und nach gefühlsmäßig zu erleben und psychoanalytisch zu verstehen, welche der pathogenen, unverarbeiteten psychischen Konflikte und frühkindlichen Erlebnisse das Kind in den Behandlungsstunden jeweils aktualisiert und überträgt.

Was heißt denn »Übertragung« in der analytischen Kinderpsychotherapie?

Im psychoanalytischen Verständnis von neurotischen Erkrankungen besteht ein wichtiger psychischer Mechanismus darin, Angst auslösende frühkindliche Erlebnisse und Konflikte, die nicht verarbeitet werden konnten und infolge dessen als unbewusste Phantasien psychisch wirksam geblieben sind, immer wieder zu reinszenieren und zu wiederholen. Dieser sogenannte Wiederholungszwang ist motiviert durch den drängenden Wunsch, in der Wiederholung doch noch zu einer Lösung des Konflikts, zu einer Verarbeitung und endlich zur Erledigung der Angst zu gelangen.

Auch in der analytischen Kinderpsychotherapie machen wir uns diesen Wiederholungszwang zunutze: Der kindliche Patient wird durch die neutrale und zurückgenommene, bewusst abwartende Haltung des Therapeuten geradezu aufgefordert, den therapeutischen Raum mit den ihn bedrängenden, unverarbeiteten psychischen Inhalten zu füllen und zu gestalten. Dabei projiziert das Kind seine Beziehungserfahrungen und seine eigenen Bilder und Vorstellungen von sich selbst und den elterlichen Objekten und überträgt sie auf den Therapeuten und die therapeutische Beziehung.

Wir unterscheiden positive und negative Übertragungen. Die positive Übertragung speist sich aus den guten, liebevollen und verlässlichen Beziehungserfahrungen mit den Eltern der frühen und frühesten Kindheit und bildet die emotionale Basis für den therapeutischen Prozess, in dem die negativen Übertragungen durchgearbeitet werden sollen. Diese negativen Übertragungen beinhalten die angstauslösenden, verletzenden und von Wut und Hass geprägten Erlebnisse und Konflikte, die die psychische Entwicklung belastet oder gestört haben.

Sie werden sich vorstellen können, dass das heilsame Durcharbeiten der immer mit großen, intensiven Angstpotenzialen verbundenen neurotischen Konflikte anhand der Übertragungen einen langwierigen therapeutischen Prozess in einer verdichteten therapeutischen Beziehung erfordert, der keineswegs geradlinig fortschreitend vor sich geht. Oft gelingt es über viele Stunden nicht, in den Spielen und Aktionen, den Erzählungen oder dem Schweigen eines Kindes die verschlüsselten unbewussten Impulse zu erkennen, diese mit Informationen aus der Anamnese einerseits und der psychoanalytischen Krankheitslehre andererseits einem sinnvollen Verständnis zugänglich zu machen und dieses dann schließlich in einer das Kind entlastenden Weise zu deuten.

Deuten!, werden wir oft gefragt, überhaupt: Therapie mittels Sprache! – Ist das nicht etwas abgehoben Intellektuelles, das jedes Kind überfordern muss?

Tatsächlich ist die Methode der analytischen Kinderpsychotherapie eine psychologische, und ihr Medium ist die Sprache, in der schließlich auch Deutungen formuliert werden.

Nun ist die Sprache das wesentliche Medium menschlicher Beziehung. Mütter sprechen mit ihren neugeborenen Säuglingen, um ihre Wahrnehmung des Kindes und ihre Gefühle zu ihm auszudrücken, bevor der Säugling die Worte verstehen kann; und zweifellos nimmt der Säugling diese Worte auf sinnliche Weise wahr.

Je nach Art und Tiefe der psychischen Störung eines Kindes wird dieses seine Wahrnehmung der Deutungen des Psychotherapeuten eher auf die Atmosphäre der Stimme oder eher auf den sprachlichen Gehalt konzentrieren. Häufig werden Deutungen auch im Rahmen einer Spielhandlung, in Gestalt von Bildern, Geschichten oder Phantasien formuliert. In jedem Fall beinhaltet Deutung Kommunikation, Aufnahme von Beziehung, Interesse und Verstehenwollen.

Das Erleben und Erleiden von Gefühlen und Affekten im therapeutischen Prozess beim Kind, beim Therapeuten oder bei beiden zur Sprache zu bringen und in einen deutenden Sinnzusammenhang zu stellen, soll dem Kind signalisieren:

- der Therapeut nimmt diese Gefühle wahr, und er nimmt sie ernst;
- er nimmt sie auf und kann sie aussprechen; sie sind also erträglich;
- der Therapeut erkennt einen Sinnzusammenhang mit vergangenen oder gegenwärtigen, äußeren oder inneren Erfahrungen des Kindes; unerträgliche Gefühle müssen also nicht zwangsläufig und scheinbar beliebig auftauchen.

Und schließlich stellt der Therapeut, indem er »nur« spricht und auf – z. B. erzieherisches – Handeln verzichtet, die Möglichkeit von Denken als Probehandeln zur Verfügung: die Deutung ist ja eine Überlegung oder Phantasie, ein gedachter Versuch, der abgelehnt oder auch korrigiert werden kann, vielleicht aber auch zu Ergänzungen oder zum Erinnern anregt. So verstanden, können die Deutungen im Prozess der therapeutischen Beziehung qua Probehandeln einen psychischen Neubeginn ermöglichen, der den Wiederholungszwang außer Kraft setzt.

Dass es eine schwierige Kunst gerade in der analytischen Kindertherapie ist, zum richtigen Zeitpunkt zu einer angemessenen, verständlichen, kindgemäßen Deutungsformulierung zu kommen, kann man sich wohl vorstellen. Diese Kunst zu erlernen, erfordert Erfahrung; vor allem aber hat sie zur Voraussetzung, dass der Therapeut in einer intensiven Selbsterfahrung (»Lehranalyse«) im Rahmen seiner psychoanalytischen Ausbildung einen guten inneren Kontakt zu dem Kind, das er selber einmal war, gefunden hat.

1.2 Analytische Kinder- und Jugendlichen-Psychotherapie – eine Anwendung der Psychoanalyse[3] *(Franziska)*

Kurze Anmerkungen zur Geschichte des Berufs

Die Erforschung des Unbewussten und der infantilen Sexualität in der Behandlung erwachsener Patienten weckte bereits früh das Interesse, die Psychoanalyse auch bei Kin-

3 Der folgende Text ist eine Zusammenstellung aus drei Arbeitspapieren, zwei aus dem Jahr 1998: (1.) *Analytische Kinder- und Jugendlichen-Psychotherapie – eine Anwendung der Psychoanalyse*; (2.) *Was ist analytische Kinder- und Jugendlichen-Psychotherapie?* und eins aus dem Jahr 2002: (3.) *Analytische Kinder- und Jugendlichen-Psychotherapie – eine Anwendung der Psychoanalyse.*

dern und Jugendlichen anzuwenden. Fast alle Psychoanalytiker beschäftigten sich in den 1920er Jahren praktisch und theoretisch mit der Kinderanalyse, und Sigmund Freud schrieb 1926 in »Die Frage der Laienanalyse«:

> An diese Kinderanalysen knüpfen sich mancherlei Interessen; es ist möglich, dass sie in Zukunft zu noch größerer Bedeutung kommen werden [...] Ihr Wert für die Theorie steht ja außer Frage [...] Man überrascht eben die Momente, welche die Neurose gestalten, bei ihrer Arbeit und kann sie nicht verkennen. Im Interesse des Kindes muss allerdings die analytische Beeinflussung mit erzieherischen Maßnahmen verquickt werden. Diese Technik harrt nach Ausgestaltung.

2002 gab es in Deutschland ca. 1.300 analytische Kinder- und Jugendlichen-Psychotherapeuten und 16 Institute, die eine in fünf Jahrzehnten ausgereifte, spezielle Ausbildung für Pädagogen, Psychologen und Mediziner in der Anwendung der Psychoanalyse im Kindes- und Jugendalter anbieten und zugleich fachwissenschaftliche Zentren sind. Laut Forschungsgutachten zur Frage eines Psychotherapeutengesetzes[4] aus dem Jahr 1991 leisten analytische Kinder- und Jugendlichen-Psychotherapeuten über 90 Prozent der Psychotherapien psychisch erkrankter Kinder und Jugendlicher im Bereich der gesetzlichen Krankenkassen. Mit Supervisionen, Beratungen und Beteiligung an Fortbildungen stellen sie darüber hinaus im breiten psychosozialen Bereich ihre speziellen Erfahrungen zur Verfügung.

Dass auf dem Gebiet der Kinder- und Jugendlichen-Psychotherapie dermaßen überwiegend die psychoanalytischen Verfahren zur Anwendung kommen, mag zum einen damit zusammenhängen, dass in dieser Altersgruppe die unbewussten psychischen Anteile am Krankheitsgeschehen evidenter sind als bei Erwachsenen und dass sie auch selbstverständlicher Anerkennung finden – Voraussetzung für die Suche nach einem analytischen Verständnis. Zum anderen hat die psychoanalytische Behandlung von Kindern und Jugendlichen eine lange wissenschaftliche Tradition, die mit PsychoanalytikerInnen der ersten Stunde wie Anna Freud, Melanie Klein, August Aichhorn, Hans Zulliger u.a. in den 1920er Jahren begann, während des Nationalsozialismus ins Exil vertrieben wurde und sich dort – vor allem in Großbritannien und den USA – weiterentwickelte. Nach dem Zweiten Weltkrieg wurde an diese Tradition zunächst zaghaft mit der Schaffung des

---

4 s. Meyer, A.-E. u. a. (1991). Am 1. 1. 1999 tritt das neue Psychotherapeuten-Gesetz in Kraft. Damit werden qualifizierte *Psychologische Psychotherapeuten* und *Kinder- und Jugendlichen-Psychotherapeuten* als neue Heilberufe berufsrechtlich anerkannt und in das System der vertragsärztlichen Versorgung integriert. Als wissenschaftlich anerkannt gelten vorläufig die psychotherapeutischen Verfahren der Psychoanalyse und der Verhaltenstherapie. Diese beiden Verfahren waren bereits in den vergangenen Jahrzehnten über die Regelungen der Psychotherapie-Richtlinien und -Vereinbarungen des Bundesausschusses der Ärzte und Krankenkassen zur Krankenbehandlung durch »nichtärztliche« Psychotherapeuten im Delegationsverfahren zugelassen, weil die psychotherapeutische Versorgung der Bevölkerung durch entsprechend qualifizierte Ärzte allein nicht gesichert war.

Berufs der »Psychagogen« angeknüpft. Die Weiterentwicklung des Praxisfelds und der Ausbildungsziele und -inhalte und schließlich auch die Beteiligung an der kassenärztlichen Versorgung seit 1971 mündeten im Jahr 1975 in den Beruf der Analytischen Kinder- und Jugendlichen-PsychotherapeutInnen.

Rekrutierung und Qualifizierung

Mag sein, dass es einen Zusammenhang mit der von Amerika ausgehenden Medizinalisierung und dem allmählichen Ausschluss der »Laien« von der psychoanalytischen Ausbildung ab den 1940er Jahren gibt: Während es auch und gerade Kinderanalytiker/innen waren, die mit teils streng kontroversen Diskussionen über zentrale Konzepte die allgemeine psychoanalytische Theoriebildung beeinflussten, haben sich die kinderanalytischen Ausbildungsgänge und die wissenschaftlichen und berufsständischen Organisationen ihrer Absolventen zumeist eigenständig und außerhalb der psychoanalytischen Vereinigungen etabliert.

In der Tat sind es bis 2002 vornehmlich Pädagogen, die sich für die psychoanalytische Arbeit mit Kindern, Jugendlichen und deren Eltern qualifizieren. Dies muss nicht unbedingt durch die zitierte, geforderte Verquickung der »analytischen Beeinflussung mit erzieherischen Maßnahmen« begründet sein. Häufig stoßen eben gerade Pädagogen in ihrem beruflichen Alltag auf die Macht des Unbewussten und die Grenzen im pädagogischen Umgang mit schwierigen Kindern und werden auf diese Weise zur kinderanalytischen Ausbildung motiviert. Dem mag sich eine innere Einstellung hinzugesellen, insofern Pädagogen mit der Wahl ihres Studienfachs und der Beschäftigung mit Kindheit und Adoleszenz auf den radikalen Bruch hin zur Erwachsenenwelt verzichten, der im Ehrenkodex akademischer Laufbahnen gemeinhin gefordert ist. »Kindheit« gemahnt – sofern sie nicht in sentimentale Bilder gebannt ist – an Kleinsein, Noch-nicht-Können und Abhängigkeit, an Kontrollverlust und Ängstlichkeit. In unserer Gesellschaft bekommen die, die sich mit Kindern befassen, leicht die Kränkung und Missachtung zu spüren, die mit dem ubiquitären Ehrgeiz einhergehen, alles Kindliche weit hinter sich zu lassen. In dem Geruch, dieses Ziel nicht erreicht zu haben, befinden sich demzufolge Grundschullehrer im Vergleich zu Hochschullehrern, Kinderärzte im Vergleich zu Kardiologen und Kinderpsychotherapeuten im Vergleich zu Erwachsenen-Psychoanalytikern. Dabei liefert die Psychoanalyse mit ihrem Stachel der Erkenntnis, dass kindliche Wünsche, Ängste und Konflikte im erwachsenen Seelenleben unbewusst fortwirken, selbst die Erklärung für die Genese.

Die differenzierten psychoanalytischen Theorien, über die analytische Kinder- und Jugendlichen-Psychotherapie heute verfügt, sind nicht zuletzt der Kooperation mit den Instituten für Erwachsenen-Psychoanalyse bei der Ausbildung zu verdanken. Darüber hinaus förderten Kontakte mit der nach der Verbannung der Psychoanalyse aus Nazi-Deutschland im Ausland weiterentwickelten Kinderanalyse die weitere Konzeptualisierung der speziellen Arbeit mit Kindern, Jugendlichen und Eltern und ergaben wichtige

Anregungen für die Ausbildungsbedingungen. Die Besonderheit der psychoanalytischen Ausbildung: Das intensive Zusammenspiel der drei Erkenntnisbereiche *Lehranalyse, Theorie und Patientenbehandlung unter begleitender Supervision* hat sich im Laufe der Zeit auch im kinderanalytischen Anwendungsgebiet als optimal geeignet erwiesen, eine von Wertung und erzieherischem Drängen möglichst freie, analytische Haltung zu erwerben.[5]

Das Aufgabenfeld: Nicht alles wächst sich aus

Es gehört zum Heranwachsen von Kindern und Jugendlichen, dass Störungen auftreten. Dies ist nicht immer ein Grund zur Beunruhigung oder Sorge, denn ohne Auf und Ab verläuft nun einmal die kindliche Entwicklung nicht. Es kann jedoch sein, dass sich Eltern durch anhaltende Schwierigkeiten verunsichert fühlen oder dass Lehrer, Erzieher oder Ärzte auf Probleme aufmerksam machen, denen man nachgehen sollte.

Es können äußere oder innere Erfahrungen sein, die eine Störung oder Krise hervorrufen. So ist die Geburt eines Geschwisters zum Beispiel ein Ereignis, das zur Veränderung des bisherigen Gleichgewichts in einer Familie und im Erleben eines Kindes oder Jugendlichen führt. Auch Krankheit, Wohnortwechsel, Trennung und Verlust oder Neuzusammensetzung der Familie sind für die betroffenen Kinder stets Ereignisse, die zu ihrer Verarbeitung Zeit brauchen.

Aber auch die unvermeidlich anstehenden psychischen Entwicklungsschritte – sichtbar an den äußeren Stationen vom Eintritt in den Kindergarten bis zum selbständigen Wohnen – können als beunruhigende, schwer zu bewältigende Veränderungen erfahren werden, die schwierige Trennungsschritte vom bisher Gewohnten verlangen.

Das gestörte Gleichgewicht kann nach einer kurzen Zeit wiederhergestellt und die Krise überstanden sein. Wenn sich aber zeigt, dass die Störung anhält, wenn Verstimmungen, Ängste oder Rückzug zunehmen, die üblichen Konflikte sich ausweiten, Auffälligkeiten im Kindergarten oder in der Schule sich verstärken, oder wenn sich unbeeinflussbar erscheinende neurotische oder psychosomatische Symptome bilden, dann machen sich Eltern, Erzieher, Lehrer, Ärzte mit Recht Sorgen, und es ist wichtig, sich an jemanden wenden zu können.

Zum Beispiel[6]

– fällt der achtjährige Martin in der Schule dadurch auf, dass er anscheinend grundlos in Wut gerät und dann andere Kinder schlägt. Die schulischen Leistungen sind sehr unbefriedigend... oder:

5 Die Ausbildung in analytischer Kinder- und Jugendlichen-Psychotherapie dauert berufsbegleitend mindestens fünf Jahre und umfasst neben einer intensiven, psychoanalytischen Selbsterfahrung eine breite theoretische Ausbildung und ausführliche Diagnose- und Behandlungserfahrung unter Supervision.

6 Alle Personen sowie deren persönliche Daten und Kontexte in den Falldarstellungen dieses Buches sind nach nationalen und internationalen Standards und Vereinbarungen für wissenschaftliche Fachpublikationen von der Autorin anonymisiert worden.

- die vierjährige Anja fühlt sich im Kindergarten nicht wohl. Sie spricht sehr selten, spielt nicht spontan und scheint an der Erzieherin zu »kleben«. Es gibt jeden Morgen Kämpfe, bis sie im Kindergarten ist... oder:
- Nicole, 16 Jahre alt, ist seit einem Jahr nur noch mit ihrer Figur beschäftigt. Um ihr »Idealgewicht« zu erhalten, hungert sie sich durch den Tag. Seit einiger Zeit ist sie dazu übergegangen, das, was sie in immer häufigeren Essanfällen zu sich nimmt, wieder zu erbrechen. Sie geht kaum mehr aus dem Haus, für ihre Freunde und Hobbies hat sie jedes Interesse verloren... oder:
- Peter, elf Jahre, klagt immer wieder über morgendliche Kopfschmerzen. Der Kinderarzt hat den Jungen gründlich untersucht, hat aber bei dem ernsten und immer etwas in sich gekehrten Jungen keine körperliche Ursache feststellen können... oder:
- Jan steht kurz vor dem Abitur. Er hat ausgezeichnete Noten. Sein Problem ist: Er fühlt sich außerstande, ein Mädchen anzusprechen. Er grübelt viel und hat sich in den letzten Jahren immer mehr von anderen Jugendlichen isoliert... oder:
- Luise, sieben Monate, schreit so viel, dass beide Eltern am Rande der Verzweiflung sind. Sie finden keine Erklärung. Die Untersuchung und Beruhigung durch den Kinderarzt haben kein Ergebnis gebracht.

Zur therapeutischen Beziehung

Analytische Kinder- und Jugendlichen-Psychotherapie findet in einer intensiven Beziehung ganz eigener Art zwischen dem kindlichen oder jugendlichen Patienten und dem Therapeuten statt: Die bewusste und unbewusste Gestaltung dieser Beziehung bleibt sehr weitgehend der Initiative des Patienten überlassen; seine verinnerlichten Selbst- und Objektbeziehungen, die triebdynamisch gespeiste Quelle von Störungen, Konflikten, Leiden und Krankheit, prägen die Beziehung zum Therapeuten, während dieser zum einen den notwendigen therapeutischen Rahmen und Raum sichert und zum anderen sich und seine eigenen psychischen Reaktionen als Gegenüber zur Verfügung stellt. Diese professionell strukturierte Beziehung von Übertragung und Gegenübertragung mit ihrer Entwicklung und Dynamik ist im analytischen Prozess beides zugleich: Erkenntnisinstrument für das Verstehen und Deuten – und ein Ort neuer, verändernder zwischenmenschlicher Erfahrungen.

Natürlich erübrigt sich eine Antwort auf die häufig gestellte, rhetorische Frage, ob man denn Kinder auf die Couch lege. Je jünger ein Kind ist, desto enger sind psychische und körperliche Bewegung miteinander verbunden: Die körperliche Darstellung in der direkten Aktion, im Spiel, beim Malen u. a. dient dem Ausdruck des momentanen Befindens, der Kontaktaufnahme und Beziehungsgestaltung und ermöglicht dem Therapeuten Einblicke in die Phantasiewelt des Kindes, in seine unbewussten Konflikte und deren Lösungsversuche. Häufig sind allerdings gerade bei psychisch kranken Kindern die kreativen Fähigkeiten gehemmt.

Kinder und Jugendliche werden wegen vielerlei Symptomen und Auffälligkeiten zum Kinderanalytiker gebracht: Ängsten, Zwängen, depressiven Stimmungen und Unfallneigungen oder auch Stottern, Bettnässen, Tics und psychosomatischen Reaktionen. Wenn das Symptom oder die Verhaltensauffälligkeit, die als Ventil für den Druck psychischer Konflikte fungiert, hinterfragt und – so erleben Kinder das – »weggenommen« werden soll, so wird die unbewusste Konflikt- und Angstdynamik direkt aktiviert und drängt sich vom ersten Kontakt an in die Übertragungsbeziehung zum Therapeuten.

Das Kind, dem der Erwachsene sich zuwendet – und das gilt auf einem anderen Entwicklungsniveau auch für Jugendliche –, spricht unmittelbar das verinnerlichte Kind in dem Erwachsenen selber an und belebt eigene, unbewusste Kindheitskonflikte und -ängste und den kindlichen Wunsch nach idealen Eltern. So entsteht spontan auch beim Therapeuten der Impuls, im Kind – besonders dem psychisch belasteten – das passive Opfer elterlichen Versagens zu sehen und sich in die Rolle »besserer« Eltern zu drängen, die alles wiedergutzumachen vermögen. Dieser Impuls entspringt der Identifizierung mit dem Kind, das etwas nicht verkraftet hat und Hilfe braucht; er enthält aber auch eine Verleugnung negativer Aspekte. Von Beginn seines Lebens an ist das Kind ja nicht nur Opfer, sondern auch Urheber; und dies gilt auch für unerträgliche Signale und Strebungen. In der therapeutischen Situation mit einem Kind stellt es eine besondere Schwierigkeit dar, den inneren Raum offenzuhalten, damit die als verboten aggressiv oder als beschämend hässlich erlebten und deshalb abgewehrten und in das Unbewusste verbannten Seiten des kindlichen Subjekts an die Oberfläche kommen können. Der Therapeut muss sich dabei das Naheliegende versagen, das Kind umdeuten und manipulieren zu wollen, anstatt sich »angreifen« zu lassen. Dazu braucht er die analytische Perspektive, die den Rahmen sichert und dem Kind ermöglicht, seine angstbesetzten negativen Phantasien auf den Therapeuten zu richten und ihn auch zu treffen – ohne dass sie ihn zerstören können.

Dann erst können Stück für Stück auch die Bereiche der inneren Welt geteilt und anerkannt werden, die als so unerträglich empfunden werden, dass sie krank machen – und doch wahr sind. Dieser Wahrheit auf die Spur zu kommen und sie der inneren psychischen Auseinandersetzung zugänglich zu machen, damit sie sich nicht in Symptombildungen Geltung verschaffen muss, ist Ziel jeder psychoanalytischen Behandlung. In diesem Punkt unterscheidet sich die analytische Arbeit mit Kindern nicht von der mit Erwachsenen. Dennoch gibt es offenkundige Unterschiede, die nicht nur darin bestehen, dass Kinder sich nicht auf die Couch legen oder dass der Kindertherapeut darauf achten muss, dass ein Kind weder sich selbst, noch den Therapeuten verletzt und dass er im Notfall bereit sein muss, ein Kind festzuhalten.

Franziska – ein Beispiel

Die 5½-jährige Franziska – sie ist seit einem Dreivierteljahr wegen des Symptoms Bettnässen in analytischer Kinderpsychotherapie – wird wie üblich von ihrer Mutter zur Stunde gebracht. Der Therapeut hat flüchtig den Eindruck, als sei irgendetwas anders als sonst, und die Mutter erwähnt beim Abschied, dass der Vater krankgeschrieben sei und zu Hause wartet. Franziska hat es eilig, in das Therapiezimmer zu kommen, wo sie – das tut sie seit geraumer Zeit – sofort beginnt, sich bis auf die Strumpfhose auszuziehen. Plötzlich hält sie erschreckt inne: Sie habe etwas vergessen! Sie rennt auf den Flur und aus dem Haus – den Therapeuten im Schlepptau; aber die Mutter ist bereits weggefahren. In das Therapiezimmer zurückgekehrt, wirft Franziska sich auf den Boden, rollt sich zusammen und wirkt unansprechbar, wütend und verzweifelt.

Was soll der Therapeut tun? Als erfahrenem Pädagogen würde es ihm sicherlich gelingen, Franziska mit Geduld und Geschick aus ihrer verbohrten Stimmung herauszuholen. Franziska malt gerne, und sie beide könnten für diese Stunde Frieden finden, indem sie beim Malen über das sprechen, was sich dem Augenschein aufdrängte: dass Franziska heute ihre Schläppchen vergessen hat und dass zu Hause bei den Eltern etwas Belastendes vorgefallen sein mag. Vielleicht würden sich alle Vermutungen sogar als richtig herausstellen, und die von unerträglichen Affekten begleitete aktuelle Inszenierung vom Beginn der Stunde könnte vergessen werden – wie tagsüber das in der Nacht genässte Bett.

Genau an dieser Stelle beginnt nun aber die Arbeit des analytischen Kindertherapeuten. Wegen des Bettnässens nämlich kommt Franziska zur Therapie, und dies bewirkt, dass die »Nachtseite« des Kindes sich in die Übertragungsbeziehung zum Therapeuten drängt. Für das Unbewusste dieser »Nachtseite« Raum zu schaffen, sie emotional zuzulassen, ernst zu nehmen und zu begreifen, ist die Aufgabe des Kinderanalytikers; und dazu verfolgt er bei allem, was sich in den Stunden abspielt, die Frage: Was macht das Kind mit mir? Welche Rolle drängt es mir auf und welche Gefühle entstehen bei mir? Oft genug wird ihm in der Hitze des »Gefechts« diese analytische Perspektive abhandenkommen, und er wird sie erst im Nachhinein wieder etablieren müssen. So war es auch dem Therapeuten in der beschriebenen Szene mit Franziska ergangen. Auf der bewussten Ebene war er seiner Aufsichtspflicht nachgekommen, als er Franziska aus dem Haus folgte. Unter der Oberfläche aber hatte er sich überrumpelt gefühlt, klein gemacht und seiner Position als Therapeut samt Raum und Rahmen beraubt. Dieses Gefühl war ihm peinlich gewesen, und er musste es mit herbeizitierten Gedanken an seine erwachsene Aufsichtspflicht abwehren. Die Reflexion dieser ihm zunächst unbewussten Abwehrbewegung hilft ihm im Nachhinein zu verstehen, wie schlimm es für Franziska sein muss, wenn sie in der nächtlichen Bedrängnis »Raum und Rahmen vergisst« und ins Bett macht.

Indem Franziska nun unerreichbar verschlossen auf dem Boden liegt und der Therapeut auf pädagogisches Handeln verzichtet, entsteht der nötige Raum für eine Vertiefung in die Szene, die ihren Ausgangspunkt darin hatte, dass Franziska ein Vergessen unterlaufen war, ein peinliches Versagen, das sie nicht ertragen konnte und das sie projektiv mit dem Therapeuten verhandeln musste – von Unbewusstem zu Unbewusstem zunächst. Die Frage: Was macht das Kind mit mir?, hält den Therapeuten im Hier und Jetzt der unbewussten Phantasien, die sich in der Gegenübertragung gestalten. So kann er nun auch registrieren, dass er lieber die Ursache von Franziskas Verzweiflung in Problemen draußen in der Familie gesucht hätte, um die Wut über das Klein-gemacht-Werden loszuwerden. Auch wenn das Zusammensein von Franziskas Mutter mit dem krankgeschriebenen Vater und Franziskas konkrete Phantasien dazu sicherlich bedeutsam sind, so sind es doch die auf die therapeutische Szene übertragenen Phantasien, die authentisch erlebt werden und Bezug zur Vergangenheit enthalten. Dem Therapeuten fällt jetzt ein, dass Franziska gerade in der letzten Stunde ihm mit schönen Bildern und einer triumphierenden Rivalität mit ihrer Mutter gut gefallen, ja geschmeichelt hatte. Und zu den Schläppchen assoziiert er, dass er kürzlich einen flüchtigen Gedanken über deren verführerischen Charakter mit seinem unbehaglichen Gefühl als Mann angesichts des Ausziehens bis auf die Strumpfhose verbunden hatte.

Während Franziska vor ihm liegt und der Therapeut, statt sie umzustimmen zu versuchen, seine Gegenübertragung entschlüsselt, kann Franziska wie in einem Zwischenraum die Erfahrung machen, dass sie für eine Zeit bei ihrer »Nachtseite« bleiben kann und der Therapeut diese nicht wegmanipulieren muss, sondern mit ihr den bedrängenden sexuellen Wünschen, der körperlichen Lust, der Wut über das Kleinsein, den Machtimpulsen und vielem Unbekannten mehr auf die Spur kommen will.

Das, was der Therapeut innerlich zusammenträgt und analysiert, um Franziskas verwirrende Aktion zu verstehen, wird er nun mit den anamnestischen Informationen über Franziskas Lebensgeschichte, über die er bereits verfügt, verbinden. Und daraus könnte er dann Hypothesen über die in der Übertragung inszenierte, unbewusste Phantasie von Franziska formulieren: Sie mag verliebt sein in den Papa, möchte ihm ihren Körper zeigen und erlebt dabei verwirrende, genital-urethrale Körpersensationen; der Papa soll nur für sie, Franziska, Augen haben, und sie möchte ihn dazu verführen, seinen erwachsenen Platz bei der Mama zu verlassen; mit aller Macht will sie ihn dazu bringen. Dabei bekommt sie Angst vor beidem: vor dem Triumph über die Mama und vor dem Misslingen. Nun schämt sie sich für ihren unfertigen Körper, sie empfindet Neid auf die Mama und fürchtet zugleich deren bösen Blick. Sie braucht doch die Liebe der Mama – so wie früher, als sie in die Windeln machte und die Mama noch alles für sie tat, alles Böse und Stinkende an ihr wieder in Ordnung brachte...

Was nun der Therapeut von alldem dem Kind gegenüber zur Sprache bringt und wie er es tut, hängt vom Stand der therapeutischen Beziehung ab, wie gut der Therapeut sich bereits in die aktuelle Verfassung des Kindes hineinversetzen und sich vorstellen kann, was bei ihm innerlich ankommen kann, und davon, welche gemeinsamen Verständigungsformen in Sprache und Bildern bereits gefunden wurden. Als erstes wird er das zur Sprache bringen, was gefühlsmäßig stark und offenkundig von beiden – Kind und Therapeut – empfunden wurde: Da sind die Verzweiflung und Scham, wenn einem etwas passiert, was man nicht will, und da ist der Versuch, aus der Situation wegzulaufen und den anderen die Scham nachempfinden zu lassen.

Die eigentliche Arbeit des Therapeuten bezieht sich auf das emotionale Geschehen, das der vernünftigen erwachsenen Handlung durchaus gegenläufig sein kann und das er sorgfältig registrieren können muss. Franziska hat im Beispiel dem Therapeuten die notwendige Denkpause eingeräumt, indem sie sich – wiederum bedeutungsvoll – auch körperlich zurückzog. Die Beschäftigung mit inneren Vorgängen braucht Muße; welche Medien für ihre Darstellung verwendet werden, spielt dabei eine untergeordnete Rolle: Kinder spielen oder malen vielleicht, während Jugendliche reden. In beiden Fällen kommt es jenseits des gemalten, gespielten oder gesprochenen Textes wesentlich auf die Kommunikation der unbewussten Phantasien und auf die je besondere Art der Gestaltung der Übertragungsbeziehung an. Die angemessene Sprache dafür zu finden und verständliche Deutungen zu formulieren, ist in der psychoanalytischen Arbeit mit Kindern und Jugendlichen eine besonders schwierige Kunst.

Eine schwierige Kunst

Kinder und Jugendliche befinden sich noch in der Phase körperlicher Reifung und psychischer Entwicklung, und sie sind – je nach Entwicklungsstand in unterschiedlichem Maß – von ihren Eltern abhängig und real an sie gebunden. Das hat für die Diagnostik und für die fortlaufende Einschätzung der Psychodynamik wichtige Implikationen, insofern in Erwägung gezogen werden muss, ob es sich bei den zutage tretenden Konflikten und Symptombildungen nicht um entwicklungsbedingte, passagere handelt, für deren Lösung das Kind oder der Jugendliche seinen eigenen, wenn auch vielleicht schwierigen Weg finden muss. Häufig allerdings wird die Tatsache der im Gang befindlichen Entwicklung als Argument dafür angeführt, dass Kinder und Jugendliche rascher behandelt werden könnten. Manchmal ist das der Fall, wenn der unverarbeitete Konflikt relativ eingegrenzt ist, sodass das Kind über genügend psychische Kräfte und Beweglichkeit verfügt, sich dem therapeutischen Prozess konzentriert zuzuwenden, um dann bald infolge einer veränderten Wahrnehmung die normale Umgebung für seine weitere Entwicklung wieder nutzen zu können. Nicht der Fall ist dies jedoch bei schwerer gestörten Kindern mit diffusen Konflikten, die früh die psychische Entwicklung belastet oder gar blockiert haben. Hier kann ein langer, intensiver Prozess erforderlich werden, die innere Welt mit ihren verzerrten, meist gefährlichen Objekten zu erkunden und schließlich ein genügend gutes inneres Objekt zu finden, das durch die immer wiederholte Erfahrung einer verlässlichen therapeutischen Beziehung gestärkt werden muss, bevor das Kind wieder Anschluss an die »normale« Entwicklung finden kann.

In der Kinderbehandlung – bei Jugendlichen ist das schon anders – ist es nicht der Patient selbst, der Hilfe sucht, sondern die Eltern tun dies für ihn, und sie müssen auch während schwieriger Phasen in der Therapie dafür sorgen, dass das Kind zu den Stunden kommt, während der erwachsene Patient sich selbst überwinden kann. Dies verlangt ein *Arbeitsbündnis mit den Eltern*, das über einen bloßen Vertrag hinausgeht. Da die Eltern in irgendeiner Weise mit eigenen psychischen Konflikten an denen des Kindes beteiligt sind, gehört zum Setting der analytischen Kinderpsychotherapie eine begleitende Arbeit mit den Eltern. Diese ist fokussiert auf die Beziehung zum Kind und dessen Bedeutung in der psychischen Repräsentanzenwelt der Eltern. Ihr Ziel ist, eine Überfrachtung der Psyche des Kindes mit unbewussten Konflikten der Eltern zurücknehmen zu können. Dies entlastet die Eltern von Schuldgefühlen und ermöglicht ihnen, das Kind mit seiner ihm eigenen psychischen Verarbeitungsweise – auch der Symptome bildenden – zu respektieren. Die

Eltern müssen dann nicht mehr in unrealistischer Weise hoffen und zugleich befürchten, der Therapeut könnte als »bessere Eltern« die angenommene Schädigung wiedergutmachen. Und der Therapeut ist freier für seine eigentliche Aufgabe: die psychoanalytische Arbeit mit dem Kind und dessen innerer Welt, in der die Beziehungserfahrungen mit den Eltern ja nicht einfach realistisch abgebildet sind. Vielmehr besteht diese innere Welt aus unbewussten Phantasien, die das Kind mit seiner durch viele Faktoren beeinflussten und verzerrten Wahrnehmung der Realität selbst gestaltet hat und weiter gestaltet. Diese Gestaltungsvorgänge in statu nascendi der psychischen Entwicklung sind energetisch hoch besetzt; sie drängen im Bedürfnis zu phantasieren und in der Lust zu spielen auf Kommunikation mit der Realität und suchen ein verstehendes Objekt. Genau dies macht es Kindern möglich, das Angebot der Psychoanalyse zu nutzen.

In der Diskussion um die Behandlungstechnik in der Kinder- und Jugendlichen-Psychotherapie wird die aufnehmende, »mütterliche« Funktion des Psychotherapeuten häufig in den Mittelpunkt der Aufmerksamkeit gestellt; und unter behandlungstechnischen Gesichtspunkten ist sie auch – in Analogie zur Bedeutung der Mutter für die frühe psychische Entwicklung – eine Grundfeste der psychoanalytischen Beziehung, die Regressionen und die Äußerung von unerträglich chaotischen Gefühlen und Affekten und das Erleben tiefer Angst überhaupt erst ermöglicht. Je nach Diagnose läuft diese aufnehmende analytische Haltung im sanften Kontinuum selbstverständlich mit; sie kann aber auch zeitweilig oder gar hauptsächlich in den Mittelpunkt des Prozesses geraten. Unreflektiert angewendet allerdings und durch Befriedigungsangebote noch stimulierend gefördert, entsteht leicht die Illusion einer nachholenden, omnipotent befriedigenden Mutter-Kind-Einheit, in der alles Böse, Konflikthafte und Ängstigende entäußert und beseitigt werden könne. Eine solche Illusion kann für den Patienten wie für den Therapeuten entlastend und deshalb sehr verführerisch sein.

Unbestritten bedeutet die wechselseitige Zauberformel der frühen Mutter-Kind-Beziehung: »Es ist alles wieder gut!«, eine für die ursprüngliche Entwicklung von Sicherheitsgefühl und Urvertrauen in der inneren Welt des Kindes unerlässliche Beziehungserfahrung. Wenn aber die Welt erobert, der eigene Körper geschützt, seine Bedürfnisse befriedigt und die dazu ersehnten und benötigten menschlichen Beziehungen gestaltet sein wollen, kurz: die Entwicklung weitergeht, dann muss irgendwann das Illusionäre, Unzeitgemäße dieser Zauberformel an das Tageslicht kommen. Die Mutter ist dann nicht mehr nur gut, und sie erträgt und gewährt auch nicht alles; der Vater verspricht mehr und Neues, fordert aber auch seine eigenen Rechte; und die Wunde, die mit dem Schmerz unter dem Pflaster weggeblasen schien, ist doch in Wirklichkeit da, zeugt von der Verletzbarkeit der Körpergrenze und der potenziellen Wirksamkeit wütender Impulse und evoziert im psychischen Erleben Scham und die Frage nach Schuld. Trostpflaster allein werden auf Dauer dem Kind nicht gerecht, und entsprechend eingeschränkte psychotherapeutische Konzepte können die psychische Dynamik von Ambivalenz und Konflikten nicht angemessen zulassen. Diese als negative Übertragung zu erleben, die das Objekt trifft und dennoch nicht zerstört, schafft aber wichtige Voraussetzungen für die Entfaltung psychischer Fähigkeiten: Von hier aus kann im primären (meist mütterlichen) Objekt das Subjekt wahrgenommen werden, dessen Liebe verdorben und gewonnen werden kann; von hier aus nimmt die Unterscheidung von Phantasie und Realität ihren Ausgang und entwickelt sich Innerlichkeit als Ort der Besorgnis und Quelle der Kreativität, die das Liebesobjekt vor zerstörerisch gierigen oder auch rachsüchtigen Angriffen schützen und das Selbstwertgefühl regulieren hilft.

Richtig anfangen – Die zentralen Fragestellungen bei der Erstuntersuchung

Eine diagnostische Abklärung bei einer analytischen Kinder- und Jugendlichen-Psychotherapeutin oder einem -therapeuten kann erste Orientierung geben und folgende Fragen beantworten helfen:

– Handelt es sich um eine vorübergehende Krisensituation, wie sie im Laufe der Entwicklung immer wieder auftreten kann (z. B. im Rahmen der Trotzphase, bei der Geburt eines Geschwisters, in der Pubertät)?
– Weist die Störung auf tieferliegende unbewältigte Konflikte des Kindes oder Jugendlichen hin, die nicht besprochen werden können, weil sie nicht bewusst sind (z. B. unbewusste Schuldgefühle, Eifersuchtskonflikte, Identitätsprobleme)?
– Schlagen sich frühere Erfahrungen, die das Kind durchgemacht hat, in den gegenwärtigen Problemen nieder (z. B. schwere Krankheit, Operation, Trennung, Todesfall)?
– Welche Rolle spielen bestimmte Lebensumstände; bedingen oder unterhalten sie eine Störung in der Entwicklung (z. B. chronische Krankheit oder eine Behinderung, Adoption, problematische Scheidungsregelung, sexueller Missbrauch)? Wie wirken sie sich aus?
– Verbirgt sich hinter der Auffälligkeit des Kindes vielleicht eher ein Familienproblem, unbewusste Konflikte der Eltern?
– Was kann man tun, um das gewonnene Verständnis umzusetzen?

Diagnose, Indikation und Empfehlung

In den diagnostischen Gesprächen findet bereits ein Prozess statt, aus dem sich ein erster Zugang zur Problematik ergibt. Bei Kindern und jüngeren Jugendlichen findet in aller Regel zuerst ein Elterngespräch statt. Dann folgen Gespräche mit dem Kind, in denen es sich selbst – z. B. im Spiel – darstellen kann. In einem Abschlussgespräch wird dann mit den Eltern oder mit dem oder der Jugendlichen gemeinsam ein Verständnis erarbeitet, und es werden Wege besprochen, die zu einer Lösung der Krise oder zur Veränderung der Situation führen können.

Es kann dabei durchaus sein, dass die Lösungsstrategien, die die Eltern oder die Jugendlichen selbst schon ansteuern, ermutigt und unterstützt werden können, dass eine Sorge genommen oder gemildert wird, so dass keine weiteren Schritte erforderlich sind.

Möglicherweise führt aber die neugewonnene Sichtweise zu weiteren Empfehlungen, etwa:

- eine ausführlichere Elternberatung oder eine Kurzzeittherapie (max. 25 Stunden) anzuschließen, mit dem Ziel, eine Einsicht in eine Thematik zu vertiefen oder eine aktuelle Krise zu bearbeiten,
- eine analytische Kinder- oder Jugendlichen-Psychotherapie zu machen, um durch die Bearbeitung der unbewussten inneren Konflikte die gestörte Entwicklung wieder in Gang zu bringen und den Leidensdruck zu bessern (etwa ein bis drei Jahre bei einer Sitzungsfrequenz von durchschnittlich zwei Stunden pro Woche),
- eine andere ambulante oder stationäre Einrichtung aufzusuchen, die weiterhelfen kann, wie z. B. eine Klinik, eine heilpädagogische Betreuung oder Familienhilfe, eine Ehe- oder Familienberatung, eine Sozialbehörde.

Wie kann analytische Psychotherapie Kindern und Jugendlichen helfen?

Analytische Kinder- bzw. Jugendlichenpsychotherapie ist ein psychoanalytisches Therapieverfahren. Es bietet den Patienten einen geschützten Raum, in dem sie ihre Probleme darstellen und die krankheitsverursachenden unbewussten Konflikte gestalten können.

Kinder benutzen zur Darstellung dieser Konflikte häufig Gestaltungsmittel wie Spiel oder Zeichnung, während Jugendliche das Gespräch nutzen.

So entsteht mit dem Therapeuten oder mit der Therapeutin langsam eine Beziehung, in der sich die inneren Themen des Kindes oder Jugendlichen, seine Sorgen, Wünsche und Aggressionen, seine inneren Konflikte und Ängste entfalten können und mit der Hilfe des Therapeuten in Worte gefasst werden. Beide lernen, die sich äußernden, im Hier und Jetzt der therapeutischen Übertragungsbeziehung erlebten Gefühle und Vorstellungen in einen Zusammenhang mit den Problemen und Symptomen des Kindes oder Jugendlichen zu bringen und darüber deren Ursachen, die bisher unbewusst waren, zu verstehen.

Ziel der psychotherapeutischen Behandlung ist es, dem Kind bzw. dem oder der Jugendlichen neue Möglichkeiten der psychischen Verarbeitung seiner Schwierigkeiten und Konflikte zu eröffnen, so dass die weitere Entwicklung und das innere Befinden nicht mehr durch neurotische Symptome oder Verhaltensauffälligkeiten beeinträchtigt werden müssen.

1.3 Über analytische Kinderpsychotherapie[7]

Allgemeine Grundlagen

Bei analytischen Kinder- und Jugendlichen-Psychotherapeuten werden Kinder im Kindergartenalter dann angemeldet, wenn sie Probleme, Auffälligkeiten oder Symp-

7 Vortrag vor ErzieherInnen im Rahmen der Frankfurter Präventionsstudie am 18 Juli 2005.

tome zeigen, unter denen das Kind selbst leidet und/oder die den Eltern – zuweilen aufmerksam gemacht durch den Kindergarten – Sorgen machen oder die sie zukünftige Nachteile für das Kind befürchten lassen. Das können Ängste, schwere Schlafprobleme, Einnässen, heftige Aggressivität und vieles andere mehr sein. Gemeinsam ist den Problemen, dass sie offenbar psychisch bedingt sind, ihre mögliche Ursache bzw. ihr »Sinn« aber für alle Beteiligten im Dunkeln liegt und nicht unmittelbar einsichtig ist. Dies macht es Eltern nicht leicht, zu einem Kinderpsychotherapeuten zu gehen, weil sie das Gefühl haben, als Eltern versagt zu haben und schuld an den Problemen ihres Kindes zu sein. Bei aller anfänglichen Befürchtung tut es aber den meisten Eltern schon im Erstgespräch gut, einem unbefangenen Dritten gegenüber in einem geschützten Raum sich aussprechen zu können.

In den Erstgesprächen – zunächst mit den Eltern ohne das Kind, dann mit dem Kind (möglichst ohne Eltern) – ist es das Ziel, ein Verständnis zu entwickeln von dem, was sich hinter der Symptomatik an möglicherweise unbewussten Bedürfnissen, Ängsten und Konflikten des Kindes verbirgt und diese psychodynamisch bewirkt. Erst in einem zweiten Schritt – einem abschließenden Gespräch mit den Eltern – geht es dann darum zu entwickeln, was für Schlüsse aus dem Verständnis zu ziehen sind und ob und wenn dann welche Maßnahme sich empfiehlt.

Grundsätzlich geht unser psychoanalytischer Ansatz bei der Diagnostik davon aus, dass jedes Kind seine eigene psychische Geschichte hat. Zwar enthält seine innere Welt die Beziehungserfahrungen, die es von Lebensbeginn an in seiner Familie macht. Diese innere Welt besteht aber nicht einfach aus Abbildungen von realem Geschehen; und auch die inneren Bilder der Eltern sind nicht einfach Abbildungen der realen Eltern. Bei aller Abhängigkeit von ihnen und ihren elterlichen Gefühlen, Phantasmen und Verhaltensweisen hat das Kind selbst doch von Anfang an seine eigene – subjektiv »verzerrte« – Wahrnehmung, in die die jeweils eigenen Zustände und Bedingungen eingehen. Ein Kind, das leicht erregbar ist, wird eine gedankenverlorene Mutter anders wahrnehmen als ein eher ruhig zurückgenommenes. So gesehen ist die psychische Entwicklung des Kindes, sind seine inneren Beziehungsmuster und Selbstbilder natürlich existentiell abhängig von dem Beziehungsangebot der Eltern; aber sie sind immer auch eine eigene Schöpfung des Subjekts. (Dies ist übrigens der konzeptionelle Grund dafür, dass wir bei unserer Diagnostik Eltern und Kind in getrennten Interviews sehen.)

In einem weiteren Grundsatz gehen wir davon aus, dass jeder Mensch seine gewachsenen inneren Beziehungsmuster und -konflikte auf neue Beziehungen überträgt. Dies ist zunächst ein ganz alltäglicher Vorgang, der unmerklich und wechselseitig erfolgt und auch z. B. im Kindergarten eine Rolle spielt. Im psychoanalytischen Erstinterview nun versuchen wir, diesen allgemeinen Vorgang konzentriert einzufangen und in das Zentrum der Untersuchung zu stellen.

Methodische Voraussetzungen ...

Methodisch setzt dies voraus:

- Auf Seiten der Eltern und auch beim Kind eine Bereitschaft zur Offenheit. Diese wird in der Regel durch den Leidensdruck oder die Beunruhigung über die Symptomatik unterstützt und führt spontan dazu, dass die Eltern und auch das kleine Kind (das in der Regel weiß oder spürt, weswegen es zum Kindertherapeuten soll) vor dem Erstinterview aufgeregt oder besser gesagt: innerlich bewegt sind und dass bei diesem Prozess die tieferliegenden – unbewussten – psychischen Bedingungen des äußeren Symptom- oder Problemkomplexes, um den es gehen soll, unweigerlich mit in Bewegung geraten und an die Oberfläche kommen. Damit diese nun in der Begegnung mit dem Therapeuten im Interview unmittelbar Gestalt annehmen und damit zugänglich werden können, dürfen sie möglichst nicht gestört werden.
- Dazu nun ist eine bestimmte – wir nennen sie die analytische – Haltung beim Therapeuten erforderlich. Ganz allgemein muss er, wie es ein Psychoanalytiker einmal gesagt hat, etwas übrig haben für den unbekannten Patienten, dem er begegnen wird. D. h. er muss, so gut es geht, eigene Wünsche und Belastungen und dadurch evozierte psychische Reaktionen kennen, reflektieren und von denen, die Eltern oder Kind in ihm auslösen werden, trennen können, damit er offen und mit einem Vorschuss an Wohlwollen die Begegnung aufnehmen kann. Im Interview selbst kann er dann die Initiative dem Gegenüber überlassen und innerlich aufnahmebereit auch für die wahrscheinlich entstehenden schwierigen und Angst und Abwehr auslösenden Gefühlskonstellationen bleiben. Das, was jeder gesunde Mensch normalerweise automatisch und unbewusst versucht: nämlich z. B. aggressive oder Angstzustände zu vermeiden und die auslösende Situation aktiv zu kontrollieren und irgendwie zu managen, genau das muss der Therapeut bei sich selbst außer Kraft setzen. Er muss fähig sein, seine Wahrnehmung und Aufnahmebereitschaft gerade für das Unerträgliche offen zu halten. Dies wäre sozusagen die notwendige mentale Bedingung beim Therapeuten.
- Die beiden bisher genannten subjektiven Bedingungen bei den Eltern, beim Kind und beim Therapeuten sind störanfällig und müssen geschützt werden, damit ein tiefergehender Kontakt mit offenem Ausgang möglich wird. Zu diesem Zweck ist es wichtig, vor der ersten Begegnung keine Vorinformationen über den Fall zu haben. Die Eltern müssen sicher sein können, dass sie selber darüber entscheiden können, was sie mitteilen wollen und dass der Therapeut nicht schon ein vorgefasstes Bild von ihnen oder dem Kind hat; und sie dürfen auch nicht die Illusion haben, sie könnten passiv bleiben und die Fachleute die Lösung finden lassen. Der Therapeut seinerseits muss sich, und das ist in vielen Fällen gar nicht leicht, von Handlungsdruck befreien. Deswegen machen wir niemals Auftragsdiagnostik. Denn wenn von vornherein ein wie auch immer geartetes Ergebnis angesteuert werden muss, sind die notwendige Freiheit und Offenheit, zuallererst ein intimes Verständnis zu entwickeln, dahin.

... und ihre ethische Begründung

Die methodischen Voraussetzungen sind auch *ethisch* begründet. Wenn unsere Diagnostik auch niemals Auftragsarbeit ist, so ist sie auf der anderen Seite aber doch kein Selbstzweck. Natürlich soll das im Verlauf der Erstgespräche gewonnene Verständnis in mögliche Wege zur Veränderung münden; dies ist schließlich das Anliegen der Eltern, mit dem sie uns aufsuchen – vielleicht auch des Kindergartens, der sie »geschickt« hat. Diesem Anliegen können wir aber nur gerecht werden, wenn in jedem Moment der Untersuchung die Freiwilligkeit gewährleistet ist und niemand Drittes das Recht auf ein Ergebnis hat. Dies schließt zugleich den Schutz durch strenge Verschwiegenheit ein, auch wenn Eltern selbst diese manchmal allzu leicht preisgeben wollen.

Das ethische Problem des Patientenschutzes ist im Bereich der psychosozialen Versorgung besonders schwierig und im Falle von Kindern noch zusätzlich kompliziert. Schließlich werden wir mit der diagnostischen Untersuchung eines Kindes ja von den Eltern beauftragt. Auch hier ist es so: Die Verschwiegenheit gilt, aber sie ist ihrerseits kein Selbstzweck. Wenn Eltern uns beauftragen, ihr Kind zu untersuchen, so tun wir das, wenn – und das ist meistens der Fall und entspricht schließlich auch den elterlichen Aufgaben – die Eltern Sorgen um ihr Kind haben. Es gehört zur menschlichen Entwicklung unabdingbar dazu, dass Kinder die Verantwortung für sich selbst an die Eltern oder an elterliche Erwachsene delegieren und erst allmählich Teilbereich für Teilbereich selbst übernehmen. Dies geschieht im Laufe der Geschichte der Eltern-Kind-Beziehung bis zur Adoleszenz, und jede Entwicklungsphase hat hier ihre eigenen, äußeren und psychischen Erfordernisse und Separationskonflikte. Während es bei einem dreijährigen Kind wichtig sein kann, dass wir den Eltern anhand dessen, was das Kind uns im Interview gezeigt hat, erklären, wie es ihm innerlich geht, kann dies bei einem 10-jährigen Kind eine Verletzung seiner Intimsphäre bedeuten. Zentrale Leitlinie für unseren Umgang mit Eltern muss also immer das Wohl des jeweiligen Kindes mit seinen besonderen Bedingungen sein, so gut wir es verstehen mögen. Dies ist übrigens nicht zu verwechseln mit einer Parteinahme gegen die Eltern; im Gegenteil: Es ist ja klar, dass das Kind die Akzeptanz der Eltern im Ganzen braucht, und bei allen Schwierigkeiten und Konflikten gute Eltern braucht.

Eltern, die zu uns kommen, verdienen von vornherein Respekt. Es ist ja für alle Menschen schwer, ein Problem vortragen zu müssen, das sie offenbar nicht selber im Griff haben. Und es ist beschämend, jemand Fremden hinter die Kulissen schauen zu lassen und dabei notgedrungen den Schutz der eigenen Intimitätsgrenze lockern zu müssen. Sich dies als emotionale Einsicht zu bewahren, ist für Kinderpsychotherapeuten zentral. Noch darüber hinaus müssen wir uns klar darüber sein, dass wir in den Erstinterviews Informationen über bewusste und unbewusste Vorgänge bekommen, die uns sehr viel weitgehendere Einblicke erlauben, als die Eltern uns zu geben bewusst entschieden haben; zu einem großen Teil werden sie uns selbst ja erst bei der nachträglichen Reflektion des Interviews deutlich. D. h. für uns, eine mögliche Beschämung der Eltern und auch des Kindes sorgfältig im Blick zu behalten, die eben unweigerlich droht, wenn man sich in einem momentan vertrauensvollen Kontakt möglicherweise weitgehend »entblößt« hat, vielleicht sogar, ohne dessen in der Situation selbst gewahr zu werden.

Über die genannten professionellen Bedingungen hinaus versuchen wir deshalb, nach außen hin den Schutz zu sichern, indem wir in der Regel ausschließen, dass der Therapeut vor oder nach der Erstuntersuchung Kontakte zu den realen Lebensbedingungen der Familie, also auch nicht zum Kindergarten hat, dass also der intime Raum der Erstuntersuchung klar vom realen Leben abgegrenzt ist. Diese ethisch begründete Abgrenzung hat gleichzeitig hervorragende Auswirkungen auf den diagnostischen Prozess: sie dient der Konzentration. Nach aller Erfahrung ist der erste Kontakt der aussagekräftigste und enthält bereits die wichtigsten unbewussten Mitteilungen, die durch weitere Gespräche und Informationen eher zerstreut und unklar werden können. Dies hängt genau damit zusammen, dass der Therapeut als reale Person zunächst kaum Gewicht hat und durch seine zurückgenommene Haltung, die den Eltern und dem Kind die Initiative überlässt, in erster Linie ein Objekt für die spontanen Übertragungen ist – auf die er dann seinerseits spontan emotional reagiert.

Dies war nun alles ziemlich abstrakt und prinzipiell. Und wie das so ist mit Grundsätzen: Sie sind oft nicht einzuhalten. Gleichwohl sind sie unverzichtbar. Nicht nur dienen sie dem genannten Schutz. Sie geben vor allem professionelle Orientierung in einem schwierigen Feld. Sie verhindern auch Beliebigkeit nach persönlichem Gutdünken im Umgang mit den Patienten. Wann immer man von den ja immerhin gut begründeten Prinzipien abweicht, muss man sich nämlich fragen: warum man dies tut oder getan hat. Und beim Nachdenken über diese Frage können sich durchaus Zusammenhänge mit der besonderen Beziehungsgestaltung des Patienten ergeben, die das Verständnis weiter erhellen. In diesem Sinne sind die genannten Prinzipien Voraussetzung der professionellen Reflektion, nicht mehr und nicht weniger.[8]

8 In zwei Vorträgen vor Erzieherinnen und Sozialpädagogen folgte hier jeweils ein Fallbeispiel: das eine *(Georgio)* zur »psychoanalytischen Diagnostik im Erstinterview«, das andere *(Tobias)* zur »spezifischen Form der Fokaltherapie«; siehe 2.1 und 3.4.

Teil 2

Über Methoden und Verfahren in der analytischen Kinder- und Jugendlichen-Psychotherapie

2.1 Psychoanalytische Diagnostik im Erstinterview mit Kindern, Jugendlichen und Eltern (*Giorgio*)[9]

Giorgio – ein Grenzfall mit einer »Grenzentscheidung«[10]

Ich werde Ihnen also einen Fall aus der Institutsambulanz vorstellen. Aber ich habe den eines 11-jährigen Jungen ausgewählt, der eine Art »Grenzfall« ist, einer, der mich zu einigen Abweichungen veranlasst hat und der mein besonderes Interesse und meine Besorgnis auf sich zog, weil ich ihn als potenziellen Kandidaten für unser Forschungsprojekt[11] einschätzte. Ich will ihn für heute Giorgio nennen.

Dem Anmeldeformular, das unsere Sachbearbeiterin bei der telefonischen Terminvereinbarung routinemäßig ausfüllt und das ich vor dem Erstgespräch mit der Mutter bekam, war zu entnehmen, dass es sich dem Namen nach um eine italienische Familie handelte; angemeldet wurde der 11-jährige Sohn, und es sah nicht so aus, als käme ein Vater mit. Unter »Grund der Anmeldung« war aufgeführt: »Mutter ist krank/fühlt sich überfordert. Sohn ist geschockt von den Vorkommnissen. Schwester, 17 Jahre, war vier Monate unschuldig im Gefängnis, war bei einer Schlägerei mit gefährlicher Körperverletzung dabei.« Meine Assoziation dazu war sogleich: Wir sind die falsche Adresse; die brauchen etwas anderes real Unterstützendes – eher in Richtung Familienhilfe...

Im ersten Kontakt bestätigt die Mutter spontan meine Voreinstellung. Sehr groß und unglaublich dick sitzt sie wie ein zerfließender Berg in verwaschen-hellblauem Jogginganzug vor mir, schaut mich durch ihre schmucklose Brille offen und sehr freundlich an und sagt unter der für stark Übergewichtige typischen Kurzatmigkeit, dass sie krank und ständig in ärztlicher Behandlung sei und eine Familientherapie suche. Sie korrigiert dann

9 Vortrag am 06.05.2001 über die Arbeit der »Institutsambulanz«. Das Fallbeispiel »Giorgio« wurde in einem Vortrag vor ErzieherInnen im Rahmen der Frankfurter Präventionsstudie am 18. Juli 2005 auch genutzt; s. oben: 1.3.

10 Hier führte das diagnostische Erstgespräch nicht in eine analytische Jugendlichentherapie. Giorgio wurde in den folgenden Jahren intensiv durch Sozialpädagogen betreut, die in großen Abständen das Beratungsangebot durch mich nutzten. Ein auch nur halbwegs verlässliches Arbeitsbündnis mit den Eltern von Giorgio konnte nicht aufgebaut werden.

11 Über das Forschungsprojekt siehe unten, 4.1.

etwas: Sie brauchen *alle* Hilfe – sie selbst, die Tochter und der Sohn. Sie könnten alle drei den Schrecken über die Inhaftierung der Tochter nicht verarbeiten. – Frau A. hat mit ihrem freundlichen, manchmal auch verschmitzten Gesichtsausdruck meine Sympathie gewonnen, und sie löst spontan Mitleid bei mir aus. Sie ist Deutsche, spricht ein gepflegtes und differenziertes Frankfurterisch, und sie erzählt und erzählt – mehr als ich aufnehmen kann, wenn ich nicht auch unter Atemnot kommen will. Und obwohl es schreckliche Geschichten sind, die sie zu erzählen hat, erzählt sie gern und fühlt sich erkennbar wohl dabei, ihr Herz auszuschütten. Sie präsentiert sich nämlich als Opfer, als eines, mit dem man alles machen kann und das noch dazu gute Miene zu allem macht. Genau so selbstverständlich scheint sie dann auch davon auszugehen, dass sie Hilfe braucht und dass ihr diese auch zusteht. Da ist nichts Forderndes dabei, das Widerspruch und aggressive Regungen provozieren würde. Nein, in der Reihe der hilfsbedürftigen Kinder ist *sie* einfach die erste, und irgendwie gelingt es ihr ganz unmittelbar affektiv, davon auch mich zu überzeugen. Jedenfalls muss ich innerlich immer wieder gegensteuern, damit mir Giorgio, um den es bei mir ja eigentlich gehen soll, nicht verloren geht.

Der Junge wurde angemeldet; aber die Mutter drängt mit aller Macht auf seinen Platz, indem sie selber zum kindlichen Patienten wird und ihre elterlichen Funktionen darüber zu verlieren droht. Ich sage, sie habe Giorgio angemeldet. »Ja, der Schorsch!«, sagt sie lächelnd und stellt sich sofort und bereitwillig auf das ein, was ich offenbar will. Sein Vater sei Italiener gewesen. Sie heirateten, als sie schwanger war; obwohl er von Anfang an immer fremdgegangen war. Als sie nach der Geburt seine körperliche Nähe plötzlich nicht mehr ertragen konnte und er begann, sie zu schlagen, trennte sie sich. Giorgio war ein, zwei Jahre alt, als sie sich scheiden ließ. »Schorsch« – spontan protestierte etwas in mir gegen diese lieblos wirkende Verstümmelung des klangvollen Namens Giorgio – sei eigentlich immer auffällig gewesen. Erst habe er die Sätze verdreht. Der Logopäde habe aber nichts machen können, weil es daran gelegen habe, dass sie, die Mutter, immer so verdreht mit ihm gesprochen habe (ich stelle mir vor: so, wie Deutsche manchmal mit Ausländern reden). Sie wisse auch nicht. Naja, und dann sei er im Kindergarten aufgefallen, weil er sich immer prügelte, und in der Schule sei er auch aggressiv. Das liege am Vater, meint sie, der habe Vereinbarungen nie eingehalten; und jetzt habe sie den Kontakt für Giorgio mit ihm abgebrochen. In großen Abständen komme er manchmal unangemeldet zu ihnen – aber dann wolle er ja nur mit ihr schlafen. Ich habe das Gefühl, mich schütteln zu müssen, und gucke sie fragend an. – »Was soll ich machen«, sagt sie gleichgültig.

Ich sehe desolate Verhältnisse in der elternlosen Familie vor meinem inneren Auge, Verhältnisse, in der die Mutter haltlos – wie ein Kind unter den anderen – mal alles mit sich machen lässt und mal vermutlich völlig außer sich gerät oder sich ganz und gar von dem Jungen abkehrt. Auch jetzt ist eine große Distanz von ihr zu dem Sohn spürbar. Ich vermute, dass sie ihn innerlich mit dem gehassten Mann gleichsetzt, und mache mir inzwischen ziemliche Sorgen um Giorgio. Ich sage, dass ich mir vorstellen kann, dass Giorgio wirklich ein Problemkind ist und dass es ja ihrer Darstellung nach keineswegs nur um den Schrecken wegen der Inhaftierung der Schwester geht. Sofort ist die Mutter wieder bei sich und ihrem Elend. Die Tochter – 17 Jahre alt – will ausziehen, hat auch schon mit dem

Jugendamt etwas ausgehandelt, und diese Trennung macht der Mutter nun hauptsächlich zu schaffen. Leila entstammt einer Zufallsbekanntschaft mit einem Türken, der nett gewesen sei. Dass er eine Tochter habe, wisse er gar nicht; sie habe seine Adresse nicht gehabt. – Mit Leila habe sie nie Probleme gehabt. Im Gegenteil, Leila habe ihr mit Giorgio sehr geholfen, auf sie höre er nämlich. Bei Leila würde er nie wagen, mit dem Fußball die Lampe oder das Fenster kaputt zu schießen – sie aber könne sich nicht dagegen wehren. Oder wenn er nicht in die Schule wolle, fast jeden zweiten Tag, und Bauchweh vortäusche: Leila könne ihn eher überreden, doch zu gehen; sie selbst dagegen schaffe das kaum, auch wenn sie noch so schlimme Strafen androht. Und wenn Leila jetzt nicht mehr bei ihnen wohnt – ihr kommen die Tränen –, dann soll Giorgio eigentlich auch woanders hin; mit ihm sei es ja viel schlimmer als mit der Tochter. Die habe ja nichts dazugekonnt, dass es zu der gefährlichen Körperverletzung von dem einen jungen Mann kam. Frau A. erzählt, Leila sei eines Abends dabei gewesen, wie ihr Freund, den sie schon von der Kleinkindzeit an kennt, einen anderen Jungen beinahe umgebracht hat. Leila sei vier Monate unschuldig im Gefängnis gewesen. Sie sei zu gutherzig; deshalb halte sie auch so zu dem Freund. Dabei nehme der seit Langem eine schlimme Entwicklung. Das sei wirklich traurig mit anzusehen; denn dieser Junge habe mit sechs Jahren einen schweren Autounfall gehabt und habe wochenlang im Koma gelegen; das habe er bestimmt nicht verkraftet, und deshalb sei das alles gekommen. – Ich halte diese Episode im Interview fest, weil ich erstaunt bin über diese plötzliche Fähigkeit zu psychologischem Denken bei Frau A.; und ich schöpfe ein wenig Hoffnung. Ich frage sie, ob sie sich schon einmal Gedanken gemacht hat, wie es kommt, dass sie an Männer geraten ist, die offenbar keine guten Väter für ihre Kinder sein können: Ob das etwas mit ihrer eigenen Geschichte zu tun hat? Sie habe selbst einen furchtbaren Vater gehabt, und die Eltern haben sich scheiden lassen, als sie 21 Jahre alt war, erzählt Frau A. Ihr Vater habe getrunken, sei fremdgegangen und habe nichts von den Kindern wissen wollen. Die Mutter sei aber auch fremdgegangen und habe ein strenges Regiment geführt, immer nur verboten und herumgebrüllt. – Plötzlich stutzt sie: Sie sei eigentlich mit Schorsch genauso wie ihre Mutter damals mit ihr war. Ob *sie* nicht selber eine Therapie brauche?

Das könne wirklich sein, sage ich, und nenne ihr als Adresse etwas voreilig die Ambulanz für Erwachsene im gleichen Haus. Es scheint, als müsse ich sie auf diese Weise erst einmal versorgen und zugleich wegschicken, damit wir überhaupt zu Giorgio kommen können, dessen gefährdete Entwicklung mir drastisch vor Augen steht. Ich frage, ob, wenn sie an ihre eigene Kindheit denkt, sie sich vorstellen könne, wie es Giorgio innerlich gehen mag? – Frau A. kommen Tränen. Bisher hatte sie ohne spürbare Bedenken und Scham fast routiniert erzählt; doch jetzt spricht sie zum ersten Mal stockend und so, als mache sie ein Geständnis: Sie könne Giorgio nicht in den Arm nehmen, nie – schon als er noch ganz klein war, konnte sie das nicht. Er habe immer so unbedingt zu ihr gewollt und habe ihr auch leidgetan – aber sie habe einfach nicht gekonnt. – Sie wischt sich die Augen.

Ich bin ziemlich ratlos. Von Frau A. geht ein unbändiger Sog in die dyadisch-symbiotische Art von Beziehung aus, in der es keinen Abstand geben darf. Im Kontakt mit mir hat sie eher die verträgliche Seite aktiviert, in der sie Gutes aufnehmen will und rasch bereit ist, sich anzupassen. Sie überträgt auf mich eine Art Hilfs-Ich-Funktion und nutzt dies, um sich zu identifizieren und dabei sozusagen »über sich selbst hinauszuwachsen«. Sie zeigt dabei auch eine deutliche Intelligenz. Bei aller Sympathie habe ich bei mir allerdings unter der Oberfläche eine verhüllte Bereitschaft, mich abzuwenden, festgestellt: Wie eine Art Unterfaden lief, während ich der Mutter zuhörte, ein Gefühl mit, zugeschüttet zu werden mit etwas, das ich gar nicht behalten kann, das mir viel zu viel wird, körperlich eklig und eigentlich eher zum Abschütteln ist: Am besten gar nichts damit zu tun haben! Es könnte sein, dass dieser aggressive »Unterfaden« auf einer – von der Mutter transportierten und zunächst gar nicht bewussten – Identifizierung mit dem Jungen Giorgio basiert und ausdrückt, wie es ihm mit dieser lieben, unerträglich masochistisch-leidenden Mutter gehen mag.

Immerhin hatte die Mutter mir im Laufe des Interviews einen gefühlsmäßigen Zugang zu Giorgio vermitteln können. Aber sie reagierte auch gleich mit – vielleicht neidischem – Widerstand auf die Terminvereinbarung für ihn: Die die Familie betreuende Sozialarbeiterin, die auch seit einiger Zeit die achtstündige sozialpädagogische Lernhilfe für Giorgio besorgt habe, habe gemeint, der Schorsch solle noch in Handball gehen oder so – die Termine bei uns könnten sie sich dann sparen.

Dennoch bringt Frau A. Giorgio pünktlich zum Interview. Sie begrüßt mich freundlich und vertraut, während Giorgio mich unter der Baseball-Kappe verschmitzt-verlegen anguckt. Auf ein kleines Signal von mir hin gibt er sich einen Ruck und kommt mit.

Giorgio ist ein dicker Junge mit blauen Augen, der seiner Mutter sehr gleicht, vor allem, was das Verschmitzte um die Mundwinkel angeht. Irgendwie gefällt er mir.

Er sitzt abwartend mir gegenüber, und trotz verschiedener kleiner Einstiegshilfen fällt es ihm schwer, etwas zu sagen. Ich frage mich, ob er nicht will oder ob er einfach nicht kann, und ich ihm nicht das Richtige anbiete. Die Mutter, die so viel redet, fällt mir ein, und ich denke, dass er es vermutlich gar nicht gewöhnt ist, selber gefragt zu sein, geschweige denn über sich nachzudenken. Jeder Versuch versiegt nach ein paar Worten. Er sagt, es war schlimm für ihn, als die Schwester im Gefängnis war. Und er sagt auch, dass es schlimm ist, wenn die Jungen in der Klasse so viel Ärger machen. – Auf meine Verknüpfung: Ich könnte mir vorstellen, dass es ihm manchmal große Angst macht, wenn er selber wütend ist und Ärger macht, reagiert er nicht. Er wirkt aber nicht unwillig oder gar feindselig, während er schweigt; und ich habe zunehmend das Gefühl, als befürchte er, dass eh nichts Gutes aus ihm herauskommen kann. Er guckt mich nämlich ab und zu wie um Verständnis bittend lächelnd an.

Schließlich frage ich ihn, was er normalerweise jetzt gerne machen würde. Die Frage findet er offenbar ganz unpassend. Da er stumm zum Puppenhaus schaut, stelle ich dahin, dass er wohl meint, ich habe einfach nicht das Richtige für ihn. Dieses Angebot, sich abzugrenzen, fordert ihn zum Widerspruch heraus, und er erzählt, mit seiner Cousine spiele er gerne Puppenhaus: Sie lassen dann das Kind die Treppe herunterfallen, von immer höher herunter – die Cousine lache dann. Sie hätten auch schon gespielt, dass das Kind in das Krankenhaus kommt und den Arm gebrochen hat. – Das war's. – Ich sage, zu *spielen*, wie Kindern solche schlimmen Dinge passieren, mache Spaß, weil es eben ein Spiel ist und nicht Wirklichkeit. – Giorgio taut ein bisschen auf, holt sich sogar den Arztkoffer und inspiziert ihn. Im Ganzen aber dominiert bei ihm eine absolut passive Haltung, und ich habe das Gefühl, er verhält sich einfach so, wie man es ihm nahelegt. Folgerichtig stimmt er auch einem zweiten Interview ohne weiteres zu. Ich möchte gerne sehen, ob sich etwas von dem, was jenseits der Passivität liegen wird, zeigen kann, wenn er etwas vertrauter ist.

Zum Termin eine Woche später kommt er offenbar gerne. Im Ganzen behält er die Passivität bei, erzählt aber ein bisschen mehr, wobei mir auffällt, dass er leicht stottert. Nach dem Termin bei mir gehen sie zu einem Gespräch mit der Klassenlehrerin, sagt er. Da ich von der Mutter weiß, dass diese noch nie zu einem Gespräch in die Schule gegangen ist, weil sie sich davor scheut, denke ich, dass es sich um etwas Dramatisches handeln muss. Giorgio ist äußerlich absolut nichts davon anzumerken. Aber er erzählt nach einer Pause, die Nachhilfe komme auch mit – die hätte schon vorher mit den Lehrerinnen gesprochen und ihm erzählt, dass die ihn sogar mögen. Ich sage, das habe ihn natürlich erleichtert, weil er ja selber etwas ganz anderes befürchtet. Sofort lenkt er auf die anderen ab, die immer »Scheiße machen« und Flieger fliegen lassen. Seine eigene Beteiligung versteckt er in der Bemerkung, dass er gute Flieger basteln könne. Er schaut auf den Stoß Papier, der neben den Malsachen auf dem Tisch bereit liegt, und ich sage ein neugieriges, animierendes: «Und?« Er übergeht das und sagt, seine Flieger hätten eine besonders scharfe Spitze – das sei für Fenster ziemlich gefährlich. Ich frage, ob er deshalb lieber keine Flieger bei mir basteln wolle. – Nö, meint er, das Papier sei nur zu groß. Ich sage, das stimme in Wirklichkeit ja nicht; eher sei es wohl so, dass er so unsicher sei, was er mir von sich zeigen wolle; und wahrscheinlich habe er oft das Gefühl, nicht gut zu sein, so wie er ist, und im Zweifelsfall nichts Gutes hinzukriegen. – Mit bei aller Zurückgenommenheit deutlicher Empörung erzählt Giorgio jetzt, in der Schule nennen ihn die anderen manchmal: »Schorsch – Worscht!« Dann habe er recht, findet er, wenn er Schläge androht. Er schlage nur, wenn er sich verteidigen müsse. So ein Kleiner auf dem Schulhof, der gehe immer auf ihn los, und dann bekomme *er* Ärger, wenn er zuschlage. – Ich sage, jetzt kann ich mir vorstellen, dass das für ihn ein Schock war mit der gefährlichen Schlägerei, wegen der seine Schwester im Gefängnis gewesen ist; und dass er Angst bekommen hat, was passieren kann, wenn auch ihm seine Wut mal aus der Kontrolle gerät, jetzt wo er größer wird. – Nö, sagt er und flüchtet wieder auf ein positives Feld: eigentlich sei er gar nicht so schlecht in der Schule, Mathe und Kunst seien seine Lieblingsfächer. Die Angst und die entsprechende Abwehr, sich mit den eigenen schwierigen (auch gewalttätigen) Seiten und den Problemen der anstehenden Pubertät konfrontieren zu müssen, sind offenbar übermächtig; aber aus dem Schönreden ist der Selbstzweifel deutlich herauszuhören. – Giorgio nestelt an dem Papier auf dem Tisch herum. Ich frage ihn im Anschluss an das Lieblingsfach Kunst, ob er etwas zeichnen möchte. – Er sagt abschätzig: »Vögel kann doch jeder!« – Über die Vögel bin ich kurz irritiert, antworte aber, selbst wenn das so wäre, dass jeder Vögel könne – so hätte aber doch jeder seine eigene Art, sie zu zeichnen. Und tatsächlich ermuntert ihn das, einen Stift in die Hand zu nehmen und etwas zu tun. Allerdings ist er mit nichts zufrieden, radiert und verbessert und knüllt das Blatt schließlich zusammen. Ich denke, er kann sicher öfter ein wenig Ermunterung gebrauchen, und frage ihn nach der

Nachhilfe, die für ihn wohl so jemand ist. Offenbar störe ich damit aber seinen momentanen guten Bezug mit mir. Denn er behauptet jetzt, die Nachhilfe finde er nicht mehr so gut, weil die immer auch dann Aufgaben mit ihm machen will, wenn er für die Schule gar keine aufhat. Dabei macht er – ohne es zu bemerken – deutliche sexualsymbolische Spiele mit den Fingern, indem er mit dem Stift den Kreis aus Zeigefinger und Daumen von innen ausstreicht, ihn dabei auch rauf- und runterschiebt usw. – Dann zeichnet er ein Karoraster und fragt, ob ich mit ihm spiele – so eine Art *Schiffeversenken.* Ich bin einverstanden, er erklärt die Regeln und es entsteht eine angenehme Spielsituation, in der wir gleichberechtigt spielen – keiner gewinnt, weil wir gleich gut sind. Das Etwas-zusammen-Machen scheint aber auch unmittelbar die sexuelle Erregung zu verstärken und nun auf direkte Befriedigung zu drängen. Die verschafft er sich, ohne dass ihm dies bewusst würde, indem er rhythmisch auf dem Stuhl hin und her rutscht. Ich erlebe das bei aller sexuellen Entgleisung als den dringenden, ganz körperlichen Wunsch eines Kleinkinds, sich angenommen, gut und damit sicher zu fühlen – ein Wunsch, der bei Giorgio zu wenig Hoffnung auf Erfüllung hat, deshalb auch nicht aufgeschoben und symbolisiert bleiben kann, sondern unmittelbar autoerotisch befriedigt werden muss. Nur so, das ist mein Eindruck, kann er sich ein – sexualisiertes – Sicherheitsgefühl verschaffen.

Giorgio rührte mich und tat mir leid – ähnlich wie es mir mit seiner Mutter ging. Gleichzeitig wurde mir durch den Verlauf im 2. Interview drastisch bewusst, was vorher lediglich theoretisch nahelag: dass in ihm eine Zeitbombe aus Sex und Gewalt tickt. *Noch* allerdings, dachte ich bei der Verabschiedung von ihm, könnte vielleicht eine therapeutische Intervention gelingen oder wäre jedenfalls einen Versuch wert, denn seine Verleugnungen und Projektionen sind noch kommunizierbar und ergeben einen im Gespräch nachvollziehbaren Sinn. Und, was mir wichtig war: Er ist spürbar auf der dringenden Suche nach einem förderlichen guten Objekt und reagiert, wenn man das Eigene, Besondere an ihm sucht. Deswegen konnte meine Intervention – Mag sein, dass das alle können, aber jeder hat doch seine eigene Art – ihn aus der Passivität holen und dem Interview eine wichtige Wendung geben.

Diagnostisch sind Giorgios Probleme, wegen derer seine Mutter kam: 1. Das Geschocktsein durch die Gewaltszene, wegen der die Schwester im Gefängnis war, und 2. und weiter umgreifend seine Neigung zu aggressiven Triebdurchbrüchen als Ausdruck tiefer Selbstentwertung zu verstehen. Im Grunde scheint Giorgio innerlich überzeugt, dass er als Junge nur sadistisch-zerstörerisch sein kann und dass nichts wirklich Gutes an ihm sei. Es ist davon auszugehen, dass er dies von Geburt an durch die Mutter mit ihrem ambivalent-vermeidenden Verhalten gespiegelt bekam. Dass die Mutter ihrerseits männliche sadistische Übergriffe für ihre eigene masochistische Befriedigung offenbar braucht, zwingt Giorgio nur noch mehr in die Identifizierung mit dem Vater als sexuellem Gewalttäter, den die Mutter sucht und den sie alles mit sich machen lässt, um ihn sodann von sich zu stoßen. Dieses Beziehungsmuster zwingt Giorgio in eine entsprechend hochambivalente Beziehung, in der er neben der Identifizierung mit dem Vater zugleich in eine Identifizierung mit der unmäßigen, zerstörerischen Triebdynamik der Mutter gerät, die auch bei ihr nicht wirklich kontrollierbar erscheint, sondern allenfalls in krankhafter Fettleibigkeit erstickt wird. Die Identifizierung muss deswegen als unausweichlich erlebt werden, weil das verunsicherte und mit liebevoller Zuwendung von Lebensbeginn an unterversorgte Selbst des Jungen ihn abhängig davon macht, wenigstens eine irgend geartete Nähe zu suchen – und sei es die auf der negativen Linie von Übergriff und Abstoßung. Die darin enthaltenen sexuellen und aggressiven Strebungen müssen verleugnet werden und unbewusst bleiben. Die Passivität ist in diesem Sinn zu verstehen als ein Symptom, das einerseits durch Stilllegung und eine Art Betäubung vor Triebdurchbrüchen schützt. Andererseits werden aber die Ichfähigkeiten insgesamt mit gelähmt, so dass die entwicklungsfördernde innere Auseinandersetzung zwischen Triebwünschen und Regulierungssystem, Symbolisierung und Probehandeln nicht ausreichend stattfindet und damit Triebdurchbrüche wiederum ungehindert möglich werden. Diese verschaffen autoerotisch gewendet ein notwendiges Sicherheitsgefühl nicht zuletzt in Bezug auf die gebrochene männliche Identität; sie halten aber auch das verhängnisvolle zerstörerische Beziehungserleben bedrohlich wach. Schutz scheint da immerhin eine gewisse positive Identifizierung der Mutter mit dem gequälten und weggeschickten Kind, das sie selbst einmal war, zu bieten. Diese ist zwar regressiv gebunden an den Status des unfähigen, »unschuldigen« Kindes, ermöglicht aber bei Mutter und Sohn immerhin eine freundliche und hoffnungsvolle Zuwendung zu einem neuen Objekt, von dem wiederum Zuwendung und Versorgt-Werden mit besserer »Nahrung« erwartet werden kann. Auf der Suche nach einem solchen ersehnten neuen Objekt könnte – wie die Mutter in der Vergangenheit – auch der Junge an eines geraten, das seine Wünsche missbraucht oder das sich ihm zum Missbrauch anbietet. Die Gefahr, eine sexuelle Perversion auszubilden, scheint angebahnt.

Was tun? Von der diagnostizierten psychischen Entwicklungsstörung her wäre durchaus eine analytische Kinderpsychotherapie indiziert, um für die zerstörerische und perverse innere Dynamik einen Raum schaffen zu können, der Symbolisierung und Probehandeln in der therapeutischen Beziehung zu einem nicht-missbrauchenden Objekt ermöglicht – dies vor dem sich bereits ankündigenden Ansturm der Pubertät. Eine Psychotherapie braucht aber äußere Sicherheit und eine entsprechende fördernde reale Umwelt. Diese kann die Mutter von Giorgio nicht garantieren; man muss sogar ernsthaft bezweifeln, ob sie Giorgio, auch wenn sie das bewusst anders wollen mag, eine heilsame Erfahrung gönnen könnte. Dass die Familie eine offenbar wichtige Anbindung an die zuständige Sozialarbeiterin hat und durch die Maßnahme der sozialpädagogischen Lernhilfe eine reale Stabilisierung erhält, erschien mir grundlegend wichtig. Auch die Idee mit dem Handballverein fand ich gut, nicht zuletzt, weil sie positive Erfahrungen mit dem männlichen Körper und Identifizierung mit alternativen männlichen Objekten ermöglicht. All diese guten Maßnahmen würden die psychische Störung und schlechte Prognose vermutlich nicht hinreichend beeinflussen können, weil diese im Unbewussten zu tief begründet ist. Aber dieses Ensemble von Maßnahmen könnte vielleicht als das notwendige Sicherheitsnetz fungieren, das eine Psychotherapie möglich macht, das sonst die Eltern garantieren und das Giorgios Mutter allein nicht herstellen kann.

In diesem Sinne habe ich abschließend mit der Mutter gesprochen. Bei diesem Gespräch wurde mir allerdings noch einmal deutlich, dass es sich bei dem Vorgeschlagenen lediglich um einen Versuch handeln kann, der jederzeit vom Scheitern bedroht ist. Die Mutter hört auf mich, wie sie im nächsten Moment auf ein anderes zugewandtes Objekt hören wird; Belastungen durch Differenzen allerdings würde sie vermutlich sofort aus dem Wege gehen und den Kontakt abbrechen. Da mir schien, dass die Mutter einen guten und ziemlich verbindlichen Draht zu der Sozialarbeiterin hat, sah ich als einzige Möglichkeit, eine Psychotherapie für Giorgio überhaupt zu vermitteln, diese sozusagen als die übergreifende Elterninstanz einzubeziehen. Dabei war mir wichtig, bereits im Vorfeld mögliche Rivalitäten zwischen den verschiedenen Fachleuten und besonders zwischen Sozialarbeit und Psychotherapie zur Sprache zu bringen, da davon auszugehen war, dass Giorgio und seine Mutter dazu neigen würden, die Helfer in gute und schlechte zu spalten und gegeneinander auszuspielen. Dies sollte von allen Beteiligten jedenfalls von vornherein ins Blickfeld genommen werden. Die Mutter entband mich allzu gern von der Schweigepflicht gegenüber der Sozialarbeiterin – etwas, das die prognostischen Zweifel eher erhöht, aber der Realität in der Familie einfach entspricht. Selbstverständlich bleibt dies eine heikle Angelegenheit; und selbst wenn – wie in diesem Fall sogar notwendigerweise – Sozialarbeiter, Familienhelfer und Therapeut im Interesse des Kindes eine Art Netz bilden müssen, so wird es doch weiterhin dringend geboten sein, dass die Therapie selbst einen eigenen, mit strenger Verschwiegenheit gesicherten Raum hat, der von der übrigen realen Außenwelt getrennt bleibt, weil er nur dann die symbolische Bedeutung der psychischen inneren Welt bekommen kann.

2.2 Fokaltherapie bei Kindern und Jugendlichen *(Imke)*[12]

Das Projekt

In Differenz zur »Kurzzeittherapie«, wie sie im Leistungskatalog der Krankenkassen steht und mit der einmal Krisenintervention, einmal Probetherapie und einmal auch ein eigenes Verfahren gemeint sein kann, handelt es sich bei der Fokaltherapie um ein für den Bereich der Erwachsenen-Behandlung klar umschriebenes, psychoanalytisches Behandlungskonzept, das ursprünglich von Michael Balint entwickelt wurde. Balints Ansatz wurde in den 1960er Jahren am Sigmund-Freud-Institut in Frankfurt aufgegriffen; und seither ist in Frankfurt Fokaltherapie und ihre Einbettung in das spezielle Instrument der Fokalkonferenz eng mit der Person von Rolf Klüwer und seinen zahlreichen Veröffentlichungen zum Thema verbunden. Das Profil, das das elaborierte Fokaltherapie-Verfahren im Laufe von gut drei Jahrzehnten gewonnen hat, ist dabei unübersehbar beeinflußt durch die Arbeiten des Sigmund-Freud-Instituts über das

12 A. Wolff (1998): *Fokaltherapie bei Kindern und Jugendlichen – vorläufiger Bericht über ein Projekt.* In: Jongbloed-Schurig, U./Wolff, A. (Hrsg.) (1998/2008): *Denn wir können die Kinder nach unserem Sinne nicht formen.* Frankfurt a. M.: Brandes & Apsel.

psychoanalytische Erstinterview und die Verwendung der Szene und des szenischen Verstehens als Erkennungsinstrument.[13]

Fokaltherapie stieß in der psychoanalytischen Gesellschaft von Anfang an keineswegs nur auf Interesse oder gar Gegenliebe. Sie wurde vielmehr auch als Angriff auf die eigentliche Methode der Psychoanalyse aufgefasst und als willfähriges Angebot an den Widerstand gegen die Psychoanalyse kritisiert. Unter gesundheits- und berufspolitischen Gesichtspunkten ist diese Kritik heute durchaus ernst zu nehmen: Kurze Therapien zur zielstrebigen Beseitigung von psychischen »Störungen« werden allgemein bevorzugt. So mussten wir, als wir am Institut für analytische Kinder- und Jugendlichen-Psychotherapie in Frankfurt das Projekt zur Entwicklung eines Fokaltherapiekonzepts für Kinder und Jugendliche einrichteten, uns fragen, ob wir uns damit womöglich selbst das Wasser der »Psychoanalyse, die ihre Zeit braucht«, abgraben.

Von der Sache her sind diese Bedenken unbegründet. Wir wussten aus der Arbeit von Klüwer und ihren Wurzeln in Michael Balints »Werkstatt«, dass Fokaltherapie keineswegs ein »schlankes« Verfahren ist. Aufwand und Kosten verschieben sich lediglich auf den Therapeuten, der allerdings einen hohen Erkenntnisgewinn dabei erzielen kann. Die Neugier *darauf*: auf die intensive, analytische Arbeit, die – wie wir aus der Arbeit mit dem Erstinterview wissen – gerade am begrenzten Fallmaterial besonders ergiebig sein kann, war denn auch das entscheidende Movens für unser Projekt Fokaltherapie.

Als wir Ende April 1994 zu unserer ersten Konferenz zusammenkamen, waren wir rasch über die Arbeitsweise, die wir von Klüwers Fokalkonferenz übernehmen wollten, einig:
- An der Konferenz nehmen niedergelassene Kollegen und Kandidaten im fortgeschrittenen Stadium der Ausbildung teil;
- jeder Teilnehmer muss breit sein, im Laufe der Zeit selber einen Fall vorzustellen;
- jede Stunde einer Fokaltherapie wird vom Therapeuten ausführlich protokolliert, in der Konferenz verteilt und verlesen;
- jede Konferenz wird von einem anderen Teilnehmer protokolliert;
- dieses Protokoll wird zu Beginn der nächsten Konferenz und vor dem Bericht der nächsten Behandlungsstunde verlesen;
- die Konferenz tagt wöchentlich;
- die Analyse der Gruppendynamik der Konferenz – einschließlich z. B. einer Kritik an der Technik des vortragenden Therapeuten – wird streng und ausschließlich zum Verständnis des Falls verwendet.

Bei dieser Arbeitsweise entsteht eine dichte Kommunikation zwischen therapeutischem und Gruppenprozeß, zwischen individueller Verarbeitung und analytischer Reflexion in der Gruppe und zwischen dyadischen und triadischen Prozessen. So gesehen kommt Fokaltherapie dem Zeitgeist natürlich keineswegs entgegen. Man muß sich nur vergegenwärtigen, dass eine Stunde Fokaltherapie mit dem Patienten in Wirklichkeit vier bis fünf Stunden psychoanalytisches Arbeiten mit dem Material umfaßt. Dies bedingt

13 Die allgemeine theoretische Fundierung des Verfahrens, auf der auch unser Projekt fußt, wird in dieser Arbeit nicht ausgeführt. Verwiesen sei auf Klüwer, R. (1995).

eine hohe libidinöse Besetzung des Falls durch den Therapeuten, die von der Dichte her der in einer hochfrequenten Behandlung kaum nachsteht. Dennoch gibt es natürlich einen gravierenden Unterschied: Der Patient selbst ist nämlich lediglich an einer einzigen Stunde beteiligt, während der Anteil der Arbeit des Therapeuten, potenziert durch die Arbeit der Konferenz, ein vielfacher ist. Hier deutet sich ein grundsätzliches Problem des Fokalkonzepts an: dass nämlich der Patient – ganz anders als in der hochfrequenten Behandlung – an dem überwiegenden Teil der Erarbeitung des Verständnisses nicht persönlich beteiligt ist, und dass der Therapeut mit seiner durch die Konferenz erheblich vertieften Analyse sich vom therapeutischen Prozeß des Patienten möglicherweise weit entfernen kann. In unserem beruflichen Selbstverständnis als Psychoanalytiker aber besitzt der unschätzbare Wert des auf Beziehung basierenden analytischen Prozesses einen zentralen Stellenwert. Deshalb ist das genannte Problem gleich in der Anfangszeit unserer Fokalkonferenz aufgekommen und taucht seitdem als ungutes Gefühl des einen Fall vorstellenden Therapeuten immer wieder auf: Der Therapeut empfindet dann das in der Konferenz Erarbeitete als Druck, der die folgende Stunde mit dem Patienten »von außen« zu stören droht und gegen den er innerlich rebelliert. Uns überraschte jedoch immer wieder das interessante Phänomen, dass de facto vor der realen Begegnung des Therapeuten mit dem Patienten die Inhalte der letzten Konferenz der zeitweisen Amnesie verfallen waren und dass während der Stunde selbst entgegen aller Befürchtung die analytische Haltung und die spontane Vertiefung in das unmittelbare therapeutische Beziehungsgeschehen den Sieg über drohenden analytischen Ehrgeiz davontrug. Häufig fanden wir sogar den Fokus – und mochte er noch so einvernehmlich, zutreffend und griffig formuliert sein – in das Vorbewusste des Therapeuten verbannt.

Da wir uns mit unserem Projekt noch in der ersten Erprobungsphase befinden, stehen zunächst Fragen der allmählichen Konzeptualisierung und der praktischen Durchführung im Vordergrund der Diskussion. Unser Forschungsinteresse an Fokaltherapie war aus der Praxis-Erfahrung erwachsen, dass es Kinder, Jugendliche und Eltern gibt, die aus unterschiedlichen Gründen nicht für eine analytische Langzeitbehandlung in Frage kommen. Wenn wir uns bisher in solchen Fällen zu einer niederfrequenten, kurzen Therapie bereit erklärt hatten, so häufig in dem Bewusstsein, uns auf eine minderwertige Notlösung eingelassen zu haben; zum einen, weil wir uns für kurze Therapien methodisch für nicht kompetent ansahen, zum anderen aber auch, weil sich in der analytischen Kinder- und Jugendlichen-Psychotherapie eine Rite-Behandlung von zweistündiger Frequenz und etwa zwei Jahren Dauer etabliert hat – und Routinen ist zueigen, dass sie das, was in der Regel vielleicht gut ist, leicht auch zum einzig Denkbaren werden lassen.

Auf der anderen Seite gingen wir davon aus, dass Frequenz und Dauer einer Behandlung wichtige, aber nicht die einzigen Variablen für einen befriedigenden analytischen Prozeß darstellen; und die meisten von uns teilten die etwas ungläubig gehandelte Erfahrung, dass in einzelnen Fällen in nur wenigen Stunden eine ungewöhnlich tiefe und intensive Arbeit in Gang kommt, die wichtige Veränderungsprozesse auslösen kann. So konnten wir uns vorstellen, dass es in unserem Patientenkreis Fälle gibt, für die eine begrenzte Behandlung nicht nur ein schlechter Kompromiß ist, sondern für die eine fokal konzipierte, kurze Therapie hinreichend, vielleicht sogar besonders gut geeignet ist.

Beispiel: Imke

Und manchmal mag eine zunächst von außen aufgezwungene Notlösung sich schließlich sogar als eine gute Lösung herausstellen. So war es bei unserem ersten Fall. Imke, 21 Jahre alt, war wegen dramatisch zwanghaften Haareausreißens auf Umwegen zur Kinder- und Jugendlichen-Psychotherapie empfohlen worden. Sie befand sich in einer schweren Krise, die auch das bevorstehende Abitur ernsthaft gefährdete. In dieser Situation lehnte der Gutachter der Krankenkasse den Antrag auf Langzeittherapie bei einer Kinder- und Jugendlichen-Psychotherapeutin unter Hinweis auf die Altersgrenze ab. Angesichts der akuten Krise erreichte ich bei der Krankenkasse wenigstens die Bewilligung einer Kurzzeittherapie – zunächst sah also alles nach einer Notlösung aus. Bei genauerer Analyse in der Fokalkonferenz konnten wir aber einen tieferen und durchaus guten Sinn finden.

Die schwere Symptomatik und die Krise der Patientin hatten zu tun mit der »Reifeprüfung«, dem Erwachsenwerden und der Loslösung aus dem Elternhaus; und dieser unausweichlich anstehende Entwicklungsschritt hatte im psychischen Erleben der Patientin unbewusst die infantil-neurotischen Konflikte aus der Zeit nach der Geburt ihres behinderten Bruders wiederbelebt. Damals hatte sie sich von den Eltern verstoßen gefühlt und vorübergehend mit Einschlafängsten reagiert, die für die Eltern neben der Belastung durch das behinderte Kind unerträglich gewesen waren. In kontraphobischer Reaktion darauf war Imke vordergründig ein überaus selbständiges, vernünftiges Mädchen geworden – sehr zum Stolz der Eltern.

Die gutachterliche Ablehnung der Jugendlichen-Psychotherapie wegen des tatsächlich erwachsenen Alters der Patientin hatte bei näherer Betrachtung die frühe und nun entwicklungsbedingt aufgebrochene Wunde empfindlich getroffen und insofern mit Recht Anlaß zur Sorge gegeben. Andererseits aber hatte das Gutachterwort auch die unausweichliche Realität des Erwachsenwerdens und das Vertrauen auf das Gute darin in den Mittelpunkt der Aufmerksamkeit gerückt und – unbeabsichtigt – zur Inszenierung des Fokus geführt, den wir folgendermaßen formulierten:

> »Ich will mich trennen, kann es aber nicht, weil ich denke, ich habe ja keinen und verliere dann alles; deshalb brauche ich die Mutter, der ich Vorwürfe machen kann und die sich Sorgen macht, weil sie mir nicht das Richtige geben kann.«

Aus der Notlösung war ein dynamischer Fokus geworden, der – wie von einer Fokusformulierung zu fordern ist – die Übertragungsszene, den aktuellen (Entwicklungs-) Konflikt und die infantile Vergangenheit erfaßte.

In den gut drei Jahren seit Beginn des Projekts haben wir auf der Suche nach positiven Indikationen für Fokaltherapie eine ganze Reihe Erstinterviews und probatorische Sitzungen diskutiert, zwischendurch die schmale Literatur, die sich speziell auf Kinder und Jugendliche bezieht, gesichtet, und wir haben bisher fünf Fokaltherapien erprobt – darunter eine 10-stündige Fokaltherapie mit Eltern und zuletzt eine 25-stündige Mutter-Säuglings-Therapie.[14]

---

14 Hier folgt *Am Beispiel: Tobias* – siehe: 3.4; zum Beispiel *Imke*: 3.2.

2.3 Elternarbeit anders *(Lara)*

Bericht über die Arbeit mit den Eltern eines 12-jährigen Mädchens, das bei einer anderen Therapeutin in Behandlung war.[15]

Übersicht

Bei diesem Kapitel handelt es sich um einen Werkstattbericht. Mit der Falldarstellung einer Elternarbeit in getrenntem Setting – die Behandlung des Kindes fand bei einer anderen Therapeutin statt – werden die Bedingungen und Perspektiven illustriert, die sich von denen des in Deutschland üblichen Settings – Kinderbehandlung und Elternarbeit in der Hand desselben Therapeuten – unterscheiden und nach Ansicht der Autorin den psychoanalytischen Blick insofern konzentrieren, als qua Setting nur die inneren Repräsentanzen des Kindes Gegenstand der Elternarbeit sein können, da das wirkliche Kind mit seinen realen Anforderungen an die Eltern der Therapeutin nicht bekannt ist.

Einleitung

In der analytischen Kinder- und Jugendlichen-Psychotherapie in Deutschland hat sich – soweit ich weiß: überall – die Tradition fest etabliert, dass die die analytische Kinderpsychotherapie begleitende Elternarbeit gleichzeitig bei dem Therapeuten stattfindet, der auch das Kind behandelt. Vielleicht gehen die historischen Wurzeln dieses Settings auf den Ursprung der Psychagogik in den Zentren für Erziehungshilfe der 1930er Jahre zurück. Andererseits hatte es nach Erinnerungen von E. Müller-Brühn[16] in den Anfangszeiten der Psychagogik während der 1950er Jahre zunächst heftige Auseinandersetzungen um die Elternarbeit gegeben. Den seinerzeit ausbildenden und maßgebenden Psychoanalytikern habe sie erst abgetrotzt werden müssen. Zunächst einmal sei nämlich den Kindertherapeuten die Befähigung zur Elternarbeit generell abgesprochen worden, weil sie keine Psychoanalytiker seien, denen das Recht, (erwachsene) Eltern zu behandeln, vorbehalten sein müsse. Es kann sein, dass der berufspolitische Erfolg der Kindertherapeuten in diesem Punkt die Frage nach genauerer Betrachtung des Settings der Elternarbeit in den Hintergrund verbannt hat. Jedenfalls ist mir nichts bekannt darüber, ob jemals systematisch an Alternativen zum uns nunmehr geläufigen kombinierten Setting – Kindertherapie und Elternarbeit in einer Hand – nachgedacht wurde. Im Anna-Freud-Center in London jedenfalls gibt es bekanntermaßen die andere Gepflogenheit des getrennten Settings, das auch in anderen Ländern verbreitet Anwendung findet.

15 Vortrag, gehalten bei der Tagung für wissenschaftlichen Austausch der VAKJP am 14. Februar 1997 in Frankfurt am Main.

16 Mündliche Mitteilung.

Kombiniertes Setting

Vermutlich haben alle deutschen Kollegen mit dem bei uns üblichen Setting gute Erfahrungen und können, sofern sie sich überhaupt Gedanken darüber machen, auch positive Argumente dafür zusammentragen. Bei kleinen Kindern z. B. bekommt man über die Eltern wichtige Informationen über die alltägliche Realität – einschließlich der Auswirkungen der Therapie –, die das Kind selber so nicht geben kann. Bei älteren Kindern ab der Latenz wiederum bekommt man diese Informationen womöglich über die Eltern, obwohl das Kind selber sie geben könnte, wenn es wollte. – Bei kleinen Kinder brauchen die Eltern häufig den Kontakt zu mir als der Therapeutin ihres Kindes, um eigenen Trennungsängsten und -aggressionen in Bezug auf das Kind gegenzusteuern und um mit Hilfe meiner Einblicke in die innere Welt ihr Kind besser verstehen zu lernen; bei älteren Kindern kommt da bereits deutlicher ein Kontrollbedürfnis ins Spiel. – Ein wichtiges positives Argument ist gewiss, dass die Kindertherapeuten durch ihre Kenntnis der unbewussten Dynamik beim Kind den Fokus auf mögliche korrespondierende Konflikte bei den Eltern genauer einstellen können. Auch erscheint es für die Arbeit mit dem Kind immer wieder förderlich, wenn man sich ein Bild von den realen Eltern und der durch sie dargestellten Geschichte des Kindes machen kann. Und bei schwerer gestörten Kindern und entsprechend meist schwer zu motivierenden Eltern wird der persönliche Kontakt zwischen Kindertherapeut und Eltern schlicht gebraucht, um die Eltern zu binden und einen drohenden Abbruch rechtzeitig erkennen und bearbeiten zu können.

Vermutlich kennen alle Kindertherapeuten aber auch das spezifische Unbehagen am kombinierten Setting, wenn es um Jugendliche geht. Da haben wir es dann nicht nur mit dem Problem der Schweigepflicht, sondern zugleich mit dem hoch empfindlichen Intimbereich von Jugendlichen zu tun und mit ständig drohenden Übergriffen der Eltern auf deren Abgrenzungsbemühungen. Darüber hinaus wird in dieser Altersphase die Vermischung von realen Eltern und elterlichen Repräsentanzen der Patienten sowohl in der eigenen analytischen Wahrnehmung als auch bei der therapeutischen Arbeit damit ein Problem. Meist löst es sich dadurch auf, dass Elterngespräche ab einem gewissen Alter der Patienten gar nicht mehr vereinbart werden. Es kommt aber durchaus vor, dass die Konfliktverflechtungen zu stark sind und Eltern eine ausschließliche Therapie ihres heranwachsenden Kindes und die bewusst durchaus erstrebten psychischen Veränderungen nicht aushalten könnten und deshalb befürchtet werden muss, dass sie – bewusst oder unbewusst – Störaktionen aller Art starten würden. In den Fällen, in denen für eine eigene Erwachsenenbehandlung oder Paartherapie der Eltern keine Indikation oder keine Motivation besteht, weil die Konflikte zunächst an die des Kindes gebunden sind, bietet sich getrennte Elternarbeit bei einem anderen Kinder- und Jugendlichen-Psychotherapeuten oder einer anderen Therapeutin am ehesten an. Der Vorteil für die psychoanalytische Arbeit liegt auf der Hand: Wenn der Kinderbehandler nur mit dem Kind arbeitet und der Elternbehandler nur mit den Eltern, dann können beide sich jeweils auf die Übertragung und Wirkungsweise der inneren Objekte konzentrieren.

Getrenntes Setting

Für die Elternarbeit heißt das konkret, dass das bekannte tückische Ausweichmanöver vor den schwierigen inneren Auseinandersetzungen der Eltern mit den Nöten und Gefährdungen des Kindes, bei dem ich als Kindertherapeutin um Ratschläge gefragt werde, weil ich das Kind ja besser kenne, qua Setting ausgeschlossen wird. Diese Ausweichmanöver sind nicht nur tückisch, weil man ihnen aus der Identifizierung mit dem Kind heraus leicht nachkommt. Vielmehr können gerade wegen dieser Identifizierung die Eltern in der Regel auch die besten, bewusst noch so dringend gewünschten Ratschläge gar nicht annehmen, weil unbewusste Schuldgefühle, Scham, Neid und Rivalität dem entgegenstehen. Ein ähnliches Ausweichmanöver kommt aber auch zustande, wenn eine starke Identifizierung mit der elterlichen Position vorherrscht und die gemeinsamen Sorgen um das Kind den Blick auf die inneren Verflechtungen der Eltern verstellen.

Fallbericht: Lara

In dem Fall, über den ich nun berichten möchte, waren mir die Eltern von einer benachbarten Kollegin geschickt worden. Diese hatte den Eindruck, dass die dramatisch agierte Schulphobie der 12-jährigen Patientin mit einem starken, wechselseitigen Kontrollbedürfnis von Mutter und Tochter einherging, so dass sie Elternarbeit prinzipiell für dringend erforderlich hielt. Auch erschienen ihr die Motivation beider Eltern zur Psychotherapie der Tochter nicht wirklich sicher und die elterliche große Sorge sehr ausschließlich an das schwerwiegende Symptom des Kindes gebunden. So kam sie auf die Idee, die Elternarbeit zu delegieren, und entgegen großen Zweifeln im Vorfeld gelang es ihr auch, die Eltern zur Elternarbeit weg- und zu mir zu schicken. Unter großem Druck und in verständlicher Aufregung über die schweren Schulängste der Tochter rief die Mutter dann sehr bald bei mir an, um einen Termin zu vereinbaren.

Zum Erstgespräch begrüße ich ein ärmlich wirkendes Ehepaar – er ein höflich-reservierter Ausländer, der verhalten aggressiv und wie von seiner Frau mitgeschleppt wirkt; sie blass und verhärmt, dabei durchaus freundlich und vertrauensvoll.

Der erste Eindruck lässt mich zweifeln, ob ich mit den Eltern würde arbeiten können. Im Gespräch werden dann aber beide lebendig; die Mutter gerät innerlich spürbar, der Vater äußerlich sichtbar in Bewegung. Beide Eltern zeigen eine große Bedrängnis wegen der Schulphobie der Tochter: Lara – sie hat noch eine vier Jahre ältere Schwester, Anna, – hat seit über einem Jahr eine eskalierende Angst vor der Schule, die sie, obwohl sie alle Kräfte zusammennehme, zwingt, den Unterricht zu verlassen und nach Hause zu gehen. Die Mutter bringt sie neuerdings morgens in die Schule; manchmal aber muss sie sie gleich wieder mit nach Hause nehmen, weil Lara nicht einmal einen Schritt in das Schulhaus schafft. Die vorangegangene Therapie bei einem Kinder- und Jugendpsychiater habe alles eher verschlimmert; jetzt haben die Eltern neue bange Hoffnung, dass die analytische Therapie bei meiner Kollegin helfen möge. Sie selbst wollen alles in ihrer Macht Stehende tun, vermitteln mir aber auch, dass sie sich den Kopf bereits zermartert und dennoch keinerlei Vorstellung haben, warum Lara diese Angst entwickelt hat. Nie vorher habe es irgendwelche Probleme mit ihr gegeben, betonen sie, und sie seien seit 25 Jahren verheiratet – wo gebe es das denn noch!

Mir fällt bei der Mutter die große Zuwendung, Wärme und Sorge der Tochter gegenüber auf, wobei sie auf meine Intervention hin auch den Ärger darüber äußert, von Lara buchstäblich ans Haus gefesselt zu werden. Sie kann sich aber in die furchtbaren Panikzustände hineinversetzen, weil sie selber eine Fahrstuhlphobie hat und weiß, wie das ist, wenn man solcher Angst ausgeliefert ist und nichts dagegen tun kann. – Der Vater grenzt sich ab: Er kenne keine Angst, und es sei schließlich alles in Ordnung zu Hause. Er möchte die Ursachen eher in der Schule, einem großen Gymnasium, sehen, wo die Lehrer keine Aufsicht führen, so dass die Schüler zu seiner Entrüstung auf dem Schulhof sogar rauchen.

Aber – so lenkt er nachdenklich ein – den Tod des Großvaters mütterlicherseits zum Zeitpunkt des Ausbruchs der Angst könne er sich als auslösendes Ereignis vorstellen. Tod sei auch für ihn ein ganz unheimliches Thema; vor ein paar Monaten sei seine jüngere Schwester nach kurzer, schwerer Krankheit gestorben, und das habe sicher auch Lara sehr getroffen.

Diese von ihm selbst hergestellte innere Verbindung mit der Tochter lässt mich nach der Geschichte des Vaters fragen. Er ist Süditaliener, und ich erfahre Erstaunliches: Als *er* zwölf Jahre alt war, ist er nach einer Ohrfeige des Vaters, die er ungerechterweise anstelle der älteren Brüder gekommen habe, von zu Hause weggelaufen, trampte drei Monate lang über Land, um einen bestimmten Onkel zu finden – was ihm auch gelang. Bei diesem Onkel blieb er zwei Jahre lang und kehrte erst danach wieder nach zu Hause zurück. Während die Mutter – die diese Geschichte in dieser Weise noch nie gehört hat – und ich gebannt zuhören, erzählt der Vater in seinem mäßig guten Deutsch eindrucksvoll von dem Moment seiner Rückkehr nach Hause: Die Eltern seien nicht dagewesen, auf irgendeiner Hochzeit seien sie gewesen! Meinen Versuch, seine spürbare Enttäuschung in Worte zu fassen, indem ich sage: »Die Eltern haben also nicht einmal auf Sie gewartet!«, wehrt der Vater mit einer wegwerfenden Geste ab. Aber er ergänzt, er habe die Schule nach der 5. Klasse (dem Ende der Schulpflicht damals) abschließen müssen; es sei nur Geld für die Schule seines Bruders dagewesen, er dagegen habe für die Aussteuer der jüngeren Schwester arbeiten müssen.

Die Geschichte des Vaters lässt in der Symptomatik von Lara eine gewisse ins Gegenteil verkehrte Wiederholung erkennen: Lara erstickt mit ihrer Phobie sozusagen jeglichen möglichen Impuls, von zu Hause wegzulaufen, im Keim. Gleichzeitig vermittelt der Vater mit der Geschichte auch bittere Vorwürfe an die Eltern, und entsprechende Vorwürfe an ihn selbst als Laras Vater muss er vielleicht – an der Stelle von Lara – von *mir* befürchten. So stöhnt er, nachdem er so viel preisgegeben hat, Reden sei für ihn als Metallarbeiter zu anstrengend. Und er feilscht – durchaus ein bisschen kokettierend – um die 14-tätige Frequenz, schlägt aber gleich einen für ihn realisierbaren Termin vor. Obwohl – oder vielleicht weil? – gefühlsmäßig klar ist, dass der Vater »angebissen« hat und jedenfalls mich für sich gewonnen hat, meint die Mutter, ihn zur Räson bringen zu müssen: *Sie* würde auch zwei Mal am Tag kommen, wenn sie Lara nur damit helfen könnte!

Tatsächlich ist in der Dreieck-Situation dieses ersten Elterngesprächs die Mutter, mit der eigentlich viel leichter ins Gespräch zu kommen ist, weil sie Psychisches von vornherein anerkennt, weit in den Hintergrund geraten. Man könnte sagen: Das Fremde, das der Vater hereinbrachte, war viel verlockender als das noch so wichtige Nachdenken der Mutter. In gewisser Hinsicht war die Mutter auch froh darüber, konnte sich in meinem Interesse an diesem Fremden spiegeln und dabei eine unausgesprochene Nähe herstellen. Ausdrücklich aber musste sie sich mit ihrer Schlussbemerkung erst wieder ins Spiel bringen. Auch mein handschriftliches Protokoll der Stunde unterstreicht diese Dynamik: Dort ist in winziger Schrift an den übrig gebliebenen Rand in Stichworten eine im Protokoll vergessene wichtige Gesprächspassage zwischen der Mutter und mir festgehalten. Die Mutter hatte ja zunächst verleugnet, dass es jemals in Laras Leben Probleme gegeben habe. Als sie nun ihren – ihr spontan ungerecht erscheinenden – Ärger über die Zumutung durch die Tochter hatte zeigen können und ich sie verwundert gefragt hatte, ob es nie ähnliche Konflikte in Laras früherer Kindheit gegeben habe, fiel ihr etwas ein, das sie ganz vergessen hatte: Lara wollte als Kleinkind nicht in den Kindergarten, weinte herzzerreißend, und es gab im Grunde ähnliche Szenen wie heute vor der Schule. Die Mutter selber hatte damals eigentlich wieder arbeiten gehen wollen und auch eine günstige Stelle als Zahnarzthelferin angeboten bekommen; sie hat aber dann – nicht zuletzt auf den Rat der Kindergärtnerin hin – schweren Herzens auf die Stelle verzichtet, um dem Kind die Möglichkeit zu lassen, zu Hause zu bleiben. Seit Lara acht Jahre alt war, hat die Mutter nun in derselben Zahnarztpraxis eine Aushilfstätigkeit für einen Vormittag in der Woche übernommen; auch dagegen hat Lara seinerzeit heftig anzukämpfen versucht, sich aber nicht durchgesetzt; und bis heute nimmt sie der Mutter diesen einen Vormittag übel. In der Art, wie die Mutter äußerst vorsichtig über diesen Konflikt sprach, brachte sie deutlich zum Ausdruck, dass sie jederzeit mit Schuld-Vorwürfen auch von mir an Laras Stelle rechnet, überhaupt ein eigenes, nicht-mütterliches Bedürfnis zu haben und sich gar zu erfüllen.

Ich habe dieses Erstgespräch so ausführlich dargestellt, weil sich mir bereits daran ein großer Vorteil des getrennten Settings verdeutlichte. Auch sonst geht gerade beim Erstgespräch mit Eltern mein Bemühen immer dahin, vor allem anderen *die* Übertragungsszene zu verfolgen, in der ich in der Dreieck-Konstellation als potenzielle Therapeutin des Kindes automatisch in die innere Position des Kindes gerate und dadurch wichtige Informationen über die unbewussten Delegationen an das Kind, seine Bedeutung in der inneren Welt der Eltern und zur Frage des vorherrschenden Entwicklungsniveaus beziehe. Dieses Bemühen scheint mir beim getrennten Setting leichter zu gelingen. Dadurch, dass ich das Kind selbst nicht kenne und vor allem ihm gegenüber keine Aufgabe übernommen habe, bin ich als Therapeutin von jedem Handlungsdruck befreit, der sich sonst unvermeidlich einstellt. Dieser Handlungsdruck hat etwas mit der Identifizierung mit dem Kind zu tun, die ja andererseits in der Behandlung des Kindes von wichtiger Bedeutung ist, die analytische Haltung den Eltern gegenüber aber beeinträchtigt und auch in diesem Fall angesichts der dramatischen Symptomlage bei der Tochter darauf gedrängt hätte, irgendwie zu bewirken, dass die Eltern sich möglichst rasch anders verhalten können.

Beim getrennten Elterngespräch jedoch kann es bereits qua Setting lediglich darum gehen, die Eltern zu verstehen – *ihre* Belastung, *ihre* innere Konfliktbeteiligung, *ihre* unbewussten Wünsche, Ängste und Abwehrbewegungen in Richtung auf das Kind und *ihre* Identifizierungen und Wiederholungszwänge zum Gegenstand zu machen. Darüber und nur darüber können wir sprechen; und auch den Eltern ist evident, dass es nur um *sie* gehen kann, weil ich das Kind ja gar nicht kenne.

Was nun die Übertragungsdynamik des Erstgesprächs mit Laras Eltern angeht, so war mir zunächst das Augenfälligste, dass ich – an Laras Stelle – mich in einer Art Angelposition erlebte, aus der heraus ich entweder im Gespräch mit der Mutter oder im Gespräch mit dem Vater war und mein Blickwinkel auch alternativ nur einen von beiden erfaßte, während der andere außen vor blieb. Dabei hatte der Vater den Part des Interessanten, Unbekannten, Neuen, auch ein wenig Unglaublichen; er übte damit eine starke Anziehungskraft aus und fesselte mich nicht zuletzt dadurch, dass er, der doch zunächst unwillig und latent aggressiv schien, mir das Gefühl gab, ihn gewonnen zu haben. Die Mutter war die, die demgegenüber mit ihrem selbstverständlichen Dasein und ihrer grenzenlosen Bereitschaft zur emotionalen Zuwendung zeitweilig jegliche Attraktivität einbüßte, so dass ihre existentielle Funktion für das Zustandekommen der Elterngespräche, für das Entstehen von Sicherheitsgefühl und Vertrauen auf Verständigung nahezu der Verleugnung anheimfiel – um den Preis eines deutlichen Schuldgefühls in der Gegenübertragung. So gab es von mir aus starke Bindungen je unterschiedlicher Bedeutung an jeweils ein Elternteil. Die Verbindung zwischen den Eltern dagegen erschien mir als Schwachstelle, irgendwie auf affektiv unbestimmte Weise von Entzweiung bedroht; und sie schienen mich zu derjenigen zu machen, die sich ödipal zwischen sie drängt, vielleicht, um auf diese Weise ihre erotische Beziehung wiederzubeleben. Jedenfalls war nach dem Gespräch mein Zweifel, ob mit diesen Eltern zu arbeiten sei, verschwunden, und ich war im Gegenteil animiert und optimistisch.

Der nächste vereinbarte Termin, bis zu dem die Eltern sich Gedanken machen sollten, ob sie die angebotene Elternarbeit in 14-tägigem Rhythmus bei mir aufnehmen wollten, wurde von der Mutter aus Termingründen abgesagt, und es schien ihr nicht viel auszumachen, dass wegen anstehender Ferien eine Pause von zwei Monaten entstand.

Enttäuschung und Ärger über die Entwertung und Marginalisierung, die ich der Mutter anlaste, bewirken, dass ich mit wieder aufgefrischten Zweifeln in das zweite Elterngespräch gehe. Ich erfahre von der Mutter, dass sie am Ende ihrer Nerven sei. Vor den Ferien habe es kurz Hoffnung auf Besserung gegeben, weil eine Heilpraktikerin mittels Bachblütentherapie es geschafft habe, Lara ein paar Mal in die Schule zu bringen. Diese Besserung habe aber nicht angehalten; im Gegenteil: Seit den Ferien nun muss die Mutter Lara wieder jeden Tag zur Schule bringen, und Lara schafft es trotzdem nicht, sodass sie beide unverrichteter Dinge wieder nach Hause gehen. Die Mutter beschreibt, sie habe inzwischen alle Gefühle abgestellt, sie empfinde auch keine Wut mehr – das sei alles vorbei; sonst halte sie die Situation nicht länger aus. Als sie erschöpft sagt, es müsse vielleicht doch noch etwas aus der Kindergartenzeit sein, habe ich das Gefühl, dass sie die Zweifel und die Trennung zwischen uns überbrücken will, indem sie »an früher« anknüpft und sich damit wieder an mich anlehnt. Und sie rollt genervt die Augen, als der Vater sie unterbricht, um seine Litanei über die Schule zu wiederholen. Dabei hat er einen Lehrer im Visier, der Lara einmal grob behandelt habe und unfähig sei wahrzunehmen, wie empfindlich sie ist. Auf der anderen Seite dürften die brutalen Jungen in der Schule agieren, wie sie wollten, da sage keiner was; und als *er* sich einmal solche Jungen vorgeknöpft und zurückgeschlagen habe, habe *er* Ärger vom Schulleiter bekommen und nicht die Jungen. Der Mutter ist das Verhalten des Vaters unangenehm, und sie korrigiert ihn, dieser Zwischenfall sei noch in der Grundschule gewesen, habe also mit dem jetzigen Lehrer gar nichts zu tun, und außerdem sei er, der Vater selbst, oft sehr grob beim Schimpfen.

Wieder stehen, diesmal von der Mutter aggressiv eingeführt, Differenzen zwischen den Eltern im Raum und es geht dabei um ein Rivalisieren darum, wer die wichtigere Bedeutung für Lara hat – und sei es die schuldhafte. Gleichzeitig signalisiert die Mutter mir ihr Einvernehmen mit mir und meiner Suche nach Ursachen in den familiären Beziehungen, und sie bringt den Widerstand dagegen beim Vater unter, der wieder nach außen schauen will und in Wahrheit doch selber gemeint ist. So kann ich den Aspekt nachempfinden, unter dem sie sich von ihm allein gelassen fühlt, die gemeinsame Sprache mit ihm vermisst und meine Verstärkung will, um ihn wiederzugewinnen und einzubinden. Der Appell gelingt, und indem ich die Verbindung zum ersten Gespräch mit *seinen* Erinnerungen aus der Jugend, *seiner* Empfindlichkeit und *seinem* Weglaufen vor der Grobheit des Vaters zur Sprache bringe, wird der Vater zugänglicher und kann schildern, wie sehr er sich um die Tochter sorgt. In jeder Pause bei der Arbeit, sobald nicht seine volle Konzentration auf anderes gefordert ist, muss er an Lara denken, fragt sich, ob sie wohl endlich heute in die Schule gegangen ist und was aus ihr werden soll, wenn meine Kollegin es nicht mit ihr schafft. Er will alles tun, was er kann – natürlich auch zu den Elterngesprächen kommen! Zwar sei er es nicht gewöhnt zu reden; aber er sei mir genau wie seiner Frau dankbar für mein Angebot. Ich deute, dass es Lara offenbar gelingt, die Eltern in einer irgendwie entzweiten Situation zusammenzubringen und auch wiederum zu entzweien; jedenfalls habe sie beide Eltern sozusagen unter Kontrolle, so dass sie beide, wenn sie nicht gerade an ihre Arbeit gefesselt sind, mit *ihr*, dem gemeinsamen Kind beschäftigt sein müssen und mit nichts sonst. Diese Deutung erreicht beide Eltern, und nachdem wir eine Vereinbarung über die Elternarbeit getroffen haben, erzählt die Mutter hoffnungsfroh, Lara habe seit neuestem einen Freund!

Aufgrund der beiden bisherigen Gespräche habe ich für mich die zunächst recht allgemeine Hypothese entwickelt, dass die durch den Übergang auf die »weiterführende« Schule, das Gymnasium, eingeleiteten und durch die sich abzeichnende Pubertätsentwicklung der Tochter sich intensivierenden Loslösungs- und Individuierungsprozesse bei beiden Eltern ungelöste Trennungskonflikte und sexuelle Phantasien und Ängste aus der eigenen Kindheit wiederbelebt haben. An einem anderen Pol der Trennungsthematik sind die Eltern nun aber zugleich mit der Realität konfrontiert, Abschied vom Elternsein nehmen und sehen zu müssen, was ihnen bleiben wird. Die ausdrückliche Betonung, wie lange sie schon zusammen sind, kann als Hinweis auf eine entsprechende, offene Frage gesehen werden, ob noch etwas übrig ist von dem, was damals, als *sie* jung waren, die erotische Anziehung zwischen ihnen hoffnungsfroh ausgemacht hatte; oder ob das Bild der ungerechten, gehassten und zum Tod verurteilten eigenen Eltern, von denen loszukommen so schwer war, sie nicht selber zu treffen droht. Unter diesem Blickwinkel wurde mir verständlich, warum die Eltern von Anfang an derart davor zurückschreckten, eine Verbindung von Laras psychischen Problemen zu ihnen selbst und ihrer Familiengeschichte zu ziehen; und damit war zu vermuten, dass es sich insgesamt eher um eine Abwehr auf neurotischem Niveau als um eine weitergehende Unfähigkeit zur Introspektion oder gar Empathie handelte. Auch die Gestaltung und die Dynamik der Erstgespräche selbst und nicht zuletzt die unvermutet klare Akzeptanz des getrennten Settings erhärteten diese Vermutung.

Für die weitere Arbeit mit den Eltern stellten sich mir, sozusagen von Lara aus gedacht, eine Reihe von Fragen: Welche Bedeutung hat z. B. der Besuch des Gymnasiums, der für die Familie sicherlich keine Kontinuität, sondern möglicherweise eher einen Bruch darstellt? Wieso tauchen die Probleme bei Lara als dem *zweiten* Kind auf und welche Rolle spielt die Geschwisterposition (von der ältesten Tochter war auffallend wenig die Rede)? Und weiter: Was steht hinter der Anziehungskraft durch die kulturellen Differenzen, die unterschiedlichen Ursprünge; und was bedeuten die Einschränkungen bei der sprachlichen Verständigung und inwieweit spielen diese kulturellen Unterschiede mit dem Mann-Frau-Verhältnis zusammen? Außer diesen Fragen war mir aufgefallen, dass ich während der Gespräche mit den Eltern ein Bild von Lara bekommen hatte, das ihrem wirklichen Alter nicht entsprach; ich stellte sie mir als junges Mädchen in der mittleren Adoleszenz vor – mit der ausgeprägt sexuellen Ausstrahlung dieses Alters; und ich musste mich mehrmals anhand der Akte vergewissern, dass sie tatsächlich erst zwölf Jahre alt und in der 6. Klasse war.

Vierzehn Tage später kommen die Eltern freudig und entspannt; die Mutter strahlt und der Vater reibt sich die Hände, wie schön es sei heute, Zeit und Ruhe zu haben – er habe sich zu Hause noch rasiert...; er duftet gut. Lara hat mit der Therapie begonnen, und es gibt erste Anzeichen der Besserung. Mir scheint: Alle sind angekommen, jeder an seinem Platz; die Reise steht fest, Zweifel erübrigen sich; und so kann das Gespräch mit den Eltern fließen. Im manifesten Text kommt Lara kaum vor; aber der Vater erweist sich zunehmend als Charmeur, der auch, wenn er sich als Sturkopf und Choleriker schildert und mir die angedeuteten Ausraster gegenüber Männern durchaus beunruhigend erscheinen, doch von der Attraktivität des ödipalen Objekts nichts einbüßt. Die Mutter erzählt, sie glaube, es mache Lara viel aus, dass der Vater nichts mehr mit den Töchtern mache, früher habe er so viel mit ihnen gespielt und gebaut; aber seit Anna, die Ältere, zehn bis zwölf Jahre alt war, habe er sich ganz zurückgezogen. – Der Vater hatte von einer anderen Art Rückzug erzählt: Zum Schutz vor Ausrastern zu Hause, wenn er einmal sehr wütend wird, zieht er sich zurück ins Bett, so lange, bis er sich beruhigt hat. So bleibt eine Verwirrung zurück: Muß man beim Vater ebenso aggressive wie sexuelle »Ausraster« befürchten, wenn er sich zur Vermeidung derart aus dem Verkehr ziehen muß? Am liebsten verbringe er all seine Freizeit beim Kartenspiel mit seinen Freunden, und auf diese Weise seien die beiden Mädchen eigentlich nur noch mit ihr zusammen, klagt die Mutter. Der Vater begründet seinen Rückzug mit seinem letzten Fahrradausflug mit der Familie. Damals sei Lara vor ihm hergefahren, und obwohl er ihr mehrmals zugerufen hatte, sie solle wie er scharf rechts am Rand fahren, sei sie unbekümmert Schlangenlinien über die ganze Fahrbahn gefahren. Das hat ihn verrückt gemacht – vordergründig wegen der Gefährdung durch eventuelle Autos –, so dass er beschloß: Fahrradtouren nur noch ohne ihn! Als ich aber überlege, ob es vielleicht der Geschlechtsunterschied war, der ihm zwischen dem Fahren in Schlangenlinien auf dem geraden Strich aufgefallen sei und der bei den Mädchen ab zehn, zwölf Jahren ja immer deutlicher werde, stimmt er lachend zu: Alle Frauen fahren so. Und mit einem Kopfschütteln bestätigt er ein Unbehagen darüber, in Lara eine Frau sehen zu müssen.

Ein immer wiederkehrendes Thema, das sich inhaltlich sowohl mit der Trennungs- als auch mit der Pubertätsthematik verbindet, ist der Tod – anfangs eingeführt im Tod des Großvaters als Auslöser der Schulphobie von Lara und zunächst beschrieben als Erleben von Verlust und Trauer. Die Mutter deutet eine sehr enge Bindung an ihren Vater an, den sie zunächst als äußerst ängstlich besorgt beschreibt und den sie mehr noch als ihre Mutter bis zu seinem Tod pflegte. Auch der Vater spricht voller Zuneigung vom Schwiegervater, vermittelt mir den Eindruck, in der Familie seiner Frau aufgehoben zu sein. Später erfahre ich, wie viel Kämpfe dem vorausgegangen waren, wie unerträglich kontrollierend der Großvater war und dass die Fahrstuhlphobie der Mutter ursächlich mit der abgewehrten mörderischen Wut auf dieses Kontrolliertwerden zusammenhängt. Am Morgen nach der Nacht, in der die Mutter den Großvater zum Sterben in das Krankenhaus gebracht und in der Lara wegen der Abwesenheit der Mutter nicht geschlafen hatte, ging sie zum ersten Mal nicht in die Schule. Ich kann nur ahnen, dass damals auf der psychischen Bühne viel zusammengekommen sein muss.

Laras Zustand tritt auf der Stelle. Voller Groll darüber kommt die Mutter zur vierten Stunde. Sie kommt dazu noch ohne ihren Mann, der im Betrieb festgehalten worden sei. Ich habe das Gefühl, dass es ihr unangenehm ist, mir allein gegenüberzusitzen; aber sie streitet das ab, meint, es tue ihr gut zu reden. Sie stöhnt schwer und berichtet, dass Lara zwar diese entsetzliche Angst vor der Schule habe; wenn sie dann aber mit der Mutter nach Hause zurückgekehrt sei, gehe es ihr gut, sie frühstücke gemütlich, gucke fern und verabrede sich dann nachmittags mit den Freundinnen, als sei nichts gewesen. Auf meine Verwunderung hin, was die Mutter so alles mit sich machen lässt, überlegt sie, ob sie nicht konsequenter sein und z.B. von Lara Schularbeiten verlangen sollte. Aber sie fürchtet die vorwurfsvollen Blicke und das Gefühl, als verständnislose Mutter dazustehen. Schon damals, als sie arbeiten gehen wollte und Lara solche Angst hatte, sich im Kindergarten von ihr zu trennen, war das Schlimmste für sie, sich wie eine böse, eigennützige Mutter zu fühlen. Ihre eigene Mutter sei sehr streng gewesen und habe wenig Verständnis für sie gehabt.

Plötzlich schießt ihr die Erinnerung an den zweitgeborenen, sieben Jahre jüngeren Bruder durch den Kopf, und ich erfahre, dass dieser, der ersehnte Prinz in der Familie, mit 1½ Jahren starb. In fahrigen Sätzen drückt sie aus, dass sie sehr eifersüchtig auf diesen Bruder war, dies aber nicht sein durfte; sie deutet Phantasien an, ihre Mutter sei im Grunde schuld am Tod des Bruders, weil sie den Arzt zu spät geholt habe. Rivalität, Hass und projektive Schuldvorwürfe in der Tochter-Mutter-Beziehung spinnen den Gesprächsfaden zu Lara und die Befürchtung der Mutter, die Therapie könnte ihr doch nicht helfen. In einem Nebensatz taucht Sehnsucht nach der Bachblütentherapie auf, und ich sehe mich in der Reihe der hilflosen Helfer, die schließlich ohne etwas dastehen wie die Erwachsenen im Märchen von des Kaisers neuen Kleidern. Dieses Bild in der Gegenübertragung lässt mich daran denken, dass es vielleicht um Scham geht, die droht, wenn man sich zu viel herausnimmt: Die kleinen Verhältnisse – z. B. die des kleinen ödipalen Mädchens – verlassen will und z. B. die Mutter aus dem Weg schaffen will? Ich sehe mich vor dem – durch das getrennte Setting sich in besonderem Maß aufdrängenden – technischen Problem, die offenkundige, regressive Übertragung der Mutter nicht fördern und dennoch beim Thema bleiben zu wollen.

So frage ich, wie Lara eigentlich auf das Gymnasium kam. Lara selbst sei es gewesen, die unbedingt dorthin wollte, und die Lehrerin der Grundschule traute ihr das auch ohne weiteres zu. Anna sei übrigens auch im Gymnasium gewesen, wegen Lustlosigkeit zu lernen aber gleich nach der 5. Klasse in die Hauptschule zurückgegangen. Die Mutter selbst hat den Hauptschulabschluss und später dann noch den Realschulabschluss gemacht. Sie hätte gerne noch das Fachabitur gemacht, habe aber nicht gedurft; dieses Privileg sei nur für ihren Bruder, der nach dem verstorbenen auf die Welt gekommen war, vorgesehen gewesen; doch dieser habe gar nicht studieren wollen. – Sie würde Lara, die ja mit dem Lernen selbst nie Probleme hatte, so gerne das Abitur wünschen; sie selber allerdings fühle sich auf den Elternabenden fremd und mit Laras Problemen auch unverstanden, so dass sie seit einiger Zeit gar nicht mehr hingeht. – Jetzt kann ich deuten, wie konflikthaft die Situation der Mutter ist, Lara so weit weggeben zu müssen an eine bessere Zukunftshoffnung, wie sie selber gerne eine gehabt hätte; denn unbewusst kommt dabei die Eifersucht auf den Bruder ins Spiel, der wie Lara das zweite Kind war, auf dem alle Hoffnungen der Eltern gelegen hatten und der in der magischen Phantasie des kleinen Mädchens von damals möglicherweise an deren Todeswünschen gestorben war.

Um Lara spitzt sich eine Krise zu; die Schule will ihr Fernbleiben vom Unterricht nicht länger tolerieren, und die Lehrerin hat empfohlen, das Kind in die Psychiatrie zu bringen. Dies erfahre ich telefonisch von Laras Therapeutin, die von der Mutter angerufen worden war. Bei dieser Gelegenheit hatte die Therapeutin sich von der Mutter die Erlaubnis geben lassen, mit mir zu sprechen, vorausgesetzt, Lara stimme ebenfalls zu. Angesichts des drohenden Abbruchs der Therapie durch Einweisung in die Psychiatrie sind wir Therapeutinnen beide hoch beunruhigt und vereinbaren eine erste baldige, gemeinsame Fallbesprechung. Umso erstaunter bin ich, dass die Eltern, die am selben Abend zum Elterngespräch kommen, ganz ruhig sind und sich nur kurz von mir bestätigen lassen, dass man doch eine Therapie, die gerade erst begonnen hätte, nicht einfach unterbrechen könne. Beide Eltern sind energisch gegen eine Behandlung von Lara in der Psychiatrie; niemals würde der Vater zulassen, dass seine Tochter Psychopharmaka bekomme. Im Elterngespräch deutet sich nun eine Wende im realen Umgang mit Laras Schulangst an: Die Lehrerin hat die Toleranzgrenze der Schule angesprochen, und die Eltern ihrerseits sind dadurch darauf gestoßen, das Gymnasium als gute Möglichkeit für Lara in Frage zu stellen. Erstmals haben sie ernsthaft überlegt, Lara umzuschulen, und die Mutter hat bereits Kontakt zur Leiterin der Grund- und Hauptschule aufgenommen, um sich mit ihr zu beraten. Lara selbst will mittlerweile auf die alte Schule zurück, in der sie die Grundschulzeit verbracht hatte.

Im Hinblick auf die Erforschung des getrennten Settings war es beeindruckend für mich zu erleben, wie die Mutter mit Unterstützung des Vaters die Krise, die eine Einladung zum Agieren par excellence hätte sein können, auf der realen Ebene vernünftig angeht, um in den Elterngesprächen beim Thema zu bleiben. Da ich Lara ja nicht kenne und auch z. B. ihre Begabung gar nicht einschätzen kann, werde ich auch nicht in die Entscheidungsfragen hineingezogen. Damit wären beim kombinierten Setting vermutlich die Elterngespräche gefüllt und die Arbeitsebene bestimmt gewesen. So aber haben die Eltern mit den Schulen direkt – sozusagen nebenher – geklärt, dass Lara zurück auf die Hauptschule gehen wird. Und der innere Zusammenhang der Elterngespräche kann stringent erhalten bleiben.

Die Mutter hat sich innerlich weiter mit der Frage beschäftigt, warum sie Lara so unendlich viel durchgehen lässt und unterschwellig so viel Groll ansammelt darüber, dass Lara es sich so leicht mache – auf Kosten der Mutter. Zum ersten Mal erzählt sie von schweren Schuldgefühlen, die aus Laras frühester Kindheit stammen: Als sie knapp zwei Jahre alt war, hatten die Eltern abends eine Putzstelle angenommen, um den Hausbau in Italien zu finanzieren. Lara, die während der Abendstunden von der Oma zu Hause betreut wurde, schrie jedes Mal, wenn die Eltern das Haus verließen, derart jämmerlich, dass die Eltern dazu übergingen, sich durch die Hintertür aus dem Haus zu stehlen – die Mutter hatte dabei ein entsetzlich schlechtes Gefühl. Mit diesen Schuldgefühlen im Nacken, so deute ich, müsse es schwer fallen zu entscheiden, was Lara an Grenzen und Anforderungen *heute* braucht, und dass es trotz ihres vorwurfsvollen Protests einfach gut für sie sein könnte, wenn sie vormittags zur Schulzeit wenigstens am Schreibtisch arbeiten müsste statt fernzusehen. Der Mutter wäre das niemals eingefallen, und der Vater redet sich heraus, er sei ja nicht zu Hause. Er beschwert sich aber nun, dass abends, wenn er abgearbeitet nach Hause kommt, die Töchter ein Remmidemmi veranstalten, permanent Tür und Telefon klingelt und ohne jede Rücksicht nur das Vergnügen zähle. Wenn er allerdings seiner Wut freien Lauf lassen würde, müsste er befürchten, auf andere Weise die Grenze zu verlieren; deshalb ziehe er sich lieber zurück. Eine Auseinandersetzung findet also nicht statt, stelle ich fest. Doch, gestern zum ersten Mal, sagt die Mutter nicht ohne Stolz. Sie habe mit ihrem Mann darüber gesprochen, dass er vielleicht neidisch auf die Mädchen sei, weil er solche Möglichkeiten in seiner Kindheit nicht gehabt hat. Es sei ein richtig gutes Gespräch gewesen, und die Mutter betont noch einmal, wie wichtig ihr das *Sprechen* ist. Ich frage, ob sie schon einmal mit Lara über die schlimmen Erinnerungen an früher gesprochen habe. Die Mutter guckt erstaunt, und wir entwickeln, dass es für alle – auch für Lara, die sich wahrscheinlich gar nicht direkt daran erinnern kann – gut sein könnte, über die konflikthafte Situation von damals zu sprechen. Sie könnten erklären, wie es dazu kam, wie die wirtschaftliche Situation war, und sie könnten vor allem erzählen, wie sie die kleine, knapp Zweijährige wahrgenommen haben, dass sie ihr vielleicht viel zu viel zugemutet haben. Schon damals habe ihnen das leidgetan, und die Mutter habe bis heute ein schlechtes Gefühl deswegen; nur nütze es ja niemandem, wenn Lara nun mit zwölf Jahren über die Mama verfügen würde, wie sie es damals mit zwei Jahren gebraucht hätte. Es entlastet die Mutter spürbar, dass es einen versöhnlichen Weg geben kann, auch wenn das, was aus welchen Notwendigkeiten heraus auch immer einmal geschehen ist, nicht ungeschehen gemacht werden kann. Und sie fügt beim Verabschieden noch ein Geständnis hinzu, das sie wohl schon lange mit sich herumträgt: Lara sei im Unterschied zu Anna kein Wunschkind gewesen; sie hätten sich zwar immer ein zweites Kind gewünscht, aber der Zeitpunkt sei damals genau der falsche gewesen.

Die Entscheidung, Lara zum Schuljahrsbeginn in die Hauptschule umzuschulen, fällt den Eltern nicht leicht, auch wenn sie zunächst eine große Entlastung mit sich bringt und übrigens auch dazu führt, dass Lara überhaupt wieder einen Schritt in die Schule wagen kann. Die Mutter hadert damit, dass die Ängste ausgerechnet bei der Schulbildung so einschneidende Auswirkungen haben mussten; sie tröstet sich aber damit, dass Lara ja später einen höheren Schulabschluss nachholen kann und jetzt erst einmal Erfolgserlebnisse braucht. Der Vater hat es schwerer, sich abzufinden; und immer wieder möchte er der Schule die Schuld an Laras Scheitern geben. Er befürchtet, Lara seien womöglich für später alle Chancen verbaut, obwohl sie so intelligent sei. Der Bezug zu seinem eigenen Leben ist offenkundig, und jetzt erfahre ich, dass zu der Zeit, als zum ersten Mal Laras Schulangst auftrat, nicht nur der Großvater starb, sondern er selber arbeitslos wurde und es ihm verzweifelt schlecht ging. Durch missgünstige Kollegen seien ihm damals Fehler untergeschoben worden, und sein Stolz habe ihm verboten, sich arbeitsrechtlich zur Wehr zu setzen; auch seine Frau konnte ihn dazu nicht überreden. Da er über keine anerkannte Schul- und Berufsausbildung verfügt, seien seine Chancen auf dem Arbeitsmarkt trotz langjähriger Berufserfahrung schlecht. Zur Zeit hat er nur einen befristeten Arbeitsvertrag, der bald ausläuft, wenn der Betrieb verkauft und seine Abteilung geschlossen wird. Ich kann spüren, wie kränkend und beschämend Arbeitslosigkeit für diesen Vater ist, den ich mir als kompetenten, exakten und ehrgeizigen Arbeiter vorstelle und zu dessen väterlicher Identität eigentlich unabdingbar gehört, für seine Familie das Beste bereitstellen zu können. Mit der Arbeitslosigkeit verbinden sich alle seine von Jugend an mitgeschleppten Schwächen: seine cholerischen Ausbrüche und Handgreiflichkeiten, die andere gegen ihn aufbringen, seine Empfindlichkeit, wenn sich jemand über ihn zu erheben droht und er Autorität und Macht »riecht« und vermutlich auch sein latenter, streng abgewehrter Hass auf Frauen, für die er, wie seinerzeit für seine Schwester, alle eigenen Ziele opfern muss, um anerkannt zu werden. Die deutliche Hochachtung, die der Vater seiner Frau gegenüber immer wieder zum Ausdruck bringt, bezieht sich denn auch auf eine wichtige *mütterlich-zähmende* Funktion, die sie für ihn von Anfang an gehabt hat.

In den folgenden Monaten, in denen sich Laras Lage weiter stabilisiert und ihre Therapie offenbar einen gesicherten, eigenen Raum eingenommen hat, tut sich in den Elterngesprächen eine Ratlosigkeit auf: Lara gibt keinen Inhalt für Gespräche mehr her. Wäre ich zugleich auch Laras Therapeutin, so würde ich jetzt vermutlich bedrängt, mit meinen Eindrücken von der Entwicklung des Kindes die Lücke zu füllen. So aber sind die Eltern sozusagen auf ihre Beziehung zu zweit zurückgeworfen. Natürlich entspricht dies auch der Krise, in die Eltern von heranwachsenden Kindern unausweichlich geraten. Klagte die Mutter früher an Laras Statt, dass der Vater nichts mit der Familie unternehme, so klagt sie jetzt, dass er nie mehr mit ihr bummeln oder ins Kino gehe. Er windet sich lachend, redet sich mit allen möglichen Arbeiten heraus, verspricht hoch und heilig einen Kinobesuch im nächsten Jahr. Fast erinnert die Szene an die schwierige Annäherung von Jungen und Mädchen in der Pubertät, wenn ja auch die Mädchen oft die Fordernden und die Jungen die Ängstlich-Verlegenen sind.

Lara hat eines Tages einen Rückfall; und man ist versucht zu vermuten, sie tue es den Eltern zum Gefallen: Wegen angeblicher Rückenschmerzen, die die Mutter ihr nicht wirklich glaubt, geht sie eines Montags nicht in die Schule. Beiläufig stellt sich nun heraus, dass die Mutter tags zuvor Lara befragt hatte, ob sie auch hinreichend über Empfängnisverhütung aufgeklärt sei. Anlass dazu sei gewesen, dass am Wochenende die ältere Schwester Anna zum ersten Mal ihren Freund zum Übernachten mitgebracht hatte. Die Eltern waren darüber in eine Missstimmung geraten: Der Vater wollte nämlich den Jungen nicht im Bett der Tochter dulden; die Mutter dagegen identifizierte sich mit der Tochter und erinnerte den Vater daran, wie es ihnen als Jugendlichen seinerzeit ergangen war und wie froh sie gewesen wären, wenn ihre Eltern sich toleranter gezeigt hätten. – Die Eltern haben sich sehr jung kennengelernt: Die Mutter war 15 und der Vater 18 Jahre alt. Er war gerade vom italienischen Militärdienst desertiert, weil er den Kommandoton dort nicht aushalten konnte, und hatte sich nach Deutschland abgesetzt, wo damals sein älterer Bruder war. Kennengelernt haben sich die Eltern in der Tanzstunde; es war von Anfang an eine heiße Liebe, die bei den jeweiligen Eltern wegen der fremden Nationalität zunächst auf erbitterten Widerstand stieß. Gerade dies suchten beide vielleicht ausdrücklich. Jedenfalls sagt die Mutter, ihr Mann habe sie aus dem engen Elternhaus befreit. Und der Vater sieht die Sache für sich im Rückblick so, dass seine Frau ihm Manieren beigebracht habe, so dass er im Gegensatz zu früher, als er das schwarze Schaf war, heute zu Hause ein gutes Ansehen hätte. So wird auch der Ehekonflikt wegen der sexuellen Wünsche der ältesten Tochter verständlich: Der Mutter ist der adoleszente Hass auf die verbietenden Eltern unbewusst so präsent, dass sie vermeiden muss, sich mit der elterlichen Position zu identifizieren; der Vater dagegen identifiziert sich mit seiner Imago ersehnter idealer Eltern, die ihr Kind nicht einfach weglaufen lassen, sondern um seinen Schutz besorgt sind. – So stellt sich heraus, dass das Erinnern an die Anfänge der gemeinsamen Geschichte eine Brücke über den durch das Erwachsenwerden des Kindes drohenden Bruch bilden kann und die Trennungsängste auf diese Weise Halt bekommen.

Laras zweiter Rückfall, einige Wochen später, fällt auf den einzigen Tag in der Woche, an dem die Mutter morgens in der Zahnarztpraxis arbeitet, und er fällt zugleich in die erste Woche, in der der Vater wieder arbeitslos zu Hause ist. Es ist sehr schwer für den Vater, über dieses Thema zu sprechen, und es handelt sich auch wirklich um ein erschütterndes Schicksal mit vielen realen Kränkungen. Im Gespräch darüber imponiert mir, wie die Eltern um ihre unterschiedlichen Verarbeitungsweisen kämpfen: die Mutter um ihr Bedürfnis zu sprechen und der Vater um sein stolzes Recht, Schwieriges mit sich selbst auszumachen. Nun, nach einem Jahr gemeinsamer Arbeit, scheint mir diese Differenz ein wichtiger Baustein in der Liebesbeziehung der Eltern zu sein. So sagt der Vater, nachdem er wieder einmal Laras Lehrer als eigentlichen Versager herangezogen hat, mit einem verschmitzten Lachen und theatralischer Gestik: Naja, wir Frauen hätten vielleicht recht; er sei 10% schuld, seine Frau auch 10%, der Tod des Opas weitere 10%; der Lehrer aber habe immer noch 70% Schuld! Als Therapeutin könnte man über die in dieser Schlussfolgerung enthaltene hartnäckige Projektion natürlich schier verzweifeln. Mir ging es aber gleichzeitig auch anders. Ich nahm die offene Zuwendung wahr und den augenzwinkernden Hinweis, als ob er insgeheim schon verstanden hätte. Ob's stimmt – wie will man das bei einem Süditaliener, der nach fast 30 Jahren immer noch mit der deutschen Sprache kämpft, schon wissen? Aber die Liebe zu seiner Frau, die reden kann, war deutlich zu spüren. Und sie, die die Elterngespräche auf sicherlich ganz andere Weise als er für eine Erweiterung ihres inneren Erlebens genutzt hat, lässt spüren, dass sie durchaus etwas an diesem fremden, schwer zu zähmenden Mann genießt.

Wir konnten die Elterngespräche allmählich beenden. Das, was zu tun war, schien für den Moment erreicht: Dass die Eltern Laras Trennungsbewegungen zulassen können, weil sie selbst wieder zu ihrem ungleichen Gespräch gefunden haben. Auf der Übertragungsebene erlebte ich das so: Befand ich mich zu Anfang in der bereits beschriebenen Angel-Position, von der aus zwei Streben zu jeweils einem Elternteil nur alternativ möglich waren, so befand ich mich am Ende zwar nach wie vor in einer je unterschiedlichen, gewachsenen Verbindung mit beiden Eltern, nahm aber gleichzeitig mit einer gewissen Erleichterung wahr, dass es zwischen den Eltern bei all ihren starken Differenzen eine Beziehung mit einer durchaus starken Anziehung gab, die offenbar auch drohende Triebdurchbrüche des Vaters binden konnte. Dass die Eltern sich mit ihren Zukunftsperspektiven unabhängig von Lara zu beschäftigen begonnen hatten, wies darauf hin, dass sie Lara nun loslassen und ihren therapeutischen Weg allein weitergehen lassen können. Interessanterweise war es der Vater, der, als ich zum ersten Mal auf eine mögliche Beendigung der Elternarbeit zu sprechen kam, meinte, aufpassen zu müssen, dass dann aber Laras Therapie nicht plötzlich von jetzt auf gleich auch aufhören dürfe.

Es war mir ein gutes Zeichen, dass der Tochter ein anderer, eigener Rhythmus zugestanden werden konnte. Und es hatte wiederum auch in der Logik des getrennten Settings gelegen, dass die Elternarbeit ihr eigenes Ende ebenso wie ihre eigene, begrenzte Zielsetzung hat.

Schlussfolgerungen

Es kam mir bei dieser Arbeit nicht etwa darauf an, das getrennte Setting bei der Elternarbeit als das gegenüber dem üblichen gemischten Setting »bessere« hinzustellen. Die Schwierigkeiten und Herausforderungen der eine Kinder- oder Jugendlichen-Behandlung begleitenden psychoanalytischen Arbeit mit den Eltern sind grundsätzlich bei beiden Settings die gleichen. Es wird im Einzelfall zu entscheiden sein, welchem Setting aus welchem Grund der Vorzug zu geben ist. Die Gründe, die für das kombinierte Setting sprechen und wie sie unter Punkt 3 zusammengetragen wurden, sind bekannt, werden allerdings, da es sich seit Langem um ein Routine-Setting handelt, vermutlich selten hinterfragt.

Der Bericht über die Arbeit mit Laras Eltern verdeutlicht demgegenüber einige Vorteile, die ein getrenntes Setting hat. Diese Vorteile bestehen im Wesentlichen in technischen Erleichterungen der psychoanalytischen Haltung. Ich vermute, dass, wenn ich auch Laras Therapeutin gewesen wäre, ich – identifiziert mit ihrer Not und ihren Ambivalenzen den Eltern gegenüber – mich emotional nicht so frei und offen den Eltern hätte zuwenden können. Sicherlich hätte ich leicht dem Druck nachgegeben, auf wie versteckte Weise auch immer die Eltern zu einem geänderten Verhalten der Tochter gegenüber bewegen zu wollen. Auch Angeboten im Dienst des Widerstands, wie sie die Frage der Einweisung in die Psychiatrie oder die Frage der Umschulung dargestellt hätten, hätte ich nur schwer entgehen können. So aber hatte ich keine weitere Aufgabe und auch keinen äußeren Druck, als die Eltern in *ihrer* Not und mit *ihren* Problemen zu verstehen und ihre äußeren Verhaltensweisen auf einen Zusammenhang mit inneren Bildern und Konflikten hin zu untersuchen. Diese Aufgabe wird durch das getrennte Setting insofern erleichtert, als gar keine andere Informationsquelle als die der Übertragungsszene zur Verfügung steht; nicht das reale Kind, wie ich es erlebe, ist in meinem Bewusstsein, sondern es existiert lediglich das durch die Eltern vermittelte, für *sie* in spezifischer Weise bedeutsame Kind – das, was es in der je eigenen und in der gemeinsamen Geschichte der Eltern repräsentiert.

Diese bessere Möglichkeit der Konzentration auf die Welt der inneren Objekte und Beziehungen der Eltern zieht jedoch auch eine Gefahr mit sich, die vor allem beim Gespräch mit Laras Mutter deutlich wurde, die Grenze der begleitenden Elternarbeit zu verlieren und regressive Prozesse zu fördern, die im Setting begleitender Elternarbeit möglicherweise nicht verarbeitet werden können und auch nicht dem therapeutischen Auftrag entsprechen.[17]

17 *Literatur*: Ahlheim R./Eickmann, H. (1998) in: Jongbloed-Schurig, U./Wolff, A. (1998/2008). Benedek, Th. (1960).

Teil 3

Klinische Arbeiten und Fallstudien

3.1 Über die Aneignung des weiblichen Körpers in den frühkindlichen Entwicklungsphasen des kleinen Mädchens[18]

Zusammenfassung

In diesem Beitrag wird versucht, die frühkindliche, psychosexuelle Entwicklung des kleinen Mädchens von der Geburt bis zur ödipalen Phase auf dem Weg der Wahrnehmung und der psychischen Aneignung seines weiblichen Körpers zu beschreiben. Dabei wird ein dialektischer Prozess von phasenbezogener Triebreifung, Objektbeziehungen und psychosexueller Entwicklung, der unbewusst und zum großen Teil vorsprachlich erfolgt, konstruiert und eine Entwicklungslinie der spezifisch weiblichen psychischen Konflikte in den Identifizierungsprozessen nachgezeichnet.

Vortrag

Ich möchte Sie einladen, sich mit mir in den inneren Prozess der Aneignung des weiblichen Körpers beim kleinen Mädchen hineinzudenken – von der Geburt über die frühkindlich-sexuellen Entwicklungsphasen bis zum Ende der ödipalen Phase. Um diesen Prozess anschaulich werden zu lassen, werde ich mich darauf konzentrieren, die Gestalt von den frühkindlichen weiblichen Identifizierungen und den sie begleitenden Konflikten aufzuzeichnen, so wie sie sich für mich selbst im Laufe der psychoanalytischen Praxis herausgebildet hat. In diese theoretische Gestalt sind die drei Komponenten eingegangen, die psychoanalytischer Erkenntnisbildung immer zugrunde gelegt werden: Erfahrungen aus der eigenen Analyse, theoretische Auseinandersetzung mit psychoanalytischen Konzepten und schließlich Einsichten, die aus der kinderanalytischen Praxis gewonnen wurden. Diese drei Komponenten sind natürlich nicht zu untrennbaren Verbindungen verschmolzen. Üblicherweise wird dann auch wenigstens die Auseinandersetzung mit der psychoanalytischen Literatur separat benannt und herausgehoben. Dies

18 A. Wolff (1992): *Über die Aneignung des weiblichen Körpers in den frühkindlichen Entwicklungsphasen des kleinen Mädchens,* in: Beiträge zur analytischen Kinder- und Jugendlichen-Psychotherapie, H. 74, Waiblingen: Bonz-Verlag S. 1–15. »Vortrag, gehalten am 26. 10. 1990 anlässlich der Jahrestagung der VAKJP zum Thema: »Konflikte im Prozess weiblicher Identifizierungen – aus der Praxis der analytischen Kinder- und Jugendlichen-Psychotherapie«.

hat gute Gründe der wissenschaftlichen Redlichkeit; ich habe für diese Arbeit dennoch darauf verzichtet. Ich hätte sonst im Nachhinein eine Stufe in die Gedankengänge einfügen müssen, die den jeweiligen Bezug zur wissenschaftlichen Diskussion hätte erklären können. Es ist mir aber wichtiger, bei der Beschreibung möglichst nahe am Objekt zu bleiben. Sie werden mir nicht unterstellen, ich hätte ohne die theoretische Verarbeitung der Gedanken von Freud, Jones, Klein, Balint oder Chasseguet-Smirgel – um nur wenige zu nennen – auskommen können.

Eine ähnliche Schwierigkeit und wiederum die Entscheidung für eine ungetrennte Darstellung von Verbindungen ergibt sich beim Thema selbst. Körperliche Reifung und Körperwahrnehmungen des Kindes auf der einen Seite, die Bedingungen des primären Objekts und die Gegebenheiten der frühen Mutter-Kind-Beziehung auf der anderen Seite, und dann zum dritten, die innerpsychischen Vorgänge greifen in der frühkindlichen Entwicklung eng ineinander. Wie wir sehen werden, kommt als immanente Eigenheit bei der Betrachtung der inneren Entwicklung des kleinen Mädchens eine spezifische Trennungsthematik dazu, so dass es von der Sache her angemessen erscheint, die verschiedenen Blickwinkel miteinander zu verweben. Etwas entsprechend Verwebendes vollzieht sich wohl auch bei der frühkindlichen Phantasiebildung. Die moderne Kleinkindforschung geht davon aus, dass vor dem Alter von etwa 1½ Jahren keine Phantasien gebildet werden können. Da es aber unbestreitbar orale Phantasien gibt, die Erfahrungen aus dem ersten Lebensjahr zum Inhalt haben, kann man davon ausgehen, dass das Kind zumindest im Nachhinein aus Erinnerungsspuren einerseits und einem instinktiven unbewussten Muster andererseits Phantasien ausbildet, die auch die frühesten Erfahrungen innerlich verarbeiten und aufbewahren.

Was nun einen uranfänglichen Kern einer sexuellen Identität des Säuglings betrifft, so schließe ich mich der nach Jones und Balint in jüngerer Zeit besonders von Chasseguet-Smirgel ausgearbeiteten Hypothese an, dass es von Geburt an so etwas wie ein bereitliegendes angeborenes instinktives Wissen um die Existenz der Geschlechtsorgane und die sogenannte Urszene der Vereinigung von Vagina und Penis gibt. Natürlich ist es – wenn man sich der frühesten Erfahrungswelt des Säuglings annähern will – viel eher zugänglich und auch im Unterschied zu der erstgenannten Hypothese vielfältig belegbar, dass es zumeist von Schwangerschaftsbeginn an für die Mutter und auch für den Vater von zentraler emotionaler Bedeutung ist, ob das Baby ein Mädchen oder ein Junge sein wird; und entsprechend ist die erste Aussage über das Neugeborene in der Regel die über sein Geschlecht. In allen dann folgenden, scheinbar noch so geschlechtsneutralen Verrichtungen bei der Versorgung des Neugeborenen, ist es im Bewusstsein der Mutter und auch des Vaters immer die Tochter oder der Sohn, ein Mädchen oder ein Junge, die bzw. der gestillt, gefüttert, gehalten, geliebkost, gesäubert wird – und nie einfach nur *das* Baby.

Bezogen auf erste Wahrnehmungsverarbeitungen des eigenen weiblichen Körpers in der frühen oralen Phase des Mädchens könnte man also (in Anlehnung an Olivier) die Frage formulieren: Womit füllt sich das kleine Mädchen psychisch, während es die Brust oder die Flasche bekommt und leert? Und mit dieser Frage ist auch gleich der Untersuchungsblickwinkel festgehalten: Die psychosexuelle Entwicklung des Mädchens soll beschrieben werden im Rahmen der frühen Objektbeziehungen des Mädchens als Geschichte von konflikthaften Identifizierungen.

Das erste Liebesobjekt für beide Geschlechter ist – so Freud – die Mutter. Daran mögen – veränderbare – soziokulturelle Verhältnisse um die geschlechtliche Arbeitsteilung ihren Anteil haben; für das Entstehen unbewusster Phantasien um die primäre Liebe sind aber die körperlichen Beziehungserfahrungen von Schwangerschaft, Geburt, Stillen und Abstillen, die biologisch an die Mutter gebunden sind, grundlegend. Das neugeborene Mädchen ist – wie der neugeborene Junge – auf Gedeih und Verderb abhängig von der »Guten Brust«, die als Teilobjekt für die elementaren lebensnotwendigen bedürfnisbefriedigenden Funktionen der Mutter steht. Diese Funktion ist nicht selbstverständlich verfügbar; auch wenn es eine gewisse physiologische Abhängigkeit der Mutter selbst vom Stillen gibt, so trägt diese dennoch nicht hinreichend. Die »Gute Brust« muss erst durch die mütterliche Liebe gesichert werden. Das Neugeborene ist mit vielerlei Fähigkeiten ausgestattet, aktiv die Mutter für sich zu gewinnen, und es mag (auch als Junge) mit seinem großen bedürftigen Mund für die Mutter zugleich etwas passives Urweibliches repräsentieren, das sie nunmehr in einer Art Wiedergutmachung an sich selbst (genau gesagt: an dem naturgewaltig passiven, körperlichen Erleben von Schwangerschaft und Geburt) aktiv »stillen« kann. Dieser konkrete Aspekt des passiven Unterworfenseins unter den unkontrollierbaren körperlichen Prozess von Schwangerschaft und Geburt geht in den oft emphatischen Beschreibungen von der lebenschaffenden Potenz der Frau leicht unter, könnte aber die physische Notwendigkeit für die Frau erklären, in einer Wendung des passiven Erwartenmüssens zur aktiven Pflege die erste Bemutterung selbst zu übernehmen und sich entgegen vielfältig vorgetragenen modernen Forderungen diese nur ungern vom Vater des Kindes abnehmen zu lassen.

Vom kleinen neugeborenen Mädchen aus betrachtet hat die erste erotisch-körperliche Begegnung zwischen ihm und der Mutter den Charakter der oralen Urszene, die es aus der passiven Position der Abhängigkeit auf Leben und Tod erlebt. Das heißt: Ohne die liebevolle Bindung der Mutter wäre das kleine Mädchen auf dieser Entwicklungsstufe vom Verlust der eigenen oralen Lustfähigkeit bedroht und Todesangst ausgesetzt, die es im Rahmen der dyadisch verschmolzenen Beziehung zur Mutter psychisch abzuwehren beginnen kann, wenn es sich mit seinem ganzen Körper erfolgreich verführend aktiv erleben kann.

Was aber liebt die Mutter in ihrer kleinen Tochter und was kann das Mädchen mit der Muttermilch aufsaugen, um es wiederum zur Verführung der Mutter einsetzen zu können? In der phantasmatischen Vorstellung, die die Mutter unbewusst von ihrer Tochter bildet, nimmt sie selbst Identifizierungen mit ihrer Tochter vor, die aus ihrer eigenen psychischen Entwicklungsgeschichte als Mädchen resultieren. Sie hat unzweifelhaft den gleichen weiblichen Körper, den sie liebt und hasst, den sie omnipotent und beschädigt phantasiert, den sie rächerisch verfolgen und hoffnungsvoll erkennen will; den von außen in allen Details zu betrachten und innerlich zu füllen sie vielleicht zum ersten Mal sich ermächtigt erlebt. Wie auch immer die Besetzung ihres eigenen Körpers im Einzelnen aussehen mag – die Mutter liebt in ihrer Tochter zunächst sich selbst; und entsprechend dieser mütterlichen Selbstliebe macht das kleine Mädchen die ersten Erfahrungen mit seinem eigenen weiblichen Körper an der Art und Weise, wie die Mutter ihn behandelt, wie sie auf sein orales Temperament eingeht und wie vor allem sie beim Wickeln die unweigerliche sexuelle Stimulation von Scheidenlippen, Klitoris, Scheideneingang und Afterregion emotional besetzt, mit ängstlicher Vorsicht belegt oder auch teilweise oder im Ganzen verleugnet. Das kleine Mädchen seinerseits, das in den ersten Lebensmonaten die existentielle körperliche Abhängigkeit psychisch verarbeitet, indem es sich in die omnipotent lustspendende Mutter einfühlt, saugt dabei sozusagen im gleichen Atemzug die Identifizierungen auf, die die Mutter ihrerseits auf es vornimmt. Dies macht vielleicht die gewisse Unentrinnbarkeit in den frühen Identifizierungsprozessen des kleinen Mädchens mit seiner Mutter aus, die sich auch äußerlich häufig an der besonders anhaltenden Enthaltsamkeit oder auch dem Ausgesperrtsein des Vaters manifestiert. Dabei ist die besondere Innigkeit der frühen Mutter-Tochter-Beziehung eine narzisstische Illusion, die trotz der Gleichheit des Geschlechts auf einer gravierenden realen Ungleichheit basiert: Die Lustbefriedigung in der oralen Szene mit den sie begleitenden diffusen Sensationen im Körperinneren, die wiederum in den Pflegehandlungen an der Körperperipherie mit ihren sexuellen Erregungen Begrenzung erfahren, mag vollkommen sein; sie ist für das kleine Mädchen durch seine einseitige Abhängigkeit zunehmend bedroht. Die Mutter ist in der Realität ja nicht existentiell und auch nicht in Bezug auf ihre eigenen sexuellen Wünsche auf die Tochter angewiesen. Entsprechend immens und beängstigend sind die frühen Ängste und Neidgefühle, die das kleine Mädchen entwickelt, während es sich zunehmend als getrennt bzw. die Mutter als getrennt von sich selbst erlebt.

Der Neid bezieht sich auf alles, was die Mutter an – in der Phantasie ihrer Tochter – unendlich großen Fähigkeiten, Lust und Befriedigung zu spenden, besitzt, der Tochter vorenthalten kann und als eigenes für sich behalten will, während sie das kleine Mädchen alleinlässt. Dazu mag über die nahrungsspendende Brust hinaus wesentlich auch die oral phantasierte Urszene der Mutter mit dem Vater gehören, die das kleine Mädchen aus dem angeborenen Wissen und den spezifischen eigenen Verschmelzungserfahrungen als frühe Phantasien sozusagen hochrechnet. Neid kann niemals befriedigt werden; er kann in der ihm immanenten gefährlichen Tendenz, sich gefräßig auszubreiten, nur eingedämmt werden, indem das Eigene: der eigene (körperliche) Besitz, die eigenen Fähigkeiten, Autonomie und Unabhängigkeit wachsen und als wertvoll und unsterblich erlebt werden. Andernfalls muss die Unabhängigkeit der Mutter wiederum in der Illusion verleugnet werden, jederzeit machtvoll über sie und das neidisch Begehrte verfügen zu können. Wenn die Mutter diese Verleugnung aufgrund ungelöster eigener innerer Trennungskonflikte teilt, kommt es dann zu den häufig beobachtbaren besonderen Verschränkungen der frühen Trennungsängste und Bemächtigungswünsche von Mutter und Tochter.

An dieser Stelle – wir befinden uns etwa am Ende des ersten Lebensjahres – muss das kleine Mädchen in schwierige Konflikte in den beschriebenen ersten Identifizierungen mit der Mutter geraten. Es müsste für sich etwas Eigenes entwickeln können, das es – zunächst partiell – unabhängig von der Mutter machen kann. Die Zauberformel, die die liebevolle Bindung der Mutter an die Tochter gewährleistet hatte, lautete aber:

Du bist gleich wie ich; es gibt nichts Fremdes an dir, das mir nicht auch grundsätzlich zu eigen wäre. Bestenfalls – so müssen wir uns vorstellen – findet das kleine Mädchen eine Möglichkeit, sich selbständig zu erleben, die auch der Mutter selbst zu eigen ist, ihr gefällt und an deren Ende liebevoll zustimmend sie immer schon da ist. So kann es – geschützt – immerhin neue Räume erobern, in denen es den Vater als Dritten vorfindet, der erste autonome Erfahrungen sichern kann. Alle autonomen Erfahrungen sind aber immer von dem Wunsch ausgegangen und von ihm begleitet, die enttäuschende, neiderregende und dafür gehasste Mutter, die sich der Kontrolle und Verfügung durch die Tochter entziehen kann, ihres Wertes zu entkleiden und sie narzisstisch zu ersetzen; und entsprechend groß ist die Angst, die Mutter könnte sich rächen und sich ihrerseits von der Tochter abwenden. Wenn es gut geht, ist in den phantasmatischen Vorstellungen, die die Mutter innerlich von ihrer Tochter hat, ein notwendiges Maß an Unabhängigkeits- und Autonomiewünschen enthalten, so dass sie die Trennung übenden Schritte der kleinen Tochter einschließlich der Entwicklung früher autoerotischer Besitznahmen nicht feindselig ahnden muss. Das Dilemma andererseits, dass die Tochter in allem letztlich Erfüllungsgehilfin gemäß dem Phantasma der Mutter sein kann und damit ja die Entwicklung jegliches Eigenen immer schon torpediert wäre, liegt auf der Hand. Es macht wohl auch die besondere Bindungs- und Trennungsambivalenz der frühen Mutter-Tochter-Interaktionen und damit der Konstitution der ersten inneren Objektbeziehung des Mädchens überhaupt aus. Ich betone noch einmal: Die Bindung der Mutter an die Tochter beruht von Anfang an auf einem gewissen Aussparen von Spannung und Begehren gegenüber dem weiblichen Geschlecht des Kindes, das als von gleichem Geschlecht eher zur narzisstisch spiegelnden Verschmelzung (auch natürlich im möglicherweise unbewussten Hass auf dieses gleiche Geschlecht) dient. Dieses weitgehende Aussparen von sexueller Spannung und Begehren, wie sie der sexuell differenten Beziehung der Mutter mit dem eigenen Sohn natürlicherweise zu eigen wäre, betrifft nun die ohnehin komplizierte sexuelle Organisation des weiblichen Körpers mit seinen äußeren und inneren Organen und Erregungszonen.

In dem vielschichtigen Separationskonflikt kommen nun zunächst dem kleinen Mädchen die körperliche Reifung und die anale Triebentwicklung zu Hilfe, indem die autonomen Strebungen und die Trennungskonflikte im analen Triebgeschehen sozusagen mit dem eigenen Körper experimentiert werden können. Die Sensibilisierung, zunehmende Kontrolle und Erotisierung der analen Vorgänge (insbesondere des Sphinkters) lenken die Aufmerksamkeit auf das Leibesinnere, auf den Bauch und seine Körperausgänge. Das kleine Mädchen erlebt: Es ist zwar die Mutter (oder der Vater), die die Windeln wechselt und an den Körperöffnungen hantiert; es ist aber es selbst, das die Windel oder das Töpfchen füllt oder nicht; es selbst produziert, gibt her oder hält zurück, was es Eigenes in seinem Bauch hat; und mit diesem Hergeben oder Zurückhalten kann es sich sogar selbst Luststeigerung oder Entspannung verschaffen. Jetzt kann sich das Mädchen materiell autonom erleben, unabhängig von der Bemächtigung durch die Mutter, die die analen und urethralen Vorgänge im Körper ihrer Tochter wirklich nicht unter ihrer Kontrolle haben kann und damit auf fundamentale Weise entthront ist. Das kleine Mädchen kann nun mit dem Kot und Urin als sozusagen selbsthergestelltem Objekt die Unterwerfung umkehren und sich sehr mächtig fühlen, wenn es ausprobiert, dieses Objekt loszulassen, wegzudrücken oder festzuhalten – wie es seiner eigenen Lust entspricht und ohne auf die Behandlung durch das mütterliche Objekt angewiesen zu sein. Nun ist es das kleine Mädchen selbst, das sagen kann: Ich kann allein – genau wie die Mutter (und übrigens genau wie der Vater) –, wenn ich nur will. Im Verlauf der analen Entwicklungsphase und ihrer Erweiterung zur urethralen Erotik und Kontrolle differenzieren sich die inneren und äußeren Körperwahrnehmungen und beziehen sexuelle Erregungen, Vorstellungen und Erkundungen mit ein. Dass die genitalen Erkundungen an den äußeren Geschlechtsorganen ihre Grenze finden, muss den unzugänglichen, chaotisch erlebten Vorgängen und Empfindungen im Leibesinnern besondere Bedeutung geben.

Wenn in Bezug auf die oralen Vorgänge die Frage gelautet hatte, womit sich das kleine Mädchen innerpsychisch füllt, während es die »Gute Brust« hat, so kann man in Bezug auf die analen Prozesse die Frage formulieren: Welche Bedeutung gibt das kleine Mädchen dem, was es in und mit seinem Bauch selbst produziert. Die Identifizierung: »Ich kann allein wie die Mutter«, bedeutet auf dieser Entwicklungsstufe: »Ich kann alles, und ich habe alles; ich habe die anale Urszene mit ihrer immer wiederkehrenden und damit unsterblichen Lust; ich kann das gute Lebendige in meinem Inneren (meine eigenen analen Kinder), das mich auch drückt und quält und zwingt, hergeben, fallenlassen und vernichten – ich kann es immer wieder neu erschaffen.« – Aber die analen Empfindungen sind eben auch chaotisch und bedrängend, Lust und Qual vermischen sich leicht, und das anale Produkt wird als warmes und lebendiges Eigenes und im nächsten Moment als tot und fremd erlebt. Mit dem stolzen Selbstgefühl, alles zu können, verbindet sich die Angst, alles zu vernichten, das Wertvolle entwertet zu haben. Hatte der Zuwachs an Autonomie in der frühen analen Entwicklung das kleine Mädchen in seinen Trennungskonflikten aus der Abhängigkeit von der Mutter gestärkt, so macht nun wiederum die Angst vor der eigenen aggressiv überschwemmten Omnipotenz die Korrektur der Verleugnung erforderlich, die in der Phantasie, alles zu können wie die Mutter, enthalten war. Das kleine Mädchen ist ja in Wirklichkeit noch klein und auf die Liebe der Mutter angewiesen. Es kann sich vor der durch die analsadistischen Impulse ausgelösten Angst nur schützen, indem es den Unterschied und die Abhängigkeit von der Liebe der Mutter wiederum anerkennt und sich nun – in einer Gegenbesetzung – mit der beurteilenden, Wert und Liebe gebenden Mutter identifiziert. Es will nun so sein, wie die Mutter es gut findet, und es will Dinge und Handlungen in eben der Weise als lieb oder böse bewerten, wie es die Mutter tut.

Damit hat das kleine Mädchen konfligierende Identifizierungen vorgenommen, wie sie der spezifischen Ambivalenz der analen Prozesse entsprechen, die charakterisiert sind durch Gegensatzpaare wie: warm und kalt, lebendig und tot, hochbesetzt und wertlos, autonom und abhängig, Zwang und Unterwerfung. In der Identifizierung mit der Realität und Wert beurteilenden, angreifenden Mutter ist der Aspekt der Unterwerfung nicht zu übersehen. Das kleine Mädchen muss ja seine Angst beschwichtigen, mit dem Alles-allein-Können die Mutter wegzuwerfen und damit selber zum wertlosen analen Objekt zu werden. Und es tut dies, indem es seinen neidischen Hass auf die unabhängige, omnipotente Mutter, mit der es sich in seinem Autonomieerleben identifiziert hatte, zurücknimmt in Rahmen der Grenzen, die die beurteilende, als lieb oder böse bewertende Mutter setzt. Dass in diesem Konflikt der Identifizierungen wiederum die eigenen inneren Einstellungen der Mutter zur weiblichen Analität, zum körperlichen anal-urethralen Experimentieren, zu Schmutz, Zerstörungswut und -lust, zu Ambivalenz und zu analen Vernichtungsängsten bedeutsam sind, liegt auf der Hand, auch wenn sie zumeist unbewusst sind; sie werden darüber entscheiden, wie viel Spiel-Raum das kleine Mädchen für die äußere und innere Auseinandersetzung mit den widerstrebenden Identifizierungen sich nehmen kann und wie das auszuhandelnde Verhältnis von autonomer Körpererforschung zum einen und Unterwerfung und Aggression unter die Bedingungen der Liebe der Mutter zum Anderen im Einzelnen aussehen. Auffallend ist es schon, dass kleine Mädchen häufig relativ frühzeitig »sauber« werden.

Nun muss der Blick auf den Vater fallen.

Der genannte Raum für die innere Auseinandersetzung zwischen dem Wunsch des Mädchens nach unabhängiger körperlicher Lustbefriedigung und der Abhängigkeit von der Liebe der Mutter ist eng mit der Repräsentanz des Vaters verknüpft. Es repräsentiert als Dritter und als Mann die Möglichkeit, anders zu sein, etwas unverwechselbar Eigenes zu haben. Und er kann in der Urszene mit der Mutter, die das kleine Mädchen in seiner Phantasie nunmehr mit seinen analen Körperempfindungen ausstattet, die Mutter mit diesem Anderen, Eigenen an-greifen und bedrängen, ohne dass die Liebe dabei vernichtet würde. So gesehen schließen die beiden konfligierenden Identifizierungen der analen Phase – die Identifizierung mit der omnipotenten Mutter, die auch über die Urszene mit dem Vater verfügt, und die mit der beurteilenden, wertgebenden Mutter, die im Vater das Andere, Eigene, Angreifende liebt – eine erste Identifizierung mit dem Vater als dem Dritten ein. Auch in der Art und Weise, wie das kleine Mädchen das anale Objekt in seinem Bauch körperlich erlebt, sind ja die Spannung und Vereinigung von eigenem Körper und Fremdkörper enthalten; in seiner omnipotent analen Vorstellung verfügt das kleine Mädchen über beides: das weibliche Körperinnere und den analen Penis.

Auf dem Weg der Entwicklung der Urethralerotik hin zur Erogenisierung der genitalen Zone und infolge der Impulse, die – neben der Unterwerfung – die Identifizierung mit der beurteilenden, wertenden Mutter *als Frau* für die weitere Erforschung, Anerkennung und das Festhalten realer Unterschiede und ihrer Bedeutung ganz wesentlich auch gibt, richtet das kleine Mädchen zunehmend gezielt seine Aufmerksamkeit nach vorn auf sein Geschlecht, das sich nicht nur als kleines, unbehaartes vom großen der Mutter, sondern auch als weibliches vom männlichen unterscheidet. Das kleine Mädchen wird neugierig, stellt Vergleiche an und misst sie an den Lustempfindungen, die es bei der Erkundung des eigenen Körpers mit seinen Genitalien nun gezielt herbeiführen will. Wenn sie einen älteren oder auch neugeborenen Bruder hat, wird dieses bei ihren Erkundungen und in ihren Phantasien große Bedeutung bekommen. Aber auch unabhängig davon belebt das Onanieren an Klitoris, Scheidenlippen und Scheideneingang in der Erinnerung die frühe Beziehung zur Mutter, als diese bei der Reinigung Lust ausgelöst und mit ihren eigenen bewussten und unbewussten Gefühlen begleitet hat. Jetzt kann das kleine Mädchen sich diese Lust selbst verschaffen, vorausgesetzt, der vorhin benannte autonome, den Vater enthaltende Raum aus der analen Phase ist hinreichend gesichert und hält der Wiederbelebung der frühen Mutter-Tochter-Dyade im Innern stand, in der das kleine Mädchen als »gleich« in Besitz genommen war. Die Onanie-Erkundungen bedeuten also einen erneuten Separationsschritt, der mit spezifischen Schwierigkeiten der weiblichen Anatomie verbunden ist: Die äußeren Geschlechtsorgane können ertastet, nur schwer aber gezeigt und gesehen werden; die Vagina – dem Mädchen oft als *das* weibliche Geschlechtsorgan benannt, wobei die zugänglichen äußeren Geschlechtsteile leicht verschwiegen werden – mit den die Erregung an den äußeren Regionen begleitenden diffusen Empfindungen im Inneren des weiblichen Körpers bleibt unzugänglich. Inzwischen weiß das kleine Mädchen aber etwas darüber; es weiß, dass die Mutter in ihrem Bauch »Babys hat«, und es hat mittels seiner Neugier und des veränderten sexuellen Körpererlebens die anale Vorstellung zugunsten der der genitalen Urszene von Vagina und Penis der Eltern aufgegeben.

Mit der in der Onanie evozierten Körpererinnerung aus dem 1. Lebensjahr wird auch der Neid auf die Mutter wieder wach, der sich nun darauf bezieht, dass diese in der Überzeugung des kleinen Mädchens einen omnipotenten genitalen Reichtum noch über den Besitz der Brust hinaus hat, nämlich die helle Lust an den Geschlechtsorganen der Körpergrenze und die dunklen Empfindungen im Körperinneren, die sie im Unterschied zum kleinen Mädchen durch das Ausgefülltsein mit dem Penis des Vaters und durch das Baby strukturiert und begrenzt und damit erst wirklich erleben kann. Den neidischen Hass auf die Mutter kann das Mädchen abzuwehren versuchen, indem es das weibliche Körperinnere verleugnet und die klitorale Lust sozusagen »phallisch« vergrößert. Das heißt, es kann sich in seiner Phantasie einen – vielleicht noch wachsenden – Penis verschaffen. Dabei raubt es in seiner Vorstellung der Mutter den Penis des Vaters, der von der Mutter sexuell begehrt wird, um sich selbst – nunmehr phallisch ausgestattet – wiederum der Mutter als Liebesobjekt anzubieten und auf einer neuen homoerotischen Stufe die alte innige Vollständigkeit wiederherzustellen, in der ja nichts Fremdes vorkommen sollte. Es kann auf diese Weise im phantasierten Raub des Penis den Hass auf die omnipotente Mutter befriedigen und zugleich die Liebe der Mutter in der nunmehr genital phantasierten Urszene mit ihr sichern. Das Thema der Trennung der Geschlechter ist aber unwiderruflich gestellt. Die Erregung der äußeren Genitalien kann lustvoll und befriedigend sein; sie weckt doch immer wieder die Sensationen im weiblichen Körperinneren, das wie das der Mutter nach dem Penis verlangt. Im analen Erleben konnte das Mädchen sich die Urszene noch selbst schaffen, seinen Bauch selber füllen. In der genitalen Urszene sind die Geschlechter getrennt; die genitale Liebe braucht ein getrenntes, andersgeschlechtliches Objekt, um vollständig zu sein.

In dem Prozess, seine weibliche Körperhöhle zu besetzen, muss das Mädchen seine Verleugnung der inneren Weiblichkeit aufgeben. Die Identifizierung mit der genitalen Mutter schließt nun die generative Potenz der inneren Geschlechtsorgane ein und verändert den dem frühen Neid zugrundeliegenden dyadischen Konflikt zu einem triadischen: dem sexuellen Begehren des Vaters mit dem Wunsch nach einem Baby und der Rivalität mit der Mutter, die die Tochter von der Urszene mit dem Vater ausschließt und damit die Generationenschranke errichtet. Die erotische Hinwendung zum Vater und der Wunsch, die Mutter als Frau im Rivalitätskampf zu besiegen und beim Vater zu ersetzen, realisiert und erfüllt als onaniebegleitende körperliche Phantasie die weibliche Körperhöhle und beinhaltet auf der Ebene innerpsychischer Verarbeitung den vielschichtigen ödipalen Konflikt, der mit Gefühlen von Scham und Schuld verbunden ist und tiefe Ängste auslöst. Mit seiner körperlich und psychisch so unklar begrenzten Sexualität und Objektbeziehung – die Hinwendung zum Vater löst ja die Liebe zur Mutter nicht auf – erlebt das kleine Mädchen sich in seinem sexuellen Verlangen als gierig; und gierige Trieberfahrungen sind in ihren oralen Wurzeln mit unerträglicher Abhängigkeit verknüpft, die sich nun auf den Vater verschiebt und dabei infolge der erotischen Besetzung des väterlichen Objekts allerdings eine gewisse Milderung erfährt: Das Mädchen wünscht sich, der Vater möge die Tochter ansehen, ihre Verführung mit Begehren beantworten; und es befürchtet, er könnte sie doch auch zu klein und mangelhaft befinden und sie beschämt – bedürftig und leer – dastehen lassen. Klein und mangelhaft muss dann – so zurückgeblieben – auch die Lust an der Klitoris im Zentrum der Onaniehandlungen erlebt werden, mit der das Mädchen sich sexuell unabhängig fühlen konnte.

In der Tat verfügt die weibliche Sexualität mit der Klitoris über ein besonderes Organ, das unabhängig von Selbsterhaltungs- (z. B. Ausscheidung) und generativer Funktion ausschließlich der Lusterregung dient. Diese Lust an und für sich manifestiert aber einerseits – als Überbleibsel der weitergehenden ödipalen Wünsche – die enttäuschte Sehnsucht nach dem Penis des Vaters und nach abhängiger Liebe; zum anderen ist sie mit Schuldgefühlen belegt, die in der Konfliktgeschichte des Wunsches nach Unabhängigkeit von der Mutter auf den frühen Stufen der Entwicklung angereichert wurden und nun mit den sexuellen Wünschen an den Vater und den Todeswünschen gegenüber der Mutter Angst vor Strafe auslösen, die immer mit der Angst vor dem Verlust des liebenden Objekts verknüpft ist. Die Angst vor Strafe hat zunächst aber den Charakter einer Angst vor Körperverletzung. Dabei verbindet sich die Angst, durch die Mutter der körperlichen Unversehrtheit beraubt zu werden, in den ödipalen Phantasien mit der Angst, vom väterlichen Penis verletzt zu werden. Die aggressiven Sieges- und Beseitigungsanteile in den ödipalen Identifizierungen mit der genitalen Mutter wenden sich – durch Menstruationsbeobachtungen vielleicht genährt – gegen das Selbst des kleinen Mädchens und beziehen sich in erster Linie auf die phantasierte Verletzung der weiblichen Körperhöhle bzw. den Verlust der vollständigen sexuellen Lustfähigkeit, die in der Abwehr dann zu Kastrationsphantasien und Penisneid umgedeutet werden. Indem es sich klein und minderwertig – sozusagen »kastriert« – erlebt (und der Mutter unbewusst beteuert: Ich will ja gar nicht so sein wie du – wenn ich nur ein Junge wäre!), so kann es die phantasierten mütterlichen Rache- und Beraubungswünsche seiner weiblichen Körperhöhle erfüllen und zugleich die autoerotische klitorale Lust retten. Auch deren Besetzung hängt dann wiederum ab von der emotionalen Begleitung, die diese autonome weibliche Lust durch die Mutter und nun davon unterschieden auch durch den Vater erfährt. Wenn die Eltern den eigenen intimen Raum des kleinen Mädchens hinreichend liebevoll respektieren können, kann die Angst des kleinen Mädchens in Bezug auf die Objektlosigkeit der Klitoris relativiert werden, die mit Angst vor unerträglichem Alleinsein verknüpft ist. Dass bei Mädchen spezifische und oft starke Hemmungen von Onaniewünschen entstehen oder diese sogar weitgehend verleugnet werden, kann in diesen Zusammenhängen dem Verständnis zugänglich werden.

Die Fähigkeit, Scham- und Schuldgefühle zu entwickeln, geht mit der inzwischen erreichten relativen körperlichen Unabhängigkeit des Mädchens von den Eltern einher. Das biologische Band der das Überleben des Kindes sichernden und damit äußerlich immer garantierten Eltern-Kind-Beziehung hatte die psychische Funktion, die triebhaften Angriffe des Kindes äußerlich zu begrenzen. Jetzt erlebt sich das kleine Mädchen in Bezug auf sein sexuelles Begehren wirklich als die ausgeschlossene Dritte, und es muss die Begrenzung der sexuellen wie der vernichtenden Angriffe selbst im Innern verankern, um sich vor Scham und Schuld zu schützen. Dazu dienen ihm als Rahmen zwei wichtige psychische Maßnahmen, die wiederum durch die psychosexuelle Abgegrenztheit als Dritte erst möglich werden: Die Unterscheidung zwischen äußerer Realität und innerer Phantasie zum einen und zum anderen die Trennung von sexueller Triebhaftigkeit und Objektliebe. Das kleine Mädchen kann mit diesen zentralen Ichfähigkeiten den triadischen ödiplen Konflikt verarbeiten, indem es unter Anerkennung der Generationenschranke und des realen Ausgeschlossenseins von der genitalen Urszene der Eltern der Hinwendung zum Vater und der Identifizierung mit der Mutter die sexuelle Besetzung entzieht. Von dem – dem sexuellen Triebdruck immanenten – Zwang zur Realisierung befreit und damit vor der Angst vor Scham und Schuld geschützt, verändert und erweitert das Mädchen seine Identifizierungen: Es idealisiert die erwachsenen, desexualisierten äußeren und inneren Fähigkeiten der Mutter als Frau; es idealisiert mit diesen Fähigkeiten auch die Urszene der Mutter mit dem Vater, die – ebenfalls desexualisiert bzw. desaggressiviert – die gemeinsamen normativen Einstellungen der Eltern in Bezug auf alle Lebensbereiche zum Inhalt nimmt; und mit der Verinnerlichung der so idealisierten Mutter und der so idealisierten Urszene kann es innerlich wirklich so werden wie die Mutter und kann es im Inneren wirklich die Urszene mit dem Vater haben.

Eine Besonderheit der beschriebenen sexuellen Verdrängungs- und Sublimierungsprozesse beim kleinen Mädchen muss darin bestehen, dass der Vorgang der Verinnerlichung der desexualisierten primären Objekte und der genitalen Urszene zur Strukturierung des psychischen Inneren in seiner symbolischen Bedeutung die Assoziation der Befriedigung der weiblichen Körperhöhle so nahelegen und auf diese Weise die sexuelle Verdrängung immer wieder lockern. In diesem Zusammenhang könnte auch – und mit diesem Ausblick auf die Latenzphase bin ich am Ende meiner Betrachtung angekommen – die auffällige, zuweilen zwanghaft anmutende Vorliebe von Mädchen, sich von interpersonellen und sozialen Beziehungskonflikten innerlich bewegen zu lassen und sich selbst dabei intensiv zu spüren und zu erleben, ihren verborgenen Sinn haben.[19]

19 *Literatur*: Balint, M. (1966). Chasseguet-Smirgel, J. (1974). Jones, E. (1933). Klein, M. (1932). Olivier, Chr. (1987).

3.2 Die Geburt eines *Geschwisters* – eine Krise in der Kinderentwicklung[20] *(Imke)*

Etwas so normales und erwünschtes wie die Geburt eines Geschwisters als Auslöser einer Krise zu betrachten, mag Unbehagen, wenn nicht gar Widerspruch hervorrufen. Wir sind es gewöhnt, Krisen als etwas Negatives anzusehen, etwas, das man, wenn man es schon nicht hat vermeiden können, möglichst rasch in den Griff zu bekommen versucht, um es zum Verschwinden zu bringen. Entsprechend ist der Begriff der Krise in Bezug auf die kindliche Entwicklung reserviert für ungeplante und traumatische Einbrüche ins gradlinig gedachte Leben: für Trennung und Scheidung, für plötzliches Elend, für schwere Erkrankungen, Unfälle oder Tod in der unmittelbaren familiären Umgebung. Bei einem solchermaßen dramatisierten Krisenbegriff wird leicht übersehen, dass Krisen zum Reifungs- und Entwicklungsprozess des Menschen von der Geburt bis zum Tod gehören und dass sie Raum und Zeit für ihre innere Entfaltung, Verarbeitung und schließliche Lösung brauchen. Auch wenn ihre äußeren Verursachungen vielleicht gar nicht dramatisch erscheinen, können diese Krisen innerlich doch mit schwierigen Konflikten und schmerzlicher Erfahrung verbunden sein; sie können die weitere Entwicklung belasten oder gar blockieren, ihre Verarbeitung aber kann auch entscheidende Reifungsschritte fördern und damit einen Zugewinn an innerem Reichtum bedeuten.

In der Kindheit werden solche »Krisen im Dienste der Entwicklung« – wie wir sie in der Kinderanalyse nennen – zum einen durch biologisch vorgegebene körperliche Reifungsvorgänge ausgelöst. So wird in der analen Entwicklungsphase die körperliche Erprobung der neu erworbenen physischen Fähigkeit, den Schließmuskel zu beherrschen, bekanntermaßen fast regelmäßig von einer mehr oder weniger krisenhaft erlebten sogenannten Trotzphase begleitet. Es sind aber auch die sozial geforderten Loslösungs- und Trennungsschritte von den Eltern, wie z.B. der Eintritt in den Kindergarten, die Einschulung oder eben die Geburt eines Geschwisters, die eine Krise in der Entwicklung eines Kindes auslösen.

Damit ist nun nicht gemeint, dass etwa die Geburt eines Geschwisters per se ein Fall für die Kinderpsychotherapie wäre! Zuallererst braucht ein Kind in dieser Situation die Aufmerksamkeit und die Einfühlung seiner Eltern dafür, dass es sich in einer schwierigen inneren Krise befinden kann – auch wenn es möglicherweise statt der gefürchteten Eifersucht rein äußerlich eine große Fürsorglichkeit für das neugeborene Baby an den Tag legt, die die Eltern aufatmen lasst.

Die sieben Raben

Ich will im Folgenden meine Gedanken anhand des Grimm'schen Märchens »Die sieben Raben« entwickeln:

20 Wolff. A. (1998), in: Jongbloed-Schurig U./Wolff A. (Hrsg.) (1998/2008), S 69–86.

Die sieben Raben

> »Ein Mann hatte sieben Söhne und immer noch kein Töchterchen, so sehr er sich's auch wünschte; endlich gab ihm seine Frau wieder gute Hoffnung zu einem Kinde, und wie's zur Welt kam, war's auch ein Mädchen. Die Freude war groß, aber das Kind war schmächtig und klein und sollte wegen seiner Schwachheit die Nottaufe haben. Der Vater schickte einen der Knaben eilends zur Quelle, Taufwasser zu holen: die anderen sechs liefen mit, und weil jeder der erste beim Schöpfen sein wollte, so fiel ihnen der Krug in den Brunnen. Da standen sie und wussten nicht, was sie tun sollten, und keiner getraute sich heim.«

Soweit zunächst der Anfang des Märchens, der mitten in die Dramatik meines Themas führt. Stellen wir uns vor: die sieben Söhne – das wäre die märchenhafte Vergrößerung des uns interessierenden Kindes, das ein Geschwister bekommen soll. Wenn wir die Zahl 7 als Beschreibung seines Selbstbildes lesen, so würde dieses als das einer vollkommenen, runden, zufriedenen Harmonie illustriert: Sieben Söhne – welche Großartigkeit! Wie strahlend und befriedigt müssen die Eltern darauf blicken! – Das Märchen spart eine genaue Beobachtung der Mutter, ihrer Haltung zum erstgeborenen Siebengestirn und ihrer möglichen eigenen Wünsche aus; so kann im Verborgenen die Phantasie der paradiesischen Harmonie jedenfalls mit ihr aufrechterhalten bleiben. Der Vater ist es, der den Frieden stört und die Dramatik auslöst. Er ist trotz der siebenfachen Vervollkommnung des erstgeborenen Kindes nicht von seinen eigenen sexuellen Wünschen und Ansprüchen an seine Frau abzubringen; und er führt eine qualitativ andere Sehnsucht nach Vollkommenheit ein: die Vervollkommnung durch das andere Geschlecht. Damit ist ein zentraler Angriff auf die Illusion des erstgeborenen Kindes erfolgt, das Ein und Alles zu sein und immer bleiben zu können. Plötzlich scheint etwas an ihm in Frage gestellt, nicht ganz in Ordnung, vor allem aber für es selbst unerreichbar zu sein. Die in der Vervielfachung mit der Zahl 7 angedeutete orale Welt des Kindes, in der Überfluss und Harmonie alles bedeutet, hat einen Sprung gekommen.

Selbstverständlich ist dieser »Sprung«, so schmerzhaft er auch ist, niemals zu vermeiden. Auch wenn das Geschwisterdrama nicht vorkommt; er gehört zur notwendigen Loslösung aus der symbiotischen Beziehung mit der Mutter und folgt zugleich den früher oder später drängenden Entwicklungsimpulsen eines jeden Kindes, selbständig und groß zu werden, seine sexuelle Identität von der des anderen Geschlechts zu unterscheiden und die sexuelle Beziehung der Eltern anzuerkennen. Die Geburt eines Geschwisters mag so gesehen lediglich die schmerzhafte und ängstigende Seite im Prozess der Entwicklung besonders spürbar werden lassen und zeitweilig die Gegentendenzen zu ängstlichem Anklammern, zum Festhaltenwollen am Bestehenden, zur Vermeidung oder Verleugnung realer Veränderung verstärken. Welcher Gestalt die durch die Geburt eines Geschwisters ausgelöste Krise sein wird, hängt ganz wesentlich von der Entwicklungsphase und dem Grad der relativen inneren Sicherheit eines Kindes ab. Für ein einjähriges Kind zum Beispiel wird das Geschlecht des Geschwisters eine ganz untergeordnete Rolle spielen; es wird eher von allumfassender Angst, aus dem Nest gestoßen und ganz verloren zu sein, überschwemmt werden und vielleicht besonders intensiv an seinen gierigen Baby-Wünschen an die Mutter festhalten müssen. Ein anderthalbjähriges oder zweijähriges Kind dagegen, das gerade dabei ist, mit trotziger Lust und Wut seinen eigenen Willen gegen den der Eltern zu erproben und die Frage der zornigen Ablehnung der Eltern immer wieder heraufzubeschwören, wird die Geburt eines Geschwisters vor diesem Hintergrund eher als ängstigende Bestätigung erleben, allzu böse gewesen zu sein und die Liebe der Eltern an das viel liebere Baby verloren zu haben; und wenn das Baby das andere Geschlecht hat, so mag sich das Böse-Sein in der Vorstellung dieses Kindes auch noch an seinem eigenen Geschlecht festmachen, und die in dieser Entwicklungsphase angebahnte Wahrnehmung des Geschlechtsunterschieds kann leicht unter das Bewertungsraster von lieb und böse geraten.

Das Kind, von dem in meiner Lesart für dieses Thema das Märchen von den sieben Raten erzählt, ist eine Entwicklungsstufe weiter. Es ist ein »ödipales« Kind, es ist stolz auf sein Geschlecht, dessen es sich inzwischen sicher ist; es ist eifersüchtig auf die besondere, sexuelle Beziehung, die die Eltern miteinander haben, und seine Neugier kreist um die Entstehung von Babys. Natürlich sind die Themen der bereits durchlaufenen Entwicklungsphasen mit ihren Wünschen und Ängsten nicht einfach ad acta gelegt; aber sie haben nun eine andere Konnotation. Die Vervielfachung mit 7 enthält noch die orale Vorstellung von Fülle und Vollkommenheit, betont aber als Attribut des Geschlechts nunmehr dessen narzisstische Besetzung: sieben Söhne – welch unbezweifelbar großartige Männlichkeit! Auch das Kind der analen Phase, das mit dem eigenen und dem Willen der Eltern im Clinch liegt und dem dabei immer wieder etwas danebengeht, ist noch präsent: trotz großer Bemühung geht alles daneben – die Knaben scheitern am Befehl des Vaters; aber der inhaltliche Zusammenhang mit dem Ausgeschlossensein von der Sexualität der Eltern wird diesem Scheitern seine besondere Bedeutung als Ausgangspunkt einer Krise geben, die einer Dynamik von Schuldangst und Bestrafung folgt.

Obwohl das Märchen sicherlich auch ganz anders interpretiert werden könnte, möchte ich im folgenden *Die sieben Raben* rekonstruieren und dabei annehmen, es handle sich um die dramatische Darstellung der inneren Welt eines Jungen in der ödipalen Phase, der eine kleine Schwester bekommen soll. Dieser Junge beschäftigt sich intensiv mit seinem Vater, der dasselbe Geschlecht hat und dessen Größe und Fähigkeiten ihm unübertroffen erscheinen. So möchte er auch sein! Dann wäre er zwar nicht mehr Mamas geliebtes Kind; aber bestimmt würde sie zustimmen, dass er sie heiratet, wenn er groß ist. Dass er den Vater, der ja dazwischenstünde, in dieser Wunschphantasie beseitigt, erschrickt den Jungen sehr und lässt ihn innerlich den Vater mit dessen drängenden Wünschen und Ansprüchen an die Mutter mit aller Macht auf den Plan rufen. So fängt das Märchen an: »Ein Mann hatte sieben Söhne und immer noch kein Töchterchen, sosehr er sich's auch wünschte; endlich gab ihm seine Frau wieder gute Hoffnung zu einem Kinde ...« Der Vater, den der Junge bewundert und liebt und dessen Strafe er fürchten müsste, wenn er seinen Platz bei der Mutter erobern wollte, wird in der Phantasie des Jungen also in seine Rechte wiedereingesetzt und mit grenzenlosen sexuellen Wünschen ausgestattet. Wie viel Sexualität die Eltern wohl miteinander haben? Und was macht der Vater mit seinem Penis im Bauch der Mutter, damit dort ein Junge oder ein Mädchen wächst? Diese Fragen erregen den Jungen, beleben und steigern seine sexuellen Empfindungen und lassen die Vorstellung vom riesigen Penis des Vaters als gefährlich für den Bauch der Mutter erscheinen. Die jedenfalls wirkt zögerlich und will vielleicht gar nicht so wie der Vater; jedenfalls heißt es zurückhaltend: »endlich gab ihm seine Frau wieder gute Hoffnung ...«

Die lebensbedrohliche Schwachheit des neugeborenen Mädchens unterstreicht diese Phantasien des Jungen über die Gefährdung des weiblichen Geschlechts, bringt aber auch zugleich die Ambivalenz der kleinen Schwester gegenüber ins Spiel: Vielleicht stirbt sie ja, und alles wäre wieder gut; denn die Mutter – wenn sie so ein schwaches Mädchen zur Welt bringt – will es doch eigentlich auch nicht, weil sie im Grunde mit ihrem Siebengestirn vollkommen glücklich ist. Der Vater aber will von dieser Ambivalenz nichts wissen und bestärkt die andere Seite, die es auch gibt: Freude über das kleine Mädchen, dem gegenüber unser Junge sich groß und stark erlebt, so dass er den Auftrag des Vaters, zur Rettung des Kindes Taufwasser aus der Quelle zu schöpfen, stolz entgegennimmt: Er darf eine väterliche Aufgabe übernehmen und tut dies überschwänglich. Jeder der Knaben – so drückt der Märchentext den Übereifer aus – wollte beim Schöpfen der erste sein. Und wie das so geht beim Übereifer: Die unterdrückte verbotene Gegentendenz setzt sich durch, der Krug fällt in den Brunnen, die Rettungsaktion misslingt. »Da standen sie und wussten nicht, was sie tun sollten, und keiner traute sich heim.« Angst kommt auf und das Bewusstsein von Schuld und Scham. Der Junge hatte doch seine Ambivalenz überwinden, die Sexualität der Eltern akzeptieren und die Schwester mit ihrem anderen Geschlecht am Leben erhalten wollen. Er hatte die Wünsche unterdrückt, sich mit der Mutter in dem als gemeinsam phantasierten heimlichen Verschwindenlassen der Vatertochter zu verbünden, und sich mit dem Vater zu identifizieren versucht, der weiß, was die lebensspendende Aufgabe eines Mannes beim schwachen Geschlecht ist. So konfliktfrei ist aber der Weg der Identifizierung als Konfliktlösung nicht: Die Identifizierung belebt nämlich im gleichen Zug den verbotenen Wunsch wieder, es dem Vater nicht nur gleichzutun, sondern ihn zu ersetzen und damit zu beseitigen; und wir können uns vorstellen, dass in der inneren Welt des Jungen die Szene um Krug, Taufwasser und das Eintauchen des Krugs in die Quelle zur Erfüllung des väterlichen Kinderwunsches symbolisch mit der sexuellen Szene der Eltern gleichgesetzt wird, von der der Junge sich doch so unerträglich ausgeschlossen erlebt und in die er nun einzudringen verführt ist, an Vaters Stelle, groß und mächtig. Da fällt der Krug ihm aus der Hand; die Krise ist da.

Folgen wir weiter der Märchenerzählung:

> »Als sie immer nicht zurückkamen, ward der Vater ungeduldig und sprach: ›Gewiss haben sie's wieder über ein Spiel vergessen, die gottlosen Jungen.‹ Es ward ihm angst, das Mädchen müsste ungetauft verscheiden, und im Ärger rief er: ›Ich wollte, dass die Jungen alle zu Raben würden.‹ Kaum war das Wort ausgeredet, so hörte er ein Geschwirr über seinem Haupt in der Luft, blickte in die Höhe und sah sieben kohlschwarze Raben auf- und davonfliegen.

> Die Eltern konnten die Verwünschung nicht mehr zurücknehmen, und so traurig sie über den Verlust ihrer sieben Söhne waren, trösteten sie sich doch einigermaßen durch ihr liebes Töchterlein, das bald zu Kräften kam und mit jedem Tag schöner ward.«

Zwar hatte der Junge mit seiner Fehlhandlung die gefährliche Szene vermieden; aber nun steht er beschämt da: ein kleiner und unfähiger Junge, der in der Rivalität mit dem Vater versagt hat, der der Mutter nicht gefallen wird und die Strafe des Vaters für den Angriff auf dessen Kinderwunsch fürchten muss. Als kleines, unfähiges Kind wiederum, als das er sich früher immer sicher geliebt fühlen konnte, kann er sich nun, da die kleine Schwester diesen Platz eingenommen hat, weder beim Vater noch bei der Mutter eine Chance ausrechnen. Und so spitzt sich das Drama zu: Der Vater verwünscht den Jungen, verbannt ihn aus der Welt der Eltern; und der Junge zieht sich trotzig ans andere Ende der Welt zurück. Ein wenig versucht er, sich mit Rachegelüsten zu trösten, wie die Eltern ohnmächtig versuchen werden, ihn wieder zu erreichen, und mit diesen Phantasien versucht er, auch für sich die Verbindung zu ihnen aufrechtzuerhalten; aber zunächst sind seine Eifersucht und Gekränktheit darüber, dass die Eltern sich mit der Schwester genug sind, so groß, dass er nichts mehr von ihnen wissen will. Er zieht sich zurück in den »Glasberg«, wie das Märchen den Ort der inneren Verbannung nennt, unerreichbar abgekapselt. Vor Wünschen, Aggressionen, Ängsten, Verletzung und Racheimpulsen, vor Konflikten und Gefühlen überhaupt kann er sich so erst einmal schützen.

Aber die Schwester lässt ihm keine Ruhe. Sie könnte ja gar nichts von ihm wissen wollen, sie, die er gekränkt den Eltern überlassen hat und die dort seinen Platz einzunehmen droht, sie, das Mädchen, während er, der Junge, mit seinem männlichen Geschlecht vorgeblich nichts mehr begehrt und nicht mehr begehrt ist. Die Schwester gerät nun in der inneren Welt des Jungen an die Stelle all des Guten, das er selber als schmerzlich verloren nicht spüren darf.

Verbannung und Rückzug waren ein Akt von trotzig-analer Impulsivität, der nicht so leicht rückgängig zu machen ist; die Todeswünsche gegenüber Schwester und Vater hatten sich allzu machtvoll vorgedrängt und mussten entsprechend hart geahndet werden. In der Gestalt der Raben scheint das Unheilvolle durchaus noch präsent; aber in der Verbannung unter Ihresgleichen und unter der Abwesenheit von menschlicher Liebe ist das Unheil erst einmal gebannt. Die phantasierte Verwandlung des sich schuldig fühlenden und beschämt bloßgestellten Jungen in Rabengestalt dient also der Verleugnung der Realität einer anderen Seite, die jenseits des Glasbergs bei den Eltern ihren Ort hat und zu der der Junge in seiner Phantasie über die Schwester den Kontakt wieder aufnehmen kann. Die psychischen Abwehrmechanismen von Verschiebung und Projektion ermöglichen ihm die vorsichtige innere Beschäftigung mit dem in der Verbannung Abgespaltenen. Nicht der Junge selbst, nein, die Schwester ist es, in der Gefühle lebendig sind, die Schuldangst spürt und die Versöhnung und Erlösung sucht.

Das Märchen erzählt das so:

> Das Töchterchen war »bald zu Kräften« gekommen und ward »mit jedem Tag schöner«. »Es wusste lange Zeit nicht einmal, dass es Geschwister gehabt hatte; denn die Eltern hüteten sich, ihrer zu erwähnen, bis es eines Tages von ungefähr die Leute von sich sprechen hörte, das Mädchen wäre wohl schön, aber doch eigentlich schuld an dem Unglück seiner sieben Brüder. Da ward es ganz betrübt, ging zu Vater und Mutter und fragte, ob es denn Brüder gehabt hätte, und wo sie hingeraten wären. Nun durften die Eltern das Geheimnis nicht länger verschweigen, sagten jedoch, es sei so des Himmels Verhängnis und seine Geburt nur der unschuldige Anlass gewesen. Allein das Mädchen machte sich täglich ein Gewissen daraus und glaubte, es müsste seine Geschwister wieder erlösen. Es hatte nicht Ruhe und Rast, bis es sich heimlich aufmachte und in die weite Welt ging, seine Brüder irgendwo aufzuspüren und zu befreien, es möchte kosten, was es wollte. Es nahm nichts mit sich als ein Ringlein von seinen Eltern zum Andenken, einen Laib Brot für den Hunger, ein Krüglein Wasser für den Durst und ein Stühlchen für die Müdigkeit.«

Lesen wir den Text als Darstellung der Verarbeitung auf dem Wege von Phantasien, die den Jungen – äußerlich geschützt durch die desexualisierte und entmenschlichte Rabengestalt – die Verbindung zu seinen Eltern innerlich wieder aufnehmen lassen, so können wir den Weg der Verschiebung auf die Schwester nachvollziehen, deren erwachende Sexualität – Kräfte und Schönheit – wie ehedem die des Jungen mit der Frage nach Geschwistern und damit nach der Sexualität der Eltern verknüpft wird, so sehr die Eltern ein Geheimnis daraus machen. Die Schwester aber, ganz anders als der schlimme Junge vormals, erscheint geläutert von Aggression und Rivalität bei der drängenden Suche nach dem anderen Geschlecht. Die Attacke auf die verschworene Gemeinschaft der Eltern findet nun im Dienste des Guten, der Lebensrettung des Geschwisters, statt. Zunächst wird die Schuld für die versuchte Beseitigung auf die Eltern, dann aber in einem weiteren Schritt als »des Himmels Verhängnis« ins Jenseits projiziert. Damit wird eine Anerkennung des naturgesetzten Generationen- und Geschlechtsunterschieds möglich und eine Aussöhnung mit den Eltern angebahnt: Die Geburt des Geschwisters und die Exklusivität der elterlichen Sexualität müssen nicht mehr als böser Angriff erlebt werden. So kann das Kind sich anders von den Eltern trennen – nicht ganz ohne vorwurfsvolle böse Gefühle; aber doch unter Aufrechterhaltung der guten Verbindung auf einer schützenden symbolischen Ebene. Das Gute der Eltern nimmt es mit auf den Weg zur eigenen Generation der Geschwister, denen es auf diese Weise Liebe entgegenbringen kann: ein Ringlein von den Eltern zum Andenken, einen Laib Brot für den Hunger, ein Krüglein Wasser für den Durst und ein Stühlchen für die Müdigkeit.

Die Abenteuer der Schwester auf der Suche nach den sieben Raben wiederholen die Geschichte der Verbannung des Rabenjungen in die Emigration, die zunächst eine unmenschlich harte, trennende Grenze zwischen den Jungen und seine Eltern gesetzt hat. Verschoben aber auf seine Schwester kann der Rabenjunge nun in seiner inneren Welt seine damalige vernichtend böse Reaktion auf die Geburt der kleinen Schwester noch einmal im Guten durchspielen; Im Reich der Phantasie kann die Krise bearbeitet werden. Dieses geht keineswegs geradlinig und ohne Gefahr und Probleme vor sich, wie das Märchen erzählt. Auf der Suche nach den Brüdern lässt es das Mädchen weit,

»weit bis an der Welt Ende (gehen). Da kam es zur Sonne, aber die war zu heiß und fürchterlich und fraß die kleinen Kinder. Eilig lief es weg und lief hin zu dem Mond, aber der war gar zu kalt und auch grausig und bös, und als er das Kind bemerkte, sprach er: ›Ich rieche, rieche Menschenfleisch.‹ Da machte es sich geschwind fort und kam zu den Sternen, die waren ihm freundlich und gut, und jeder saß auf seinem besonderen Stühlchen. Der Morgenstern aber stand auf, gab ihm ein Hinkelbeinchen und sprach: ›Wenn du das Beinchen nicht hast, kannst du den Glasberg nicht aufschließen, und in dem Glasberg, da sind deine Brüder.‹«

Noch einmal wird die Ambivalenz der Trennung durchgespielt: Noch am entferntesten Punkt, am Ende der Welt, sind Mutter und Vater präsent; am radikalsten Punkt der Trennung von ihnen drängen sich Hilfsbedürfnis und Abhängigkeitswünsche auf. Aber die Eltern sind für das zu Kräften gekommene und sexuelle Kind nicht mehr die, an die es sich früher hingeben konnte; das muss noch einmal dramatisch durchlebt werden. Die heißen Gefühle, die nun mit der Beziehung zur Mutter verknüpft und in der Sonne symbolisiert sind, erscheinen gefährlich und führen in der Phantasie in die regressive Verschmelzung mit ihr, in der die sexuelle Spannung aufgelöst wäre und das Kind sich wieder als Baby erleben würde; damit aber würde die erreichte sexuelle Identität des Kindes »aufgefressen«. Vielleicht würde es von sich aus der Versuchung erliegen, wenn es nicht auf der Suche nach Hilfe den Mond als symbolische Gestalt des Vaters erfände, der das »Menschenfleisch«, das Lust macht, erkennt und Leib und Leben des Kindes bedroht, das zu nahe kommt.

Die phantasierte Szene erlaubt, die bedrohliche Ambivalenz von den wirklichen Eltern abzuziehen, und ermöglicht dem Kind auf der Ebene der symbolischen Darstellung eine Übersteigerung der Gefahr von Verführung, Zurückweisung und Strafdrohung, die sich als hilfreich erweist und die Lösung der Krise und die Entwicklung voranbringt: Das Kind rettet sich zu den Sternen und wendet sich der eigenen Kindergeneration zu. Da hat jedes sein »Stühlchen« als die symbolische Verbindung mit den guten, sorgenden Eltern, ist klein und kommt den großen sexuellen Eltern nicht ins Gehege. Die Gefahr ist gebannt, der Generationenunterschied und das Inzesttabu sind im Bild vom Himmel, in dem Sonne, Mond und Sterne ihre festen Größenverhältnisse und Plätze haben, innerlich anerkannt und gesichert. Der Befreiung des Rabenjungen aus dem »Glasberg« steht scheinbar nichts Wesentliches mehr im Weg, denn die Kinder haben einen Schlüssel. Doch der ist nicht ganz geheuer: Das Mädchen soll mit dem »Hinkelbeinchen« seine sexuelle Identität und den Unterschied zwischen den Geschlechtern verleugnen und so tun, als wären alle Kinder gleich. Wir erinnern uns an die die Krise auslösende Szene, als der Junge sich beim Wasserschöpfen mit dem Krug in der Phantasie mit dem Vater gleichstellen und den Unterschied beseitigt haben wollte und damit die Verbannung in den »Glasberg« auslöste. Verschoben auf die Schwester und auf dem Weg der Befreiung zurück in die Familie wiederholt sich die Dynamik vom Beginn noch einmal.

»Das Mädchen nahm das Beinchen, wickelte es wohl in ein Tüchlein und ging weiter fort, so lange, bis es an den Glasberg kam. Das Tor war verschlossen, und es wollte das Beinchen hervorholen, aber wie es das Tüchlein aufmachte, so war es leer, und es hatte das Geschenk der guten Sterne verloren. Was sollte es nun anfangen? Seine Brüder wollte es erretten und hatte keinen Schlüssel zum Glasberg. Das gute Schwesterchen nahm ein Messer, schnitt sich ein kleines Fingerchen ab, steckte es in das Tor und schloss glücklich auf.«

Auf dem inneren Weg, die Beziehung zum neuen Geschwister aufzunehmen und es lieb zu haben, passiert wieder ein Missgeschick, das in der symbolischen Gestaltung von »Hinkelbeinchen im Tüchlein« deutlich an das Bild von Krug und Brunnen erinnert. Wie der Junge zu Anfang der Geschichte den Krug in den Brunnen fallen ließ, weil die sexuellen Wünsche und ödipalen Phantasien ihn so bedrohlich stark übermannt hatten, so verliert jetzt die Schwester das Hinkelbeinchen, mit dem sie sich doch so mühsam ausgestattet hatte, um die Geschwister zu retten. Wieder ist der bewusste Wille vom unbewussten Unwillen außer Kraft gesetzt und die Ambivalenz deutlich geworden, die mit der Eifersucht einhergegangen war. Das Hinkelbeinchen im Tüchlein, mit dem – in einer Szene ähnlichen symbolischen Gehalts – der Glasberg aufgeschlossen werden könnte, hat als Bild der Urszene und zugleich als Bild vom Baby im Bauch der Mutter das erregende Interesse am genitalen Privileg der Eltern ein weiteres Mal wiederbelebt, und die gerade überstanden gewähnten Gefahren infolge der eigenen sexuellen Wünsche drohten wiederzukehren. Der kindliche Rettungsvorschlag, sich in der Phantasie dem anderen Geschlecht gleichzumachen und das eigene zu verleugnen, weil es die Unterschiede von Generation und Geschlecht sind, die die unerträglichen Konflikte und Gefahren bewirkt haben, ist so doch wieder in den Zusammenhang geraten, in dem es um die eifersüchtige Eroberung von Verbotenem und die Beseitigung des Störenden ging. Die Identifikation mit dem neuen Geschwister, die dem Hass und den Beseitigungswünschen entgegenwirken kann, gelingt auch hier nicht, bevor nicht die realen Unterschiede anerkannt sind. Ohne diese Anerkennung erhält ja die bloße Verleugnung wieder die Bedeutung, in einem Gewaltakt das eigene Geschlecht preiszugeben und sich im gleichen Zug neidisch das andere anzueignen. Ein Hinkelbeinchen ist das Ergebnis von Schlachtung. Es zu verlieren, kann – ähnlich wie seinerzeit das Fallenlassen des väterlichen Krugs – doch die Schuld nicht aus der Welt schaffen; und die Scham, versagt zu haben und das neue Geschwister auch unter dem Versuch der gewaltsamen Aneignung des anderen Geschlechts nicht selber zur Welt bringen zu können, verlangt nach verändernden Handlungsmöglichkeiten und nach Wiedergutmachung.

Im Prozess der Verarbeitung der ursprünglichen Krise nach der dramatisch erlebten Geburt der Schwester hat der Junge eine wichtige innere Entwicklung durchgemacht. Hieß es am Anfang: »Da standen sie und wussten nicht, was sie tun sollten«, so heißt es jetzt: »[…] schnitt sich ein kleines Fingerchen ab [...] und schloss glücklich auf.« Ursprünglich und zunächst hatte es für den Jungen nur eine Reaktionsmöglichkeit und Selbstwahrnehmung gegeben: sich radikal mit seiner ganzen Person in die Unkenntlichkeit zurückzuziehen und sich ganz und gar böse – und böse behandelt zu erleben. Jetzt ist es nicht mehr die ganze Person und ist es nicht mehr die totale Zuspitzung der Gefühle, die die Beziehung zu Mutter und Vater nur als Alles oder Nichts gelten lassen kann und daran scheitern muss. Das Problem, an dem die Liebe hängt, ist nunmehr auf die Frage der eigenen Sexualität eingegrenzt, die bedeutet, das andere Geschlecht, das im Geschwister repräsentiert ist, anzuerkennen und es nicht mit neidischer Gier anzugreifen. In seinem vom Glasberg aus auf die Schwester projizierten Lösungsversuch lässt der Junge sozusagen diese ein kleines Fingerchen abschneiden. In der Verharmlosung der Darstellung vermag man noch die Wut und den Schmerz zu ermessen, der mit der Anerkennung verbunden ist, nicht Ein und Alles, sondern ein Junge oder ein Mädchen zu sein. Der dargestellte Akt der Kastration mit der Wendung der Wut gegen das eigene Selbst und der Selbstbestrafung für die grenzüberschreitenden sexuellen Impulse stellt also gleichzeitig den Weg der Befreiung und Entwicklung dar: Das Fingerchen als Bild für sexuelle Aktivität kann – als abgeschnittenes – nichts Verbotenes mehr tun. In einem weiteren Schritt des Verzichts nach der Anerkennung des Inzesttabus in der Szene mit Sonne, Mond und Sternen hat das Kind nun auch den Verzicht auf narzisstische Omnipotenz und zugleich auf Triebdurchbrüche geleistet und hat damit den Schlüssel zur Lösung der Krise in der Hand. Wenn er der kleinen Schwester nichts wirklich tut, wenn sie wie er ein Kind der Eltern und deren Liebe sein kann, die er aus kindlicher Liebe und zu seinem eigenen Schutz nicht wirklich angreifen darf, dann muss er nicht länger als unheimliches, liebloses und unbändiges Wesen in der Verbannung eingesperrt bleiben, sondern kann die kleine Schwester annehmen.

Allzu schnell aber geht die Wiederannäherung auch im Märchen nicht. Das gute Ende braucht offenbar Zeit, ohne dass noch etwas Dramatisches passiert.

> »Als (das gute Schwesterchen in das Tor) eingegangen war, kam ihm ein Zwerglein entgegen, das sprach: ›Mein Kind, was suchst du?‹ – ›Ich suche meine Brüder, die sieben Raben‹, antwortete es. Der Zwerg sprach: ›Die Herren Raben sind nicht zu Haus, aber willst du hier so lang warten, bis sie kommen, so tritt ein.‹ Darauf trug das Zwerglein die Speise der Raben herein auf sieben Tellerchen und in sieben Becherchen, und von jedem Tellerchen aß das Schwesterchen ein Bröckchen, und aus jedem Becherchen trank es ein Schlückchen; in das letzte Becherchen aber ließ es das Ringlein fallen, das es mitgenommen hatte. Auf einmal hörte es in der Luft ein Geschwirr und ein Geweh; da sprach das Zwerglein: ›Jetzt kommen die Herren Raben hereingeflogen.‹ Da kamen sie, wollten essen und trinken und suchten ihre Tellerchen und Becherchen. Da sprach einer nach dem anderen: ›Wer hat von meinem Tellerchen gegessen? Wer hat aus meinem Becherchen getrunken? Das ist eines Menschen Mund gewesen.‹ Und wie der siebente an den Grund des Bechers kam, rollte ihm das Ringlein entgegen. Da sah er es an und erkannte, dass es ein Ring von Vater und Mutter war, und sprach: ›Gott gebe, unser Schwesterlein wäre da, so wären wir erlöst.‹ Wie das Mädchen, das hinter der Türe stand und lauschte, den Wunsch hörte, so trat es hervor, und da bekamen alle die Raben ihre menschliche Gestalt wieder. Und sie herzten und küssten einander und zogen fröhlich heim.«

Die Lösung der Krise mutet im Bild der Befreiung der Raben aus dem Glasberg wie eine psychische Geburt an, und die Phase des Abgeschlossenseins in der Verbannung davor wie eine notwendige Bedingung für die psychische Reifung. Im Glasberg – sozusagen dem psychischen Äquivalent des Mutterleibs aus Fleisch und Blut – konnte der Junge Abstand gewinnen von den begehrlichen Gefühlen, die mit der Geburt der Schwester ausgelöst worden waren und die so heftig waren, dass er auf ihn selbst erschreckende und beschämende Weise die Kontrolle über seine Triebimpulse zu verlieren drohte und die Strafe und den vollständigen Liebesverlust von Mutter und Vater nunmehr selbst verschuldet zu haben meinte. Der Glasberg erschließt dem Jungen das von der Wirklichkeit und vom wirklichen Handeln und Erleben getrennte Reich der Phantasie als innere Welt, in der symbolisches Spiel und Probehandeln möglich ist. Im Selbsterleben als Rabe konnte der Junge das Recht auf seine bösen Gefühle behaupten und sein Bedürfnis, sich unabhängig von den geliebten Eltern zu machen, die ihn nach seiner Überzeugung mit der Geburt der Schwester so tief enttäuscht und verraten hatten, auf manische Weise ausleben. Auf die Schwester verschoben, konnte er dann in einer Probeidentifizierung mit ihr allmählich auch die andere Seite der Liebessehnsucht und des Wunsches nach Versöhnung, dass alles wieder gut sein soll, zulassen. So deutet sich in der Erlösungsszene am Schluss des Märchens auch in der Darstellung der Raben selbst eine auf Befreiung drängende Veränderung an: Nicht nur sind sie »Herren« geworden; sondern sie kündigen sich mit »Geschwirr« und »Geweh« an. In der Verwünschungsszene zu Anfang waren sie nur mit »Geschwirr« gekennzeichnet gewesen. Jetzt am Ende ist dazu auch »Geweh« zu hören, traurige und sehnsüchtige Gefühle können zugelassen und gezeigt werden. Damit sind die Öffnung des Glasbergs und das Aufgebenkönnen der Rabengestalt von innen, von der Seite des Selbst des Jungen her, vorbereitet. Der Junge, der trotz allem die Liebe der Eltern braucht, benötigt keine großen Aktionen von außen mehr, um seine weichen Seiten, die er vom verschlossenen Glasberg aus nur in der Projektion auf die Schwester erkennen konnte, wiederzubeleben. Hoffnungsvoll erahnt er bereits bei dem geringsten Hinweis: »das ist eines Menschen Mund gewesen«, um beim Wiedererkennen des Ringes von Vater und Mutter die sehnsüchtige Beschwörung auszustoßen: »Gott gebe, unser Schwesterlein wäre da, so wären wir erlöst.« Wie zu Anfang der impulsive Fluch: »Ich wollte, dass die Jungen alle zu Raben würden«, den Triebdurchbruch der Wut anzeigte, in dem nichts Gutes bleiben kann, so signalisiert in der Lösungsszene das Stoßgebet: »Gott gebe«, den dringenden Wunsch, das Gute und die Liebe mögen stärker sein. Und wie zur Bekräftigung sind in der Form des Bittgebets die eigenen Grenzen und das Angewiesensein auf eine gute elterliche Instanz anerkannt.

Die Kontaktaufnahme mit der Schwester bedeutet nun die wiedergutgemachte, entsexualisierte Beziehung zu Mutter und Vater, und sie lässt den Jungen an der Stelle anknüpfen, an der anfangs die Beseitigungsphantasie die Krise ausgelöst hatte. Zur Lösung gehört, dass auf die Schwester nicht nur die ursprünglich den Eltern geltende Wut, sondern auch die bei aller Ambivalenz doch überwiegende Liebe übertragen werden kann. Schließlich deutet sich in dem überschwänglichen Herzen und Küssen zwischen Bruder und Schwester, mit dem uns das Märchen zunächst einmal aufatmen lässt, bereits an, dass die andere Seite niemals ein für allemal »erlöst« sein wird und in der entstehenden Geschwisterbeziehung alle Ambivalenzen und Triebkonflikte aus der Geschichte der Beziehung zu den Eltern immer wieder und verschärft in Entwicklungsphasen, in denen es um Trennung geht, verhandelt werden; denn in der inneren Welt enthält die psychische

Repräsentanz des jüngeren Geschwisters nun die begehrte, in der Krise hart bekämpfte und mit Mühe anerkannte exklusive Beziehung der Eltern, die – verschoben auf das Geschwister – immer wieder Wünsche nach sexueller Verführung und verbotener Grenzüberschreitung, Rivalitätsängste und ihre ambivalenten Gegenspieler, die Machtkämpfe, werden aufkommen lassen. In der Geschwisterbeziehung können diese allerdings offener und zugleich gefahrloser verhandelt werden; denn auch die heftigsten, späteren Konflikte mit einem Geschwister bleiben infolge der überstandenen Krise durch den gemeinsamen Ursprung in der Liebe der Eltern gebunden und durch den etablierten Schutz der elterlichen Instanz eingegrenzt.

Meine psychoanalytische Deutung der *Sieben Raben* als verdichtete Darstellung der durch die Geburt eines Geschwisters ausgelösten Krise soll eine Vorstellung von den dramatischen Vorgängen in der inneren Welt eines Erstgeborenen eröffnen. Die Vertiefung in die idealtypisch ausgearbeitete psychische Situation eines Jungen in der ödipalen Entwicklungsphase, der eine kleine Schwester bekommt, erlaubt natürlich nicht ohne weiteres die einfache Übertragung auf ein Mädchen, auf ein jüngeres, auf ein viel älteres Kind, auf eines, das ein gleichgeschlechtliches Geschwister bekommt oder auch auf eines, das vielleicht schon ein oder mehrere ältere Geschwister hat. Sie mag aber – ähnlich wie eine Fallgeschichte – einen prinzipiellen Zugang zu Einfühlung und Verstehen geebnet haben, der die Einstellung auf andere Situationen mit ihren jeweiligen wichtigen Besonderheiten erleichtert.

Normalerweise ist die Krise einem Kind nicht unmittelbar anzusehen, und selbst für Eltern, die möglicherweise ängstlich auf Anzeichen warten, ist sie – schon gar in ihren tiefen Verästelungen und Bedeutungen – nicht einfach nachzuvollziehen. Vielleicht zeigt das Kind überhaupt keine Eifersucht, sondern verhält sich, als wäre nichts geschehen oder als übernehme es voll und ganz die Fürsorglichkeit der Eltern. Vielleicht übertreibt es dabei ein wenig, oder es hat nachts Angstträume und gibt dadurch mehr oder weniger deutliche Zeichen. Vielleicht entwickelt es sich kaum merklich zu einem zurückhaltenden, eher ängstlichen Kind, das sich tapfer vernünftig zeigt und über kurz oder lang in brisanten Situationen gerne das jüngere Geschwister als Schutzschild vorschieben wird; vielleicht entwickelt es auch gerade gegenteilige Züge.

In jedem Fall ist ein Kind – und in gewisser Weise erleben das ihrerseits auch die Eltern so – durch die Geburt eines Geschwisters damit konfrontiert, dass die Welt nie mehr so sein wird, wie sie vorher war. Die reale Tatsache der Trennung, die dadurch unvermeidlich dokumentiert ist, erzwingt – wie in der Deutung des Märchens zu zeigen war – den konfliktreichen Abschied von der Illusion einer heilen Welt des Ein und Alles. Der damit akut verschärfte psychische Trennungsprozess, in dessen Verlauf das Kind an Möglichkeiten, Fähigkeiten und Reife zunimmt, ist notwendigerweise ein innerer Vorgang, der als solcher – wenn auch zunächst aus der Not geboren – doch vor der Gefahr allzu großer Nähe und Zudringlichkeit schützt, Verborgenheit sucht und Respekt verlangt. Dies wiederum stellt hohe Erwartungen an Eltern und auch an die anderen, mit dem Kind befassten Erwachsenen; denn »Respekt« in diesem Sinne heißt ja nicht einfach, das Kind sich selbst zu überlassen. Gerade wenn es mit seiner Enttäuschung und seinem Hass auf die eigennützig erlebten Eltern und zugleich mit Trennungsschmerz und Angst vor dem Verlust der Liebe zu kämpfen hat und in seiner inneren Welt einen Weg der Verarbeitung durch Entwürfe von mörderischen Szenarien sucht, braucht es in der äußeren Welt das davon gut getrennte, reale, alltägliche Erleben von elterlicher Zuwendung und Verständnis, die auch durch schlimme Konflikte und Gefühle von Fremdheit und sogar Ablehnung nie ganz und gar verloren gehen mögen.

Für das noch in der Entwicklung begriffene Kind ist es wichtig, dass es in seinem Erleben immer wieder zwischen innerer und äußerer Welt hin- und herpendeln kann, um nach und nach Sicherheit zu gewinnen, dass Phantasie und Realität getrennt sind und seine eifersüchtigen Todeswünsche, mögen sie noch so intensiv sein, das Geschwister nicht wirklich umbringen. Bei diesem Hin- und Herpendeln muss das Kind mehr oder minder entstellt und bedrängend etwas von den inneren Vorgängen äußern oder inszenieren können. Es wird den Eltern möglicherweise Angstträume von wilden gefräßigen Tieren berichten und Beschwichtigung suchen, oder es kann mit aller Energie verlangen, Nacht für Nacht bei den Eltern zu schlafen und dabei zugleich wünschen und fürchten, die Eltern mögen sich alles von ihm gefallen lassen. Meistens gelingt es, dass Eltern sich zwar verunsichert und bedrängt fühlen von solchen Reaktionen des Kindes, dass sie aber dennoch über mancherlei widersprüchliche Versuche, zu einer verträglichen Lösung beizutragen, einen Weg finden, die akute Krise mit ihrem Kind durchzustehen. Dabei hilft es ihnen, wenn sie sich den Kontakt zu der inneren Welt des Kindes, das sie selber einmal waren, bewahrt haben.

Manchmal aber werden Eltern Zweifel kommen, ob Reaktionen und Symptome des Kindes noch im Bereich des Normalen anzusiedeln sind und ob das Vertrauen darauf, dass die Zeit Heilung bringen wird, noch angemessen ist oder ob doch Hilfe gesucht werden muss. Und manchmal werden diese Zweifel berechtigt sein. Ob allerdings eine störende oder beunruhigende Veränderung im Verhalten oder ein Symptom des Kindes etwa im Dienste der Bewältigung der Krise steht oder ob es ein Signal dafür ist, dass die Bewältigung gerade nicht gelingt, ist von außen nicht leicht zu entscheiden. Ein auffälliges Symptom wie z. B. das nächtliche Einnässen eines Fünfjährigen, der schon ganz verlässlich trocken gewesen war, kann die Eltern in hohem Maße beunruhigen, zeitweise ihre ganze elterliche Aufmerksamkeit beanspruchen und doch nach einer Zeit, vielleicht mit der Einschulung, plötzlich verschwunden sein. Das lästige, anhaltende Babyverhalten eines Zweijährigen mag dagegen als verständliche und zu ertragende Reaktion auf das neugeborene Baby angesehen werden, die den unerträglichen Neid beschwichtigen hilft und sich irgendwann von selber geben wird, und es kann tatsächlich Ausdruck für eine ernsthafte Entwicklungsblockierung sein. Manchmal auch scheint die Krise mit einigen Schwierigkeiten gut überwunden worden zu sein, und doch stellt sie sich viel später und im Nachhinein als wichtiger Baustein in der Entstehungsgeschichte einer psychischen Erkrankung heraus; und niemand wird sagen können, ob psychotherapeutische Hilfe seinerzeit – sei es Beratung der Eltern oder Therapie des Kindes – die spätere Erkrankung hätte vermeiden helfen können oder ob es eine spätere, andere Entwicklungskrise war, die die psychische Wiederbelebung der frühen Krise nach der Geburt eines Geschwisters mit sich gebracht hat.

Beispiel: Imke[21]

Ich möchte zum Abschluss ein solches Beispiel berichten:

Imke war 20 Jahre alt, als sie zur Behandlung kam. Sie stand kurz vor dem Abitur und drohte daran zu scheitern, obwohl sie eine recht gute Schülerin war. Sie hatte seit einiger Zeit begonnen, sich die Haare auszureißen. Zunächst hatte sie sich noch vormachen können, sie reiße sich ja lediglich die gespaltenen Haare aus, die ohnehin nicht in Ordnung seien. Dann aber, ausgerechnet kurz vor dem schriftlichen Abitur, hatte sich der Zwang so verstärkt, dass die entstehenden kahlen Stellen auf dem Kopf nicht mehr mit Frisurtricks zu verbergen waren und sie ein Kopftuch tragen musste. Mit dieser auffälligen Aufmachung, die natürlich neugierige und besorgte Nachfragen provozierte, fühlte sie sich zum einen unerträglich bloßgestellt, zum anderen kam sie nun auch während der Schulzeit nicht mehr von den Gedanken an ihre Haare los und konnte sich auf nichts anderes mehr konzentrieren. Schließlich schaffte sie es gar nicht mehr, überhaupt in die Schule zu gehen; und damit war unmittelbar das Abitur in Gefahr.

Als bedeutsam in der Vorgeschichte der Erkrankung schien Imke selbst zunächst der einjährige Auslandsaufenthalt in Australien im Rahmen eines Schüleraustauschs im Alter von 16 Jahren zu sein. Sie war damals selbstverständlich gerne und ohne die geringste Sorge vor Heimweh abgereist; schließlich sei sie schon mit elf Jahren ganz allein den Sommer über in einer fremden Familie in England zum Sprachenlernen gewesen, und schon damals habe sie – obwohl so jung – kein Heimweh gehabt; und die Eltern und sie selbst seien sehr stolz darauf gewesen. In Australien aber war sie in eine Familie mit zwei Adoptivkindern gekommen, von denen das ältere Mädchen, das in ihrem Alter war, böse Auseinandersetzungen mit den Eltern führte, wie sie selber es von zu Hause gar nicht gewöhnt war, und die schließlich darin gipfelten, dass das Mädchen von zu Hause weglief und auch nicht mehr zurückkehren wollte. Imke begann, sich entsetzlich unwohl zu fühlen, und sie wäre am liebsten nach Hause geflüchtet; aber die Gasteltern, die doch alles für die armen Adoptivkinder getan hatten, taten ihr so leid, dass sie meinte, sie nicht auch noch verlassen zu dürfen; und außerdem hätte sie sich als Versagerin gefühlt, wenn sie so viel Empfindsamkeit sich selber und nach außen eingestanden hätte.

So hielt sie aus, zog sich innerlich zurück und vermied auch weitgehend die Kontakte mit Gleichaltrigen, die ihr ohnehin alle »sexbesessen« und unernsthaft vorkamen. Heimlich versuchte sie, sich in eine bulimische Symptomatik zu retten: Sie, der eigentlich das Essen nicht schmeckte, aß der bemitleideten Adoptivmutter zuliebe besonders gut und erbrach sich anschließend – zunächst nicht ohne Stolz darauf, sich so gut unter Kontrolle zu haben. Zu diesem Stolz gesellte sich bald Scham, als sie merkte, dass ihr das Symptom unmerklich aus der Kontrolle geraten war; zudem bekam sie Angst, das Erbrechen könnte bemerkt werden; dennoch konnte sie es erst aufgeben, als sie nach Ablauf des Jahres wieder zu Hause war.

21 Zum Beispiel *Imke*: siehe oben 2.2.

Bei der weiteren Erforschung von Imkes Geschichte kam nach der zunächst beschriebenen eine weitere Krise, nämlich die nach der Geburt des Bruders zutage, die Imke selbst zunächst keineswegs als besonders bedeutsam erinnerte, die aber doch auf die späteren Krisen ein erhellendes Licht warf, denn sowohl bei der aktuellen Krise um das Abitur herum, als – deutlicher noch – bei der Krise während des Schüleraustauschs handelte es sich offenkundig um unbewusste Konflikte, die etwas mit der betont harmlos und leicht apostrophierten Trennung von den Eltern zu tun haben mussten.

Imke war vier Jahre alt gewesen, als ihr Bruder geboren wurde; ihre Eltern waren bei ihrer Geburt sehr jung gewesen und hatten sich alle beide begeistert um die kleine Tochter gekümmert. Die Geburt des Bruders änderte das schlagartig; es stellte sich nämlich bald eine beunruhigende Bewegungsstörung bei ihm heraus, die viele Untersuchungen und gymnastische Behandlungen erforderlich machte, mit denen die Mutter so überlastet war, dass sie Imke weitgehend dem Vater überlassen musste. Imke schien das alles nichts auszumachen; sie war das gesunde, starke Mädchen, auf das der Vater stolz sein konnte und das die Mutter entlastete. Dass sie nach einiger Zeit Einschlafängste bekam und nicht mehr zulassen konnte, dass die Eltern abends spazieren gingen – die einzige Entspannung am Abend zu zweit, die den Eltern wichtig war und die Imke vorher gut toleriert hatte –, war der einzige Hinweis darauf, dass sie mit der veränderten Situation doch nicht so gut zurechtkam. Offenbar hatte die durch den kleinen, behinderten Bruder erzwungene Trennung von der Mutter und das als Ersatz quasi aufgezwungene, aber für die 4-Jährige auch sehr verführerische, sie besonders groß machende enge Zusammensein mit dem Vater sie in schwere Konflikte gebracht, die ihr Angst machten und sie zwingend bewogen, die Eltern nicht mehr aus den Augen zu lassen. Die Wut auf die Eltern, die den Bruder gewollt und ihr zugemutet haben, muss immens gewesen sein; und ebenso groß war wohl die Angst, die Liebe von Mutter und Vater zu verlieren, wenn sie nicht mehr die gut entwickelte, trennungsfreudige, unempfindliche Tochter wäre. Sie ließ sich damals jedoch leicht beschwichtigen, ließ die ohnehin so belasteten Eltern gehen, wenn nur das Licht brennen blieb, und konnte bald auch diesen Anspruch aufgeben.

Bis zu dem Zeitpunkt, als sie – ohnehin in der schwierigen Entwicklungsphase nach der Pubertät – an der Adoptivtochter der Gastfamilie in Australien Wut, Hass und Rache erlebte und diese im Unbewussten auf ihre eigene, Trennung fordernde Mutter bezog, die sich nur noch um den Bruder und den Vater kümmerte, war Imke das unauffällige, eher forciert starke Mädchen gewesen, das den Eltern im Kontrast zum Bruder keineswegs Sorgen machte und sich so ihrer besonderen Bewunderung und Liebe sicher sein konnte. Und jetzt, wo das Abitur mit der implizit enthaltenen Forderung, endgültig die Trennung von den Eltern zu vollziehen, bevorstand, brachen die Trennungskonflikte, die Wut auf die Mutter, der Neid auf den Bruder und auch die Enttäuschung darüber, dass trotz aller noch so nahen Verbindung der Vater doch bei der Mutter bleiben würde und sie allein zurückbleiben soll, bedrohlich stark wieder auf und mussten im Symptom gebunden werden.

Bezogen auf das Thema könnte man sagen, dass mit dem beunruhigenden Symptom die alten, abgewehrten aggressiven Impulse aus der Krise nach der Geburt des Bruders – gerichtet gegen sich selbst – dadurch befriedigt wurden, dass nun endlich sie,

Imke, im Zentrum der Sorge und Aufmerksamkeit aller stand, wenn auch um den hohen Preis von Versagen, Scham und quälender Abhängigkeit, die wie zur Selbstbestrafung mit dem Symptom des zwanghaften Haareausreißens verbunden waren. Dieses Symptom war es aber auch, mit dem Imke sich jetzt, in einer erneuten Trennungskrise, dazu brachte, Hilfe zu suchen und damit die Chance eines »Glasbergs« im heilenden Sinn des Märchens wahrnehmen zu können.[22]

3.3 Veränderte Familienformen: Über die Bedeutung der leiblichen Eltern in der inneren Welt des Kindes[23] *(Greta, Patrick)*

Übersicht

Angesichts der gesellschaftlichen Realität veränderter Familienformen – auch Lego- und Patchworkfamilien genannt – beschäftigt sich diese Arbeit mit der Bedeutung, die die leiblichen Eltern dennoch psychobiologisch unausweichlich in der inneren Welt des Kindes haben. Selbst dann, wenn keine positive libidinöse Besetzung eines leiblichen Elternteils vorgenommen werden konnte, weil dessen Existenz dem Kind gar nicht bekannt wurde, sind – wie an einem Fallbeispiel gezeigt wird – unbewusste Repräsentationen dieses Teils der Lebensgeschichte vorzufinden und von weitreichender psychischer Bedeutung. Anhand einer ausführlichen Falldarstellung werden die Thesen der Arbeit exemplarisch belegt

Vorbemerkung

Es gibt wohl niemanden, dem das »Vater-Mutter-Kind«-Spielen aus der Kindheit nicht vertraut wäre. In diesem Spiel können alle realen und alle phantasierten Dramen, Wünsche und Befürchtungen in Szene gesetzt werden. Einmal mag die Mutter gestorben sein, ein anderes Mal der Vater unbekannt in einem fernen Land leben, ein drittes Mal mag das Kind im Spiel ein Findelkind sein, das in Wirklichkeit zu ganz anderen, viel besseren Eltern gehöre. Der Verlust eines oder beider Elternteile spielt oft eine zentrale Rolle; aber selbst in einem Vater-Mutter-Kind-Spiel, bei dem von vornherein abgespro-

22 *Literatur:* Die Brüder Grimm, Kinder- und Hausmärchen, hrsg. von Friedrich Panzer, Emil Vollmer Verlag, Wiesbaden o. J.

23 Dieser Text »begann« mit einem Vortrag anlässlich einer Veranstaltung des Frankfurter Kinderschutzbundes und des Gesunde-Städte-Projekts zum Thema *Kindheit und Familienstrukturen* am 20.06.1994. 2000 wurde daraus ein umfangreicher Artikel: A. Wolff (2000): *Vater-Mutter-Kind: Über die Bedeutung der leiblichen Eltern in der inneren Welt des Kindes.* Die hier abgedruckte »überarbeitete Fassung« erschien 2001 in: *Analytische Kinder- und Jugendlichen-Psychotherapie, Heft 110*, Frankfurt a. M.: Brandes & Apsel.

chen wird, dass es z. B. »keinen Vater« gebe, wird dieser als Nicht-Existierender doch ausdrücklich benannt. Es scheint also in der inneren Welt eines jeden Kindes – unabhängig von der Realität seiner Familie – die Vorstellung einer unverzichtbaren Einheit von Vater, Mutter und Kind zu geben.

Soziale versus biologische Realität von Familie

Vor einigen Jahren fand in Frankfurt eine Veranstaltung zum Thema »Kindheit und Familienstrukturen« statt. In der Ankündigung dazu wurde als Kernsatz aus einem amerikanischen Scheidungsprozess zitiert: »Biologie macht keine Familie.« Der Kommentar zu diesem Zitat lautete dann: »›Biologie macht keine Familie‹ – ein durchaus zeitgeistiger Satz, leben doch immer mehr Menschen in Fortsetzungsfamilien, auch Lego- oder Patchworkfamilien genannt, oder als Alleinerziehende. Trotzdem hält sich der Mythos der traditionellen Kernfamilie ungebrochen – gerade auch [...] bei jenen, die in neuen Familienformen leben.«

In der Tat scheint die Beschäftigung mit Familie – Familie, wie sie früher angeblich war; Familie, wie sie sich verändert hat und heute sei; Familie, wie sie sich in Zukunft entwickeln wird – ein für Mythenbildungen besonders geeignetes Feld darzustellen. »Biologie macht keine Familie«!? Wer also macht sie – »Legofamilie«, »Patchworkfamilie«? Damit werden von der biologisch definierten Familie abweichende Familienformen beschrieben, die gegenwärtig in der Tat vorfindbar, von der Phänomenologie her zunächst aber nicht unbedingt neu sind, wenn wir nur an Zeiten wie die nach dem Zweiten Weltkrieg in Deutschland denken. »Legofamilie« und »Patchworkfamilie«: das sind jedoch neue Bezeichnungen für durch Trennungen und Neuzusammensetzungen charakterisierte Familienformen – Bezeichnungen, die ohne Ansehen der dafür ursächlichen Gründe auf Machbarkeit abheben. In der Tat bezeichnet Machbarkeit ganz generell einen wichtigen Faktor bei der Auseinandersetzung des Menschen mit der »ersten Natur« und den Gesetzen der Biologie. Für mein Thema aber ist von besonderer Bedeutung, dass dieses Machen – und insbesondere das »Machen« von Familie – eine Fähigkeit der Erwachsenen ist, die Kindern nicht zur Verfügung steht. Unabhängigkeit, individuiertes Selbstbewusstsein und die Fähigkeit, sich aus entwicklungshemmenden oder quälenden Liebesbindungen zu trennen und neue zu suchen, sind psychosoziale Fähigkeiten, die in einem langen und komplizierten Entwicklungsprozess des menschlichen Kindes erst entwickelt werden und frühestens mit der Adoleszenz einigermaßen gesichert zur Verfügung stehen.

Dies hat durchaus biologische Ursachen; und die lange Zeitspanne der menschlichen Kindheit und der Abhängigkeit von den Eltern oder von elterlichen Erwachsenen bis zur Geschlechtsreife nach der Pubertät ist grundsätzlich nicht zuletzt deshalb wichtig, damit das menschliche Kind, das ja über keine Instinktsteuerung verfügt, sich mit Elternschaft identifizieren lernt und später selber in der Lage ist, Kinder großzuziehen.

»Vater-Mutter-Kind« als körperlich fundierte Vorstellung in der psychischen Entwicklung

Muss das aber ein leibliches Kind sein? Müssen Vater und Mutter denn unbedingt die leiblichen Eltern sein? In der Realität ist es ja oft genug anders: Die Trennung vom leiblichen Vater oder der leiblichen Mutter kann in bestimmten Fällen für das physische und psychische Überleben eines Kindes unerlässlich sein; Adoptiveltern können ein Segen für das Kind sein; und die Stiefmutter ist natürlich keineswegs immer »böse« wie im Märchen. Trotzdem – und das eingangs erwähnte Kinderspiel weist ebenso wie der besondere Reiz, den Märchen ausüben, darauf hin – halten Kinder empirisch beobachtbar innerlich an der Biologie der Familie ganz konservativ fest. Vater-Mutter-Kind in ihrer ursprünglichen, intimen, körperlichen Verbindung untereinander – das scheint sozusagen als Matrix in der inneren Welt des Kindes zu fungieren. Zu deren Genese kann man sich vergegenwärtigen, dass die frühesten Liebes- und Beziehungserfahrungen des Kindes, die sich in der entstehenden inneren Welt niederschlagen, vom Säugling und Kleinkind ja vorwiegend körperlich erlebt werden; und entsprechend körpernah muss man sich die Phantasiegestaltung der sich entwickelnden Psyche vorstellen. Wollte man diese frühen Erfahrungen in ein Ensemble von Bildern fassen, so könnte sich dieses folgendermaßen zusammensetzen: Baby im Bauch der Mutter – Baby an der Brust – Kind auf Mutters Arm – Kind auf Vaters Arm – Mutter in Vaters Arm – Vater in Mutters Arm – Penis im Bauch der Mutter – Baby im Bauch der Mutter... So wäre der Kreis der Verbindungen geschlossen und gesichert. Biologie und Liebe sind auf dieser Ebene nicht getrennt.

Vom Kind aus betrachtet wäre dann der Satz: »Biologie macht die Familie«, keineswegs eine Art ideologischer Fessel; er könnte viel eher für Geborgenheit und Sicherheit stehen. Das Kind ist ja nicht nur körperlich auf Leben und Tod von der Versorgung durch Erwachsene abhängig; es ist auch auf Leben und Tod abhängig von liebevoller Zuwendung bei dieser körperlichen Versorgung. Und der exklusive Status der leiblichen Eltern besteht nun gerade darin, dass diese auf immer und ewig – sozusagen unkündbar und über Trennung und sogar Tod hinweg – Vater und Mutter bleiben. Man könnte also allgemein sagen: In der inneren Welt des Kindes bedeutet seine körperliche Verbindung mit der ursprünglichen Liebe und Sexualität der Eltern die idealisierte Verschmelzung von Biologie und Liebe. Auf der psychischen Ebene relativiert nämlich die Unabänderlichkeit der biologischen Gegebenheit den willkürlichen Charakter von Liebe; Trennung und Liebesverlust erscheinen gebannt, und dies ist eine grundlegende Basis für das Entstehen von Urvertrauen, ohne das ein Kind nicht gedeihen kann.

Das klingt nicht nur angesichts der äußeren Realität der Familie in unserer Gesellschaft nach Illusion; der magische Charakter der Phantasiebildung, dass die biologische Verbindung zwingend Liebe einschließe – mehr noch: der Liebe Bestand verleihe –, ist ja unübersehbar. Aber es ist gerade die Fähigkeit des Kindes zum magischen Denken und zur Idealisierung, die ihm hilft, aus einer objektiv noch so unzureichenden oder konflikthaften elterlichen Umgebung ein notwendiges Maß an liebevoller Bindung und Vertrauen zu gewinnen und als innere Energiequelle für die körperliche und seelische Reifung zu speichern und zu nutzen. Sogar bei Kindern, die von ihren Eltern schwer misshandelt wurden, findet man Spuren dieser Idealisierungen. Dazu ist manchmal eine regelrechte Umdeutung der Realität vonnöten, die Kinder selbst unbewusst vornehmen, indem sie z. B. aus einer Prügelattacke den Anteil der körperlichen Zuwendung selektieren und diese Zuwendung dann positiv besetzen und für das Ganze nehmen. Die meisten Eltern und andere erwachsene Bezugspersonen verfügen spontan über ein Gespür für die entwicklungsfördernden Aspekte des magischen Denkens und überlegen sorgfältig, wann sie ein kleines Kind über schwierige Tatsachen aufklären sollen oder ob sie ihm im Dienste seiner Entwicklung nicht besser noch eine Zeitlang eine Illusion lassen müssen. Für Adoptiveltern z. B. ist es oft schwer zu entscheiden, in welchem Alter sie ihr Kind über die Tatsache, dass sie nicht die leiblichen Eltern sind, aufklären sollen. Und diese Entscheidung ist deshalb so quälend, weil die Adoptiveltern selber den Schmerz und die tiefe Kränkung erfahren haben, die mit dem Aufgeben der Illusion verbunden war, über die biologischen Bedingungen der Fertilität zu verfügen. Und wenn sie in den meist langen Jahren der vergeblichen Hoffnung, mit einem leiblichen Kind ihre eigene, innere Vater-Mutter-Kind-Phantasie verwirklichen zu können, bei sich selber die damit einhergehenden, ohnmächtig kränkenden Gefühle zulassen konnten, so können sie ahnen, in welche schweren inneren Turbulenzen die Aufklärung über die Realität ihr Kind stürzen kann.

Vielleicht stellt die psychosoziale Aneignung der Biologie in Gestalt der beschriebenen Matrix Vater-Mutter-Kind eine Art psychologische Grundkonstante dar, die zunächst dem Urbedürfnis des Kindes nach Sicherheit und nach Liebe, die alles Schlimme überleben möge, Rechnung trägt, aber auch im weiteren Verlauf des Lebens ihre emotionale Bedeutung behält und auf diesem Wege den Tendenzen zu Ideologiebildungen über die bedrohte oder verlorene, sogenannte »heile Familie« Vorschub leistet. So könnte man sich z. B. das Phänomen erklären, dass auch Erwachsene mit realen Trennungs- und Scheidungserfahrungen durchaus am Wunschbild der lebenslangen Ehe und der »Kernfamilie« festhalten. Natürlich kann man in solcherart Klischeebildungen regressive psychische Prozesse erkennen.

Die Fähigkeit zur Regression ist auf der anderen Seite eine wichtige Voraussetzung dafür, dass Erwachsene als Mütter und als Väter die Bedürfnisse eines Säuglings und Kleinkinds überhaupt wahrnehmen und verstehen können. Was von außen betrachtet zuweilen in befremdlich anmutender Weise infantil aussieht – wie nämlich durchaus normale Erwachsene als Mutter oder Vater plötzlich mit ihrem Baby gurren und lallen –, ist genau der Ausdruck einer solchen – passageren – Regression, die die Kontaktaufnahme zum kleinen Kind durch partielle Identifizierung mit ihm überhaupt erst ermöglicht. Solche primären Identifizierungen erlauben Müttern und Vätern die exklusive Besetzung ihres neugeborenen Kindes, das sie wirklich als einen Teil ihrer selbst erleben und zu dem sie eine unvergleichliche, körperliche Nähe empfinden können, die das Kind seinerseits als allumfassende Geborgenheit erlebt. Alles, was bei noch so liebreizenden, fremden Kindern abstoßend wirken mag: das Sabbern aus dem Mund, die verschleimte Nase oder volle Windeln – die leiblichen Eltern ekeln sich vor den körperlichen Exkrementen ihres Babys meist ebenso wenig wie vor den eigenen.

Die unterschiedliche Bedeutung von Mutter und Vater

Spätestens an dieser Stelle taucht die Frage nach einer Differenz zwischen Mutter und Vater, die ich bisher einfach als Paar nebeneinandergestellt habe, auf. Es ist wohl nicht nur die – veränderbare – gesellschaftliche Arbeitsteilung, die den Müttern jedenfalls in den ersten Lebensjahren des Kindes immer noch den größten Teil der Versorgung zuweist; vielmehr liegt auf der Hand, dass die direkte körperliche Verbindung im Mutterleib Mutter und Kind in ganz besonderer Weise aneinander bindet. Das Neugeborene ist auf Gedeih und Verderb abhängig von der »Guten Brust«, die – wie Melanie Klein diesen Terminus verstand – als Bild für die elementaren, lebensnotwendigen, bedürfnisbefriedigenden Funktionen der Mutter steht. Diese Funktion ist, wenngleich biologisch gegeben, nicht ohne weiteres verfügbar. Auch wenn es eine relative, physiologische Abhängigkeit der Mutter selbst vom Säugling, der ihre Brust leert, durchaus gibt, so muss die Nahrungsquelle doch erst durch die mütterliche Liebe als »gute Brust« gesichert werden. Das Neugeborene seinerseits ist dazu mit vielerlei Fähigkeiten ausgestattet, aktiv die Mutter für sich zu gewinnen, und es mag mit seinem bedürftigen, großen Mund in der unbewussten Wahrnehmung der Mutter zugleich etwas passiv-rezeptives Urweibliches ihres eigenen Körper-Selbst repräsentieren, das sie nunmehr in einer Art Wiedergutmachung an sich selbst – konkret: an dem naturgewaltig passiven, körperlichen Erleben von Schwangerschaft, Geburt und in die Brust einschießender Milch – aktiv »stillen« kann. Dieser konkret-biologische Aspekt des passiven Unterworfenseins unter die Macht unkontrollierbarer, körperlicher Prozesse geht in den zuweilen emphatischen, feministischen Beschreibungen von der lebenschaffenden Potenz der Frau leicht unter. Er könnte aber den beobachtbaren, psychischen Drang bei den meisten Frauen erklären, in einer Wendung des passiven Erwartenmüssens zur aktiven Pflege, trotz technischer Möglichkeiten und sogar entgegen eigener, anderslautender Forderungen, die erste Bemutterung selbst zu übernehmen und sich kaum vom Vater des Kindes abnehmen zu lassen.

Dies mag den Entwicklungsbedürfnissen des Kindes wiederum durchaus entgegenkommen. Und vermutlich bleibt für den Säugling, während er die körperliche Verbindung mit der Mutter unmittelbar erlebt, die Funktion des Vaters zunächst unklar. In den frühen Wahrnehmungen des Kindes mag er in unscharfer Weise mit der Mutter verschmelzen, wenn er an ihrer Stelle Pflegefunktionen übernimmt; zugleich aber wird er von Anfang an als sozusagen Anderer im Gleichen präsent sein. Sicherlich nimmt das Kind auch unabhängig von einer väterlichen Beteiligung an den Pflegehandlungen auf, wie der Vater seinerseits von der Geburt an die Beziehung zu seiner Frau und zu seinem Kind gestaltet, wie er es nach und nach als wirklich seines entdeckt und empfindet, wie er sich auf eigene Weise seinen Platz beim Kind und in der engen Mutter-Kind-Beziehung erschafft. Dass die Väter in den letzten Jahrzehnten zunehmend an der ihnen zuvor eher verschlossenen frühen Mutter-Kind-Beziehung teilhaben wollen, mag zum Teil mit einer unbewussten Sehnsucht nach dem idealisierten Urbild und den eigenen frühkindlichen Erinnerungsbildern von einer omnipotenten, geborgenen Zweieinheit Mutter-Kind zusammenhängen.

Und in den progressiven, sexuellen Wünschen an die Frau, die nun Mutter ist, sind zuweilen auch noch der Neid und die Eifersucht zu spüren, die die Väter zum »Dazwischengehen« drängen.

Dieses »Dazwischengehen« des Vaters korrespondiert auf Seiten des Kindes den Loslösungs- und Trennungsschritten, die dieses von Geburt an körperlich und seelisch leisten muss und will. Und für dieses Wollen, das dem aggressiven, potenziell zerstörerischen Sich-Trennen den notwendigen positiven Entwicklungsaspekt gibt, ist der Vater als Dritter insofern bedeutsam, als er die Abhängigkeit von der Mutter mildert, indem er differenzierte Liebeswünsche an beide, an das Kind und an die Mutter, äußert. Wenn der Dritte in der inneren Welt des Kindes hinreichend repräsentiert ist, dann kann es das für die emotionale Entwicklung notwendige innere »Spielen« mit Trennung und Nähe, Größenphantasie und Ohnmacht, Tod und Sexualität entwickeln. Vater-Mutter-Kind-Spielen – im Traum, in Phantasien und im Puppen- oder Rollenspiel – ist Spielen in tiefer Ernsthaftigkeit und mit hoher emotionaler Intensität. Sein Phantasiecharakter unterscheidet es aber streng von der Realität. Ein 5-jähriges Mädchen zum Beispiel, das in seinen Papa verliebt ist, das neugeborene Brüderchen als sein Baby phantasiert und im Traum die Mutter sterben lässt, wäre furchtbar bedroht, wenn der Vater seine sexuellen Wünsche an ihn real beantworten würde; es käme auch in arge Bedrängnis, wenn die Phantasie, sich zwischen Mama und Papa zu drängen, von der realen Trennung der Eltern begleitet würde; es würde sich selbst die Schuld an den Übergriffen des Vaters und an der Trennung der Eltern, dem »Tod« des einen Elternteils geben müssen. – In diesem Beispiel wird zugleich deutlich, wie wichtig für die psychische Entwicklung des Kindes die schützende Funktion des Inzesttabus ist, das unter Ausschluss realer sexueller Befriedigung die intime Liebesbeziehung zwischen den leiblichen Eltern und dem Kind über die Pubertät hinaus erst ermöglicht.

Trennung und Scheidung

Nun sieht die äußere Realität von Familie oft anders aus, und auch, wenn immer noch die meisten Kinder mit beiden leiblichen Eltern zusammenleben, so hat es doch auf einer anderen Ebene im gesellschaftlichen und im Bewusstsein des Einzelnen eine wirklich gravierende Veränderung in Bezug auf Ehe und Familie gegeben, die ihre Auswirkungen auf die Kinder hat: Trennung und Scheidung ist nicht mehr ein ausnahmsweises, tragisches und bedauerliches Versagen einer im übrigen verlässlichen Institution; Trennung und Scheidung hat vielmehr im Bewusstsein aller längst den Status eines selbstverständlichen Rechts gewonnen und stellt eine stets präsente Möglichkeit dar. Folgerichtig wurde mittlerweile sogar die Formel »... bis dass der Tod euch scheidet« aus dem standesamtlichen Ritual gestrichen. Bedeutsamer noch für meinen Zusammenhang ist, dass auf der individuellen Ebene die Möglichkeit der Trennung zu einem wichtigen, regulierenden Element in der Paarbeziehung geworden ist. Dabei mag die lebenslange Ehe insgeheim vielleicht immer noch ein ubiquitärer Wunschtraum sein – eine unter Realitätsgesichtspunkten sichere Perspektive hat sie immer weniger; individuelle Lebensplanung tritt an ihre Stelle, der Gedanke an Trennung gehört zum Alltag der Paarbeziehung. Und oft genug ist Trennung auch ein guter Ausweg.

Reale Trennung belastet dennoch, sie weckt psychische Konflikte aus der eigenen Vergangenheit, die von Eltern häufig bewusst oder auch unbewusst mit denen des jetzt betroffenen Kindes verknüpft werden. Trennung kann aber gerade für Eltern neben der besonderen Belastung auch mit der Chance einhergehen, Wut und Hass nicht ein für allemal das letzte Wort zu geben, sich neben dem Hass auch den Verlust einzugestehen, Trauer zuzulassen und damit dann den Weg für neue Erfahrungen freizumachen. Das gilt auch für das Kind, das in seiner inneren Welt an der Einheit »Vater-Mutter-Kind« festhält. Es kann ja im Hinblick auf das Wohl des Kindes nicht etwa darum gehen, die »Kernfamilie« zu propagieren oder gar Eltern, die sich eine neue »Legofamilie« gebaut haben, nachdem die alte kaputtgegangen war, zu entwerten oder zu verurteilen und in ihren Schuldgefühlen noch zu bestärken. Andererseits können die inneren Konflikte, die mit der Trennung oder Scheidung der leiblichen Eltern, dem Verlust eines Elternteils und der Neuverbindung mit einer neuen, nicht-leiblichen Familie notwendigerweise entstehen, mit einer äußeren, gleichberechtigten Anerkennung aller möglichen Familienformen allein nicht befriedet werden. Der innere Kern der Konflikte, der enttäuschten Hoffnungen, der Trennungsschmerzen und der Schuldgefühle bei den Betroffenen selbst, die diese für soziale Kränkungen von außen erst so empfänglich machen, wäre davon nicht berührt und die offene Frage nach der Chance eines neuen Familienzusammenhangs nicht wirklich beantwortet. Diese nämlich setzt die psychische Auseinandersetzung mit den vorangegangenen Trennungskonflikten voraus; und diese Auseinandersetzung ist für Erwachsene auch deshalb so schwer, weil sie im Inneren die unbewusste Sehnsucht des abhängigen Kindes, das sie selbst einmal waren, mit seinem idealisierten Vater-Mutter-Kind-Bild berührt.

Dieses »konservative Kind« haben wir vermutlich alle in uns – nur mäßig relativiert durch die realen, eben nicht idealen Familienerfahrungen; und es mag in seiner unbewusst idealisierenden Dynamik zu konservativen Familienideologien, wie auch zur Entwertung oder Verurteilung von Abweichungen beitragen. Dieses abhängige Kind in uns ist allerdings auch ein ungeliebtes Kind, mit dem wir gerade dann nichts zu tun haben wollen, wenn wir mit Trennung konfrontiert sind und zur Bewältigung von Angst, Wut und Schmerz umso mehr das Gefühl von Unabhängigkeit und Machbarkeit hochhalten müssen.

Transgenerationelle Aspekte

Ich habe bisher sehr allgemein von der Matrix Vater-Mutter-Kind in der inneren Welt des Kindes gesprochen. Im Laufe der kindlichen Entwicklung wird diese Matrix bebildert und ausgestaltet, und die realen Beziehungserfahrungen werden dabei verarbeitet. Dies sind komplexe Vorgänge, die nicht einfach als realistische Abbildungen von Vater und Mutter, dem erlebten Selbst und den konkreten Beziehungserfahrungen mit den Eltern vorzustellen sind. Die innere Welt entsteht vielmehr in einem fortlaufenden Prozess unbewusster Phantasiebildungen, die das Kind mit seiner durch viele Faktoren beeinflussten und verzerrten Wahrnehmung der Realität von Anfang an selbst gestaltet. Im Wege solcher Gestaltungen kann dann eben z. B. eine psychische Gleichung: schlagender Vater = körperlich zugewandtes = liebendes/geliebtes Objekt entstehen. Ob diese Gleichung vorrangig – wie vorher beschrieben – auf einer Umdeutung des Kindes im Interesse, sich um jeden Preis innerlich eine gute Beziehung zum Vater zu erhalten, beruht, bedarf im Einzelfall erst einer genaueren Analyse. Es könnte z. B. auch sein, dass der Vater selbst aufgrund eigener Kindheitserfahrungen bereits die entsprechende unbewusste Gleichung hergestellt hatte und das Kind diese unterschwellige Bedeutung als Phantasma des Vaters in sich aufgenommen hat. Und es könnten sich noch ganz andere Bausteine bei der Bildung einer solchen phantasierten Gleichung auftun.

Wie bedeutsam bei der Ausgestaltung der Matrix Vater-Mutter-Kind auch unsichtbare, real für das Kind scheinbar irrelevante – weil gänzlich unbekannte – Faktoren sein können, kann ich an einem Beispiel nur andeuten.

Beispiel: Greta

Greta – so will ich sie nennen – wusste gar nicht, dass ihr Vater nicht ihr leiblicher Vater war. Ihre Eltern waren seinerzeit kurz nach der Eheschließung in eine heftige Krise geraten, in deren Zentrum Konflikte um die verloren gewähnte Unabhängigkeit gestanden hatten. Sie suchten damals Lösung in räumlicher Trennung und durch »Seitensprünge« und versuchten dabei, Kränkung und Eifersucht zu verleugnen und jedenfalls nach außen möglichst selbstverständlich mit der Situation umzugehen. Greta nun war das Ergebnis eines solchen Seitensprungs der Mutter. Die Schwangerschaft brachte das Ehepaar intensiv wieder zusammen, der leibliche Vater erfuhr nicht einmal von seiner Vaterschaft; dabei war es der Mutter wichtig, sich zu sagen, dass das Kind im Grunde nur ihres war. So ließ sie ihrem Mann alle Freiheit, nach der Geburt zu entscheiden, ob er das Kind akzeptieren wolle. Real war dann alles gut. Der nicht-leibliche, sogenannte »soziale Vater« war bei der Geburt dabei, verliebte sich spontan in das Baby, war von Anfang an ein engagierter Vater; und nur ganz wenige Menschen wussten überhaupt von der Tatsache, dass er nicht Gretas leiblicher Vater war. Greta bekam nach zwei Jahren einen kleinen Bruder, und alles war in Ordnung, eigentlich lief es sogar besonders gut: Die Eltern engagierten sich sehr für ihre Kinder, machten sich gemeinsame Gedanken um Erziehungsfragen und räumten den Kindern außerordentlich viel ein. So schien es unbegreiflich, dass Greta, ein begabtes, besonders sozial eingestelltes, vernünftiges Mädchen, ungefähr zu Beginn der Vorpubertät die Mutter nicht mehr aus dem Haus gehen lassen wollte und dabei ihr gegenüber extrem herrische Züge entwickelte, die mit schweren Ängsten einhergingen, so dass die Mutter sich regelrecht entwaffnet fühlte und sich nicht zu wehren wagte. Ernsthaft in Sorge gerieten die Eltern dann, als Greta mehrere Unfälle aus unerklärlichem Grund und ohne jede Fremdbeteiligung hatte, bei denen sie sich erheblich verletzte und denen man nach gründlicher medizinischer Untersuchung psychische Ursachen zugrunde legen musste.

In den die Psychotherapie von Greta begleitenden Elterngesprächen wurde nach und nach deutlich, dass das Thema des anderen leiblichen Vaters zwar äußerlich im Laufe des langen Zusammenlebens der Eltern seit Gretas Geburt eine zunehmend verschwindende Rolle gespielt hatte, dass es innerlich aber wie ein Spuk bei jedem von ihnen immer wieder aufgetaucht war, ohne dass sie dem hätten nachgehen können. Auch das Stillschweigen Greta gegenüber war von beiden Eltern bewusst damit begründet, dass sie die Tochter nicht mit den vergangenen Problemen ihrer Eltern belasten wollten. Wie das aber so geht bei Geheimnissen: Sie schaffen ständige, untergründige Angst, doch ans Licht zu kommen, und zwingen deshalb permanent ein latentes Gefühl von Abhängigkeit und ein übersteigertes Kontrollbedürfnis herbei. Auf diese Weise wurde die Vater-Mutter-Kind-Vorstellung in Gretas innerer Welt sozusagen von einer Art undurchdringlichem Nebel umgeben, und sie bezog ihre Bedrohlichkeit und tief verunsichernde Wirkung vornehmlich daraus, dass es sich um etwas ungreifbares, atmosphärisches – eben ein Geheimnis handelte, das von Lebensbeginn an zwischen Greta und ihrer Mutter stand und gleichzeitig beim Vater angesiedelt war. So gewann der leibliche Vater – der im Bewusstsein ihrer eigenen Geschichte ja gar nicht existierte – in Gretas unbewusster innerer Welt die Gestalt eines Spuks, der die Vater-Mutter-Kind-Matrix kontaminierte und im Zusammenhang mit der anstehenden Pubertät die Macht der über das Geheimnis verfügenden Mutter unerträglich verstärkte. Und es lag eine tragische Verstrickung darin, dass die Eltern, indem sie verständlicherweise die damalige Dramatik bei der Entstehung von Greta durch entschlossenes Für-unwichtig-Erklären des leiblichen Vaters zu befrieden versuchten, immer noch unbewusst ihrer beider Abhängigkeitsthema verhandelten, und dass sie dieses – ebenfalls natürlich unbewusst – an die Tochter weitergaben, obwohl sie es ihr – bewusst – ganz ausdrücklich und unbedingt hatten ersparen wollen.

Fallbericht: Patrick

Den zweiten Fall, dem ich nun ausführlicher nachgehen will, habe ich für die Veröffentlichung Patrick genannt.

Patrick, 14½ Jahre alt, wurde von seiner Mutter und seinem Stiefvater in großer Sorge zur Psychotherapie angemeldet: Er belog die Eltern, täuschte sie und sich selbst über sein schulisches Leistungs- und Verhaltensversagen hinweg. In der Klasse ein Außenseiter, drohte er zunehmend die Kontrolle über sich selbst zu verlieren und dann in der Schule in gefährlicher Weise über Gegenstände und auch Mitschüler herzufallen. Kürzlich erst war herausgekommen, dass er die körperbehinderte Oma bestohlen und die Spardose der jüngeren Schwester aufgebrochen hatte. So gab es mit ihm nur noch unschöne Auseinandersetzungen zu Hause, und die Eltern spürten selbst, nach dem Schwall an Klagen nun plötzlich sehr bedrückt, dass sie in ihrem Bericht über den Sohn kaum noch ein gutes Haar an ihm gelassen hatten. Tief beschämt ergänzte die Mutter nun das, was sie am allermeisten beunruhigte: Patrick hatte BHs und seidene Strumpfhosen aus ihrem Schrank entwendet und offenbar heimlich angezogen – dies hatte sie beim täglichen, offenbar gründlichen Aufräumen seines Zimmers entdeckt.

Patrick war der 2. Sohn aus der ersten Ehe der Mutter. Sie hatte sehr jung geheiratet und mit 18 Jahren ihren ersten Sohn bekommen. Dies war für sie seinerzeit die einzige akzeptable Möglichkeit gewesen, sich aus dem Elternhaus mit zwei behinderten Eltern davonzustehlen; und so nahm sie auch in Kauf – nahm's insgeheim vielleicht sogar als gerechte Strafe –, dass der ebenfalls sehr junge Ehemann sie vom Tag der Heirat an schlug. Als vier Jahre später Patrick geboren wurde, war die häusliche Situation bereits aussichtslos verfahren und die Mutter am Rande ihrer Kräfte. Sie versuchte, das Neugeborene trotzdem zu stillen – ein gequälter Versuch, den sie nach mehreren Brustentzündungen schließlich aufgab. Beim Vater eskalierten die Schlage-Impulse und trafen dann erstmals auch die Kinder. Über die Hintergründe der Gewalttätigkeiten bei dem Vater ist mir nichts bekannt; aber ich stelle mir vor, dass er sich in unerträglichem Maß überfordert gefühlt haben muss, wenn er nachts über den 2-jährigen Patrick, der auf die Toilette musste, prügelnd herfiel. Jedenfalls hat Patrick, als er klein war, grauenvolle Szenen ohnmächtiger Entfesselung erlebt; und man kann sagen, dass es wirklich ein Glück war, dass die Mutter in dieser Zeit den jetzigen Stiefvater kennenlernte – einen einige Jahre älteren, behäbigen und ruhigen Mann. Dieser trauerte gerade um seine geschiedene Ehe, die an seiner Zeugungsunfähigkeit gescheitert war; und er wendete sich sehr liebevoll-väterlich den Söhnen seiner neuen Frau zu. Patrick – er war drei Jahre alt – nahm diesen neuen Vater sofort in Besitz und »adoptierte« ihn geradezu begierig. Unter diesen Umständen wurde es der Mutter möglich, sich aus der ersten Ehe zu lösen und zu dem neuen Mann zu ziehen. In diesem hatte sie eben zugleich endlich einen guten Vater für die Kinder gefunden. Während sich der ältere Bruder in der neuen Situation reserviert zeigte, entstand zwischen Patrick und dem Stiefvater eine innige Vater-Sohn-Beziehung – endlich hatte der Vater jemanden, der seine Leidenschaft für das Spielen mit der elektrischen Eisenbahn begeistert teilte und umgekehrt! Patrick liebte die ursprünglich vereinbarten, ohnehin aber nur unzuverlässig realisierten Besuche bei seinem leiblichen Vater von Anfang an nicht; und so machte es ihm im Unterschied zu seinem Bruder auch nichts aus, als nach kurzer Zeit der Kontakt zu ihm ganz abgebrochen wurde. Die Eltern dachten sogar an Adoption, um die neue Zusammengehörigkeit in Gestalt eines gemeinsamen Nachnamens zu dokumentieren, wollten den leiblichen Vater aber nicht aus seiner finanziellen Verantwortung entlassen und nahmen Abstand von der Idee. Patricks Entwicklung war ihnen in der Zeit ganz unauffällig.

Als Patrick 4½ Jahre alt war, wurde die Mutter überraschend erneut schwanger. Die Eltern freuten sich über diese Bestätigung ihrer guten elterlichen Fähigkeiten; und für den Vater bedeutete die Schwangerschaft seiner Frau darüber hinaus eine wichtige Bestätigung seiner männlichen Potenz und die endliche Wiedergutmachung der Kränkung aus der ersten Ehe, nicht zeugungsfähig gewesen zu sein. Dass das erste gemeinsame Kind nun ein Mädchen war, das die Mutter sich immer schon gewünscht hatte, stellte noch ein besonderes Glück dar. – Für Patrick aber muss die Geburt der Schwester in ihrer vielfachen Bedeutung für die Eltern wie ein schwerer Einbruch gewesen sein. Äußerlich merkten die Eltern ihm nichts an; er zeigte keinerlei Zeichen von Eifersucht, war im Gegenteil besonders lieb zu dem Schwesterchen; und dass er viel kaputtmachte, zunehmend schwierig wurde und schließlich – er war mit zwei Jahren sehr früh trocken gewesen – auch wieder einnässte, sahen sie als verspätete Reaktion auf die Scheidung und die schlimmen frühen Erlebnisse an. Diese Erklärung war sicherlich nicht falsch; aber sie sparte doch in auffallender Weise die aktuelle Konfliktsituation aus, in der Patrick sich vom Schoß des gerade erst so innig eroberten Vaters brutal gestoßen gefühlt haben musste und dadurch in seinem Innern die frühe, schlimme Zeit mit dem leiblichen Vater wiederbelebt wurde.

Man kann vermuten, dass die Eltern in ihrem besonderen Glück über die Tochter es schwer hatten, in Patrick nun ein Kind vor sich zu haben, das Ärger machte und dessen Einnässen mit fünf Jahren ihnen im Unterschied zu dem natürlichen der kleinen Tochter buchstäblich »stank«. Vermutlich spürten sie allzu genau, wie wütend eifersüchtig und zugleich von Liebesverlust bedroht Patrick im Grunde war – so sehr, dass er nichts davon zeigen konnte, sondern eher das Gegenteil vortäuschen musste und sich den Wünschen der Eltern unterwarf, um sie und sich selbst zu besänftigen. Und vermutlich hatten die Eltern so übermäßig schwere Schuldgefühle, dass sie, um sich überhaupt weiterhin als gute Eltern fühlen und die gute innere Beziehung zu Patrick erhalten zu können, die Schuldfrage aus dem Jetzt verbannen mussten. Unter der schützenden allgemeingültigen Formel – »Scheidungskinder haben es immer schwer« – war es ihnen jedoch damals möglich, als gute Eltern eine Spieltherapie für Patrick in einer Beratungsstelle in Anspruch zu nehmen, und Patrick konnte das Einnässen auch wieder aufgeben.

Die Situation wurde aber nie wieder so, wie sie einmal gewesen war. Während der ältere Bruder sich in jeder Hinsicht glänzend entwickelte und erfolgreich das Gymnasium besuchte, blieb über Patrick eine Art finsterer Schatten, der sich durch fortdauernde und eskalierende Enttäuschungen ständig verdunkelte. Die Eltern erlebten Patricks Auffälligkeiten als Entwertung all ihrer Bemühungen – inzwischen wurde eine 2. Tochter geboren – und als besonderen Undank von Patrick. Dieser finstere Schatten nun hatte sich mit den sexuellen Wirren der Pubertät so unerträglich verdichtet, dass nur noch Abstoßendes an dem Jungen zu bleiben drohte.

Nach dem Gespräch mit den Eltern bestellte ich mir Patrick eher aus Pflichtgefühl als mit Neugier ein; und ich war schon im Vorfeld damit befasst, ihn wieder loszuwerden, indem ich vermutete, dass er ohnehin unzugänglich verschlossen und gänzlich unmotiviert wäre. Es kam aber anders: Ich lernte einen pubertär kräftigen, etwas ungeschlachten und linkischen Jungen kennen, der seinen ganzen Kummer zu Hause bei mir ausschüttete und dabei kindlich gewinnende Züge bekam; dabei beließ er es nicht einfach bei Klagen und Vorwürfen an die Eltern, sondern imponierte mir durch seine Anstrengungen, gerecht zu sein und auch die Seite der Eltern darzustellen. Seine Einsamkeit und Selbstzweifel, vor allem aber seine dringende Suche nach einem verstehenden Objekt berührten mich so, dass ich diesen zunächst unerwünschten Jungen innerlich bald angenommen hatte, obwohl sich durchaus auch andere Seiten von ihm andeuteten: Es entstanden nämlich – besonders wenn es um ihn selbst, sein Verhalten und seine Phantasien, um seine Aggression und seine Scham ging – ausgedehnte Schweigephasen, in denen es plötzlich sehr unheimlich wurde und ich einen Eindruck bekommen konnte, wie groß und bedrohlich die Angst vor dem Kontrollverlust tatsächlich war.

Was mich bei meinen prognostischen Überlegungen schließlich bewog, die Therapie mit Patrick aufzunehmen, war der Eindruck aus der Übertragungsgestaltung, dass dieser durch die Vorbelastungen der Ehe zunächst unerwünschte Junge, der in den phantasmatischen Vorstellungen der Mutter mit den abstoßenden Seiten seines Vaters verbunden gewesen war, doch als Baby die Liebe der Mutter – vielleicht sogar des Vaters – hatte für sich gewinnen können. In dem wirklich sehr unheimlichen Schweigen erahnte ich zum einen die frühen, traumatisierenden Erlebnisse mit dem Vater. Zum andern aber – da dieses Unheimliche von körperlich bedrohlicher Qualität jeweils plötzlich inmitten von hoffnungsvoller Nähe und Vertrauen entstand – stellte ich mir auch Brüche in der Beziehung zur frühen Mutter vor, als die guten, gemeinsamen Stillerfahrungen durch die für die Mutter äußerst schmerzhaften und für das Kind mit abrupter Trennung verbundenen Brustentzündungen zerrissen wurden, das Baby im inneren Erleben der Mutter unweigerlich in die Nähe zum körperlich angreifenden Vaters geriet und das Kind in seinen unkontrollierbar gierigen Bedürfnissen und seiner Wut auf die vorenthaltene Brust wiederum auf das Spiegelbild des gefährlichen, unerwünschten Angreifers im Auge der Mutter stieß. Es mußten aber doch genügend gute Erfahrungen geblieben sein; denn schließlich hatte die Mutter Patrick eine besonders innige Beziehung zum neuen Vater ermöglichen können, der sich – ähnlich wie ich in der Übertragung – damals als guter Retter eines gequälten, einsamen Kindes selber gut fühlen konnte.

Die Beziehungsdynamik während des ersten Kontakts mit Patrick hatte im Zeitraffer – und entsprechend die Affekte schonend – vorweggenommen, was in der sich anschließenden Behandlung genauere Gestalt bekommen sollte und tiefere Einblicke in Patricks innere Welt erlaubte. Was nun die hier interessierende Bedeutung des leiblichen Vaters betrifft, so hatte sich im Vorfeld der Therapie zunächst die fast zwanghaft und primär anmutende Identifizierung mit dem bedrohlichen, unkontrollierten und abstoßenden Bild des Vaters aufgedrängt. Bewusst wollte Patrick nichts mit seinem »Erzeuger«, wie er ihn nannte, zu tun haben. Er verachtete ihn als »Nullnummer« und wollte ihn für bedeutungslos erklären. In seinem Verhalten jedoch – und in der Reaktion besonders der Mutter suchte er unbewusst geradezu das Spiegelbild – erlebte er gefühlsmäßig, dass er von diesem Vater innerlich nicht loskommen kann. Und es waren gerade die Wut und Verzweiflung darüber angesichts der ständigen Angst vor Liebesverlust, die ihn zugleich in diese Identifizierung trieben.

Bald aber tauchten auch andere Aspekte des Vaters auf, der seinerzeit vielleicht in einer anderen Funktion als Retter vor der Sauberkeit und Ordnung fordernden, bewertenden und mit Liebesverlust drohenden Mutter auch Schutz versprochen haben mochte. In diesem Sinn zielte Patricks für einen Jungen seines Alters außergewöhnliche Motiviertheit zur Therapie auf unmittelbare Befriedigung ab, wenn er versuchte, mich in den dargestellten häuslichen Konflikten auf seine Seite zu ziehen und gegen die Mutter aufzubringen. In dieser Phase entwickelte er einmal für einen kurzen Moment die Phantasie, zu seinem leiblichen Vater zu ziehen, wenn es zu Hause nur immer schlimmer würde. Der verachtete, radikal abzustoßende Vater hatte in seiner unabänderlichen leiblichen Verknüpfung also nicht nur die Bedeutung des Erzeugers von Hass im inneren Vater-Mutter-Kind-Bild; vielmehr konnte er als Hoffnungsträger aufblitzen, der das Kind liebt und in seinem Hass auf die mächtige Mutter annimmt. Allerdings spielte in beiden Aspekten, auch in dem positiven, der Hass eine strukturierende Rolle; und ich konnte in Patricks großer Anstrengung, pünktlich und gerne in die Stunden zu kommen und viel zu erzählen, den inneren Kampf dagegen erkennen, der vom leiblichen Vater ererbte Hass habe sein – männliches – Selbst unausweichlich durchdrungen und müsse ebenso unausweichlich alle Beziehungen zerstören, so wie es dem Vater geschehen war. Dieser Kampf erzwang von ihm ein Ausmaß an Unterwerfung und Selbstkastration, das nach Befriedigung durch ein mindestens gleiches Maß an guter Übereinstimmung verlangte.

Patrick wollte es wissen. In seinem Übereifer, mein guter Patient zu sein und nichts falsch zu machen, klingelte er eines Tages zehn Minuten zu früh, sodass ich ihn warten lassen musste – etwas, das er kaum hat aushalten können. Damit hatte er eine Situation inszeniert, in der in seiner Wahrnehmung Recht in Unrecht und Zuwendung in Zurückstoßen umschlug und unmittelbar eine Atmosphäre von Unausweichlichkeit und Bedrohtsein entstand. Obwohl Patrick zunächst versuchte, die Wut von meiner Person abzuziehen, indem er ihren Ursprung bei einem anderen Tageserlebnis ansiedelte, entstand schließlich wie in einem Sog ein schier bodenloses Schweigen, währenddessen er triebhaft seine Fingerkuppen traktierte und sich mir eskalierend entsetzliche Phantasien aufdrängten, Patrick falle über mich her und bohre seine brennende Zigarette in meine nackte Brust.

Diese Stunde brachte mich an meine Grenzen, und ich brauchte lange, bis ich den Impuls, die drastischen Phantasien radikal abzuschütteln, zugunsten der Analyse aufgeben konnte. Dann aber wurde sie mir zu einem wichtigen Schlüssel, Patricks innere Welt besser zu verstehen. Ich sah jetzt den ganz kleinen Jungen, der ein Mädchen hätte sein sollen, wenn er in den Augen seiner Mutter nicht automatisch zum Abbild des über sie herfallenden Mannes werden sollte. Ich stellte mir vor, wie er die viel zu frühe Reinlichkeitserziehung als omnipotente Chance wahrzunehmen versuchte, Mamas Liebling zu werden, sich ihren Maßstäben zu unterwerfen, ihr – nicht dem Papa! – gleich zu werden, vielleicht sogar doch noch Mamas liebes, sauberes Mädchen zu werden. Wenn damals dem Zweijährigen doch etwas in die Hose ging, mag er es dem bösen Penis angelastet haben, der so schwer zu beherrschen war; er wird aber auch Wut bekommen haben, dass er die urethralen Lustempfindungen nicht haben soll und dass die Mutter fordert, er solle sich Gewalt antun und entweder warten oder nach ihrem Willen müssen. Wenn er trotzdem in seinem anstrengenden Kampf um die Liebe der Mutter sogar nachts aufstand, um nicht das Bett nass zu machen, und der Vater dann prügelnd über ihn herfiel, muss sich dieses traumatische Erleben im Inneren zu einer analsadistischen Szene auf verschiedenen Ebenen verdichtet haben, in der Lust und Bedrohung, Aktivität und Passivität ineinander übergehen: im triebhaften urethral-analen Körpererleben von Müssen und Kontrollieren, Festhalten und Ausstoßen, Quälen und Gequältwerden. Auf der Ebene der Beziehungen müssen die Angst vor der strengen Bewertung der Mutter und die panische

Angst vor der Gewalt des Vaters überwältigend kumuliert sein. Diese Angst konnte er entwicklungsbedingt nur abwehren, indem er sich mit dem Aggressor, dem zügellos starken Vater identifizierte. In diesem psychischen Abwehrprozess konnte das gewalttätige Vaterbild eine idealisierte Gestalt annehmen, in der die frühesten Erinnerungen an die gebrochene körperliche Beziehung zur Mutter beim Stillen als sadistische Angriffe auf ihre entzündete Brust wiederbelebt wurden. Man kann vermuten, dass diese sadistisch phantasierten Angriffe auf den Körper der Mutter durch – angst- und lustvoll zugleich erlebte – Szenen der triebhaften Überwältigung der Mutter durch den Vater zusätzlich eine frühe Sexualisierung erfuhren. Nun stand aber die Identifizierung mit dem Vater für den damals Zweijährigen in unlösbarem Konflikt mit der Liebe und Abhängigkeit von der Mutter, die innerlich und äußerlich auf dem Weg war, den Vater auszustoßen, um nicht nur sich selbst, sondern auch die Kinder vor ihm zu retten; und in dieser anderen Strebung musste sich Patrick aus Angst, von der Mutter verstoßen zu werden wie der Vater, wiederum extrem bemühen, sich ihr zu unterwerfen, am liebsten sogar seinen Bauch glatt und weich und dem der Mutter gleich zu machen. Hier mochte die spätere Lust beim Spüren der glättenden Strumpfhose der Mutter ihre Wurzel haben.

Der Ersatzvater nun bot Patrick die rettende Lösung an, die Liebe zur Mutter mit der zum Vater endlich in Einklang bringen zu können und sein männliches Selbst in der Liebe der Eltern zueinander aufgehoben zu fühlen. Offenbar aber konnte die Harmonisierung nur über die Abspaltung des Bösen erfolgen, das mit dem leiblichen Vater ausgestoßen schien. Dieses Böse kehrte aber mit der Geburt der Schwester zurück, als Patrick sich von Liebesverlust bedroht, vom nicht-leiblichen guten Vater verlassen und in verzweifelter Wut sich auf die Identifizierung mit dem leiblichen bösen Vater zurückgeworfen fühlte. Das frühe, analsadistisch ausgestaltete Vater-Mutter-Kind-Gefüge in seiner inneren Welt war wieder in Kraft gesetzt und erfuhr durch das wiederholte Erleben von überwältigendem Hass und panischer Angst noch die Bestätigung einer unausweichlichen Wahrheit.

Schlussbemerkung

Ich hoffe gezeigt zu haben, dass die Bedeutung der leiblichen Eltern in der inneren Welt eines Kindes in komplexen Vater-Mutter-Kind-Erfahrungen von Lebensbeginn an entsteht. Deren gefühlsmäßiges Erleben wird durch die sich entwickelnden körperlichen und triebbestimmten Wahrnehmungen des Kindes selbst, zugleich aber auch durch Phantasmen und unbewusste Repräsentanzen der Eltern beeinflusst. Am Beispiel von Patrick war zu sehen, dass die Verarbeitung der Trennung der Eltern dann erschwert ist, wenn die innere leibliche Vater-Mutter-Kind-Matrix nicht genügend gut und sicher ist und deswegen jegliche spätere, innerlich an Trennung erinnernde Situation unbewusst mit der »alten« Gefahr verbunden wird, mit den bösen auch die guten Objekt- und Selbstanteile zu verlieren. Durch jede Wiederkehr böser Anteile drohen dann die verbliebenen guten zerstört zu werden. Je kleiner ein Kind bei der Trennung der Eltern und den dieser meist vorausgehenden dramatischen Konflikte ist, umso geringer entfaltet sind seine autonomen, psychischen Fähigkeiten, Gutes im Inneren auch unter äußeren Belastungen zu bewahren, ohne das Negative abspalten und verleugnen zu müssen.

Patrick hat im Laufe der analytischen Psychotherapie, die durch immer wiederkehrende, tief bedrohliche Einbrüche in die nahezu zwanghaft gute therapeutische Beziehung zu mir gekennzeichnet war, allmählich versuchen können, das abgespaltene gefährlich Böse als zu sich und zu mir und zur Beziehung gehörend anzuerkennen und auszuhalten. Eines Tages brachte er mir den Text eines Rap-Songs der Gruppe »Freundeskreis« mit, den er auf dem Weg zur Therapie nicht aus dem Kopf bekommen hatte:

»Wenn der Vorhang fällt, sieh hinter die Kulissen.
Die Bösen sind oft gut und die Guten sind gerissen.
Geblendet vom Szenario erkennt man nicht,
die wahren Dramen spielen nicht im Rampenlicht!«[24]

3.4 Trennung vom analen Objekt.[25] Aus der Behandlung eines 4-jährigen Jungen mit schwerer Verstopfung *(Tobias)*[26]

Paula Heimann leitet 1962 ihre »Bemerkungen zur analen Phase« mit Sätzen ein, die, Jahrzehnte später, genauso hätten formuliert werden können. Sie sagt:

»Die Wahl meines Themas bedarf einer Erklärung, wenn nicht sogar einer Entschuldigung. [...] Die Rechtfertigung meines Themas, das ja ganz alt ist, liegt darin, dass es auch in der gegenwärtigen analytischen Forschung ein vernachlässigtes Kapitel darstellt. Die letzten 20 Jahre der englischsprachigen analytischen Literatur haben [...] bei weitem mehr orale als anale Themen behandelt. Ich möchte hier auch meine Erfahrungen in Seminaren und Kontrollanalysen erwähnen. Es ist mir aufgefallen, wie sehr unsere Kandidaten dazu neigen, die anale Thematik im Material ihrer Patienten zu übersehen. [...] Was ist wohl der Grund? Ist es der, dass Freud und die Generation von Analytikern, die eng mit ihm verbunden waren, Ferenczi, Abraham, Jones u. a., bereits alles Wichtige über die Analität gefunden und gesagt haben? Dagegen spricht, dass im allgemeinen Analytiker sich nicht gescheut haben, Probleme, deren Essenz Freud entdeckt und dargestellt hat, erneut zu bearbeiten. Ich glaube, wir stoßen

24 *Literatur:* Bürgin, D. (1997). Harms, E./Strehlow, B. (1997). Klein, M. (1962). Winnicott, D. W. (1974).

25 Der Name des Kindes wie auch der seiner Schwester und einige äußere Angaben über die Familie wurden geändert. Der Text hier entspricht der Veröffentlichung von A. Wolff (2001): *Tobias. Bericht einer Fokaltherapie.* Es gibt zwei »Vorläufer« zu diesem Text. Auf einige Abweichungen zu den Vorläufern wird in den FN hingewiesen. Über den ursprünglichen Arbeitszusammenhang – das Projekt »Fokaltherapie« – siehe oben in 2.2. Der vorliegende Text basiert also auf zwei Veröffentlichungen mit je unterschiedlichen, sich aber ergänzenden thematischen Schwerpunkten bei der Untersuchung des Falles: 1. Wolff, A. (1998): *Fokaltherapie bei Kindern und Jugendlichen* und 2. Wolff, A. (1999): *Trennung vom analen Objekt.*

26 Der folgende Teil aus: A. Wolff (1999).

hier auf eine allgemeine Tendenz, sich den frühesten Infantilphasen zuzuwenden, so dass das Interesse für die oralen und sogar pränatalen Prozesse das Spätere in den Schatten gestellt hat. Die Wirkung der reifungsbedingten neuen Vorgänge auf das wachsende Kind – d.h. der Prozess der Anpassung an neue Positionen im Leben – ist sicherlich ein Problem, das die volle Aufmerksamkeit des Analytikers verdient und seine Neugier und Forschungsbereitschaft erregen sollte. Leben heißt, kontinuierlich neue Dinge erfahren und mit den Problemen, die sie mit sich bringen, umgehen müssen. Und diesen Problemkreis können wir nicht einfach damit festlegen, dass wir sagen, alles Wichtige ereignet sich im ersten Lebensjahr, und bei der späteren Entwicklung handelt es sich nur um Modifikationen der frühesten Erlebnisse.« (Heimann, 1962, S. 420f.)

Als ich das Thema meines Vortrags formulierte, hatte ich vor dem Hintergrund des Tagungsthemas *Trennungen* vor allen Dingen das psychische Thema des Falles, über den ich berichten will, im Kopf und suchte dafür ein angemessen komplexes Stichwort. Ich erinnere mich – und Paula Heimann rief mir diese Erinnerung in das Bewusstsein –, dass auch mir der Bezug auf den heutzutage beinahe altertümlich anmutenden Begriff der analen Phase und auf Triebdynamik überhaupt den flüchtigen Beigeschmack von Provokation – ich könnte auch sagen: von trotzigem Beharren – hatte. Damit wären wir in gewisser Weise mitten im Thema: Der psychische Impuls zum Sich-Entgegenstellen ist der körperlichen Lust an der Retention – die Bela Grunberger in seiner Arbeit über die anale Objektbeziehung betont – ursprünglich äquivalent. Diese Lust ist immer gepaart mit der Angst, angegriffen zu werden und nicht standhalten zu können. Und davor schützt im Unterschied zur – impulsiv naheliegenderen – Verleugnung in Wirklichkeit nur die versöhnliche kreative Leistung, eine vernünftige Erklärung – letztlich: ein Kompromiss, der den Druck anerkennt und sich ihm zugleich aktiv durch kontrolliertes Geschehenlassen subversiv widersetzt. Oder ist es vielleicht doch der Druck, der sich subversiv durchsetzt? In der analen Welt bleibt die Frage unentschieden – das magische Denken mag je nach Wunsch oder Angst einmal so, ein andermal anders entscheiden.

Wenn auch in der psychoanalytischen, wie auch der speziellen kinderanalytischen Literatur die Beschäftigung mit der analen Phase ein Schattendasein führt, so läuft sie nichtsdestotrotz unbemerkt mit: Paula Heimann weist darauf hin, dass die meisten Abwehrmechanismen, mit denen wir ständig umgehen, ihre Wurzeln in der analen Funktion haben und eine Beschreibung der Defäkation mit anderen Worten darstellen. Sie nennt unter anderem die Beispiele Spalten, Projektion, Zurückwendung auf das Selbst, Verkehrung in das Gegenteil und Verdrängung (a. a. O., S. 437). Aus der Praxis mit Kindern ist uns der Aspekt der kreativen Ichleistung, die die Abwehrmechanismen diesseits ihrer pathologischen Verwendung für die psychische Entwicklung des Kindes darstellen, alltäglich vertraut. Wir können direkt beobachten, wie diese Abwehrmechanismen, um später innerpsychisch regulierend als unbewusste Ichleistung zu funktionieren, in der frühen Kindheit zunächst körperlich und in der Interaktion mit den elterlichen Objekten und der äußeren Welt erlebt und erprobt werden müssen.

Die körperliche Reifung der Schließmuskeln mit der einhergehenden Erogenisierung des Analbereichs kann gemäß der klassischen psychoanalytischen Entwicklungstheorie als psychischer Organisator an der somato-psychischen Schwelle von innen und außen, Umschlingung und Trennung, Subjekt und Objekt, Phantasie und Realität verstanden werden. Die Entwicklungsvorgänge um den Komplex von Abgrenzung und Trennung im zweiten Lebensjahr sind vielfältig und greifen ineinander: Die motorische Entwicklung des Laufenlernens, das selbständige Essen, das Sprechenlernen und die damit einhergehenden Symbolisierungsprozesse verbinden sich auf der geistig-emotionalen Ebene dialektisch mit ambitendenten Wünschen und Entscheidungen zwischen der Bewegung *hin zum* und *weg vom* Objekt, zwischen Nähewünschen und Eigensinn. Winnicotts Theorie der Übergangsphänomene (Winnicott, 1979) und Mahlers Beschreibung der Subphasen der Individuation, insbesondere ihre Darstellung der Wiederannäherungskrise (Mahler, 1978) – um nur Beispiele von Entwicklungskonzepten zu nennen – markieren die Vielschichtigkeit dieser Entwicklungsphase, in der das Kind die Tatsache der Trennung vom Objekt ambitendent erlebt, auf allen möglichen Ebenen der Alltagserfahrungen erprobt und schließlich als Fähigkeit zur Ambivalenz in der Objektbeziehung psychisch verankert.

Die Dynamik um die körperlich-analen Vorgänge gerät dabei zuweilen aus dem Blickfeld, obwohl diese den Konzepten durchaus inhärent und im Alltag mit einem Kind dieses Alters regelmäßig beobachtbar von ganz besonderem Gewicht sind, weil hier erstmalig interpersonell auszuhandelnde, affektiv geladene Konflikte auftauchen. Dabei erscheint das triebbestimmte Körpererleben des Kindes wie ein Prototyp für die Beziehung zu Mutter und Vater in dieser Zeit und für die psychische Ausgestaltung der inneren Welt der Objekte (Jacobson, 1968), die sich nach und nach – von den realen alltäglichen Objekterfahrungen zunehmend unabhängig – etabliert und zur Objektkonstanz (Mahler, a. a. O.) führt. Dem grundsätzlich autoerotischen Charakter der analen Triebvorgänge kommt hierbei eine in Bezug auf die Verinnerlichungsprozesse besonders entwicklungsfördernde Bedeutung zu.

Die Kotstange, die sich im Zuge der Reifung körperlich spürbar im Enddarm konturiert, kann nun als abgegrenztes Objekt erlebt werden, das einerseits einen lustspendenden, körperlichen Besitz darstellt, im Körperinneren aber auch eigenen Druck ausübt und fremden Willen ausstrahlt, der zum Dagegenhalten provoziert. Sowohl der Retention als auch dem Loslassen und Ausstoßen sind intensive Lustempfindungen beigemischt. Der auf Wiederholung angelegte, analsadistische Kampf zwischen Einhalten und Ausstoßen des Kotobjekts unterstützt in der Funktion ständigen Übens zum einen die körperliche Reifung und zum anderen das psychische Erleben von Ambivalenz und Getrenntsein. War zuvor das körperliche Erleben der Ausscheidungen untrennbar mit der Zuwendung des pflegenden Objekts verbunden, so dass der Körper und die Verfügung über Lust und Unlust diesem Objekt zu eigen schien, so wird das pflegende Objekt nunmehr als die Triebwünsche und den Willen des im Entstehen begriffenen, autonomen Selbst störend erlebt und die ehemals ersehnten, Lust und Wohlgefühl spendenden Pflegehandlungen als Übergriff und unzulässige Besitzergreifung bekämpft. Auf der anderen Seite wird aber die mit den fortschreitenden Separationsprozessen verschärft wahrgenommene Subjekthaftigkeit des realen Objekts mit dessen eigenen, konfligierenden Wünschen, Forderungen und Reaktionen unter Verlustangst erlebt. So enthalten die bekannten analen Machtkämpfe immer beides: den aggressiven Impuls, das Objekt wegzustoßen, *und* den dringenden Wunsch, es zu umklammern, um es ganz für sich zu haben. Diese Machtkämpfe verwickeln unausweichlich auch die realen Objekte, die nun ihrerseits heftig und ambivalent auf das Kind reagieren. Sie übernehmen damit automatisch die Hilfs-Ich-Aufgabe, der infantilen, analen Radikalität Begrenzung und Halt zu geben, indem sie sich – sozusagen als anale Objekte – angreifen lassen, die analsadistische Auseinandersetzung affektiv aufnehmen und zugleich den liebevoll-versöhnlichen Ausgang garantieren – dies im Unterschied zum Kotobjekt, das am Ende des körperlichen Ringens schließlich fremd, wertlos und abstoßend der Vernichtung überlassen wird.

Vermutlich haben wir es bei vielen, wenn nicht gar den meisten Behandlungen gerade von kleinen Kindern durchaus grundlegend mit den komplexen Entwicklungsvorgängen, dem kreativen Potenzial und den spezifischen, sensiblen Störanfälligkeiten während der analen Phase zu tun. Der unbewusst gleichsetzende Zusammenhang, wie auch der Entwicklungsprozess der Unterscheidung von psychischem und körperlichem Erleben, liegt bei den – verbreiteten – Fällen mit den körperlichen Symptomen Einnässen, Einkoten oder auch Verstopfung auf der Hand und ist dann besonders gut zu studieren. Um einen solchen Fall handelt es sich bei *Tobias*, den ich im Rahmen des Projekts »Fokaltherapie bei Kindern und Jugendlichen« am Frankfurter Institut für analytische Kinder- und Jugendlichen-Psychotherapie (heute: Anna-Freud-Institut) behandelt habe und über den ich im anderen Zusammenhang an anderer Stelle bereits berichtet habe (Wolff, 1998).

Bericht einer Fokaltherapie mit einem 4-jährigen Jungen, der an schwerer Verstopfung litt[27]

Vorbemerkung

Im Rahmen des Projekts »Fokaltherapie bei Kindern und Jugendlichen« am Frankfurter Institut für analytische Kinder- und Jugendlichen-Psychotherapie war die sechs Monate dauernde Behandlung des 4-jährigen Tobias unsere erste Fokaltherapie mit einem Vorschulkind; und anhand dieser Fokaltherapie konnten wir wichtige Fragen der Konzeptualisierung erstmals diskutieren.

27 Aus: A. Wolff (2001) in: *Analytische Kinder- und Jugendlichen-Psychotherapie (AKJP), Heft 111. XXXII*, Jg. 3/2001, S. 349–363.

Erstinterviews, Diagnose und Indikationsstellung

Tobias war gerade vier Jahre alt, als er in der Ambulanz unseres Instituts angemeldet wurde. Zum ersten Gespräch kam die Mutter ohne den Vater. Sie schilderte mir, dass Tobias ein ängstlicher, aber gut entwickelter Junge, seit nunmehr zwei Jahren mit unglaublicher Energie sieben bis acht Tage lang den Stuhl einhalte, bis sein Bauch dick und hart werde und schließlich Einläufe unbedingt erforderlich werden – und selbst diese halte er noch extrem lange ein. Alle möglichen Versuche von Müsli bis Rizinusöl seien nach vorübergehendem Erfolg gescheitert, zumal Tobias nach kurzer Zeit alles Gutgemeinte strikt verweigere. Beim ersten Auftreten der Symptomatik mit zwei Jahren sei Tobias im Krankenhaus eine Woche lang unter Anwesenheit der Mutter gründlich und ohne Befund untersucht worden, und dort hatten zum ersten Mal Einläufe Abhilfe geschaffen, die die Eltern seitdem im Notfall und zunehmend regelmäßig selber anwenden. Die Befürchtung einer körperlichen Gewöhnung führte zur Vorstellung bei uns – ein Schritt, der der Mutter offensichtlich schwergefallen ist. Von möglichen psychischen Belastungen ist keine Rede – im Gegenteil. So kommt mir das Gespräch mit der Mutter wie die Inszenierung einer »Verstopfung« des Psychischen vor. Sie erwähnt beiläufig, dass Tobias auch Anfälle von Pseudokrupp habe – kürzlich wurde er deswegen von der Oma in das Krankenhaus gebracht, als die Mutter mit ihren Hunden für zwei Tage zu einem Hundewettkampf verreist gewesen war. An einer anderen Stelle des Gesprächs informiert sie mich nebenbei über den zeitlichen Zusammenhang des Beginns der Symptomatik mit der Geburt der Tochter, als Tobias 20 Monate alt war – verwirft aber sogleich jeden Gedanken an einen psychischen Zusammenhang: Entgegen der großen Befürchtung der Eltern damals habe Tobias in keiner Weise eifersüchtig reagiert. Auf diese Weise präsentiert sie mir das harte Symptom des Kindes und die doch für alle Beteiligten als ebenso hart geschilderten Gewaltmaßnahmen der Eltern als unbegreifliches Faktum, vor dem ratlos und in hohem Maße besorgt stehenzubleiben sie nun auf projektive Weise *mich* zwingt. Ich spüre, es muss etwas geben, von dem gut wäre, es könnte heraus; aber ich komme nicht heran. Es scheint mir, als sei es für diese Eltern weit weniger schlimm, seit nunmehr zwei Jahren – das ist die Hälfte von Tobias' Leben! – gewaltsame Eingriffe zulassen bzw. selber ausführen zu müssen, als nach psychischer Bedeutung und einem Zusammenhang mit der Geschichte der Familie zu fragen – gerade so, als lauere da etwas allzu Bedrohliches. Als ich am Ende des Gesprächs diesen Gedanken äußere, kommen der Mutter spontan Tränen, die sie aber sofort wegwischt. Die Bedeutung bleibt zurückgehalten.

Im folgenden Gespräch mit beiden Eltern ist die Situation wohltuend anders. Die Eltern haben die kleine Tochter mitgebracht: ein süßes Mädchen, das mit seinen 2½ Jahren ganz selbständig mit dem Puppenhaus spielt und irgendwann während des Gesprächs, als das Eifersuchtsthema von Tobias zur Sprache kommt und die Mutter erzählt, sie habe sich eigentlich nur Jungen gewünscht, für eine Weile auf Mamas Schoß klettert. – In dieser nun harmonisch wirkenden Konstellation als Paar und zu dritt zeigen sich die Eltern, vor allem der Vater, einfühlsam und meinen Überlegungen zugänglich. Ich erfahre, dass

Tobias' Verstopfung seinerzeit eine längere Episode vorausgegangen war, in der er extrem häufige, weiche Stühle hatte, die den Eltern, nachdem sie gerade ein zweites Windelkind bekommen hatten, unerträglich waren, so dass sie Tobias energisch beizubringen versuchten, er sei nun der Große. Der Vater berichtet dazu, er selber sei das älteste von vier Kindern gewesen und die nächst jüngere Schwester habe den gleichen Altersabstand wie Mira von Tobias; *er* aber sei als Kind immer besonders forsch und unängstlich gewesen, stolz darauf, der Größte zu sein. Meine Überlegung, dann habe er es wohl schwer gehabt, bei Tobias nach der Geburt der Schwester auch die andere Seite, das Kleinsein und die Ängstlichkeit zu sehen, macht ihn nachdenklich. – Doch es zeichnet sich auch sogleich Widerstand ab: Die Eltern wollen zwar dringend, dass ich mir Tobias ansehe, erwähnen aber dazu, dass es mit ihm besser gehe, seit sie ihm einen neuen »Saft« aus Kartoffeln und Öl geben.

Zum Kinderinterview kommt die Mutter mit beiden Kindern eine halbe Stunde zu spät – wegen der Verkehrsverhältnisse.

Tobias ist in der Eingangstür hinter der winzigen, strahlend-koketten Schwester verborgen, so dass ich ihn mir erst »hervorholen« muss. Er ist ein zarter, blasser Junge, der nach merklichem Zögern tapfer mitkommt, während Mutter und Schwester in das Wartezimmer gehen. Als er mir gegenüber auf den Stuhl geklettert ist, verbirgt er zunächst unsicher sein Gesicht, entpuppt sich aber bald als ein goldiger, gewinnender Junge: Gerade hat er zu pfeifen gelernt!, führt er mir stolz vor, obwohl es noch nicht richtig gelingt und er eigentlich eher geräuschvoll bläst. Er gibt sich Mühe, mir zu zeigen, wie groß er schon ist. Alles andere, das – an der Mimik sichtbar – in ihm arbeitet, muss er für sich behalten. Meine Bemerkung über die Anfangsszene an der Eingangstür, wie schwierig es für ihn manchmal mit der kleinen Schwester sein muss, wirkt befreiend. Tobias erzählt nun, dass die Mama einmal die Mira zum Spazierengehen mit den Hunden mitgenommen habe und ihn ganz allein ließ, und er assoziiert, er habe geträumt, dass er von einem Hund gebissen wurde. Ich deute, dass er sicherlich Strafe fürchtet, wenn er manchmal die Mira am liebsten wegbeißen will. Daraufhin attackiert Tobias mich spielerisch und mit hintergründig verführerischem Lächeln mit seinem Arm, den er zur Schlange macht, um sogleich angstvoll beide Arme fest in die Pulloverärmel zurückzuzwängen und die Ärmelöffnung mit den Händen fest zuzudrücken.

Bei aller Kürze von 20 Minuten war in diesem sehr gefüllten Erstinterview ein dichter Kontakt zwischen Tobias und mir entstanden, und mir kam zum ersten Mal der Gedanke an eine mögliche Fokaltherapie.

Im zweiten Interview zeigt sich Tobias ganz vertraut und knüpft mit einem aus dem Wartezimmer mitgebrachten Buch über wilde Tiere an die Schlange vom Ende der letzten Stunde an. Beim Durchblättern des Buches beteiligt er mich an seinen Entdeckungen. Neugier und Interesse an den wilden Tieren sind von einer breiten Palette von Affekten begleitet: von Ekel und Faszination gegenüber den Riesenschlangen bis zur Begeisterung für die kämpfenden Hirsche. Ganz selbstverständlich greift er Bezüge, die ich zu ihm herstelle, auf. Beim neugierigen Vergleichen der verschiedenen Tierschwänze auf der letzten Seite des Bilderbuchs erklärt er, dass er einmal ein ganz großer Mann werde und – er zögert etwas – dass die Mira »so ganz große Busen« bekomme. An dieser Stelle will er zur Mama in das Wartezimmer laufen, lässt sich aber leicht auf das Ende der Stunde vertrösten und geht zum Spiel mit Autos über. Zwei Personenautos und einen Krankenwagen stellt er sternförmig zu einer geschlossenen Figur auf, um sodann festzustellen, die Feuerwehr fehle! Rasch eskalierend versteift er sich darauf, aus einem anderen Zimmer eine holen zu müssen. Schon ist er an der Tür und im Flur, stoppt aber zu meiner Beruhigung angesichts der verschlossenen Türen von selbst und kehrt jämmerlich klagend zurück: »Aber es brennt doch an den Autos!«, da müsse ganz unbedingt eine Feuerwehr her, und im anderen Zimmer sei bestimmt eine. Ich erinnere ihn daran, dass er vorher gerade mit seinem Körper und mit dem von Mira beschäftigt gewesen war; da habe er sich innerlich wohl neidisch gefragt, was die Mira bei der Mama habe, während er bei mir ist. Daraufhin geht er zu einem selbstberuhigenden, konzentrierten und eher kleinkindlichen Spiel mit Bauklötzen über, die er nach Größe, Form und Farben sortiert, um dann die zu »Babys« erklärten kleinen Klötze zu den großen, den »Mamas« zu legen. – Nach der Stunde hüpft er strahlend auf den Arm der Mutter, die mir in demonstrativem Ton in Tobias' Richtung berichtet, Tobias habe gestern einen »Stinker« gemacht, und er habe versprochen, jetzt jeden Tag einen zu machen. Tobias bestätigt mir das stolz.

Die vorläufige Diagnose eines im ganzen phasengerecht entwickelten, phantasiebegabten Vierjährigen mit einer im Symptom gebundenen und mit den Eltern anhaltend verhandelten, eskalierten, psychischen Reaktion auf die Geburt der Schwester, vor allem aber die spontane Ansprechbarkeit und Entlastung des Kindes mittels Deutungen begründeten in der Fokalkonferenz trotz Zweifeln angesichts der Schwere und Chronifizierung der Symptomatik den Versuch einer Fokaltherapie, um die anale Fixierung aufzulösen. Uns hatte die Auffassung von Morton Chethic eingeleuchtet, dass es in der Behandlung von reaktiven Störungen bei Kindern infolge eines in die Entwicklung eingebrochenen Geschehnisses nicht immer um weitgreifende, innere Veränderung gehen muss (vgl. Chethic, 1989, S. 193ff.). In Tobias' Symptom erschienen die Trennungsängste und -konflikte des seinerzeit 20 Monate alten Jungen, der sich durch die Geburt der Schwester aus dem Nest gestoßen erlebt hatte, zwanghaft reinszeniert – zu einem Zeitpunkt, als er entwicklungsbedingt gerade dabei gewesen sein muss, seine anale Potenz und sadistische Macht zu erproben und mit der aufkommenden phallischen Selbstwahrnehmung zu verbinden. Verstärkt durch das erspürte Verbot eifersüchtig-aggressiver Äußerungen hatte in der Angst vor Liebesverlust der Ausweg in regressives, körperliches Agieren nahegelegen, dessen psychische Bedeutung den Eltern aufgrund eigener unbewusster Verstrickungen verschlossen geblieben war. So konnten die Eltern die Signale des Kindes an dieser Konfliktstelle nicht aufnehmen; und man kann vermuten, dass sie Tobias auf diese Weise unbewusst in die rigide resomatisierte, anal-sadistische Fixierung zwangen, in der die psychische Bedeutung verleugnet bleiben kann. Da Tobias im ersten Kontakt spontan positiv auf die Einführung psychischer Inhalte reagiert hatte, konnte das begrenzte Therapieziel, die mit aller Gewalt verschlossene Verbindungstür zwischen dem gefährlich verstopften Darm und der inneren psychischen Welt wieder zu öffnen, als erreichbar angesehen werden. Für ein Fokalsetting sprach auch, dass die Eltern einen weiten Anfahrtsweg hatten und dass es darüber hinaus begründete Zweifel an ihrer Bereitschaft und an Möglichkeiten zum analytischen Verstehen gab. Ihr etwas technisiertes Interesse an der Beseitigung des Symptoms war nichtsdestoweniger berechtigt. Es war von Sorge um Tobias getragen und versprach immerhin ein Arbeitsbündnis mit dem Zweck, die zunehmend den gesamten Alltag der Familie beherrschenden und nicht zuletzt direkt körperlich schädlichen Einläufe endlich einstellen zu können. Dabei musste zwar ein erheblicher Anteil an sadomasochistischer Befriedigung bei den Eltern selbst und damit eine streng unbewusste, innere Verflechtung mit dem Symptom des Kindes vermutet werden. Zunächst aber galt es im Interesse des Kindes vordringlich, alles zu versuchen, um das pathogene Aktionsfeld der permanent traumatisierenden Einläufe zu beenden. Tatsächlich hatte der Kinderarzt bereits eine erhebliche Vergrößerung des Kolon festgestellt, und[28] die Eltern berichteten mir nun erst konkreter, dass neuerdings nur noch große, und nicht mehr die früher verabreichten kleinen Einläufe halfen. Regelmäßig vergehe der ganze Sonntag über dieser Prozedur, die sie jeweils bereits ab der Wochenmitte in der vergeblichen Hoffnung androhen, sie möge nicht notwendig werden, und die *Tobias* am Sonntag dann mit Ablenkungen aller Art verzweifelt hinauszuzögern versuche, bis der Vater sie schließlich unter scheußlichen Selbstgefühlen doch durchführen müsse, während die Mutter in der offenen Tür stehe und einerseits nicht hinschauen, andererseits aber auch nicht wegsehen könne. Hinterher sei *Tobias* kreideweiß und derart entkräftet, dass er einige Stunden fest schlafe. Den »Stinker« nach dem Einlauf mache er übrigens nur in die Windel, und am Montag gehe er dann mit Windel in den Kindergarten. – Die Eltern vermuteten, dass ihm dies durchaus etwas ausmache, denn andererseits habe er neuerdings, weil sogar die kleine Mira inzwischen keine Windel mehr brauche, nachts auch keine mehr haben wollen. Aber es helfe alles nichts.

Tobias tat den Eltern wirklich leid. Sie fanden es nicht gut, dass Tag für Tag und bei Verwandten und Freunden die Frage nach seinen Stinkern das Hauptthema war. Sie fühlten sich aber auch in Wut und Scham über ihre elterliche Ohnmacht und die ihnen aufgezwungene Gewalttätigkeit gebannt, und insbesondere bei der Mutter lauerten heftige Racheimpulse. Sie erzählte lachend, ihre Mutter behauptete von sich, sie hätte *Tobias* das Problem längst abgewöhnt; es sei aber klar, mit welchen Mitteln: mit Schlägen! Der Widerstand der Eltern gegenüber der Psychotherapie für *Tobias* hatte also auch etwas damit zu tun, dass sie ihm unbewusst eine gewaltfreie Heilmethode wie die Psychotherapie nicht gönnen konnten, weil sie – entsprechend dem Zwang zu radikaler Bewertung im analen System – befürchten mussten, selber dann als nur-schlechte, nur-brutale Eltern dazustehen und der Verurteilung preisgegeben zu sein. So war mein Eindruck, dass die Eltern sich wie in einer Zwangslage fühlten, in der sie der Psychotherapie inklusive der zugehörigen Elterngespräche zustimmen mussten, obwohl sie eigentlich nichts von sich preisgeben wollten. Um dies vorwegzunehmen: Nachdem sich bei *Tobias* erste Erfolge der Therapie abzuzeichnen begannen, kehrten die Eltern ihrerseits wie in einem Gegenzug zur »Verstopfung« zurück. Der Vater entzog sich

28 Die folgenden Absätze aus: A. Wolff (1999).

fast vollständig der Teilnahme, während die Mutter immerhin *Tobias* zu seinen Stunden brachte und dort involviert war. Notgedrungen kam sie vereinzelt auch allein zum Elterngespräch und erzählte in gleichgültiger Weise bei einer solchen Gelegenheit: Als Kind hatte sie unter ihrem äußerst eifersüchtigen, fünf Jahre älteren Bruder zu leiden gehabt, und sie erinnerte sich an eine Szene aus der Zeit der Pubertät, in der er sie in einer heftigen Attacke am Boden besiegt festhielt und Speichel auf ihr Gesicht laufen ließ. Sie sei froh, ergänzte sie, dass der Altersabstand zwischen ihren Kindern so klein sei und deswegen solche Vorkommnisse ausgeschlossen seien; Mira sei ja heute schon fast stärker als *Tobias*. – Auch wenn ein vertiefendes Gespräch über die Bedeutung der Kindheitserfahrungen der Mutter mit ihrem älteren Bruder für die Beziehung zu ihrem erstgeborenen Sohn nicht gelang, so hatte sie mir doch für meinen Verstehensprozess Wichtiges mitgeteilt.

In[29] der Fokalkonferenz waren wir uns bei der schwierigen Entscheidung, den Eltern das Angebot einer Fokaltherapie zu machen, einig, dass im Interesse des Kindes vordringlich das Aktionsfeld der permanent traumatisierenden Einläufe begrenzt werden müßte. Natürlich tat auch die Neugier der Konferenz auf ein spannendes Experiment ein Übriges zum Sieg über die Zweifel dazu. Keiner von uns hätte vor Beginn unseres Fokalprojekts bei einem kleinen Kind mit derartiger Symptomatik jemals eine einstündige, begrenzte Therapie überhaupt in Erwägung gezogen. Mit Tobias Eltern wurde denn auch der Versuchscharakter der »kurzen« Therapie besprochen und zunächst die Begrenzung der Therapiedauer auf sechs bis neun Monate festgelegt.

Zu diesem Zeitpunkt hatten wir lediglich die beschriebenen diagnostischen Überlegungen angestellt, nicht aber einen Fokus formuliert. Das Material hatte uns offenbar, ohne dass uns dies bewusst geworden wäre, überschwemmt. Dies sollte uns erst nach Therapiebeginn auffallen.

Die ersten beiden Stunden und der erste Fokus

Tobias nahm den Beginn der Therapie mit Begeisterung auf und füllte die ersten Stunden reichlich. Er eroberte mich im Sturm mit seiner direkten und kreativen Art zu erzählen, zu spielen und zu malen. Er produzierte und produzierte und überhäufte mich mit Material aus der erregenden, inneren Beschäftigung mit der Urszene und den ihr beigemischten, drückenden Ängsten. In der ersten Therapiestunde inszenierte er nach meinem Verständnis die unbewältigte innere Situation zur Zeit von Miras Geburt, als er – vormals Mamas strahlender, phallischer Schatz – plötzlich damit konfrontiert gewesen war, doch nicht ihr Ein und Alles zu sein, ja – schlimmer noch: dass er in der inneren Repräsentanzenwelt der Mutter in die Nähe deren eigenen älteren, in der Kindheit gehassten und überwältigenden Bruders geriet – er, Tobias, der nun der große Bruder von Mira sein sollte.

29 Aus: A. Wolff (2001).

Die Mutter war mit den beiden Kindern zehn Minuten zu früh gekommen. Als ich Tobias aus dem Wartezimmer abholen will, steht er am Tisch eng gedrängt zwischen Mutter und Schwester. Beide gucken ihm intensiv zu, wie er etwas leuchtend Buntgestreiftes malt – Briefkästen, wie die Mutter mir über die Schulter erklärt. Tobias lässt mich beinahe achtlos warten, bis er fertig ist und die Mutter ihn mit bedeutungsvoller Stimme an »den Brief« erinnert. Tobias bricht das Malen abrupt ab, nimmt einen Brief vom Tisch, übergibt ihn mir und rennt ohne einen Blick zurück wie in animierter Aufbruchsstimmung vor mir her durch den langen Flur in das Therapiezimmer. Unwillkürlich entfährt mir ein bewunderndes: »Du bist aber schnell!« Tobias hat seinen vertrauten Platz eingenommen, guckt mich strahlend an und wiederholt stolz: »Ich bin ganz schön schnell!«

Diese Initialszene zeigt den kreativen, erwünschten analen Akt, in den Tobias ganz versunken ist, der aber durch das neugierige Zuschauen von Mutter und Schwester bereits eine phallische Einfärbung erhält. Während des narzisstisch besetzten, analen Produzierens kann das Objekt gleichwohl achtlos behandelt werden. Dies verschafft ein Hochgefühl von Potenz und Unabhängigkeit. Ohne jeden Blick zurück auf das fertige Produkt, das er seinem Schicksal überlässt, kann Tobias – leicht angeschubst durch die Mutter – in die Welt losstürmen. Die Trennung scheint eine ums Ganze zu sein, ohne Zögern, Übergang, Abschied, bleibende Verbindung; insofern erinnert sie an die vom Kotobjekt. Allerdings lässt Tobias in aller Beiläufigkeit die *Mutter* die Verbindung zu mir herzustellen. Diese ergreift er stürmisch in einer Weise, als sei's ein Stück von ihm und als könne er auf die Mutter leicht verzichten. Es scheint dennoch, dass – ähnlich wie auf der Triebebene, auf der das Anale bereits eine phallische Beimischung zeigt – auch auf der Ebene der übertragenen Objektbeziehung der Dritte zwar noch vorrangig als Ersatz des primären mütterlichen Objekts fungiert, jedoch auch schon ödipal-trennende Züge hat. Im Therapiezimmer angekommen, nimmt Tobias nun selbst den Faden vom Wartezimmer auf.

Er nimmt Papier und Stifte und beginnt zu malen: »Was für den Briefkasten«, wie er mir auf meine Frage erklärt, allerdings ist es für mich etwas eher unkenntlich Gekritzeltes. Den Briefumschlag – er ist vom Kinderarzt und muss wohl den körperlichen Befund enthalten – hatte ich auf den Tisch gelegt; Tobias weiß angeblich nicht, was darin ist. Er ist beim 3. Bild für den Briefkasten angelangt: ein dicker gelber und ein dicker brauner Strang befinden sich unverbunden nebeneinander. Ich sage: »Da bekomme ich für meinen Briefkasten einen Brief von den Erwachsenen, und von dir bekomme ich einen mit Pipi und Stinker.« Tobias lacht, verlegen-empört abwehrend: »Doch nicht Pipi und Stinker in den Briefkasten!« Ich korrigiere mich auf einer anderen Ebene: »Mama und Papa haben dich zu mir geschickt – wie den Brief; und du weißt gar nicht genau, warum.« – »Nö«, folgt wie aus der Pistole geschossen; doch dann folgt nachdenklich: »Doch, weil ich immer keinen Stinker machen tu«; und während Tobias ein Haus für den Briefkasten malt, erzählt er ganz sachlich-ungerührt dazu, dass die Mama ihm einen neuen Saft gibt, und wenn es dann auch nicht gehe, dann müsse er ins Krankenhaus. Ich habe das Gefühl, dass Tobias – indem er das Böse, Bedrohliche auf die abwesende Mutter projizieren muss – den guten Kontakt zwischen uns ermöglicht. So kann ich mich gut fühlen; und er ist lebhaft in Aktion und sehr gesprächig. Als das Malen beendet ist, greift er das

Autounfall-Spiel aus dem Erstinterview auf. Wieder bumst es heftig; auch der hinzugeholte Krankenwagen wird von einem Auto aufs Dach katapultiert, wieder fehlt die Feuerwehr, doch diesmal ist wichtiger, dass zwei Autos die Schnauzen fast zärtlich aneinanderstoßen. Ich sage spontan: »Die küssen sich!« Tobias macht weiter, und ich fahre fort: «Gell, es beschäftigt dich so, was Mama und Papa machen, wenn du nicht dabei bist.« Jetzt gibt es einen Autounfall, bei dem »der Mann« nicht mehr herauskommt und erstickt. Tobias assoziiert plötzlich dazu, dass er einmal in das Krankenhaus musste, als er bei der Oma war. Ich sage: »Da hast du keine Luft mehr gekriegt, und sicher hattest du schlimme Angst zu ersticken – vielleicht, weil du daran dachtest, dass die Mama etwas Schönes machen wollte und dich nicht dabei gebrauchen konnte.« Tobias erzählt, nur die Oma und die Tante Katrin seien dagewesen. Er zögert und denkt angestrengt nach: Die Tante Katrin habe nur den Opa geheiratet und wohne jetzt ganz alleine. Dies scheint ihn zu beunruhigen, und er ergänzt, er habe noch eine andere Oma, die habe den anderen Opa geheiratet. Dabei hippelt er so herum, dass ich das Gefühl habe, er müsste auf die Toilette. Ich sage, wenn er so darüber nachdenke, dass immer zwei zusammengehören, ein Mann und eine Frau, dass die Tante Katrin aber alleine wohnt, dann drücke es ihn ganz stark im Bauch, als müsse er mal. »Nein!«, kontert er und unterstreicht in meinen Augen den intensiven Drang zu verleugnen, indem er ganz rasch und demonstrativ einen langen, gelben Strich über die Länge eines Zeichenblatts zieht und mir das Blatt hinschiebt. Dann steht er auf, geht an das Spielzeugregal, hockt sich kurz wie zum Drücken hin und geht dann zum Korb mit den Kasperpuppen. Diesen zieht er mit sich unter den Tisch und spielt mir von dort unten ein Kasperletheater vor, wobei er eine Figur nach der anderen auftreten lässt. Als erstes kommt der Sandmann auf mich zu. Ich reagiere: »Der kommt ja immer abends, wenn die Kinder schlafen sollen und Mama und Papa Ruhe haben wollen!« Daraufhin holt Tobias den König, der dann die »Prinzessin« (Tobias nimmt dazu die Königin-Figur) weckt. Die »Prinzessin« guckt Fernsehen, während der König schläft; da holt sie den Kasper, der mit ihr Fernsehen guckt. Dann holt der Kasper den »bösen Freund« (Tobias nimmt die Räuberpuppe), der wolle warten, bis der König und die Prinzessin im Bett sind und sie dann totmachen. Da kommen aber die Oma, die auch mit Fernsehen guckt, und dann noch der Polizist, der auf den »bösen Freund« aufpasse und ihn aus dem Fenster schmeiße. Und zum Schluss kommt noch einmal der Sandmann, der das Theater für beendet erklärt.

Während ich – beeindruckt von dem Spiel – noch verharren möchte, ist Tobias – husch! – bereits am Regal, um noch mit dem Puppenhaus zu spielen. Fühlte ich mich gerade noch als gute Kinderanalytikerin reich beschenkt, so kippt dieses gute Gefühl plötzlich. Ich fühle mich mit Material überhäuft und an der Grenze dessen, was ich aufnehmen kann. Und es kommen mir Gedanken, ob ich das nicht selber verursacht habe, indem meine Deutungen zu weit gingen und sie auf diese Weise Tobias' nur erregen konnten. Andererseits aber hatte er mir diese Deutungen so nahegelegt... In dieser Verwirrung kommt mir die Uhr zu Hilfe; die Zeit ist zu Ende. Als ich – unsicher, wie er das ertragen wird – Tobias' Spielaktion abbreche und ihn auf die nächste Woche vertröste, verblüfft er mich, indem er erst angeregt aufzählt, was er in der nächsten Stunde alles machen wird, um sodann ganz entschieden anzufügen: »... und wenn ich zweimal da war, dann komm' ich nicht mehr!« Ganz spontan durchfährt mich ein tiefer Schreck, er könnte ernst machen, und ich würde nichts dagegen ausrichten können. Tobias läuft derweil munter hüpfend vor mir her zur Mama ins Wartezimmer.

In dieser ersten Therapiestunde scheint mir sehr eindrücklich die innere Ausgangssituation des kleinen Tobias inszeniert, die seinerzeit die Symptombildung erforderlich gemacht hatte, so wie sie nun am Ende der Stunde nur in der Ankündigung radikaler Retention: »... dann komm' ich nicht mehr!«, einen Ausweg finden kann. Es muss für Tobias mit seinen 20 Monaten zu viel und zu früh gewesen sein, die sexuellen Themen zu »verdauen«, die ihn mit der Geburt der Schwester unweigerlich überschwemmt haben – zu einem Zeitpunkt des Übergangs in der psychischen Entwicklung, als sie gerade im Auftauchen begriffen waren und Lust und Angst zugleich erregten: die Bewusstwerdung des Geschlechtsunterschieds und der sexuell vereinigten Eltern, die beginnende phallische Besetzung des eigenen, noch vorwiegend anal erogenisierten Penis. Der Bauch mag auf dieser Entwicklungsstufe bereits von »leuchtend buntgestreifter« Gestalt sein wie der Briefkasten; aber sein Inhalt ist noch unkenntlich gekritzelt. Das Kind ist stolz auf sich und seine körperlichen Fähigkeiten, nimmt aber auch genau wahr, wenn ihm etwas danebengeht und dass es etwas noch nicht so gut kann wie die Erwachsenen – anal und genital. Es fürchtet sich vor schlechter Bewertung – im Kinderarztbrief und dass die Mutter sich von ihm mit seinem Stinkerproblem abwendet, es zur Oma, in die Therapie, ins Krankenhaus gibt und mit dem Papa lieber ein besseres Kind, ein Mädchen, hat. Mit dem Krankenhaus ist aber auch eine verdichtete Erinnerung intensiv-eifersüchtigen Einsseins mit der Mutter verknüpft, die damals Mira beim Papa zu Hause ließ und mit Tobias auch nachts im Krankenhaus blieb – dort, wo aus ihrem Bauch ein Baby gekommen war. – Sexuell erregende Phantasien über die Urszene und über die eigene, autoerotisch-machtvolle, anal-kreative Lust, Angstvorstellungen, wie die Tante Katrin abgeschnitten zu sein, wo doch immer zwei zusammengehören, und aggressiv-zerstörerische Omnipotenz- und Rachegedanken vermischen sich in den Phantasien des überforderten Kindes und münden in besinnungslose Trennungsangst, die schließlich im körperlichen Agieren unbewusst gemacht werden muss. Im Kruppanfall wie bei der Verstopfung zwingt diese Trennungsangst übermächtig zur ausschließlichen Konzentration auf das Festhalten des Objekts um jeden Preis. Das anale Objekt behält auf diese Weise den vermischten Charakter des ersehnten symbiotischen *und* des verfolgenden, preisgebenden Objekts. Die vor dem gefürchteten Objektverlust schützende Ambivalenz, in der gute und böse Objektanteile in der Schwebe gehalten werden, kann erhalten bleiben – sie führt aber auch in ihrer radikalen Unentschiedenheit dazu, dass das gute Objekt ständig in Frage steht und retentiv angegriffen wird.

Auf der Übertragungsebene bekommt denn auch die gute Therapieerfahrung sogleich bedrohlichen Charakter – entsprechend der psychischen Unreife des in der analytischen Situation wiederbelebten kleinen Kindes von damals, das noch nicht über das notwendige, stabil verinnerlichte, gute Objekt verfügte. Innere und äußere Objekte befanden sich noch in osmotischem Austausch, und eskalierend zerstörerische, interne Phantasien und

Ängste, die Schwebe der Ambivalenz nicht halten zu können, mussten noch extern im direkten Austausch mit den äußeren Objekten befriedet werden. Die Verstopfung, die Tobias als unbewusste Projektionsfläche diente, eignete sich gleichzeitig hervorragend dazu, die Mutter und den Vater zur verloren geglaubten, intensiven Zuwendung zu zwingen, innerhalb derer die Ambivalenz mitsamt den zerstörerischen Gewaltimpulsen ständig realisiert und zugleich im Gutgemeinten eingebunden war.

In der Fokalkonferenz nach der 2. Stunde diskutieren wir die Übertragungsdynamik einer reichhaltigen, den therapeutischen Raum rasch füllenden Produktion des Kindes, die zu ebenso raschen, eindringlichen Deutungen verführt. Alles scheint zu viel zu sein und zu schnell zu gehen. Am Ende der ersten Stunde hatte Tobias dem Fokalkonzept sozusagen noch eins draufgesetzt und nach angeregter Aufzählung, was er in der nächsten Stunde alles machen werde, erklärt: »... und wenn ich zweimal da war, dann komm ich nicht mehr!«

Daraus formulieren wird nun den ersten Fokus:

Ich freu' mich so auf dich, dass ich es nicht aushalten kann!

Dieser Fokus erfaßt den Druck, der durch die Verwirrung von groß und klein, Überforderung und Omnipotenzphantasien, von Macht, sehnsüchtigen Nähe-Wünschen und Angst vor maßloser Enttäuschung entstanden ist. Er trifft in der verdichteten Form sowohl die Übertragungsszene als auch die aktuelle ödipale und die vergangene der Wiederannäherungskrise, drückt sich aber sozusagen noch davor, die sich andeutenden radikalen Lösungsversuche aufzunehmen. Dieses »dritte Bein« mit seiner kausalen Verknüpfung der Symptombildung[30] fehlt noch. So wurde dieser Fokus denn auch von der weiteren Entwicklung überrollt – kaum, dass er auf dem Papier gestanden hatte.

Der Verlauf bis zur Mitte der Behandlung und der zweite Fokus

Natürlich musste die interpersonelle Dynamik bei der Verabreichung der Einläufe in der Therapie aktualisiert werden. Und dies setzte – wie Tobias angekündigt hatte – exakt nach der 2. Stunde ein (der angekündigte Zeitpunkt erinnert an das Alter von zwei Jahren) und beschäftigte uns über viele Stunden, in denen ich zum drohenden Aggressor wurde.

Tobias kämpft mit aller Macht gegen die Stunde, die ihm doch guttun würde. Dies bewirkt eine regressive Bewegung weg vom stürmisch begehrten Ersatzobjekt zurück zur Mutter, und wochenlang spielt sich nun die Hälfte der Therapiestunde unter verzweifeltem Weinen und ohnmächtig wütendem Hin und Her auf dem Weg vom Wartezimmer in das Therapiezimmer ab. Notgedrungen wird die Mutter mit hereingezogen, die nun miterlebt, wie groß Tobias' *psychische* Angst ist – denn es droht ihm ja kein wirklicher Einlauf bei mir. Ich spüre, wie sehr die Gegenübertragungsgefühle zum Mitagieren drän-

30 Vgl. Jongbloed-Schurig, U. (2001).

gen, und erlebe hautnah mit, wie sehr sich die Wut der Mutter auf Tobias steigern kann, während Mira sich fröhlich das Therapiezimmer erobern darf. So kann ich an Mutter und Sohn gerichtet deuten, dass Tobias wirklich große Angst habe, die Mama würde wegen seiner Eifersucht auf Mira so böse auf ihn, dass sie gar nichts mehr von ihm wissen wolle; und in dieser Eifersucht und Angst denke er, durch die Therapie solle ihm mit Gewalt die Mama weggenommen werden – so wie ihm in seinem Erleben immer wieder der Stinker weggenommen werde.

Im analen Immer-Wieder geht Tobias zwischen den Stunden jedes Mal von neuem die Gewissheit verloren, dass es gut für ihn ist, zu mir zu kommen, so wie es gut für ihn ist, den Stinker kommen zu lassen. In dieser Phase der Therapie ist Tobias am Ende der Kämpfe, wenn er aufgeben muss und in das Therapiezimmer kommt, zunächst blass und erschöpft und wie ein ganz kleines Kind. Jedes Mal aber kann er sich bald sammeln, um bei den dann in Gang kommenden *psychischen* Abwehrmanövern eine entwaffnende Kreativität zu entwickeln, die die Funktion der vorangegangenen »Regression im Dienste des Ich« (Hartmann, 1972; vgl. auch Freud, A., 1971, S. 93ff.) erkennbar werden lässt.

Eines Tages fällt ihm am Ende eines erschöpfenden Anfangskampfs an der Türschwelle zum Therapiezimmer ein, sich einen Stuhl heranzuziehen, heraufzuklettern und das Schild »Bitte nicht stören« umzudrehen. So hat er – der ja noch nicht lesen kann – mein Ritual am Stundenende beobachtet, und er erklärt nun triumphierend, die Stunde sei um! »Ja, wenn du zaubern könntest!«, sage ich, zeige Verständnis für den begeisternd pfiffigen Wunsch, lasse aber auch keinen Zweifel an der Realität der Verhältnisse. Auf diese *gewaltlos* eingeführte Grenze reagiert Tobias – noch an der Tür – zunächst mit Klagen, ihm sei langweilig. Ich gebe zu bedenken: »Klar! Wenn du nur bestimmen und zaubern willst, dann kannst du ja nichts *wirklich* bei mir machen!« Daraufhin reißt er sich von der Tür los, geht zum Eimer mit den Bauklötzen, tritt wie zu einer Art Ehrenrettung seines unabhängigen Selbst kurz gegen den Eimer, beginnt zu bauen, und am Ende fehlt ihm dann die Zeit vom Anfang der Stunde.

Während sich die interpersonelle Inszenierung der psychischen Verstopfung-Einlauf-Dynamik auf die Therapie verlagert und in der Übertragung verdichtet, verschwindet zu Hause das Symptom. Nach der 9. Stunde – genau in der Mitte der Behandlung – formulieren wir in der Konferenz den Fokus neu:

Ich kann nichts Eigenes machen, weil sonst meine Mama
etwas Eigenes mit dem Papa macht; so verderbe ich mir alles.

Trennungsprozess, Ende der Therapie und Diskussion

In diesem Fokus ist Tobias' ursprünglicher Entwicklungskonflikt, zugleich aber auch die sadomasochistische, neurotische Symptombildung formuliert, so wie sie sich im Therapieverlauf mit den dort wirksamen Konflikten um Mira als die Repräsentantin der »vereinigten Eltern« (Klein, 1971) gezeigt hat. Auf der Basis dieses Fokus konnten mit dem allmählichen Abflauen der dramatischen Zuspitzung die zu Beginn noch viel zu forciert eingebrachten ödipalen Themen, die Todeswünsche gegenüber Mira und die damit einhergehende Angst und Verwirrung Raum gewinnen. Dies kündigte sich mit einem erleichterten Gegenübertragungsgefühl bei mir an, die Dinge laufen lassen zu können. Zwar drückte ab und zu der Gedanke, etwas deuten zu sollen, um mir nicht den Vorwurf der Nachlässigkeit machen zu müssen – deutlich eine Identifizierung mit den Eltern. Stärker aber war der Eindruck: Tobias macht das schon selbst! – und die Neugier auf seine Einfälle. Natürlich waren damit die Auseinandersetzungen um Ambivalenz und Trennung nicht etwa erledigt; ja, sie gipfelten darin, dass Tobias mit Unterstützung seiner Eltern am Ende die Fokaltherapie eine Stunde früher, als ich gedacht hatte, beendete – gerade so, als müsse er nachhaltig bekräftigen, dass *er* zu sagen hat, wann er fertig ist, und nicht ich.

Es gehört wohl unausweichlich zur Dynamik der Objektbeziehung in der analen Entwicklungsphase, dass *ich* in der Gegenübertragungsposition des analen Objekts einige innere Mühe damit hatte, die aggressive Eigenmächtigkeit, die in Tobias' Art der Trennung enthalten war, zu »verdauen«. Spontan stellten sich zunächst wütende Gegenimpulse ein, meine Macht spielen zu lassen und damit zugleich ohnmächtig auf Entwertung des Therapieerfolgs zu zielen. Und ich brauchte Zeit und Raum, um meine eigenen, psychischen Reaktionen bei mir behalten zu können und sie – getrennt vom realen Umgang mit dem analen Subjekt – in einer inneren Auseinandersetzung zu reflektieren und um für mich allein zu einer eigenen, versöhnlich-verstehenden Trennung zu finden.

Das bis zum Schluß wirklich ungelöste Problem von Tobias' Fokaltherapie lag in der Arbeit mit den Eltern. Im Erstgespräch mit ihnen hatte ich den Eindruck gewonnen: Tobias tat den Eltern wirklich leid. Sie fanden wirklich nicht gut, dass Tag für Tag und bei Verwandten und Freunden die Frage nach seinen Stinkern das Hauptthema war. Sie fühlten sich aber auch in Wut und Scham über ihre elterliche Ohnmacht und die ihnen aufgezwungene Gewalttätigkeit gebannt, und insbesondere bei der Mutter lauerten heftige Racheimpulse. Sie erzählte lachend, ihre Mutter behauptete von sich, sie hätte Tobias das Problem längst abgewöhnt; es sei aber klar, mit welchen Mitteln: mit Schlägen! Der Widerstand der Eltern gegenüber der Psychotherapie für Tobias hatte also auch etwas damit zu tun, dass sie ihm unbewusst eine gewaltfreie Heilmethode wie die Psychotherapie nicht gönnen konnten, weil sie – entsprechend dem Zwang zu radikaler Bewertung im analen System – befürchten mußten, selber dann als nur-schlechte, nur-brutale Eltern dazustehen und der Verurteilung preisgegeben zu sein. So war mein Eindruck, dass die Eltern sich wie in einer Zwangslage fühlten, in der sie der Psychotherapie inklusive der zugehörigen Elterngespräche hatten zustimmen müssen, obwohl sie eigentlich nichts von sich preisgeben wollten. Nachdem sich bei Tobias erste Erfolge der Therapie abzuzeichnen begannen, kehrten die Eltern ihrerseits wie in einem Gegenzug zur »Verstopfung« zurück. Der Vater entzog sich fast vollständig der Teilnahme, während die Mutter immerhin Tobias zu seinen Stunden brachte und dort involviert war. Notgedrungen kam sie vereinzelt auch allein zum Elterngespräch; die ursprünglich vereinbarte 14-tägige Elternarbeit aber kam nicht zustande. Dafür gab es eine unglückliche

Reihe ernster, äußerer Gründe, die die Eltern schwer belasteten; auch konnten sie wohl aus ihrer »Haut« und Denkweise als Zahntechniker nicht recht heraus. Aber die Tatsache, dass sie mich mehrmals vergeblich warten ließen, und die Art und Weise, wie sie die Vereinbarungen außer Kraft setzten, gab uns in der Fokalkonferenz zu denken.

So fragten wir uns am Schluß, ob die Entwicklung, die Tobias in der Fokaltherapie genommen hatte, auch würde halten können. Und wir hielten für künftige Fälle fest, dass die Indikation »Fokaltherapie bei kleinen Kindern« eine besonders genaue Einschätzung der Eltern und der Reichweite ihrer Verstrickungen mit den Konflikten des Kindes erfordert. Wir hielten aber auch fest, dass das Gefährdungspotenzial durch das Symptom, der Leidensdruck und die Gefahr weiterer Chronifizierung bei Nichtbehandlung des Kindes den Versuch einer Fokaltherapie wert ist. Deren wichtige Voraussetzung, dass das Kind die Fähigkeit mitbringt, spontan eine dichte therapeutische Beziehung herzustellen und zwischen den Stunden auch über größere Abstände zu halten, war bei Tobias gegeben. Günstig war in seinem Fall auch, dass er ein abgegrenztes Symptom hatte, dessen interpersonelle Verhandlung auf symbolische Inszenierung im therapeutischen Raum geradezu drängte.

Immerhin konnte – bei aller weiteren, prognostischen Ungewißheit – mit der Fokaltherapie bei Tobias das vordringliche Ziel, die Einläufe zu stoppen, erreicht werden. Der Fokus der Behandlung hatte geheißen: »Ich kann nichts Eigenes machen, weil sonst meine Mama etwas Eigenes mit dem Papa macht – so verderbe ich mir alles.« Die in diesem Fokus ausgedrückte psychische Blockierung des Kindes war in Bewegung gekommen, und dies war im Moment vorrangig zu erreichen gewesen.[31]

3.5 Trauma und Entwicklung – aus der Behandlung eines 8-jährigen Jungen *(Robert)*[32]

Es handelt sich um den Bericht aus der Behandlung eines zu Beginn achtjährigen Jungen mit einer eskalierenden Angstsymptomatik, die durch das Trauma eines Verkehrsunfalls ausgelöst war, der darüber hinaus aber sowohl eine Reihe traumatischer Erfahrungen von Lebensbeginn an als auch eine angstsymptomatische Reaktion während der ödipalen Phase zu Grunde lagen. Der Fokus dieses Berichts liegt auf der klinischen Manifestation der Verschränkung eines definierten Traumas und der vorausgegangenen traumatischen Erfahrungen mit aktualisierten Themen und Konflikten der psychosexuellen Entwicklung.

31 *Literatur:* Balint, M., Ornstein, P. und Balint, E. (1973). Chethic, M. (1989). Freud, A. (1971). Grunberger, B. (1982). Hartmann, H. (1972). Heimann, P. (1962). Jacobson, E. (1978). Jongbloed-Schurig, U. (2001). Klein, M. (1971). Mahler, M. (1978). Winnicott, D. W. (1979).

32 Die Fallgeschichte liegt bereits veröffentlicht vor in: Wolff, A. (2009), in: Leuzinger-Bohleber, M. (2009). Leicht überarbeiteter Text: A. Wolff: *Trauma und Entwicklung: Robert – aus der Behandlung des 8-jährigen Robert.*

Vorbemerkung

Ursprünglich habe ich diesen Fallbericht vor einigen Jahren für ein Klinisches Forum im Rahmen einer internen Veranstaltungsreihe des Frankfurter Psychoanalytischen Instituts zum Thema Trauma verfasst. Es handelt sich also um einen *klinischen* Beitrag zu einem Thema, das lediglich die Auswahl und die Fokussierung aus der Materialfülle einer Fallgeschichte bestimmt hat, nicht aber um die Veranschaulichung einer vorab dargelegten Theorie oder eines theoretischen Konzepts, das durch die Fallgeschichte illustriert werden soll. Dies bedeutet, dass in dieser Arbeit die theoretische Auseinandersetzung zu kurz kommt. Nun ist ein Fallbericht dennoch nicht etwa kopflos. In der alltäglichen klinischen Arbeit gehen wir quasi unbemerkt ja ständig mit Theorie um, wenn wir versuchen, im analytischen Beziehungsprozess unsere Patienten und ihr Unbewusstes zu verstehen. Ab und zu wissen wir zufällig genau, wem wir gerade ein Konzept entlehnen, das uns in einer bestimmten therapeutischen Situation passend zu sein scheint. Manchmal kann es auch passieren, dass wir einen theoretischen Beitrag gelesen haben und über der latenten gedanklichen Beschäftigung das Material einer Stunde in dessen Licht sehen. Meist aber ist es wohl so, dass wir automatisch mit einer Fülle theoretischer Ansätze umgehen und diese bzw. Teile derselben ziemlich freizügig zu konzeptuellen Hypothesen kombinieren: Triebtheorie, Ichpsychologie, Objektbeziehungstheorie, Selbstpsychologie und Bindungstheorie – um nur einige markante Theorien zu nennen – verlieren dabei auf durchaus kreative Weise und mit produktiven Effekten ihre theoretische Trennschärfe, und einzelne Autoren wie z. B. Anna Freud und Melanie Klein, mit denen eher Kontroversen verbunden werden, können unbemerkt in friedlichem Nebeneinander existieren. Was dabei entsteht, ist dann nicht etwa eine definierte, neue Theorie, sondern das, was man heute wohl eher »implizite Theorien« nennt. In diesem Beitrag habe ich im Nachgang solcher »impliziter Theorien« als zwischengeschaltete Metaebene einige konzeptuelle Hypothesen zum Fallbericht aufgestellt.

Diese Vorbemerkung soll mich natürlich auch von der Aufgabe entlasten, Literatur zusammenzustellen. In der Tat wäre das unangemessen, weil man während einer Therapie zwar zufällig etwas liest, auch einmal etwas Bestimmtes sucht und nachschaut; vor allem aber verfügt man mit der Zeit über einen unübersichtlichen Fundus an theoretischem Wissen, der anders als in akademischen Kontexten nicht permanent im Einzelnen identifizierbar sein muss, sondern im Gegenteil im Zuge der klinischen Erfahrungen flexibel verändert und neu zusammengesetzt wird – im Sinne der genannten impliziten Theoriebildung. Was nun mein kinderanalytisches Thema angeht, das mir die Behandlung von Robert aufgedrängt hat: nämlich die Verschränkung von traumatischen Situationen[33] (vgl. Winnicott, 1956, S. 229) mit den unausweichlichen Entwicklungskrisen in der Kindheit, so begleitete mich grundlegend – wie allerdings in fast allen meinen Be-

33 Winnicott, der ansonsten recht freizügig mit dem Traumabegriff umgeht, unterscheidet in seiner Arbeit über die »Antisoziale Tendenz« zwischen »lokalisierbarem Trauma« und »länger andauernden traumatischen Situationen« (Winnicott, D. W., 1956, S. 229).

handlungen – Sigmund Freuds Konzept der Nachträglichkeit (vgl. Freud, S. 1898a, S. 31). Auch ziehe ich grundsätzlich den eingegrenzten und zugleich sehr differenzierten Trauma-Begriff von Anna Freud einer ausufernden Verwendung des Begriffs vor, wobei Anna Freud bei ihrer Diskussion des infantilen Traumas, das u. a. ein funktionierendes Ich voraussetze, immer den Zusammenhang mit Entwicklungsprozessen im Blick behält (vgl. Freud, A., 1980, S. 1819–1839). Andererseits hatte ich bei Robert unter anderem die dramatische Frühgeburt einschließlich der gravierenden Probleme bei der Anbahnung der frühesten Mutter-Kind-Beziehung zu bedenken, die mir durchaus traumatisierende Wirkung zu haben schienen, wobei mir z. B. Holdereggers Ansatz[34] hilfreich erschien.

Einleitung – Das Dilemma des Umgangs mit der Verschränkung zwischen traumatischer Situation und Entwicklungskonflikten

Die besondere Schwierigkeit in der analytischen Behandlung von Robert schien mir, wie gesagt, darin zu bestehen, dass die multiplen traumatischen Erfahrungen im Unbewussten des Jungen sich mit den entwicklungsbedingten Konflikten auf den verschiedenen Ebenen der psychosexuellen Entwicklung in einer spezifischen Weise verschränkten. Dies machte es schwer, dem Kind und dem, was es in der jeweiligen therapeutischen Situation brauchte, gerecht zu werden: Der Fokus auf das Trauma bzw. auf die traumatischen Erfahrungen drohte den Blick auf die Themen einer aktualisierten Entwicklungskrise und des ödipalen Konflikts zu verstellen und unbemerkt den sekundären Krankheitsgewinn zu nähren; andererseits wiederum drohte die Arbeit an den unbewussten (Entwicklungs-) Konflikten durch ungenügende Berücksichtigung der eingelagerten Traumatisierung dem Kind eine weitere Verletzung zuzufügen, wo sie doch heilsame Wirkung entfalten sollte. Dieses kaum lösbare Dilemma und die folgenden Versagens- und Schuldgefühle in der Gegenübertragung waren ständig verunsichernd und belastend. Dies half mir aber auch, die besonderen Versagensängste und Schuldgefühle von Eltern einfühlen und respektieren zu können, die ihr Kind vor einem Trauma und vor traumatischen Situationen nicht haben schützen können oder sogar direkt in diese verwickelt sind.

Fallbericht Robert

Szenisches Geschehen im Erstkontakt mit der Mutter – Enthüllung von Traumata und Entwicklungskonflikten

Die Therapie von Robert war dadurch geprägt, dass sie mir bei meinen analytischen Bemühungen sehr häufig das Gefühl gab, mich auf schwankendem Boden zu befinden – selbst

34 vgl. Holderegger, 1993, S. 13–58.

dann, wenn er mir zunächst fest erschienen war. Im Grunde hatte das schon mit der Anmeldung angefangen.

Die Mutter des gerade acht Jahre alt gewordenen Jungen rief eines Tages im Spätherbst an und sagte, sie hätten vor ein paar Monaten einen Autounfall gehabt, bei dem nichts weiter passiert sei; sie mache sich aber doch etwas Sorge, wie ihr Sohn das Erlebnis verkraftet habe und hätte einfach gerne ein Beratungsgespräch. – Das Ansinnen war verständlich und sympathisch; ich hatte den Eindruck von aufmerksamen Eltern; der Auftrag schien klar begrenzt. Nur deswegen gab ich einen Termin und regte an, der Vater des Kindes solle mitkommen.

Die Mutter kam allein. Sie war blass und aufgeregt und ließ bereits mit ihren ersten Sätzen keinen Zweifel daran, dass sie dringend Hilfe für ihr Kind sucht. Sie beschrieb eine um sich greifende Angstsymptomatik: Es begann mit Alpträumen, erweiterte sich zu Angst beim Einschlafen, Angst, allein in einem Zimmer zu sein, bis hin zu generalisierter Angst vor leeren Räumen. Im Kern waren die Ängste auf zu Hause konzentriert und inzwischen hatten sie ein Ausmaß erreicht, das Robert nicht mehr erlaubte, sich frei zu bewegen: Er konnte nicht mehr allein in seinem Zimmer im ersten Stock sein, nicht einschlafen, nicht mehr allein aufs Klo gehen und ertrug es nicht, dass die Mutter oder der Vater sich auch nur kurz entfernten.

Auslöser – so schilderte die Mutter – sei ein schwerer Autounfall vor den Sommerferien gewesen, als sie mit Robert auf der Autobahn unterwegs war. Ein Bus war an einem Stauende mit Wucht von hinten aufgefahren. Die Mutter hatte im Rückspiegel voll Entsetzen den Aufprall kommen sehen und Schreckliches für Robert gefürchtet, der auf dem Rücksitz angeschnallt war. Es hatte dann nach dem Aufprall eine Weile gedauert, bis sie sich nach ihm umsehen konnte. Mit weit aufgerissenen Augen, ohne einen Ton von sich zu geben, habe er dagesessen, von Glasscherben übersät. – Das Auto war total demoliert, und sie mussten erst daraus befreit werden. Sie wurden in das nächste Krankenhaus transportiert und dort stundenlang untersucht – zur großen Erleichterung ohne Befund.

Die Mutter erzählt, Robert habe in der massiven Weise erst verspätet reagiert – nämlich nach den gemeinsamen Ferien in einem Wohnmobil. Und das sei es auch, was sie beunruhigt. Im Alter von fünf Jahren, damals auch nach einem Urlaub, habe er nämlich schon einmal so schwere Ängste gehabt. Damals konnte er sich plötzlich nicht mehr trennen und in den Kindergarten gehen, in den er seit jeher gerne gegangen war. Diese Angst damals sei zwar irgendwann von selbst vorbeigegangen, aber so unbelastet wie früher sei es doch nie mehr geworden.

Da sich abzeichnet, dass neben dem traumatisierenden Unfall offenbar eine brisante ödipale Dreiersituation die Angstsymptome ausgelöst hat, frage ich, warum der Vater eigentlich nicht mitgekommen ist. Die Mutter nennt einen objektiven Grund, betont aber, auch ihr Mann mache sich große Sorgen. Gleichzeitig deutet sie an, dass er findet, sie steigere sich allzu sehr in die Sache hinein.

Und nun erfahre ich eine Aneinanderreihung von Traumata, die von Geburt an über das Kind – und seine Mutter – eingebrochen sind. Im achten Monat der Schwangerschaft war es nach einer Placentaablösung zur dramatischen Kaiserschnittentbindung unter Lebensgefahr für Mutter und Kind gekommen. Das Neugeborene wurde sofort in eine Kinderklinik gebracht, blieb dort einen Tag auf der Intensivstation und musste danach zehn Tage in der Klinik bleiben, bis es zu trinken gelernt hatte. Erst viel später, während eines Elterngesprächs, konnte die Mutter mir unter Schuldgefühlen erzählen, dass sie damals das Angebot der Kinderklinik, ein Bett dort zu bekommen, nicht hatte annehmen können. Ihr Mann sei stattdessen viele Stunden am Tag bei Robert gewesen, um mit der abgepumpten Milch das Trinken mit ihm zu üben – dies war die Voraussetzung dafür gewesen, dass das Baby nach Hause entlassen werden konnte.

Robert habe sich dann eigentlich gut entwickelt, vor allem psychisch: forsch und unängstlich sei er gewesen. Körperlich allerdings sei er ein zartes Kind geblieben, mit Pseudokrupp und häufigen Infekten. Bei einem solchen Infekt habe er mit 1½ Jahren einen Fieberkrampf gehabt. Dies sei ein grauenvoller Schock gewesen. Als sie ihn so liegen sah, sei sie überzeugt gewesen: ihr Kind stirbt! Es sei ganz entsetzlich gewesen. Er kam dann für sieben Tage in das Krankenhaus und sie blieb bei ihm.

Als weiteren Schicksalsschlag berichtet die Mutter sehr bedrückt, wie eines der fünf Kleinkinder aus Roberts Krabbelstube bei einem Unfall ums Leben gekommen war: Der kleine Junge hatte im Buggy gesessen und war an einer Kreuzung von einem plötzlich schlingernden Auto erfasst worden, während die Mutter unverletzt blieb. Die Kinder waren damals gerade zwei Jahre alt. Dieser tödliche Unfall sei ein tiefer Einschnitt gewesen, zumal er an einer Kreuzung passiert war, die Robert und sie selber häufig überqueren mussten.

Ich war auf ein Beratungsgespräch eingestellt gewesen und hatte aufgrund der telefonischen Anmeldung die Vorstellung von einer eher moderaten einmaligen Traumatisierung des Kindes durch einen Autounfall gehabt. Dieser Autounfall, bei dem »nichts weiter passiert« war, könnte so etwas wie Schlafprobleme verursacht haben, mit denen die Eltern nicht recht umzugehen wüssten und wegen derer sie sich gerne beraten wollten. So etwa war meine Vermutung vor dem Gespräch gewesen. – Jetzt, am Ende des Gesprächs, hatte ich das unwirkliche Gefühl, ein Geisterhaus vor mir zu haben, in dem eine magische Anziehung von Schrecken und Entsetzen herrscht. Eine solche Kette von traumatisierenden Ereignissen im Kleinkindalter war mir schon beim Zuhören zu viel, und ich stellte mir vor, was die Eltern, besonders die Mutter, alles durchgemacht hatten. Gleichzeitig aber hatte die Mutter mir mit ihrer Schlag-auf-Schlag-Erzählung eine Serie von lebensbedrohlichen Mutter-Kind-Szenen aufgedrängt: das Kind im blutenden Bauch der Mutter, das fiebernde Kind im Arm der Mutter, das Kind im von der Mutter geschobenen Buggy, das Kind im Auto der Mutter. Es war, als teile sie mir auf tiefer Ebene mit: Zwischen Mutter und Kind lauert der Tod. In Gedanken fing ich an, über die mögliche psychische Bedingtheit von Fieberkrämpfen zu spekulieren, und spürte den Sog, die von der Mutter unbewusst gelegte Spur mörderischer Schuldgefühle zu verfolgen.

Stattdessen fragte ich die Mutter, ob sie sich erklären könne, warum sie mir im Telefongespräch von dem, um was es gehen sollte, einen so gänzlich anderen Eindruck vermittelt hatte. – Sie stutzte erst, wurde dann nachdenklich und erklärte mir, dass sie sich so leicht in dem Schlimmen verliere und dem manchmal energisch gegensteuern müsse.

Am Telefon sei es ihr wohl so gegangen. Sie deutete eine schreckliche eigene Kindheit an, die Ursache dafür gewesen sei, dass sie sich erst mit 38 Jahren habe entschließen können, ein Kind zu bekommen. Im Grunde habe ihr Mann, mit dem sie mit Unterbrechung seit 20 Jahren zusammen ist, sich mit seinem Kinderwunsch mühsam durchsetzen müssen – zu ihrem Glück!

Die Mutter kommt nun auf die alltäglich belastenden Folgen von Roberts Ängsten zu sprechen. Seit jeher habe er darauf bestanden, dass einer von den Eltern an seinem Bett sitzt, bis er fest schläft. Das habe ihr lange Zeit auch weiter nichts ausgemacht; sie habe dabei ihre eigenen Bücher gelesen. Einige Zeit vor dem Unfall im Sommer habe sie sich aber doch zunehmend gefesselt gefühlt; ihr Mann hatte sich schon länger an diesem Ritual gestört und es für sich auch knapper halten können, wenn sie außer Haus war. Darüber hätten sie übrigens viele Auseinandersetzungen, weil sie fände, ihr Mann sei oft viel zu hart und zu wenig einfühlsam. Sie dagegen schaffe es einfach nicht, das, was sie angekündigt und sich fest vorgenommen hat, auch durchzusetzen. Jetzt nach dem Unfall, seit Robert die Ängste habe, sei es nun gar nicht anders möglich, als ihm nachzugeben: Er gerate in derart panische Zustände, dass es schlichtweg nicht in Frage käme, ihn allein zu lassen.

Die Neurose – so erlebe ich in diesem Gespräch die Einführung des Vaters – gibt endlich festen Boden unter den Füßen: Angst und Machtkampf beleben und konturieren das (ödipale) Objekt, das in der traumatischen Bedrohung mit dem Selbst verschwamm. In der eskalierten Angstsymptomatik wirkt das Trauma, unbewusst wiederbelebt und zugleich eingebunden, indem es sozusagen als Mittel zum Zweck kreativ-manipulativ verwendet werden kann.

Der Mutter selbst war der Teil des Gesprächs, der den neurotischen Aspekt beleuchtete, deutlich unangenehm. Im ersten Teil hatten wir zu zweit – in zunehmendem Entsetzen – gebannt auf die traumatischen Einwirkungen von außen schauen können und waren dem Sog des Destruktiven gewissermaßen gemeinsam passiv ausgeliefert. Im zweiten Teil dagegen – aufgebracht durch eine distanzierende Konfrontation meinerseits – stand nun die Beziehung von Vater, Mutter und Kind in ihrer entwicklungsbedingt konflikthaften Ausprägung im Zentrum des Interesses. Am liebsten hätte die Mutter verschwiegen, dass Robert jede Nacht zwischen ein und fünf Uhr zu ihr ins Bett kommt und ihr Mann dann ab und zu in Roberts Bett umzieht, um schlafen zu können.

Angst und Schrecken in der Gegenübertragung – Inszenierungen in der Anfangsphase des therapeutischen Prozesses

Als nächstes sah ich Robert. Während die Mutter ihm sagt: »Guck, das ist die Frau Wolff!«, kommt er mit weit aufgerissenen Augen ganz nah auf mich zu, fragt mit zutraulicher Kinderstimme, wo die Toilette sei, und verschwindet. Die Mutter bleibt bei mir im Flur stehen. Ich finde, dass sie ihn mir doch bereits übergeben hatte, und bedeute ihr, sie möge ruhig gehen. Sie will aber warten, bis er vom Klo kommt, um sich »richtig« von ihm zu verabschieden. An dieser Stelle kommt sie mir Robert gegenüber aufdringlich vor und mir gegenüber verhalten feindselig, so als gebe sie ihn nicht gerne ab. Die folgende Verabschiedung verläuft dann ganz unkompliziert.

Jetzt erst kann ich mir Robert anschauen. Er ist ein dünner Junge mit fahl-blonden Stoppelhaaren, die das Bleiche, Magere seines Gesichts mit den riesigen braunen Augen und dunklen Ringen darunter noch unterstreichen. Noch nie, so kommt es mir vor, habe ich ein Kind gesehen, dem Schrecken und Angst derart auf den ersten Blick im Gesicht stehen.

Bevor ich ihm einen Wink geben kann, hat er zielstrebig meinen Platz eingenommen und beginnt von seiner Angst zu erzählen – so als habe er nur darauf gewartet, sie bei mir loszuwerden. Nach dem Urlaub habe es angefangen. Da hätten sie nämlich ein Wohnmobil gehabt und da habe er mal oben, mal unten schlafen dürfen. Eigentlich sei es fast abwechselnd gewesen: Mal hätte *er* bei der Mutter geschlafen und der Vater oben, und mal habe der Vater bei der Mutter geschlafen und er oben. Seitdem hätte er zu Hause Angst, weil das Haus so groß sei. Er schildert mir ausführlich die Lage der Zimmer, kann aber damit allein auch nicht die Angst erklären. Er rührt mich sehr an mit seiner Ernsthaftigkeit, mit der er mir, aber auch sich selbst, verständlich zu machen versucht, wie die Angst ist. Manchmal hat er Angst vor Monstern, vor allem wenn er was im Fernsehen gesehen hat. Aber eigentlich hat er auch sonst Angst – immer dann, wenn nicht wenigstens einer von den Eltern mit ihm im selben Zimmer ist. Er hat dann Angst, er oder auch die Eltern würden von hinten überfallen und entführt, oder auch er oder die Mutter oder der Vater könnten verloren gehen. Es ist die Namenlosigkeit der Angst, die nach den anfänglichen Versuchen, Bilder zu finden, sich grauenvoll im Raum auszubreiten droht.

Robert findet selber einen Weg heraus: Er entdeckt beim unruhigen Umhergucken das Regal mit den Spielsachen, springt auf, ergreift getrieben neugierig eine Sache nach der anderen, beruhigt sich innerlich dabei und beginnt schließlich zu malen. Akribisch zeichnet er die Grashalme einer Wiese, auf die er ein Haus setzt. Gerade, als die Zeit zu Ende ist, hat er etwas winzig Kaputtes an einem Stift entdeckt, das er unbedingt noch genau untersuchen will. Es ist schwer, ein Ende zu setzen – obwohl die Mutter schon geklingelt hat. Ich ahne, wenn ich allein die Trennung hätte durchsetzen müssen: Ich wäre mir wie ein brutales »Monster« vorgekommen.

Dass der in der Angst abgewehrte Wunsch, aus der Umklammerung mit der frühen Mutter entführt zu werden, etwas mit der Suche nach dem zu wenig präsenten Vater zu tun hat, drückt Robert im zweiten Interview ganz direkt aus. Er nimmt sogleich das angefangene Bild aus dem ersten Interview, malt das Haus in bunten Farben aus, fügt dann einen Jungen hinzu, der einen Luftballon an der Schnur hat. Er schaut sich suchend im Behandlungszimmer um, entdeckt auf dem großen abstrakten Bild an der Wand ein Motiv, das er für sein Bild verwenden kann: Er malt in den Himmel einen Fesselballon, in dessen Korb Vater und Sohn stehen. »Die fliegen nach Japan«, erzählt er, »ein Jahr lang!« – In dieser zweiten Stunde überfliegt Robert geradezu die Angst. Er zeigt sich als phallisch-strahlender Junge, der es darauf abzielt, bei drei Schüssen mit der Armbrust 36 Punkte auf der Zielscheibe zu erreichen. Er ist ein bisschen zu hektisch dazu, aber trotzdem erstaunlich gut. Es macht Freude, ihn so zu sehen – die Stunde vergeht wie im Flug – kein Trauma, keine Angst ist in Sicht. Am Schluss zeigt sich aber wieder das Problem mit der Trennung; Robert kann sich nicht losreißen und zeigt sich jetzt von seiner fordernden und gierigen Seite. Er weiß auch von der Mutter, dass die Therapie erst in einigen Monaten beginnen kann. Die aufkommende Aggression über diese meine Zumutung entschärft er aber sogleich, indem er beteuert, ganz bestimmt helfe die Therapie.

Not und Druck der Eltern – die Macht des Traumas

Zum die Erstinterviews abschließenden Elterngespräch kommen beide Eltern. Der Vater wirkt stark und weich zugleich und bestätigt auf den ersten Blick den durch Robert und durch die Mutter vermittelten Eindruck von einem Fels in der Brandung, der nur zu häufig außen vor und ab und zu auch Stein des Anstoßes sei. Wie wichtig seine stabilisierende Funktion ist, wird deutlich, als die Mutter in seiner Gegenwart erzählt, was sie im ersten Gespräch nur andeuten konnte: Ihre wesentlich ältere Schwester war manisch-depressiv geworden, als sie selbst etwa zwei Jahre alt gewesen war, und sie erinnert sich sehr plastisch an eigene schwere nächtliche Angstzustände in ihrer Kindheit. Da entlastet die Haltung des Vaters, die Dinge getrennt voneinander halten zu wollen – auch wenn sie in der Tiefe nicht getrennt zu halten sind.

Die Sorge um die Wirkung des Autounfalls auf Robert, die schon die nachgiebige Schlafregelung im Wohnmobil motiviert hatte und die für die nach dem Ende des engen Zusammenseins eskalierende Angstsymptomatik ursächlich sein könnte, hat nun auch den Vater sehr verunsichert. Wenn er die Panik in Roberts Gesicht sieht, kann er nicht mehr wie früher mit seiner Frau um eine Haltung kämpfen: Da muss er durch – das schafft er schon! Im Gegenteil: Der Kampf der Eltern um eigene Spielräume hat in dieser Situation jedes Recht verloren. Was früher in harten Auseinandersetzungen zwischen den Eltern als möglicherweise förderliche Grenzsetzung wenigstens zur Diskussion gestellt werden konnte – jetzt bekäme es den Charakter von Grausamkeit.

Angesichts der starken manipulativen Macht des Traumas über die elterlichen Funktionen im Alltag hatte ich den Eltern angeboten, in der Wartezeit bis zum Beginn der Therapie sich bei Bedarf zu einem Gespräch zu melden. Nach sechs Wochen ruft der Vater an: Es »verzahne sich alles« immer mehr. Im Gespräch drängen die Eltern auf vorgezogenen Therapiebeginn. Neben die sich steigernde Angst von Robert – die Mutter muss inzwischen sogar beim Fernsehen neben ihm sitzen – sei eine extreme Aggressivität getreten. Der Vater habe sich neulich etwas mehr um die an Grippe erkrankte Mutter kümmern müssen als um Robert, da habe dieser herumgeschrien, er werde zur Oma ziehen – die Eltern sollten ruhig wegziehen in die Stadt, in der der Vater arbeitet. »Fick' sie doch, die blöde Kuh!«, habe er mit Blick auf die Mutter dem Vater entgegengeschleudert.

Wie der ödipale Hass auf den Sohn im Unbewussten des Vaters eskalieren kann, erfahre ich durch den Bericht eines neuerlichen traumatischen Ereignisses wiederum unglaublicher Art, das die Eltern ganz ruhig als Unfall bezeichnen: Zwischen dem letzten Elterngespräch und diesem, an Silvester bei einem Stadtspaziergang zu dritt, hatte der

Vater die Richtung der zu überquerenden Einbahnstraße verwechselt, hielt die Fahrbahn für frei und rief: »Los, wir können gehen.« Robert rannte los. In dem Moment kam aus der nicht beachteten Richtung ein Auto; die Fahrerin konnte abbremsen, erfasste aber den Jungen mit dem Kühler, so dass er auf die Straße geworfen wurde – zum Glück unverletzt.

Die Konflikte inszenieren sich – am Thema »Zeit« entlang

Ich richte für Robert übergangsweise eine Wochenstunde bis Ostern ein – danach sollte die Therapie mit zwei Stunden wöchentlich regulär beginnen.

Zur ersten Stunde kommt er nicht. Ich denke hoch beunruhigt, es muss etwas Schlimmes passiert sein. Am nächsten Tag erfahre ich dann, dass die Mutter den Termin vergessen hat. Die vorgezogenen, »zu frühen« Therapiestunden sind geprägt von einer flirrenden Unsicherheit, ob und wie ein verlässlicher Rhythmus zu finden sei und wer dabei von wem zu viel verlangt. Robert, hohläugig, blass und erkältet, ist beherrscht von der Frage, ob der Vater auch nach der Stunde zum Abholen da sein wird – er soll nämlich allein ans Auto kommen; und was, wenn er es nicht findet...? – Er beruhigt sich nach endlosem Hin- und Hergrübeln mit der Lösung, dann klingele er wieder bei mir und warte lieber hier oben. In einer anderen Stunde klingelt er zehn Minuten zu früh. Was tun? Was zählt mehr: seine drohende Auflösung in Panik oder mein Setting und meine bzw. die Bedürfnisse der anderen Patienten? Ich bin keineswegs sicher.

Robert drückt die Dynamik in einer beiläufig erzählten Geschichte so aus: Ein Küken ist gerade ausgeschlüpft. Da will eine Katze es schnappen, aber das Küken schüttelt mit dem Kopf und dem spitzen Schnabel die Katze ab. Meinem mit einem Fragezeichen versehenen Schluss daraus: »Dann könnte ein Winzling also ein Monster sein!?«, stimmt er selbstverständlich-affirmativ zu.

Ich beschließe, bei meinem Setting zu bleiben, und erkläre Robert, dass er wegen meiner Telefonzeit draußen warten muss, wenn er mal zu früh ist, dass er aber nicht denken soll, ich sei nicht da. Ich werde ganz bestimmt zur rechten Zeit aufmachen. Noch während ich aus purer Vernunft spreche, weiß ich allerdings: Wenn Robert doch zu früh klingeln sollte, ich würde es nicht schaffen, ihn länger als ein paar Takte warten zu lassen. Ab der darauf folgenden Stunde kommt er dann auf die Sekunde pünktlich – mit der Uhr in der Hand. Einen Augenblick fühle ich mich als pedantisch und überfordernd vorgeführt, dann aber scheint mir der Stolz bei Robert zu überwiegen, die Dinge selbst in der Hand zu haben. Und schließlich spüre ich in den folgenden Stunden auch etwas Unerbittliches, keinen Abstand Duldendes, wenn Robert punktum klingelt: Eigentlich müsste ich genau wie er die Uhr fest im Blick haben und zur Zeit genau bereits am Türöffner stehen.

Das Gewisssein des guten Objekts im Innern, das eine Zeit überbrücken könnte, scheint in Frage zu stehen und muss stets von neuem am realen Objekt auf die Probe gestellt werden. Roberts Angst erfüllt genau diese Funktion: Sie reflektiert die gefürchtete innere Schutzlosigkeit und zwingt das reale Objekt zum äußeren Schutz herbei, um das fragile gute Objekt im Inneren zu stabilisieren. So gesehen formuliert die Angst eine nicht zureichend gelöste bzw. durch das Trauma des Unfalls und die Serie der früheren Traumata wieder aufgeworfene Entwicklungsaufgabe, ein idealisiertes, Sicherheit gebendes Objekt zu verinnerlichen.

Nicht in der Lage gewesen zu sein, das Kind vor einem Trauma zu schützen. erschüttert auf der Seite der Eltern das idealisierte Vertrauen in die eigene elterliche Kompetenz. Vor allem Roberts Mutter war von der dramatischen Geburt an davon betroffen – angereichert durch die Hypothek der Zweifel, ob sie aufgrund der eigenen Kindheitserfahrungen überhaupt eine gute Mutter würde sein können. In der Folge davon wurden ihr viel zu früh und vehement heftig die psychischen Auseinandersetzungen mit der eigenen Ambivalenz dem Kind gegenüber aufgezwungen. Sie hat natürlich mit aller Kraft dagegen angekämpft und es zum Beispiel geschafft, das Neugeborene nach zehn Tagen Klinik doch noch zu stillen. Das tat sie dann zwei Jahre lang, bis Robert selber nicht mehr wollte und die ihm vom Vater gegebene Flasche mit Saft vorzog. Erschüttert sei Robert dann allerdings gewesen, als er nach ein paar Tagen Flasche zur Brust zurückkehren wollte, die Milch aber versiegt war! – In ihrem großen Bestreben, es möge alles wieder gut sein und sie als Eltern sich letztlich doch als ideal erweisen, waren die Eltern damals stolz darauf, ein Kind zu haben, das nicht fremdelte, das keine Trotzphase hatte, das problemlos im eigentlich empfindlichen Alter von gerade zwei Jahren in der Krabbelstube abgegeben werden konnte – während andere Eltern über ihre klammernden Kleinkinder klagten. Dass Robert in der Krabbelstube andere Kinder biss, war zwar ein Problem, bezeugte ihnen aber insgeheim in erster Linie, dass er stark sei und durchsetzungsfähig.

Jetzt, nach dem Trauma, mit acht Jahren, zeigte Robert alle Ängste und Ansprüche, die seinerzeit angemessen gewesen wären, aber in der primären Beziehung offenbar nicht abgehandelt werden konnten. »Jetzt haben wir's«, sagte die Mutter einmal in einer Mischung aus Selbstironie und Verbitterung.

In Roberts Inszenierung um die Zeitgrenze am Anfang der Stunden war vieles von diesen Entwicklungskonflikten aktiviert. Spürte *ich* vor allem Unsicherheit, was ich ihm zumuten bzw. gewähren müsse, so imponierte bei *ihm* zunächst der Wunsch, stark und pünktlich zu sein und Ärger mit mir zu vermeiden. Diesen übrigens agierte er außerhalb, indem er die Eltern tyrannisierte, wenn er in dem etwas chaotischen Haushalt morgens keine Uhr zum Mitnehmen fand. Und auch die Szene mit der Mutter vor meiner Haustür hatte es in sich: Robert traute sich den einfachen kurzen Fußweg vom Hort zu meiner Praxis nicht alleine zu und war sich darin mit seiner Mutter einig, so dass diese ihn mit dem Auto von dort zu mir fuhr, um dann in einem benachbarten Café zu warten. Machte Robert sich auf diese Weise abhängig von der Mutter, so drehte er vor der Tür den Spieß herum, kontrollierte selber die Zeit und gab zu verstehen, dass auf die Mutter kein Verlass sei – schließlich hatte sie ihn anfangs nicht davon abgehalten, zu früh zu klingeln und ihn damit einem Dissens mit mir sozusagen ausgeliefert.

Einmal in der Stunde angekommen, wirkt Robert zunächst wie befreit: Er malt Comics, erzählt Geschichten und spielt mit beachtlichem mimischen Talent Kampfszenen, wie sie typisch für Jungen seines Alters sind. Bei alldem ist deutlich, er will mir seine Potenz zeigen und mir gefallen – und das gelingt ihm auch recht gut. Die Konflikte machen sich an den Zeitgrenzen der Stunden fest; und deswegen werde ich mich im Folgenden auf diesen Bereich konzentrieren.

Bereits in der vierten Stunde beginnt die Zeit lang zu werden. Inhaltlich war der Zusammenhang so: Robert hatte eine wilde Kampfszene zwischen einem Ninja-Trainer und dessen Schüler gemalt. Der Trainer hatte dem Schüler alle seine Tricks beigebracht, war dann aber plötzlich »böse« geworden – der Kampf wurde ernst und der Schüler siegte. Dieser ödipale Sieg – kaum war er erklärt – war Robert spürbar zu viel: Er zerknäulte das Blatt – sei nichts geworden! – und versuchte, etwas Milderes darüberzusetzen: ein Fußballspiel. Es wird ihm aber zu anstrengend, die vielen Spieler zu zeichnen, er wird müde, die Zeit wird lang. Er lässt sich vom Stuhl rutschen, wälzt sich am Boden wie ein Kleinkind, gibt sich einen Ruck heraus aus der Regression, indem er »Rolle rückwärts« übt, landet unterm Tisch, spielt kurz einen süßen kleinen Maulwurf, der liebreizend-ängstlich zu mir emporlugt und wird dann zu einem wilden Tiger, der unter dem Tisch auf allen Vieren hin- und herschleicht. »Schön anzusehen«, sage ich, »solange der Käfig sicher hält!« Robert sagt: »Tiger brauchen einen ganz großen Käfig, damit sie nicht wild werden.« Mein Tisch, so der offenkundige Eindruck, ist viel zu eng bemessen, und ich fühle mich gewarnt, während Robert vorsichtig fragt, ob die Stunde immer noch nicht zu Ende ist.

Robert hatte seit Monaten zu Hause nicht mehr gemalt und kaum noch spielen können, so sehr hatte die Angst ihn im Griff gehabt. In der Therapie nun scheinen rasch und mit *zu* viel Macht gefährliche Phantasien und Wünsche vorzudrängen. Es ist die Frage, ob der »Käfig« zu eng oder zu weit ist – es könnte bei mir auch des Guten zu viel geben, und Robert mag sich auch überfordert fühlen, die ganze Stunde Einfälle produzieren und mich zufrieden stellen zu müssen. Wut drängt in die Übertragung, macht aber Angst, besonders weil sie am Ende der Stunde vor der Trennung kulminiert. In einer Gegenbewegung erfindet er ein Abschiedsritual, das mich wie eine verschworene Zusammengehörigkeitserklärung berührt, die zugleich ein entlastendes witziges Element enthält: Er will mir von jetzt an zum Abschied immer die linke Hand geben im Unterschied zur Begrüßung – da bekomme ich die übliche rechte. Und er strengt sich sehr an, auch daran zu denken – jedes Mal entsteht ein Moment der Verwirrung der Hände, die uns beide zum Lachen bringt und uns in einer Art exklusiver magischer Vergewisserung auseinandergehen lässt. Die Qual durch die Langeweile zuvor und die Wut über die Macht der Uhr soll vergessen sein.

Die Uhr im Behandlungszimmer mit ihrer unerbittlichen Gesetzmäßigkeit wird zu Roberts Feind. Auch wenn er noch so sehr wünscht, es mögen z. B. nur noch zehn Minuten sein und er sich den Stand der Zeiger entsprechend umzudeuten und mich zu manipulieren versucht: Die Uhr entzieht sich seiner Kontrolle.

Das Thema Kontrolle bekommt Nahrung, als die Mutter zwei Monate nach Therapiebeginn eine einwöchige Reise zu Verwandten nach Amerika ankündigt. Der Vater wird Robert in der Zeit nicht in die Therapie bringen können, und Robert soll üben, den Weg zu mir alleine zu gehen. Die Ambivalenz ist enorm. Einerseits klingelt er Sturm in Panik, ich könnte nicht da sein; andererseits malt er sich als strahlenden Jungen mit Gitarre, der auf einer Mauer tanzt und singt. Das Bild will er der Mama mit auf die Reise geben. Er möchte schon gerne den Weg zu mir alleine gehen können – die Freunde aus seiner Klasse bewegen sich ja alle völlig frei im Stadtviertel; aber er will die Mama nicht aus den Augen lassen. Er erzählt, sie gehen jetzt den Weg zu mir zu Fuß und die Mama zum Üben immer fünf Schritte hinter ihm her, um zu sehen, ob er den richtigen Weg nimmt. Natürlich nimmt er den; aber er hat furchtbare Angst, die Mama könnte verschwinden oder verloren gehen. Er macht sie schwach und gefährdet, um nicht ihren Wunsch sehen zu müssen, etwas für sich und ohne ihn zu machen und ihn los zu sein. In der Stunde mit mir beginnt er sich damit zu konfrontieren, dass die Zeitgrenze nicht der bösen Uhr, sondern meiner Entscheidung geschuldet ist. Er behauptet nicht, es sei schon soundso viel Uhr, sondern er will, dass ich ihn früher gehen lasse. Dass meine Entscheidung gilt und nicht seine, ist schwer durchzustehen. »Wie bei der Mama«, deute ich. »Genau«, sagt er, mimt ein grässliches Monster und verweigert mir am Ende das schöne Ritual mit der linken Hand.

Der Machtkampf um das Ende der Stunde scheint mir auf dem absoluten Herrschaftsanspruch über das Objekt zu basieren: Robert würde am liebsten kommen und gehen können, wie es jeweils seinen Bedürfnissen entspricht. Als er seinerzeit als Zweijähriger sich selbst abstillte und die Flasche des Vaters der Brust der Mutter vorzog, wird ihn angesichts der als grenzenlos phantasierten Verfügungsgewalt über die Brust, die er so extrem lange besessen hatte, der plötzliche Einbruch der Realität, dass es für immer aus war mit dem Stillen, hart getroffen und seine Verlustängste bedrohlich gesteigert haben. Dass diese Ängste und die zugehörige Wut damals nicht in der Beziehung zu den Eltern ausgetragen werden konnten, ist zumindest *auch* der real extrem ängstigenden, traumaähnlichen Erfahrung geschuldet, dass eine Art Geschwister-Kind aus dem von seiner Mutter gehaltenen Buggy herausgeschleudert und getötet worden und endgültig verloren gegangen war. Diese Erfahrung, dass Verlustangst und Vernichtungswut Realität werden können, wird Robert damals über den namenlosen Schrecken im Gesicht seiner eigenen Mutter aufgesogen haben. Und diese muss in der Folge des Erlebnisses bereit gewesen sein, *alles* für Robert zu tun, jede Kompensation zu ermöglichen, Differenz und Auseinandersetzungen gar nicht erst entstehen zu lassen oder strikt zu verleugnen.

Jetzt, vermutlich im Bewusstsein des Schutzes durch die Therapie, hatte die Mutter gewagt, mit ihrer Reise eine Entzweiung von Robert zu riskieren, sich seiner Verfügung aktiv zu entziehen. Dies kam, auch für mich, überraschend, und sie legte eine gewisse Radikalität dabei an den Tag – in starkem Kontrast zu ihrer gewohnten übergroßen Nachgiebigkeit.

Nachdem sie weg war und er gerade begonnen hatte, den direkten Machtkampf mit mir zu wagen, kehrte die Angst vom Anfang zurück. Robert kam ohne Uhr und klingelte Sturm – drei Minuten zu früh, dann fast zehn Minuten zu früh. Beim ersten Mal öffnete ich, besorgt und bedrängt zugleich. Beim zweiten Mal war ich gerade am Telefon. Er klingelte dreimal kurz hintereinander, dann hörte ich muntere Stimmen durch das geöffnete Fenster und dachte beruhigt, er habe jemanden angesprochen, um die Uhrzeit zu erfragen – wie ich das von anderen Kindern kenne. Als ich schließlich die Tür öffne, ist niemand mehr da. Ich beginne mir Sorgen und Vorwürfe zu machen, da klingelt – gerade zum Beginn von Roberts Stunde – das Telefon. Eine Frau aus dem Hort sagt, Robert sei ganz aufgelöst zurückgerannt gekommen: Ich sei nicht da! Sie habe sich schon gedacht, dass er zu früh war und werde ihn wieder schicken. Fünf Minuten später ist er da, die Aufregung noch im Gesicht. Er habe gedacht, ich hätte ihn vergessen. Panik ist zu spüren, die mir ein schlechtes Gewissen macht, aber ich merke auch eine Vorwurfshaltung, die mich ärgert. Ich sage zu mir: Wenn ich nicht sofort für ihn da bin, dann sei es innerlich für ihn so, als stehe er ganz verloren und verlassen da – ein ganz schlimmes Gefühl. Und in diesem Gefühl vergesse er ganz, dass die Situation in Wirklichkeit ja anders sei, und er vergesse vor allem, wie er sich selber helfen könne: Ein bisschen warten, jemanden nach der Uhr fragen, sich erinnern, dass ich ihm doch gesagt habe, dass ich nicht aufmachen kann, wenn er zu früh ist... Warum, frage ich mich, sollte ich ihn vergessen? – Er hat sich beruhigt und malt einen schwebenden Planeten, der eine Art Riesenwurm am Boden fesselt. Ein wunderschönes Bild. Das sei ein sehr mächtiger Planetenkönig, sagt er dazu mit drohendem Unterton. Also deute ich: Wenn *ich* der gefesselte Wurm wäre, dann könnte ich gar nichts anderes vorhaben – kein Telefon und gar nichts – und müsste immer genau da sein, wo der Planetenkönig es haben will. »Aber«, so überlege ich laut weiter, »wer lässt sich schon gerne fesseln?! Dann *muss* der Planetenkönig ja denken, wenn ich *einmal* frei käme, würde ich bestimmt weit weg wollen und nichts mehr von ihm wissen!« – Robert lacht spontan wie befreit. Dann verstärkt er mit schwarzem Stift heftig die Fessel und sagt plötzlich, jetzt sei das Bild verdorben. Er knüllt es zusammen und wirft es in den Papierkorb. Das tut mir in der Seele weh und ich hätte ihn am liebsten daran gehindert. Ich hatte das Gefühl, er kündigt die Verbindung zwischen uns auf, und es kam mir vor, als habe ich ihm mit der »treffenden« Deutung Angst gemacht. Und Angst wird sofort zur realen Bedrohung.

Die Eltern erzählen im Elterngespräch, dass die Ängste, die sehr zurückgegangen waren, wieder stärker sind. Und der Vater ergänzt, in letzter Zeit habe er manchmal den Eindruck gehabt, Robert könne sich nicht von den Ängsten trennen. Manchmal wolle er nämlich spontan mit anderen Kindern mitziehen, bremse dann sozusagen nach dem Start plötzlich ab und kehre um, wolle dann doch nach Hause.

Wege zum Wiedererlangen von Kontrolle – auf der Suche nach der verlorengegangenen Sicherheit

Während auch ich über die tiefsitzende Angst nachdenke, *zu früh* auf etwas einmal Erreichtes festgelegt zu werden und keine Möglichkeit notwendiger und auch heilsamer Regression mehr zu bekommen, während ich das Frühgeborene vor mir sehe und das Kind in der Wiederannäherungskrise, das im Fieberkrampf das mütterliche Objekt zu verlieren droht und wenig später die Erfahrung macht, dass die Brust, einmal abgelehnt, für immer versiegt ist – währenddessen übt Robert für sich. Er kommt zu den Stunden zu früh, klingelt aber nicht, sondern liest vor der Tür, bis es Zeit ist. Er liest dann im Behandlungszimmer noch weiter, lässt *mich* sitzen und warten, bis *er* bereit ist. Auch das Ende der Stunden wird wieder brisant; es zeigt ja auch das Ende seiner Verfügungsgewalt über mich an. So bekommt die Uhr magische Anziehung, die ihm zwangsläufig jeden Spielraum nimmt. Robert kann den Blick nicht von ihr lassen, er kann aber auch nicht ertragen hinzuschauen. Immer wieder hält er sich die Augen zu, und *ich* soll ihm sagen, wie spät es ist. Doch dann kann er dem Bann nicht widerstehen, rückt seinen Stuhl direkt vor die Uhr und verfolgt den Lauf der Zeiger, um schließlich *selber* sagen zu können: Die Zeit ist um!

In einer dieser Stunden – es ist nach drei Monaten in der 18. Stunde – spricht Robert zum ersten Mal über den Autounfall mit der Mutter. Er sagt, er habe immer nur dasselbe denken müssen, dass nur die Mama nicht in Ohnmacht fällt! Ganz laut habe er gerufen: »Mama, nicht in Ohnmacht fallen!« – Er assoziiert nach kurzer Pause dazu, sein Freund habe einen Onkel, der sei mal 15 Sekunden tot gewesen, richtig tot; und dann haben die Ärzte es doch hingekriegt mit ihm. – Und dann will er plötzlich auf der Stelle gehen, die Stunde soll um sein. »Die Uhr ist kaputt«, sagt er. Ich komme nicht so schnell mit, sage nur: »Bei dem Unfall, da muss die Zeit irgendwie kaputt gewesen sein für Dich.« Und nach einer Weile füge ich meine Vorstellung hinzu: »Erst dieser blitzschnelle Schlag – und dann die endlos lange Angst, die Mama könnte in Ohnmacht fallen – bis dann Leute zu Hilfe kamen...!« Robert nickt still, signalisiert aber zugleich deutlich, nichts mehr davon hören zu wollen, und verbringt den Rest der Stunde damit, eine neue Art von Comicfiguren zu zeichnen, wie einer in der Klasse sie macht. Ich bleibe nach der Stunde mit einem schlechten Gefühl zurück, die Bedeutung des Traumas beim Thema der Unkontrollierbarkeit der Zeit bisher nicht deutlich genug erkannt zu haben und dem Kind nicht gerecht geworden zu sein.

In der folgenden Stunde passiert etwas ganz Ungewöhnliches. Nachdem Robert viel gemalt hat, mich dabei aber nicht an sich hat herankommen lassen, wirkt er erschöpft und müde, rutscht dann wie schon oft von seinem Stuhl unter den Tisch, und nach einer Weile merke ich, dass er fest eingeschlafen ist – sozusagen zu meinen Füßen. Ich schwanke mit meinen Gedanken hin und her: Muss er mich und die Erinnerung an das Trauma auf diese Weise abschütteln? Oder zeigt er mir eher ein großes Vertrauen, dass ich seinen Schlaf schon bewachen werde? Jedenfalls überlässt er es in dieser Stunde *mir*, die Uhr zu beobachten. Ich habe dann große Mühe, ihn zu wecken. Seinen Namen zu rufen, reicht nicht; ich muss aufstehen, mich zu ihm herunterknien und ihn an der Schulter berühren und bewegen. Das ist mir unangenehm und ich komme mir wie eine Vergewaltigerin vor. Und tatsächlich habe ich, als Robert endlich aus tiefem Schlaf erwacht, den Eindruck, er schäme sich. Und als er später wiederholt damit kokettiert, am liebsten wieder einschlafen zu wollen, bis ich ihn wecke – da vergehe die Zeit am besten, sehe ich eher die Brisanz der Scham, die mir in dieser Art Vorwärtsverteidigung verborgen schien.

Zunächst aber hatte ich jetzt das Gefühl, vorsichtiger mit dem Trauma umgehen, genauer auf Roberts eigenen Abwehrrhythmus achten zu müssen und den Bann, den das Trauma auch auf mich ausübt, besser beachten zu sollen, damit es meine Aufmerksamkeit nicht absorbiere. Es folgte eine Stunde, in der wildes Herumschießen und müdes Am-Boden-Liegen sich abwechselten und mich passiv und machtlos sein ließen, bis der

Kampf um das Ende der Stunde die Verhältnisse wieder umkehrte. In der Stunde darauf kommt Robert aufgeregt und schweißgebadet die Treppe hochgerannt und stürzt zur Uhr: »Gottseidank, geschafft!!« Er habe solche Angst gehabt, zu spät zu sein! An der Ampel habe es so lange gedauert: Erst seien die einen Autos gefahren, bis sie rot hatten; aber die aus der anderen Richtung seien immer noch gefahren. Er habe gar nicht mehr gewusst, ob er sich auf rot und grün verlassen kann! – Ich sage, ich glaube, dass ihn das deswegen so durcheinandergebracht hat, weil er plötzlich die Erinnerung an den Schrecken und die Gefahr von Silvester im Kopf hatte, als ein Auto aus der anderen Richtung kam, an die der Papa nicht gedacht hatte. Ja, genau daran habe er immer denken müssen, sagt Robert und entspannt sich sichtbar. Jetzt können wir darüber sprechen, wie schlimm die Erinnerung an den Unfall ist, wenn sie ihn *innerlich* überfällt, und wie gut es dann ist zu erfahren, dass die Ampeln doch richtig gehen und er es *in Wirklichkeit* geschafft hat, ganz pünktlich bei mir zu sein. Wenn er Angst hat, sagt Robert, hat er immer Angst, dass es wirklich so ist, wie er denkt. – »Und wenn du etwas willst, z. B. dass die Zeit zu Ende sein soll, dann *möchtest* du, dass es sofort wirklich wird«, fällt mir ein. »Genau«, sagt er, ignoriert aber die Uhr und spricht darüber, dass er letzte Stunde wollte, es sollten sofort Ferien sein; und heute sei es ganz anders: Da wolle er am liebsten, dass sie gar nicht wegfahren.

Weiterentwicklung – die Arbeit am ödipalen Konflikt

Nach der Sommerpause geht die Therapie ihren Gang; Übertragung und Widerstand, Phantasien und Langeweile sind sozusagen im Fluss. Sexuelle Neugier, das Verhältnis zwischen Jungen und Mädchen, überhaupt die Gleichaltrigen gewinnen an Bedeutung. Robert ist in die dritte Klasse gekommen; es gibt jetzt Noten in der Schule. Rivalität und die Angst, doch nicht der Größte und Beste zu sein, bekommen eine andere – realere – Qualität. Während es Robert psychisch besser geht, ist er körperlich kränklich, fast immer erkältet, immer wieder auch fiebrig. Manchmal sehe ich in seinem dünnhäutigen Gesicht plötzlich das Frühgeborene und denke, ich sollte ihn vielleicht besser mit Vitaminen und Nudeln päppeln. Gleichzeitig ist Robert selbständiger geworden; er kommt längst allein zu den Stunden, bewegt sich auch zu Hause ziemlich frei. Sogar die Katze wolle mehr raus als früher, sagen die Eltern, die ihrerseits die neu gewonnenen Spielräume zu genießen beginnen.

Das Unfall-Trauma taucht in einem in Abständen wiederholten Spiel auf: Wenn Robert sich mit geschlossenen Augen von seinem Stuhl unter den Tisch rutschen lässt, rutscht er entweder nach rechts in den imaginierten »Schlaf- oder »Ohnmachtstunnel« oder nach links in den »Todestunnel«. In beiden Fällen liegt er wie tot – von außen ist kein Unterschied festzustellen.

Die Zeitgrenze ist einige Monate kein Thema mehr. Robert kommt meist pünktlich, nicht mehr übergenau; und meist hat er eine Uhr dabei. Und wenn ihm die Stunde zu lang dauert – was häufig vorkommt –, deutet er eher gespielt zähneknirschend an, er wisse schon... Dass etwas so ist, wie es ist, hat offenbar auch für ihn sein Gutes, stelle ich entlastet fest.

Aber die Fortschritte haben ihren Preis: Dieses alte Konfliktthema spitzt sich zu. Robert kann eben nicht unabhängig von der Mama mit seinen Freunden zusammen sein und gleichzeitig unter Kontrolle behalten, was die Mutter in der Zeit macht. In diesem Zusammenhang kehrt das Thema der Zeitgrenze zurück. Das kündigt sich in der 54. Stunde neun Monate nach Therapiebeginn an: Robert hat einen Gameboy mitgebracht, demonstriert mir, wie er sich für sich allein vergnügen kann und dass er mich nicht braucht. Er erzählt nebenbei, dass er nach der Stunde – zum ersten Mal! – nicht abgeholt wird, sondern allein zu seinem Freund geht. Die Uhr gerät in seinen Blick. Wieso muss er eigentlich bis zum Ende bleiben?! Wenn er keine Therapie mehr brauchte, dann würde er gehen, meint er. Dass er auf die Therapie angewiesen ist, es sich mit mir nicht verderben will und sich deshalb nach meiner Zeit richten muss, macht ihn so wütend, dass er am liebsten meinen Tisch vollkritzeln würde. Dann, so deute ich, wäre mein Tisch von ihm besetzt, auch wenn er weggegangen ist!

Dass der Trennungskonflikt eine ödipale Konnotation bekommen hat, bestätigt mir die nächste Stunde. Während Robert sehr animiert erzählt, er gehe heute wieder alleine zurück zum Hort, und gestern habe sein Freund bei ihm geschlafen, schneidet er sich an einer Papierkante. Der Finger blutet ein ganz kleines bisschen. Robert reibt und quetscht, offenbar in der Absicht, dass mehr Blut kommt. Er schmiert mit dem Finger Blut aufs Papier und stöhnt schließlich: »Aua, das brennt!« – Ich deute, er habe mir gezeigt, wie viel Spaß es ihm macht, endlich wieder was mit seinen Freunden machen zu können. Aber er müsse sich dann gleich mit aller Gewalt daran erinnern, dass es wehtun *muss,* wenn er nicht gleichzeitig bei den Eltern sein kann. Da holt er ein Puppen-Paar aus dem Szenokasten (die Zwillinge) und spielt eine eskalierend heftige Urszene, die zwischen heißem Tanz und catch-artig sadistischem Kampf hin- und herpendelt. Dann muss er aufs Klo und kann anschließend das Ende der Stunde kaum abwarten.

Zu Hause führt Robert »gewerkschaftliche Verhandlungen«, wie die Eltern es nennen, darüber, ob er zum Ausgleich dafür, dass die Eltern abends nicht mehr bei ihm sitzen müssen, am Wochenende bei ihnen im Bett schlafen darf. Ich werde für Robert nun diejenige, die ihm zwar einerseits hilft und die Ängste mildert, die ihn andererseits aber auch des Krankheitsgewinns zu berauben droht. Mit mir ist – so seine Erfahrungen an der Zeitgrenze – *nicht* zu verhandeln; und so werde ich in seiner Wahrnehmung und nicht zu Unrecht auch diejenige, die ihm seine Chancen bei den »gewerkschaftlichen Verhandlungen« mit den Eltern verdirbt und in die Position des Vaters gerät. Er versucht nun, mich in den Stunden außer Gefecht zu setzen, indem er Sammelkarten und Spiele mitbringt, mit Hilfe derer er auf unauffällige Weise die Zeit um die Ecke bringen kann. Am Ende dieser Stunden tut er überrascht, dass gar keine Zeit mehr ist – scheint mir dabei aber ein ungutes Gefühl zu zeigen, das er mir auf meine Vermutung hin auch verschämt bestätigt.

Die Zeit – verdinglicht: die Uhr – wird zum ödipalen Dritten, dem der vernichtende Angriff gilt und der doch das Überleben des Objekts garantiert – nicht nur, indem er die Vernichtungsimpulse auf sich zieht. Die Uhr sei sein schlimmster Feind, sagt Robert. Ich sage: »Du denkst, wenn du keine Macht über sie hast, dann arbeite sie *gegen* dich.« Er phantasiert, er könnte schon was tun, er könnte sie kaputtmachen, an die Wand schmeißen, drauftreten! Ich sage: »Aber was sollte das helfen? Die Zeit gilt ja doch!« – Robert lässt sich auf den Boden fallen und zuckt wild mit dem ganzen Körper. Ich bin völlig überrumpelt und irritiert; da erklärt er mir aus dem Off, er sei ein Roboter, der elektrisiert sei. Ich denke unwillkürlich an den Fieberkrampf und den Schlag beim Unfall und das taumelnde Gefühl im Schock und sage nach einer Weile: »Ich glaube, wenn du so schlimme Wut hast und am liebsten richtig brutal kaputtmachen willst, was du im Moment für deinen Feind hältst, dann musst du gleich denken, zur Strafe würde *dich* ein furchtbarer Schlag treffen.«

In der folgenden Stunde nimmt diese Deutung Gestalt an. Es ist die 67. nach elf Monaten. Robert bringt zwei Plastikfiguren mit und lässt sie einen brutalen Krieg gegeneinander führen. Er ersetzt sie dann durch das Puppenpaar aus dem Szenokasten, das für die Urszene gestanden hatte. Heute treten sie sich mit besonderer Lust gezielt in den Bauch, dass sie nur so durch die Luft fliegen, um dann wieder aufeinander loszustürzen. Robert sieht blass aus, und ich habe den Eindruck, dass er seine zerreißende Hassliebe darstellt, die eigentlich mich treffen soll. Ich deute mit Blick auf sein Spiel schließlich, dass seine Wut auf die Therapiezeit deswegen so furchtbar ist und ihn manchmal innerlich fast zerreißt, weil die Therapie ihm eben auch so wichtig ist. Er spielt mit lauten Kampfgeräuschen, demonstriert, dass er gar nichts von mir hören will. Dann sagt er, er will, dass die Angst weg ist, dann muss er nicht mehr kommen. »Hm«, sage ich, »und gleichzeitig willst du die Therapiezeit totschlagen, damit alles bleibt, wie es ist!« Am liebsten würde er alle Uhren auf der ganzen Welt verstellen, sagt er. Und er assoziiert: Abends habe er keine Angst mehr, aber neuerdings morgens, wenn der Wecker geklingelt hat und die Eltern runtergehen. Ich sage: »Dann läuft die Zeit und du musst alles Mögliche schnell machen, damit du pünktlich in die Schule kommst – und dagegen kannst du nichts machen. Aber warum dir das Angst macht...? Hast du Angst, es nicht zu schaffen?« Die Puppen in Roberts Händen trudeln inzwischen verträumt herum – wie in Trance oder kurz vor der Ohnmacht. Mir drängt sich der Unfall auf, die Angst vor der Ohnmacht und das tatsächliche Ausgeliefertsein, Nichts-machen-Können. Ich spreche meine Gedanken aus, und Robert erzählt noch einmal den Hergang, diesmal mit einer anderen Gewichtung: Er habe alles genau kommen sehen, behauptet er, weil das Auto vor ihnen gebremst habe, und im Rückspiegel habe er den Bus ganz schnell auf sie zurasen gesehen und nur gedacht: Bitte, bitte kein Unfall! Und: Peng! – Er wird ganz still, das Gesicht friert ein wie im Schock bei offenem Mund. Dann sinkt sein Kopf auf die Arme. Ich fühle intensiv mit, schwanke, ob ich nicht hätte schweigen sollen, und spüre den Impuls, etwas Ablenkendes zu sagen. Aber Robert bleibt beim Thema, erzählt noch einmal detailliert von seiner Angst, dass die Mutter in Ohnmacht fällt, davon, wie lange es gedauert hat, bis Leute kamen und vom Krankenhaus, wo sie wieder so lange warten mussten. Dann – wie unter Druck – muss er noch vom Silvesterunfall erzählen, schildert, wie der Vater gerufen hat: »Kannst gehen!«, und wie plötzlich das Auto da war, er auf die Straße flog. »Weil der Papa nicht aufgepasst hat«, sagt er ganz sachlich. Die Zeit ist um – diesmal zu schnell für uns beide.

Müdigkeit in der Gegenübertragung – Übergänge in die Latenzzeit

In der nun folgenden Phase entsteht ein beherrschendes Gegenübertragungsphänomen: Ich werde in den Stunden todmüde, brauche alle Energie, die Augen offen zu halten, und wünsche nun meinerseits sehnlichst das Ende der Stunde herbei – wie zur Rettung. Zunächst habe ich Schuldgefühle, meine Aufmerksamkeit derart von Robert abzuziehen und ihn seinem Schicksal zu überlassen. Dann gehe ich eher meiner Wut darüber nach, dass Robert mich mit seinen Latenzjungen-Spielen langweilt (und ausschließt). Aber alle analytischen Bemühungen kommen gegen die triebhafte Todmüdigkeit nicht an. Es kommt mir vor, als agiere ich das, was Robert beim Unfall so sehr befürchtete: Mama, fall nicht in Ohnmacht! Bloß: In der Übertragungsszene tut Robert nichts, mich von der »Ohnmacht« abzuhalten, im Gegenteil: Er tut alles, dass es so kommen soll. Er malt stumm vor sich hin, spielt allein die zwei Parteien eines Wettspiels. Allerdings ereilt die Müdigkeit mich auch in bewegten Stunden, die mein Interesse durchaus geweckt haben. In einer Stunde spielt Robert ein Spiel, bei dem er zwei Figuren mit geschlossenen Augen über den Tisch wirft, um sie dann, »blind« über den Boden robbend – oft nah an mir vorbei –, zu suchen. Dabei linst er immer wieder unter den Augenlidern, als könnten die Dinge verschwinden, nur weil er sie nicht im Blick hat. Er liegt gerade unter der Lampe, phantasiert, die könnte auf sein Gesicht fallen, holt sich die Armbrust und beschießt mit zielendem Blick aus der Rückenlage die Lampe. Er genießt das Spiel sichtlich, setzt es dem passiven Ausgeliefertsein doch etwas entgegen! Plötzlich springt er begierig auf, sagt, die Zeit reiche noch für sein Spiel mit den Puppen, holt sie aus dem Szenokasten und beginnt mit voller Power den endlosen Paarkampf – während mich eine eskalierende Müdigkeit überfällt. Was die triebhafte Intensität angeht, so passen Roberts Urszenendarstellung und meine Todmüdigkeit gut überein. Und zugleich deutet sich vorsichtig die Latenzphase mit dem ihr eigenen Aktivitätsschub an.

Wenige Stunden später hält Robert meine Begrüßungshand fest und zieht mich hinter sich her bis in das Behandlungszimmer. In angeregter Stimmung beginnt er seine üblichen Kampfszenen zu malen. Diesmal führt er eine neue Waffe ein: Kapseln mit »Schlafgas«. Tatsächlich fange ich nach einiger Zeit an, mit dem Schlaf zu kämpfen. Robert spricht darüber, dass, wenn er wirklich Schlafgas hätte, er endlich bei seinem Freund schlafen könnte; denn er hätte ja nur Angst, dass er nicht einschlafen kann und die Zeit endlos lang wird oder dass er in der Nacht wach wird und die Mama dann nicht da ist! Wenn er aber ganz fest schliefe, würde er ja gar nichts davon merken. Und hätte das selbst in der Hand!

Zusammenfassende Gedanken

Zusammenfassend stelle ich mir vor: Im Trauma des Unfalls, im Schock, in der Erstarrung kurz vor der Ohnmacht waren Mutter und Sohn von tödlicher Trennung bedroht und zugleich auf exklusive Weise miteinander vereint und körperlich in einem grauenvoll intensiven, magisch saugenden Blickkontakt miteinander verschmolzen. Robert wird im Rückspiegel natürlich nicht den Bus, sondern das Gesicht und den vor Schreck geweiteten Blick der Mutter gesehen haben, die den Bus tatsächlich kommen und Robert in Lebensgefahr sah – und im traumatischen Moment als schützendes, Sicherheit gebendes Objekt erlosch. Todesphantasien im Gesicht der Mutter, die Trennung signalisierten und zugleich mit intensiver Hinwendung verbunden waren, hatten zweifellos auch beim Fieberkrampf und in der Zeit nach dem Tod des gleichaltrigen Kindes aus der Krabbelstube eine Rolle gespielt.

Der Verschmelzung mit der Mutter im Schlaf und in der Ohnmacht gilt die *Sehnsucht*, und der gleichzeitigen traumatischen Nähe zum Tod und dem Nie-mehr-Zurückkönnen als endloser Trennung gelten die *Angst* und die *Kontrollbedürfnisse*. So gesehen kann man nachvollziehen, wie das Trauma des Autounfalls nachträglich die ödipale Szene im Innern – mit den ihr zugrunde liegenden früheren, durch die Traumatisierungen eingefärbten Entwicklungsthemen – durchdrungen hat. Gefördert und intensiviert wurde diese Durchdringung meiner Vorstellung nach durch die zeitliche Aufeinanderfolge des Traumas durch den Unfall und des anschließenden Urlaubs im Wohnmobil mit der dort besonders dicht bereitliegenden ödipalen Konfliktsituation. Das innere Bild des Vaters mag hier gar in die Nähe des bedrohenden Busses geraten sein, der die Potenz hat, die Mutter ohnmächtig zu machen und Trennung vom Sohn grausam zu erzwingen. Und gleichzeitig eben hatte dieser Urlaub die kurzschließende Erinnerung an den Urlaub im Alter von fünf Jahren angeboten, an damals, als die infantile Neurose erstmals symptomatisch geworden war und Ängste erzeugt hatte.[35]

3.6 Fallbericht über eine interne Konferenz des IAKJP *(Ardar)*[36]

Irgendwann im Herbst 2008 hatte mich eine Kandidatin angerufen, um zu fragen, ob ich einen türkischen Jugendlichen übernehmen könnte, den sie in der Institutsambulanz gesehen hatte – er sei zwar nicht verlässlich zu seinen Terminen gekommen, aber sie hätte den Eindruck gehabt, dass er doch zugänglich ist und auf jeden Fall Therapie braucht. Ich sagte, sie möge ihn mir schicken, auch, weil ich mir gleich dachte, dass vermutlich nichts daraus werde. Tatsächlich rief er erst viele Wochen später an, als ich den Zettel mit seinem Namen schon weggeworfen hatte und nicht mehr mit ihm rechnete; mit sanfter, etwas einschmeichelnder, aber durchaus sympathischer Stimme erzählte er, dass er im Institut bei Frau X. war, sodass ich mich gleich wiedererinnerte, und bat dringend um einen Termin. Er hinterließ bei mir den Eindruck eines unerwartet gewandten, höflichen Jugendlichen, ein Eindruck, dem ich zugleich nicht ganz traute.

---

35 *Literatur:* Freud, A. (1980); Freud, S. (1898a); Holderegger, H. (1993); Winnicott, D.W. (1956), in: ders. (1976).

36 Fallbericht für die Interne Konferenz des IAKJP (2009): »Interkulturell bedingte Fremdheitsphänomene im psychoanalytischen Prozess zwischen Therapeut und Patient« (26.09. 2009).

Zum Erstinterview klingelt er zehn Minuten zu früh, obwohl ich am Telefon ausdrücklich gesagt hatte, er möge bitte genau zur Zeit kommen, da ich kein Wartezimmer hätte. Bei der Begrüßung erschrecke ich und bin spontan schwer beunruhigt: Ich habe einen hoch geschossenen, schlank-trainierten, von der Gestalt her attraktiven jungen Mann vor mir, dessen eine Gesichtshälfte blaurot ist, und Nase und Lippe dieser Gesichtshälfte stark geschwollen sind. Verschlagen, denke ich und schicke ihn innerlich gleich schon wieder weg, um nicht Angst bekommen zu müssen. Als er mir gegenübersitzt und ich ihn genauer angucke, kommen mir aber Zweifel, worauf die Entstellung zurückzuführen sei.

Während ich ihn ansehe, bringt Ardar gleich deutlich zum Ausdruck, dass er keineswegs freiwillig gekommen ist, schon in das Institut sei er nicht freiwillig gegangen; vielmehr *muss* er Psychotherapie nachweisen, um an der Berufsfachschule bleiben zu können, und das wolle er unbedingt: Realschulabschluss machen. Dabei schaut er mich freundlich an und wirkt beim Sprechen sympathisch. Er erzählt dann offen und selbstkritisch, vielleicht auch mit Bedauern, aber da bin ich mir keineswegs sicher, was vorgefallen war: Ein Kumpel von ihm hatte einem von der ganzen Klasse gemobten Jungen, der klein ist und Glasknochen hat, die Hose herunter gezogen, und Ardar hatte das per Handy gefilmt. Seitdem habe er gar nichts mehr gemacht, seit Monaten schon; und trotzdem bestehe die Schule auf Psychotherapie. Der geschilderte Vorfall mit einem Mobbing-Opfer gibt mir Gelegenheit, nach dem verletzten Gesicht des Patienten zu fragen, und ich erfahre, dass es sich um eine Entstellung von Geburt an handelt, offenbar eine Art großflächiger »Storchenbiss« mit angeborenen Gewebestörungen an Nase und Lippe. Die Tendenz zur Ablehnung kippt beim Zuhören sofort schuldbewusst um in Mitgefühl, was dieser Junge von Geburt an erlebt haben mag; konkret: welche misstrauischen Blicke ihm von Geburt an spiegelnd begegnet sein müssen und wie abgrundtief gekränkt er innerlich sein muss.

Ardar erzählt, dass er einige Jahre im Heim war, dort auch jahrelang Psychotherapie hatte, zwei Mal die Woche, habe nichts gebracht. Er zeigt dabei ab und zu ein nettes Lächeln, will auch höflich sein und mich irgendwie gewinnen, hat ganz offenkundig aber null Bock, sich anschauen zu lassen. Ich nehme dies als gegeben auf, habe meinerseits null Bock, ihn von Therapie überzeugen zu wollen, nehme zur Kenntnis, dass er reflektiert ist zu sagen, »das bringt nur was, wenn ich anrufe, weil ich selber will«, und bestätige, dass es so keinen Zweck hat.

Ardar will am Ende eine Bescheinigung, die ich ihm, sorgsam beschränkt auf den einzigen Termin, auch ausstelle. Im Nachhinein fühle ich mich etwas missbraucht und agiere dies, indem ich – was ich nur bei einmaligen Beratungsterminen so handhabe – meine knappen Notizen auf die Rückseite des Anmeldeformulars mache. Auf dieses Anmeldeformular hat er nur seinen Namen und Adresse geschrieben, nicht die erfragten Angaben über die Eltern, Geschwister, den Grund des Kommens, und ich habe sehr ungewöhnlicher Weise auch gar nicht nachgehakt. Ich erwarte und möchte also nichts Weiteres. Einige Tage später ruft die Klassenlehrerin von Ardar an, die sich Sorgen um ihn macht, sie sei überzeugt, dass Ardar dringend Therapie braucht, er habe aber gesagt, das sei's gewesen bei mir. Ich sage ihr, dass Psychotherapie als Auflage nicht gut funktioniere und dass das Verlangen einer Bescheinigung vielleicht sogar einen Gegenteileffekt habe – was sie sofort versteht. Sie fragt, ob Ardar sich denn wieder melden könne bei mir. Ich sage, das könne er selbstverständlich, aber nur, wenn er selber wolle. Für mich schließe ich das aus, und die Akte damit ab.

Fünf Wochen später spricht Ardar in kurzem Abstand zwei Mal eine Nachricht auf den Anrufbeantworter, er wisse, er hätte sich schon längst melden sollen, er wünsche sehr einen erneuten Termin, ob ich bitte zurückrufen könne. Irgendwie merke ich, dieser Junge hat was. Jedenfalls rufe ich gegen meine Gewohnheit tatsächlich zurück, nicht zuletzt wegen der mir so sympathischen und Einsicht versprechenden Stimme.

Zu dem vereinbarten Termin kommt er eine viertel Stunde zu früh, was mich wieder in resigniertes Achselzucken verfallen lässt. Es ist winterlich kalt und unfreundlich, und da es mir zufällig selber passt, öffne ich kurze Zeit drauf, mache ihn auf das Zufrüh aufmerksam – er weiß es aber, sodass ich mich schon wieder über mich selber ärgere. Im Therapiezimmer dann, als er mir gegenübersitzt und zu erzählen beginnt, kommt er mir heute sehr weich und verletzlich vor, ist auch nachdenklich – auch wenn ich es nicht so ganz glaube, dass er wirklich freiwillig kommt. »Die Katharina«, seine Nachhilfelehrerin – später wird sich herausstellen, dass sie Sozialarbeiterin in seinem Jugendzentrum war, ihn offenbar quasi adoptiert hat (»Patentante«, sagt er später einmal) – ist offenbar eine wichtige, gute Bezugsperson. Die Schule, berichtet er bedrückt, ist wegen seiner Nichteinhaltung der Auflage Psychotherapie geplatzt; er musste sich abmelden, um einem Verweis zuvorzukommen. Ab dem nächsten Monat werde er in die Abendrealschule gehen, das sei seine letzte Chance. Und gleich kommen wieder Vorwürfe an die Lehrer: Er habe doch gar nichts mehr »gemacht«, seit er die Gespräche bei Frau X im Institut hatte, sei nichts mehr vorgefallen, aber das hätte überhaupt nicht gezählt... Ich registriere für mich, dass Gespräche offenbar doch etwas nützen. Und zwar scheinen es die deutschen Frauen in mütterlicher Funktion zu sein, zu denen es ihn zieht und die ihn irgendwie besänftigen. Mir geht ganz intensiv eine Pressegeschichte von vor vielen Jahren durch den Kopf, wo die Gefängnispsychologin sich in den zu betreuenden gefährlichen Straftäter verliebt und er sie total eingewickelt hat. So kann's also gehen, denke ich.

Ardar hat viel auch aus seiner Lebensgeschichte erzählt, von seinen älteren Brüdern, die wegen Straftaten in die Türkei abgeschoben wurden und so bereuen, was sie gemacht haben – das sei so furchtbar in der Türkei, das könne sich niemand vorstellen, nicht einmal Straßen haben die, nur Schlamm. Ich kann mir kaum etwas merken von seinem Bericht, und da er so zugänglich wirkt und intelligent und gewandt spricht, mache ich ihm einen Vorschlag – wiederum einen, den ich noch nie gemacht habe –, dass er seine Lebensgeschichte doch einmal aufschreiben möge. Macht er, sagt er, als sei er geradezu angezogen von der Idee, und ich denke schon: Es könnte doch gehen. Mein Angebot, drei probatorische Sitzungen, nimmt er gerne an.

Während der Stunde vor der seinigen eine Woche später spricht er auf den AB, er könne leider nicht kommen, weil es seiner Mutter nicht gut gehe, er rufe aber noch mal an. Das tut er auch gleich am nächsten Morgen, und wir machen den nächsten Termin aus. Zu dem kommt er wieder nicht, diesmal ruft er auch nicht an. Damit habe ich nun gar nicht gerechnet, und ich überlege, ob der Vorschlag, seine Lebensgeschichte aufzuschreiben, nicht ein Fehler war.

Neun Tage später ruft er an: »Frau Wolff!«, sagt er fast flehend. Es sei zu einer Schlägerei gekommen, und nun sei er, gerade erst in der neuen Schule angekommen, vom Unterricht suspendiert worden.

Ich bin ganz schön platt und beschließe unter Kopfschütteln über mich selber, die Sache nun als Experiment sportlich zu nehmen.

Zum vereinbarten Termin erscheint Ardar pünktlich. Er ist deutlich verlegen, lächelt zugleich charmant, will reden. Mit nachdrücklichem Ernst im Gesicht sagt er: »Es geht so nicht weiter, ich muss mein Ich von außen anschauen.« Damit will er mich gewinnen, wirklich geschickt, denn ich habe nicht das Gefühl – und ich habe nach dem Nicht-Beschulbaren-Projekt[37] einige Erfahrungen –, dass er mir nur Brei ums Maul schmiert. Ich frage nach, was denn mit der Mutter war, wegen der er abgesagt hatte. Das sei manchmal so, dass es ihr so schlecht gehe, und dann könne er sie nicht allein lassen; seine Mutter sei sein Ein und Alles, sie tue alles für ihn und er alles für sie, das sei bei ihnen so. Ich habe Zweifel, denke an das Heim, will jetzt aber erst einmal wissen, was nun mit der Schule war. Jetzt kommt in der Art sich aufzusetzen Imponiergehabe auf, wobei er gleichzeitig auch signalisiert, dass es eine Katastrophe für ihn ist, was da passiert ist. Die Schlägerei sei provoziert worden von einem aus der Tagesschule, den er von der Konstabler her flüchtig kenne. Das hätte ich mal sehen sollen, wie der Prolet sich auf dem Bürgersteig breitgemacht hätte. Und *er* sollte ausweichen, als er ihm entgegenkam! »Frau Wolff, so was kann ich doch nicht mit mir machen lassen!« – Ich muss schmunzeln. Also, als er an dem »Typ« vorbeiging, ist er natürlich nicht ausgewichen, sondern hat ihm im Vorübergehen mit dem Ellbogen einen kräftigen Rippenstoß verpasst. Einige Zeit später dann kam der Typ mit zwei Jungs, die er sich zur Verstärkung geholt hatte, in der Pause in das Schulhaus und es kam zur Schlägerei, bis ein Lehrer kam. »Tja, das war's dann.« Die anderen waren ganz schnell weg, und er ist für eine Woche suspendiert, muss autogenes Training machen. – Ich sage ihm, dass es in Deutschland ein Sprichwort gibt: »Der Klügere gibt nach.« Ob er das kenne? Scheint nicht so, oder jedenfalls ist's nicht seine Wellenlänge. Es gehe doch um seine Ehre, er könnte sich doch nicht von so einem Pisser, der sich wie ein Türke benimmt... Dann lacht er doch noch mal kopfschüttelnd über meinen Spruch und meint: »Sie sind ja echt cool, Frau Wolff!« Ich gehe innerlich auf Distanz, während er weitere Gespräche will. Ich begrenze – nicht zuletzt weil ich keine Lust auf nicht eingehaltene Termine habe – und stelle klar: Wir machen gerade Probesitzungen, und er hat noch zwei Termine, die er wahrnehmen muss. Danach müsse dann über eine Probepsychotherapie entschieden werden, und zwar zwei Mal pro Woche. Er bricht fast zusammen, mimt das richtig theatralisch, sodass ich lachen muss. Da sagt er, er wolle mich lieber zum Essen einladen. Dann, sage ich nun wirklich cool, käme ja keine Therapie mehr in Frage.

37 Siehe dazu: 4.1.

Zur nächsten Sitzung eine Woche später klingelt pünktlich auf die Minute das Telefon: Ardar. Ich sage, ich warte auf ihn. Er sehr bedauernd und werbend zugleich: Er habe verschlafen, wirklich! Ich sachlich und innerlich aufgebend: Wie lange er brauche bis zu mir? Er: Eine Dreiviertelstunde. Ich: Dann ist die Zeit rum. Er fast verzweifelt: Aber ich habe wirklich verschlafen! Ich: Tja, was schlagen Sie vor? Er: Wir haben ja noch einen Termin in zehn Tagen; und er beteuert hoch und heilig, dass er kommen werde. Als müsste ich ihm doch auf die Sprünge helfen, sage ich: Sie wissen ja, dass es Wecker gibt, sogar im Handy! Er: Ja klar, ich komme ganz bestimmt!

Ich bin verärgert und kurz angebunden, gleichzeitig läuft ein innerer Faden mit, dass er nur so zu bewegen sein wird zu kommen. Oder ist es doch so, dass ich ihm mit dem Lebenslauf zu viel aufgegeben habe, was ihn bloßstellen könnte? Beziehungsweise dass er über dieser Aufgabe hat ahnen können, worum es in der Therapie gehen würde? Andererseits war sein NichtErscheinen ja von Anfang an das Auffälligste.

Nächster und letzter probatorischer Termin. Ich hatte vorsorglich, aber keineswegs sicher, dass er kommen würde, alle notwendigen Formulare (Konsiliarbericht, Berichtspflicht, Antrag, vor allem Honorarausfall-Vereinbarung) vorbereitet. Ardar kam nicht und rief auch nicht an.

Nach zwei Wochen ruft er an: Er könne verstehen, wenn ich ihm keinen Termin mehr geben will, aber... Sehr einschmeichelnd, wie ein Spendensammler, durchaus unangenehm. Ich gebe ihm trotzdem noch einen Termin – diesmal auch wegen dieser Tagung, auf der diesen Fall vorzustellen ich mir schon überlegte.

Achter vereinbarter, vierter wahrgenommener Termin. Ich höre ihn schon eine halbe Stunde vor der Zeit unten vor meinem Haus telefonieren, frage mich, was für Händel er abwickelt, habe spontan kriminelle Phantasien. Er klingelt dann pünktlich, lächelt gleich verlegen-vertraut. Als er mir gegenübersitzt, muss er lachen und unter sich gucken. Er sagt dann: Immer müsse er lachen, wenn er mich sieht! Ich bin ziemlich sicher, dass er sich freut mich zu sehen, sich dafür aber auch geniert. Und ich frage ihn, warum er meint, dass er lachen muss? Er wirkt nachdenklich und sagt dann ganz ernst: Er glaubt, weil er sich schämt. – Schon hat er mich wiedergewonnen. – Auch, ergänzt er noch, weil er zum letzten Termin nicht gekommen ist. Ja, sage ich, das sei im Moment ja der zentrale Punkt – eigentlich war der letzte Termin schon mein »letztes Angebot«. – Ja, das wisse er, sagt er etwas zerknirscht. – Mich interessiert, *warum* er nicht gekommen ist. Er beschreibt, dass er einfach manchmal nicht rauskommt, dann sagt er sich schon früh beim ersten Aufwachen: Pah, warum soll ich denn da hingehen – und schon ist's passiert. Katharina war es wieder, die ihn motiviert hat, doch noch mal bei mir anzurufen und zu erzählen, was alles passiert ist in den letzten Wochen. – Was? – Wohnung gesucht! Er muss ausziehen bei der Mutter: 1. weil er zu alt ist und 2. weil er aus Nied weg muss – da wird er von seiner alten Gang gemobt, und er kann sich allein nicht gegen diese Leute wehren, die sind hinter ihm her, weil er nicht mehr mitmacht. – Gut, dass er keine Pistole hat, sage ich (Winnenden war gerade): Wenn man sich so ohnmächtig fühlt...! – Ja wirklich, sagt er, den Kopf in die Hände gestützt, sonst wär er wie der arme Typ aus Winnenden...

Ich erfahre viel heute, über die Haschisch-Dealerei, die Gewalt dabei und dass er »der Sklave« war, schließlich dem Boss 4.000 € zahlen musste... Da ist er ausgestiegen, aber die sind hinter ihm her. Auch von einer Knarre ist zwischendurch mal die Rede – und von einer anderen, besseren arabischen Familie mit fünf Söhnen, die auch nicht mitgemacht haben; jetzt ist er mit einem von denen befreundet, der sei so gut, der mache sogar sein Fachabitur! Was er mir transportieren will, ist wohl: Ich will auf die andere Seite, und wenn ich da eine Anbindung habe, geht's auch.

Ich frage mich laut, ob er vielleicht mit einem Mann als Therapeut besser zurechtkäme und offener sein könnte. Das passt ihm gar nicht; offenbar sind die Frauen großzügiger mit ihm: Dass er ein Gewalttraining machen muss, ärgert ihn primär sehr – dass er's für sich selbst wirklich braucht, muss ihm erst eine Frau sagen (Katharina). Ich frage nach Freundinnen. Er wollte nie so eine, die so viel wollen, jeden Tag anrufen und so. Nur einmal sei er richtig verliebt gewesen – er strahlt: Mit 14 hatte er im Heim ein deutsches Mädchen kennengelernt, Karla – er sieht jetzt plötzlich ganz weich aus – zwei Jahre waren sie zusammen, sie wohnte in Freiburg. Das ging auseinander, weil sie nicht mehr wollte, aggressiv wie er sich nach außen benahm.

Er erzählt auch, wie er aus dem Heim geflogen ist, in dem er immerhin sechs Jahre lang zwischen acht und 14 Jahren war; es war wieder eine Geschichte mit einer unklaren Gemengelage aus Tätern und Opfern; jedenfalls war er gewalttätig, und das nicht zum ersten Mal. Und noch heute versucht er, die Berechtigung dafür herauszustellen; Einfühlung in das Opfer und Reue kann ich nicht finden, sehr wohl aber die Erkenntnis, dass das ein großer Fehler war und dass es so viel besser für ihn gewesen wäre, in dem Heim zu bleiben. Dann hätte er längst einen guten Schulabschluss.

Ich habe große Zweifel, wie das gehen soll mit ihm, andererseits scheint er mir doch ein Potenzial zu haben. Er will solche Gespräche, wie wir sie führen, eigentlich, kann aber nicht versprechen, dass er's halten kann.

Ich stelle Bedingungen für mein Angebot: Probetherapie mit einer Stunde pro Woche mit einer Honorarausfallvereinbarung, wenn er nicht kommt, aus welchen guten oder schlechten Gründen auch immer. Die Höhe ist die Frage; bei Jugendlichen vereinbare ich oft 30,- €, das ist ihm zu wenig, 40,- € sollen es sein. Es gibt keine Vorgespräche mehr, nur noch einen Termin, und zudem darf er auch nur kommen, wenn er sich überlegt hat, eine Therapie zu machen und alle Unterlagen mitbringt, die ich ihm erkläre: Antrag, Konsiliarbericht, Fragebogen (den er immer noch nicht abgegeben hat). Er erzählt, dass nächste Woche seine Lippe operiert werden soll, auch an der Nase wird etwas gemacht. Er ist auch in Laserbehandlung der Haut, tatsächlich sind mir ein paar ausgebleichte Stellen schon aufgefallen.

Wir verabschieden uns mit der Vereinbarung: Sollte er sich für eine Therapie bei mir entscheiden und alles Erforderliche erledigt haben, soll er nach den Osterferien anrufen und einen Termin vereinbaren.

Gleich am ersten Tag nach den Ferien ruft er an: Er habe alle Papiere beisammen. Und er kommt dann pünktlich, alle Unterlagen ordentlich in einem Register-Ordner abgeheftet. Er hat richtig Auftrieb: Katharina und er hätten eine Wohnung für ihn gefunden, die er vielleicht sogar bekommt – das wäre sooo cool.

Angaben aus dem Entwicklungsbogen

SS und Geburt normal, nicht gestillt,
Übergangsobjekt: »mein Daumen«
Angaben zu den frühen Entwicklungsschritten soweit bekannt: normal
aufgewachsen »bei meiner Mutter«; zwischendurch (8–14) im Kinderheim
schläft »mit dem Gesicht zur Wand«
Trennungszeiten »im Alter von 3-6 Jahren öfters«
Probleme im Kindergarten: »Auseinandersetzungen«
in der Schule: »Verhaltens-Probleme«
3. Klasse wiederholt »wegen Deutsch, konnte es nicht gut«
erweiterter Hauptschulabschluss
Hobbies: »Sport, Feiern und Spaß haben«
er habe viele Freunde
Vater war bei seiner Geburt 40 Jahre alt, Mutter 26 Jahre alt
ab wann getrennt, ist nicht angegeben
3 Brüder: +9 J.. +6 J., +4 J.
Krankheiten, Operationen, Unfälle: »Als kleines Kind bin ich öfters gestürzt (Loch im Kopf 2–3 Mal)
Symptome/Auffälligkeiten keine angegeben
Wohnortwechsel: »aber als Kind, keine Ahnung wann und wie oft«

Die Kurzzeittherapie begann dann mit wöchentlichen Terminen eine Woche später. Hatte Ardar von den nach und nach neun vereinbarten probatorischen Sitzungen fast die Hälfte, nämlich vier, versäumt, so hat er seitdem alle Stunden wahrgenommen. Lediglich eine Sitzung musste er absagen und tat dies frühzeitig, weil am gleichen Tag Nase und Lippe operiert wurden.

Ich berichte jetzt aus den beiden letzten Sitzungen, die erste etwas kürzer und nur, damit die zweite, die ich ausführlicher erzähle, besser verständlich ist.

Die 7. Stunde ist die nach der wegen Operation ausgefallenen. Ardar sieht arg verschwollen aus, es tut ihm noch alles weh, beim Lachen – er lacht oft, und das ist eigentlich immer so ein einvernehmliches Lachen, in das ich einstimme – muss er die Gesichtsmuskeln halten.

Er erzählt, was ihn sehr beschäftige, sei der Konflikt mit seinem »besten Cousin«, der gleichzeitig sein bester Freund seit vielen Jahren ist. Der habe sich an seine Freundin rangemacht. – Freundin? – Naja, die Tatjana, eigentlich habe sie ihm schon länger nicht mehr gefallen, die sei so, naja, nicht so die Richtige, er hätte auch schon einige Zeit gar keinen Kontakt mehr mit ihr haben wollen. Aber der Cousin, der habe sich eben an sie rangemacht und das habe ihn tief in seiner Ehre gekränkt. Ob ich ihn verstehe? Ich: Nicht so richtig, ich glaube, er muss es mir erst erklären, ob es eher um Eifersucht oder vielleicht eher um gekränkte Ehre geht. – Das eröffnet eine genauere gemeinsame Recherche, die auch die Operation mit einbezieht bzw. die Kränkung sein Leben lang, so entstellt auszusehen – »ungerecht« im Verhältnis zu allen anderen. Wir enden bei seinem Wunsch, der Einzige zu sein, bei Katharina, bei seiner Mutter. Ihm fällt dazu ein, dass es im Grunde wegen dem Osman war (Freund der Mutter, der vor einem Jahr zu ihnen gezogen war), dass er ausziehen wollte. – Ich frage spontan: »Und, wenn Sie an der Stelle Ihres Vaters gewesen wären? Wie hätten Sie reagiert? – »Umgelegt!«, kommt wie aus der Pistole geschossen, gefolgt von zurücknehmendem Lachen und »natürlich nicht wirklich!«. »Aber der Impuls ist sofort da«, sage ich, »und erst im Nachhinein kommt das Nachdenken.«

In der 8. Sitzung liegt die Operation bereits zwei Wochen zurück. Ich sehe als Erstes ihn enttäuscht: Die Nase und die Lippe sehen immer noch so verschwollen aus wie vor der Operation. War alles umsonst, denke ich erschreckt und überlege, ob es sein kann, dass die Blutergüsse von der Operation sich so langsam nur zurückbilden (am Ende erfahre ich, dass Ardar noch eine Woche krankgeschrieben ist wegen des langsamen Heilungsprozesses; von mir aus das Thema anzusprechen, habe ich mich nicht getraut).

Ardar guckt unter sich und sagt, sei nichts passiert die Woche, außer letzten Dienstag (das ist der Tag unserer Sitzungen). Es ist ihm offenbar etwas sehr peinlich, aber er *muss* es erzählen, das habe ihm die Katharina gesagt. Also Dienstagabend hat er sich mit seinem Cousin geschlagen. Er hatte dem eine SMS geschickt, sie müssten über die Sache mit der Tatjana reden. Darauf sei der Cousin Dienstagabend zu ihm in die Wohnung gekommen, habe wohl gedacht, Ardar hätte sich beruhigt und gleich so cool getan. Beschwörend versucht er, mich einzustimmen: »Frau Wolff – f ü n f Stunden hatte der mit meiner Freundin telefoniert!« Das hätte er nicht durchgehen lassen können, so harmlos zu tun..., dann habe er ihm eben eine verpasst und ihn dann richtig zusammengeschlagen. Ich bin perplex und frage ungläubig: »Zusammengeschlagen?« – »Ja, richtig.« Ich frage nicht weiter nach, denke mir lieber, so schlimm wird es wohl nicht gewesen sein. Das kommt sicher auch daher, dass ich den Eindruck habe, Ardar fühlt sich ziemlich im Recht. Ich sage dann nur, auch im Hinblick auf die Operation, er lebe sehr riskant. »Was soll ich machen?«, sagt er, »es geht doch um meine Ehre.« Ich sage, wahrscheinlich könnte ich das nicht richtig verstehen; er hätte doch erzählt, dass er von Tatjana nichts mehr wollte und auf Distanz gegangen war; da könne der Cousin doch gedacht haben, sie sei jetzt frei. – Klar, er hätte ja dem Cousin erzählt, was er von Tatjana halte; »aber fünf Stunden, Frau Wolff, mit meiner Freundin!!!«, er scheint sich ordentlich in Verzweiflung hineinzusteigern; aber wenn er in mein fragendes Gesicht guckt, muss er auch lachen. – Ich sage, natürlich könnte ich verstehen, dass es ihn irgendwie kränkt, wenn die Ex-Freundin, auch wenn er sich von ihr getrennt hat, sich mit dem Cousin zusammentut; und dann zieht man sich vielleicht auch gekränkt zurück – »aber prügeln?!«, und das auch noch mit ohnehin verletzter Nase (die er sich immer wieder vorsichtig betastet)! – Es sei noch viel schlimmer gekommen, sagt er, als der Cousin weg war. »Das war doch mein bester Freund!«, klagt er noch mal, allerdings habe der ihm ja schon kein bisschen bei der Wohnung geholfen! – Jedenfalls: Als der weg war, kurz drauf, habe die Tatjana an der Tür geklingelt und habe ihm ein Geschrei gemacht, was er mit dem Cousin angestellt hätte. Das hätte ihn dann so richtig aggressiv gemacht, dass der Pisser gleich zur Tatjana gegangen ist und ihr alles erzählt hat. Sie hätte rumgeschrien und ihm dann sogar eine gescheuert, und als sie seine Nase berührt hat, war's zu viel, da hat er sie raus in's Treppenhaus geprügelt. Der Wohnungsnachbar sei rausgekommen und habe gesagt, er soll sofort das Mädchen in Ruhe lassen und überhaupt der Lärm – und schon sei plötzlich die Polizei dagewesen, die müsse jemand unter ihm gerufen haben. Die hätten erst *ihn* angeguckt (mit seinem verschwollenen Gesicht!) und dann die Tatjana, der er ja nichts wirklich getan hatte, und hätten dann *ihn* besorgt gefragt, ob auch alles in Ordnung sei mit ihm. – Da muss er lachen, und auch ich finde diese Szene komisch-grotesk. Die Tatjana hat freundlich gelächelt und nichts gesagt – die hätte ja... Und da sind die beiden Polizisten wieder gegangen. Also das rechne er der Tatjana hoch an, dass sie zu ihm gehalten hat; es tue ihm auch Leid, er sei Frauen gegenüber nie gewalttätig, habe auch ihr nicht wirklich was getan. Aber wie sie ihn geschlagen hat... »Ich bin einfach ein aggressiver Typ«, sagt er nun resigniert, immer schon sei er so aggressiv gewesen. Ich sage, das hört sich so an, als meine er, das sei ihm halt von der Natur gegeben und dagegen könne er nichts machen. – »Ja, ist doch so«, meint er. Ich sage, Gewalttäter hätten meistens als Kinder selber Gewalt abgekriegt; und ich dächte an die Schäden im Gesicht, die er von Geburt an hat, was *die* ihm angetan haben müssen. Ich erzähle ihm nun, was ich gedacht habe, als ich ihn zum ersten Mal sah: nämlich dass er eine brutale Schlägerei gehabt hatte und deshalb so aussah. Die Verfärbung und Schwellungen im Gesicht haben ganz andere Ursachen; aber das sehe man erst, wenn man ihn länger ansieht. So stelle ich mir vor, dass er vielleicht von klein an ständig misstrauische Blicke zugeworfen bekommen hat, was er wohl für einer ist. Und das muss ein Kind doch verunsichern und furchtbar tief kränken – und dann wirklich aggressiv machen. – Er hört mir zu, wirkt ein bisschen irritiert, steigt aber nicht ein. Ich sage noch, das Schlimme sei ja auch, dass er mit seiner Aggressivität letztlich sich selbst etwas antue, als wolle er sich im Grunde selbst bestrafen oder sogar das Leben vermasseln: Gerade hat er die neue Wohnung mit viel Arbeit hergerichtet, ist stolz darauf – und schon riskiert er, dass er rausgeschmissen wird. – »Es gibt doch Gesetze!«, belehrt er mich zu meiner Verblüffung, und nun muss ich wirklich lachen. »Klar«, sage ich, »Gesetze, die die Prügelstrafe verbieten und Strafen überhaupt nur durch ein Gericht aussprechen lassen!« – Irgendwie nimmt die Stunde am Schluss noch eine Wende, und er erzählt, dass er doch wieder mit Tatjana zusammensein will, er liebt sie. Obwohl bei ihr nachts um zwei – »nachts um zwei, Frau Wolff!« – das Handy geklingelt habe und irgendein Typ dran war. Aber sie habe ihm eine SMS geschickt, sie wolle ihn wiedersehen. Er denke, sie kommen wieder zusammen. – Mir fehlt das Verständnis.

3.7 (Vor-) Geschichte einer analytischen Kinderpsychotherapie[38] *(Mira)*

Im Vorfeld

Miras Mutter rief eines Tages in meiner Praxis an und bat um ein Beratungsgespräch wegen ihrer fünfjährigen Tochter – deren Patentante sei in einer Supervisionsgruppe bei mir gewesen und habe meine Adresse empfohlen. Sie wolle auch fragen, ob es mir

38 2014: Dieses »Fragment« einer Fallgeschichte skizziert die notwendigen Vorarbeiten: Erstgespräche mit den Eltern – biographische Anamnese – Kinderinterviews – Therapievereinbarung.

recht sei, wenn die Patentante, die mir ja bekannt sei, mit zu diesem Beratungsgespräch komme, sie kenne das Kind nämlich auch sehr gut. Selbstverständlich aber akzeptiert die Mutter, dass ich mit den Eltern als den beiden wichtigsten Personen für das Kind allein sprechen will. – Die Terminvereinbarung gestaltet sich etwas schwierig – beide Eltern sind beruflich sehr eingespannt, und das Kind ist ganztags im Kindergarten; es gibt aber eine Oma, die einspringen kann.

Mir teilt sich bei diesem Telefonat mit, dass es den Eltern um nichts Dringendes gehe, was ihre intime häusliche Situation betreffe, sondern eher vielleicht um ein paar Erziehungsfragen, die man ebenso gut in einer Art »Supervisionsgruppe« gemeinsam mit der Patentante besprechen könnte. Und ich stelle mich darauf ein, dass dahinter auch etwas ganz anderes, möglicher Weise sehr tief Gehendes und Beunruhigendes stecken könnte, das zur Abwehr auf Verharmlosung und auf Distanz dränge.

Zwei Erstgespräche mit den Eltern

Ich begrüße zur vereinbarten Zeit pünktlich auf die Minute eine sehr große Mutter und einen etwas kleineren Vater; beide erscheinen mir spontan relativ alt für ein fünfjähriges Kind. Die freundliche und selbstverständliche Kontaktaufnahme und eine sofort spürbare Bereitschaft zum Humor verstärken noch diesen Eindruck. Die Mutter hat die Initiative im Gespräch, der Vater ist jedoch auf seine zurückhaltende Weise durchaus präsent und schaltet sich auch gelegentlich ein – in großem Einvernehmen mit seiner Frau. So schildern sie mir zunächst plastisch, dass Mira ein ganz wundervolles Kind sei, sehr »autark«, fit, voller Phantasien und Spiellust und vor allem »immer in Bewegung« – ein »laufender Meter«, wie die Mutter lachend charakterisiert. Letzteres bezieht sich auf die extrem kleine Körpergröße des Kindes, Mira habe die Größe einer Dreijährigen.

Während ich versuche, dies mit der imponierenden Größe vor allem der Mutter in Einklang zu bringen, kommt nun die andere Seite von Mira zur Sprache, wegen der die Eltern zu mir kommen. Mira habe ein Problem: Sie verletze Menschen und, wenn es ihr gelänge, auch Tiere. Und dies hat offenbar schon eine lange Geschichte. Als Kleinkind schon habe sie andere Kinder, aber auch die Eltern gebissen; heute kneift sie eher oder schubst. Und neuerdings macht sie etwas äußerst Unangenehmes und Schmerzendes: Sehr plötzlich schlägt und drückt sie plötzlich und mit aller Gewalt ihr Kinn auf besonders empfindliche Körperteile des Anderen. Die Eltern geben zu verstehen, dass sie sich nicht zu helfen wissen; sie hätten schon zurückgeschlagen oder gekniffen – sehr gegen ihre pädagogische Überzeugung und ohne dass dies gewirkt hätte. Vor wenigen Monaten nun habe Mira im Kindergarten ein Kind mit der Schere in die Backe geschnitten, und da hätten sie Angst bekommen.

Nachdem in den Schilderungen zunächst alles zwar extrem heftig, aber dennoch irgendwie »im Rahmen« geklungen hatte, sagen die Eltern jetzt doch, dass ihnen Miras Aggressivität unheimlich sei. Dies klingt aus dem Mund von Eltern über ihr Kind nun wirklich erschreckend, und ich beginne mir große Sorgen um Mira zu machen, die so »autark« sein soll, aber zugleich danach zu schreien scheint, dass man sie festhält. Ich frage die –

pädagogisch offenkundig bewanderten – Eltern, welche Gedanken sie selber sich darüber gemacht haben, was es mit dieser offenbar bereits lang anhaltenden und sich steigernden Aggressivität bei Mira auf sich haben könnte.

Die Mutter sträubt sich ein wenig, sagt aber dann, dass Mira adoptiert sei – sie habe das eigentlich nicht erzählen wollen, weil man ja wisse, wie Analytiker dann alles daran festmachen werden. Sie hätten eigentlich immer sehr offen über die Tatsache der Adoption gesprochen, auch Mira selbst haben sie von Anfang an gesagt, dass sie adoptiert ist. Mira sei einen Tag nach ihrer Geburt zunächst als Pflegekind zu ihnen gekommen. Zu diesem Zeitpunkt hätten sie alle möglichen vergeblichen Versuche, ein eigenes Kind zu bekommen, hinter sich gehabt und sich schon seit Längerem um eine Adoption bemüht. Nach 2½ Jahren Pflegestatus hätten sie Mira dann adoptieren können; ihnen sei aber vom ersten Moment an klar gewesen: »Das ist unser Kind!« Dies habe damit begonnen, dass Mira vier Wochen zu früh geboren wurde, und zwar unmittelbar nachdem die Eltern mit der hochschwangeren Mutter gesprochen und ihr zugesagt hatten, das Kind zu nehmen. Die darauf folgende Sturzgeburt sei ihnen wie ein Zeichen vorgekommen, dass das Kind – und zwar sofort! – zu ihnen wollte.

Die leibliche Mutter hatte die Schwangerschaft monatelang verleugnet und erst im sechsten Monat wahrgenommen, als es zur Abtreibung zu spät war. Mira sei das Ergebnis einer Vergewaltigung durch den Vater gewesen, der auch den zwei Jahre älteren Bruder gezeugt hatte und zum Zeitpunkt von Miras Geburt wegen Körperverletzung im Gefängnis saß. Die Mutter gesteht vorsichtig ein, dass sie im Hinblick auf Miras Gewalttätigkeit schon an eine mögliche genetische Bestimmtheit gedacht habe. Mir scheint, sie will keine Auseinandersetzung mit mir über diesen Punkt riskieren, es soll ja auch die Tatsache der Adoption zwar offen gehandelt werden, auf keinen Fall jedoch Gewicht bekommen – als könnte damit in Frage gestellt werden, dass Mira wirklich ihr Kind ist.

Ich befinde mich in einer Zwickmühle: Es wirkt tatsächlich unbegreiflich, wie diese lebenserfahrenen, vielleicht etwas verhaltenen, aber doch emotional beweglichen, ausgeglichenen und reflektierten Eltern zu einem solch beunruhigend aggressiven Kind kommen – bei dem jeder Fremde sich sofort fragen muss, was dieses Kind für Eltern habe – und mich rührt der intensive und offenbar verzweifelt gescheiterte Kinderwunsch und die tiefe Entscheidung der Eltern, Mira als ihr Kind anzunehmen und sich niemals mehr nehmen zu lassen sehr an. Es scheint mir also genau das empfindliche Adoptionsthema zu sein, das Mira mit ihren aggressiven Ausbrüchen – vielleicht sogar auch mit ihrem Kleinbleiben – unbewusst zum Thema macht, mit einer anhaltenden Infragestellung des so ersehnten und immer wieder bekräftigten: Du bist unser Kind! Diese Hypothese, wenngleich sie in der Luft liegt, darf aber nur äußerst vorsichtig in den Fokus genommen werden, wenn sie nicht auf vermutlich energischen Widerstand stoßen soll.

Ich gestehe also zunächst einmal nur ein, dass die Mutter natürlich recht habe mit ihrer Vermutung, ich werde das Problem der Adoption für wichtig halten, möchte dann aber erst einmal eine Vorstellung von Miras frühkindlicher Geschichte – und wie die Eltern sie erlebt haben – bekommen. Dies gelingt mir kaum, weil das Gespräch nach kurzen Ansätzen rasch wieder zur Jetztzeit und den aktuellen Problemen drängt. Dabei erfahre ich – wie nebenbei erwähnt und gleichwohl schockähnlich –, dass Mira vor zehn Monaten an Silvester sich mit einem Teller heißer Suppe, den sie von der Anrichte zu sich herunterziehen wollte, eine Verbrennung dritten Grades an Lippen, Kinn (!) und Brust zugezogen habe, die enorme Schmerzen verursachte, eine Hauttransplantation erforderlich machte und heute noch mit einem unangenehmen Korsett, das sie Tag und Nacht tragen muss, behandelt werde, was sie mit erstaunlich großer Geduld ertrage. Im Übrigen aber – so der beschwichtigende Tenor – sei alles von Anfang an ganz normal verlaufen, sie seien gut mit Mira zurechtgekommen, die Entwicklung nach der Frühgeburt sei im Ganzen halt etwas verzögert gewesen, immer am unteren Ende der Norm. Insbesondere in den ersten Jahren aber haben das Kind und das Elternglück einfach absolut im Mittelpunkt gestanden. – Nur eine schlimme Szene fällt der Mutter nun ein: Als Mira etwa ein Jahr alt war und gerade krabbeln konnte, hat sie die Mutter eines anderen Kindes dieses warnen hören: »Achtung, die Mira kommt!« Das sei ihr damals durch und durch gegangen...

Bei aller Vorsicht sind wir allmählich ganz gut ins Gespräch gekommen; die Zeit neigt sich aber dem Ende zu. Mir steht die Indikation für eine analytische Kinderpsychotherapie bereits deutlich vor Augen, die Eltern allerdings sind ausdrücklich »zur Beratung« und nicht mit der Frage nach Therapie zu mir gekommen. Ich beschließe deswegen, den Eltern einen weiteren Termin für die Fortführung des Gesprächs anzubieten, um gemeinsam zu erarbeiten, ob und was ich für sie tun kann. Die Eltern stimmen gerne zu, und ich gebe ihnen einen Fragebogen zur Entwicklung des Kindes mit, der in der Regel Eltern auch anregt, sich an Besonderheiten in der Geschichte des Kindes zu erinnern.

Die Mutter beginnt das zweite Gespräch: Sie seien optimistisch aus der letzten Stunde nach Hause gegangen und froh, endlich etwas in Angriff genommen zu haben. Einiges sei ihnen noch nachgegangen, und sie hätten bei Vielem genauer hin geschaut. So habe sich bereits einiges entspannt. – Es seien aber auch Ferien (zwei Wochen Herbstferien) gewesen, relativiert sie. Sie als Eltern hätten sich auch mit dem Adoptionsthema beschäftigt, und sie hätten sich erinnert, dass es zu ihrem eigenen Erstaunen damals doch ein ganz gewichtiges Ereignis war, als die Adoption nach zwei Jahren rechtskräftig wurde und sie endlich schwarz auf weiß hatten, dass Mira ihr Kind war. Sie hätten sich das vorher gar nicht eingestanden gehabt, was es mit dem Pflegekind-Status auf sich hatte. Tatsächlich aber sei die Beziehung zu Mira danach noch tiefer geworden.

Der Vater sitzt eher lächelnd dabei – er scheint nicht so nah berührt zu sein von diesen Erinnerungen. Er gibt dann aber einen wichtigen Anstoß, der eine Brücke zur Jetztzeit und zu Miras innerer Welt schlägt: Er habe neulich mit Mira Fotos aus seinen eigenen ersten Lebensjahren angeschaut, da sei eines dabei gewesen, auf dem er im Alter von etwa zwei Jahren seinem sechsjährigen Bruder an den Haaren riss. Dieses Foto habe Mira immer wieder angucken wollen, und sie habe betont, das mache sie jetzt nicht mehr so oft! Der Vater schloss daraus beruhigt, dass sie also nachdenke. Ja, sage ich, und das sei vielleicht deswegen gelungen, weil sich ihr beim gemeinsamen Anschauen des Fotos eine tiefe Verbindung zum Vater aufgetan haben mag, der früher – was sie nie geglaubt hätte – auch einmal ein böses Kind wie sie war; und auf der Grundlage dieser neu entdeckten Verbindung konnte sich Mira nun vergewissern, dass sie selber schon auf gutem Weg ist, etwas von dem Schlimmen aufzugeben – und damit die Verbindung mit dem Vater, der diesen Weg längst geschafft hat, noch verstärken.

Wir können uns nun Überlegungen zuwenden, wie es Mira dabei gehen muss, wenn sie ihren Wutdurchbrüchen ausgeliefert ist wie ein ganz kleines Kind, das noch direkt die Mutter oder den Vater braucht, um es mit all seiner Wut festzuhalten, damit es sich überhaupt beruhigen kann. Gleichzeitig ist sie aber längst nicht mehr ein so kleines Kind, selbst wenn sie körperlich wie ein Dreijähriges wirkt, und macht die Eltern nur unwillig und ratlos, erreicht also möglicher Weise genau das Gegenteil von dem, was sie innerlich eigentlich zu brauchen meint: die unmittelbare Verbindung mit Mutter und Vater. – Die Mutter erzählt nun, dass sie eigentlich geplant hatte, über eine hormonelle Behandlung Mira zu stillen, dass dies durch die plötzliche Frühgeburt aber verhindert wurde. Das Fläschchen sei dann für Mira zum Trösten und Beruhigen wichtig geworden, bis sie vier Jahre alt war; da hätten sie es gemeinsam »in den Müll entsorgt«, ohne jedes Problem. Unausgesprochen, vielleicht sogar ganz unbewusst spinnt sie damit einen Faden zu sich selbst und dem, was sie selber innerlich gebraucht und vergebens gehofft hat. Und auch die Kränkungen können vorsichtig zur Sprache kommen: Eines Tages hatte »irgendjemand« – Mira muss noch ein sehr kleines Baby gewesen sein – ihr einen Schnuller gegeben, den sie nicht mehr loslassen wollte. Dabei lehnte die Mutter Schnuller eigentlich ab, weil die Kinder mit Schnuller ihr so zugestöpselt vorkamen und weil sie nicht wie andere Mütter ständig hinter verlorenen Schnullern herjagen wollte. Sie fand sich nun aber mit der ungeliebten Tatsache ab, die jemand anderes (als dürfe »irgendjemand« in die Intimsphäre Mutter-Kind eingreifen, weil er es vielleicht doch besser weiß?) hergestellt hatte, und hielt dies durch, bis Mira sieben Monate alt war und es der Mutter so richtig reichte, weil sie eine ganze Nacht nach einem Schnuller hatte suchen müssen. Da kamen die Schnuller weg, und Mira habe gar kein Problem damit gehabt. »Das ist vielleicht das Problem!«, gebe ich zu bedenken und füge erklärend hinzu, »dass Mira in der frühen Zeit, als sie noch ganz abhängig von der Mutter war, sich spontan eingepasst hat, wenn sie spürte, dass der Mutter etwas wichtig war.« Die Eltern werden sehr nachdenklich, und die Mutter wirft ein, sie habe doch immer ein starkes, autarkes Kind haben wollen, kein gegängeltes, kuschendes! Und sie fügt auf meine Nachfrage zur Erklärung hinzu: Ihre eigene Mutter sei ein Feldwebel gewesen, da gab's keine Diskussion! »Jetzt«, sage ich, »scheint es manchmal umgekehrt: Als sei Mira, das Kind, der ›Feldwebel‹, vor dem man Angst haben muss.«

Die Eltern möchten, dass ich mir Mira ansehe. Wir vereinbaren zwei Kinderinterviews und daran anschließend einen Termin für das abschließende Elterngespräch.

Informationen zur biografischen Anamnese

Aus dem von den Eltern ausgefüllten Fragebogen zur Entwicklung des Kindes (die zum Teil dem Wissen um die Herkunftsfamilie, zum Teil auch dem Adoptionsbericht des Jugendamts entnommen seien):

- Mira wurde in einem Mutter-Kind-Heim als zweites Kind ihrer leiblichen Mutter vier Wochen zu früh durch Sturzgeburt geboren; es war kein pädagogisches und kein medizinisches Personal zur Stelle, sodass die Mitbewohnerinnen die »Versorgung« notdürftig übernehmen mussten. Mira kam dann in dystrophem Zustand mit starkem Zittern bei knapp 2.000g Körpergewicht und 49cm Länge in das Krankenhaus, wo sie eine Woche im Wärmebettchen blieb. Die Ärzte sprachen von »Mangelgeburt«.
- Ernährung im 1. Lebensjahr: Mira trank anfangs nur sehr kleine Mengen und wurde unter viel Mühen alle 3-4 Stunden gefüttert. Die Mengen waren so beunruhigend klein, dass die Eltern darüber Buch führten. So sei die Ernährung zwar sehr aufwändig gewesen und habe viel Raum in Anspruch genommen; die Eltern haben sie aber niemals als Belastung erlebt.
- Lutschen/Übergangsobjekt: Schnuller bis sieben Monate; kein Übergangsobjekt (»Schmusetuch«, Lieblings-Kuscheltier o. ä.).
- Entwicklung des Gehens: eher später mit 19 Monaten.
- Entwicklung des Sprechens: eher später; »Mira spricht noch heute schlechter als andere Kinder – obgleich sie keinen Sprachfehler hat.«
- Reinlichkeitserziehung: angefangen mit 2½ Jahren, trocken mit drei Jahren, Verdauung bis 3¾ Jahren in die Windel.
- Trotzreaktionen: Keine.
- Fragen zur Sexualität: Mira habe ganz normal Fragen zu Empfängnis, Schwangerschaft, Geburt und Geschlechtsunterschied gestellt. Sexuelle Spiele: »intensives Untersuchen, reaktive Rollenspiele«: »ich hab doch einen Penis«; »wir spielen im Kindergarten, dass Leyla ein Junge ist und sich den Penis gebrochen hat«.
- Schlafen: Mira hat ein Kinderzimmer und schläft im eigenen Bett; sie braucht sehr lange, um einzuschlafen.
- Sämtliche Messungen bei den bisherigen Vorsorgeuntersuchungen ergaben einen Entwicklungsstand immer knapp an der unteren Grenze.
- Krankheiten/Unfälle: mit 4½ Jahren Verbrühung 3. Grades von Lippe, Kinn und Brust mit 3½ Wochen Krankenhausaufenthalt (Hauttransplantation an der Brust mit der Folge, dass Mira seitdem und für mindestens weitere sechs Monate ein stramm sitzendes Korsett am Oberkörper tragen muss).
- Kindergarten ab 3½ Jahren. »Mira wird als anstrengend beschrieben, sie sucht ihre Grenzen und verletzt Kinder.«
- Kontakte zu Kindern: Mira hat einige Freunde; sie spielt mit gleichaltrigen oder älteren Kindern; »von älteren Kindern wird sie wie eine lebendige Puppe behandelt, umsorgt – bedingt durch ihre Größe. Mira kann das sehr genießen.«
- Beobachtete Auffälligkeiten: häufige Einschlaf- und Durchschlafstörungen; nach dem Verbrüh-Unfall: nächtliche Angstzustände; Tendenz zu Dystrophie; Zähneknirschen; »nach dem Unfall nahm sie anderen Mädchen alle Haarspangen weg«.
- Eltern: zum Zeitpunkt von Miras Geburt war die Mutter, Lehrerin, 43 Jahre alt, der Vater, Jurist, 41 Jahre alt, und die Eltern waren seit neun Jahren kinderlos verheiratet.

Zwei Kinderinterviews mit Mira

Eine Woche vor dem vereinbarten Termin mit Mira ruft die Mutter an, um mir zu erzählen, dass Mira sich schon wieder verbrüht habe – wieder haben sie den Notarzt holen und in die Klinik fahren müssen. Es sei nicht ganz so schlimm wie beim letzten Mal, das Transplantat sei unverletzt geblieben; aber sie meint, ich sollte das wissen, bevor ich Mira sehe.

Zu ihrer Stunde dann wird Mira von ihrer Mutter gebracht. Keck kommt sie vorweg die Treppe hoch, ein sehr kleines Mädchen mit stumpfen braunen Haaren, niedlich altmodisch angezogen mit einem verwaschenen Hänger-Kleidchen, ein wenig schmuddelig wirkend (ohne es zu sein!), dabei anrührend wie auf einem Zille-Bild: Als sei sie ein Kind aus armen Verhältnissen. Das Korsett schaut oben am Hals aus dem Ausschnitt des Kleides heraus. Sie verabschiedet sich beiläufig von der Mama, die sich einen Kuss regelrecht abholen muss.

Im Therapiezimmer – ich sitze bereits auf meinem Stuhl – stellt Mira sich dicht vor mich hin und guckt mich erst einmal ernst an, genau prüfend. Nach langem, intensivem Blickkontakt fasse ich in Worte: Sie müsse erst einmal gucken, wer *ich* bin – und ich solle gucken, wer *sie* ist. Sie sagt darauf: »Ich bin fünf Jahre alt.« Das sieht man ihr in der Tat ja nicht an! Sie schaut mich weiter an, lebendig arbeitet es in ihr, wie ich an ihrem Gesicht erkennen kann. Dabei sieht man ihr ihre fragliche Herkunft so deutlich an, dass ich immerzu daran denken muss. Sucht sie in meinem Gesicht ihre Mutter?, frage ich mich. Jedenfalls ist es spürbar schwierig und auch anstrengend sich anzunähern. Ich meine auch, etwas Trauriges in ihren Augen zu sehen, wie sie so suchend und fast verloren vor mir steht. Da es sich mir so sehr aufdrängt und ich ja auch weiß, dass Mira von Anfang an über die Tatsache der Adoption informiert wurde, spreche ich es mit schwerem Herzen aus: »Ich glaube, Du musst oft daran denken, dass Du eine Mama hast, bei der Du nicht im Bauch warst, und dass es noch eine andere Mama gibt. Und das fühlt sich innen drin manchmal bestimmt ganz schwer an.« Sie nickt, guckt mich weiter an, und die Tränen schießen ihr in die Augen. Das ist eine sehr berührende, dichte Szene, und ich sage, ich könne spüren, dass sie das sehr traurig macht. Sie beißt sich in den Handrücken, sodass ich ergänze: »… und wütend!« Da lacht sie plötzlich verschmitzt, und ich meine, aha, es könne vielleicht auch Lust machen zu beißen; aber sie bekomme ja auch viel Ärger, wenn sie andere beißt. Dabei wisse sie wahrscheinlich oft selber nicht, warum sie es tut. Sie guckt mich weiterhin intensiv an, schaut aber allmählich auch vorsichtig um sich, und schließlich bleibt ihr Blick an dem Regal mit dem Puppenhaus und den Spielsachen hängen.

Ich muss ihr helfen, damit sie sich an das Puppenhaus traut, das es ihr ganz offenkundig angetan hat. Ich soll mitspielen, fordert sie sodann. Sie nimmt sich aus dem Szenokasten die Puppen, als erstes Mutter und Oma, dann die Prinzessin, die sie aber rasch durch ein einfaches Mädchen ersetzt, dann den »Bruder« und schließlich noch den Hund, den sie »Bello« nennt. Sie hantiert allein vor sich hin, wobei »Bello« rasch in den Vordergrund gerät: Er bellt ganz wild und laut! Jetzt könnte ein Spiel beginnen, aber die Zeit ist fast zu Ende, und die Mutter klingelt – etwas zu früh. Ich hätte sie einen kleinen Moment warten lassen wollen, aber Mira bricht sofort alles ab und läuft zur Tür. Sie könnte ohne Übergang und Blick zurück mit der Mutter gehen; aber als ich meinem »Tschüss« hinzufüge, dass sie in zwei Wochen noch einmal wiederkommt, guckt sie mich noch einmal kurz an und freut sich.

Zu ihrer nächsten Stunde wird Mira von der Oma gebracht. Wieder stiefelt sie ein paar Schritte forsch vorweg, lässt kaum zu, dass die Oma mich begrüßt, sondern zieht gleich ihre Jacke aus, reicht sie mir wortlos zum Aufhängen, fischt aus der mitgebrachten Tasche dann noch eine Dose, in der Plätzchen seien, die ihre Mama gebacken hat! Sie holt noch im Flur eines raus, stopft es in den Mund, macht alles wieder zu und läuft ins Therapiezimmer. Zielsicher steuert sie auf den Szenokasten zu. »Spielst Du mit mir?«, fragt sie von unterwegs, ohne dass dies wirklich eine Frage wäre. Heute kommen alle Puppen, eine nach der anderen ins Spiel – das auf diese Weise nicht wirklich eines werden kann. Erst nimmt sie zwei, drei »Brüder«, die sie doch lieber durch »Schwestern« ersetzt. Es gibt aber eine stabile Figur: ein Mädchen, das *sie* spielen will und das sie fest in die Faust nimmt. Alle anderen: Mama, Papa, Oma, Opa, »kleiner Bruder«, und »großer Bruder« – alle soll *ich* spielen. Ihr Ton dabei ist energisch fordernd, und entsprechend überfordert fühle ich mich. Ich soll auch eine Geschichte ausdenken, und überhaupt fordert sie gierig alle Ideen für das Spiel von mir. Eigentlich verlangt sie all dies sofort! Und dass ich dem nicht nachkommen kann und mich erst einmal zurückhalte, um zu überlegen, um was es eigentlich geht (weiß sie, dass sie einen Bruder hat?) und wie ich mich verhalten soll, hält sie gar nicht aus. Sie gibt das Spiel mit den Puppen auf und will einfach nur *mehr* haben, *mehr* Sachen, *alle* Spielsachen: Sie nimmt sich die Kasse mit der Papierrolle, reißt einen Zettel nach dem anderen ab, schreibt Zahlen oder ihren Namen darauf, hat deutliche Impulse, alles ganz wirklich und grenzüberschreitend in ihren Besitz zu nehmen, indem sie z.B. mit dem Bleistift die Tasten der Kasse verkritzeln will – sie hält jedoch ein, schaut kurz zu mir hin und bremst sich dann selber ab. So geht sie nach und nach in ziemlichem Tempo die Spielsachen durch – eine Atmosphäre von Fahrigkeit und unstillbaren Bedürfnissen macht sich breit und zugleich könnte jederzeit alles entgleisen und in Zerstörung münden, wenn ich nicht ganz und gar präsent bin. Meine hellwache Präsenz wiederum erzwingt sie natürlich auf genau diese Weise, und sie scheint mich die ganze Zeit über im Blick zu haben, auch wenn sie noch so sehr mit den Dingen befasst ist.

Als sie gerade beim Arztkoffer angelangt ist – ausgerechnet da! –, naht das Ende der Stunde und ist die Zeit zum Aufräumen gekommen. Mira hat alles auf dem Boden verstreut, läuft auch scheinbar achtlos über die Puppen und will das Aufräumen (und damit das Ende der Stunde) keineswegs akzeptieren, sodass ich ahne, wie schwer es mit ihr werden kann. Entgegen meiner Befürchtung lenkt sie aber leicht ein, räumt sogar ganz engagiert und gerne mit mir zusammen alles ein, und wir sind gerade fertig, als es klingelt.

Wieder läuft sie sofort an die Tür zur Oma – ohne Blick zurück. Hätte ich sie nicht gerufen, hätte sie ihre Tasche bei mir vergessen!

Vorläufige Überlegungen

So sehr die Eltern das Thema der Adoption zurückhalten wollten, so sehr hat es sich bald aufgedrängt – und damit bei mir eine große Unsicherheit bewirkt, was ich wie sehen darf und was deplatziert, grenzüberschreitend oder gar verletzend wirken könnte. Denn die Tatsache der Adoption sollte – so die indirekte Anweisung der Eltern – einfach offen gehandelt werden, als sei sie eine Gegebenheit wie viele andere auch; sie sollte aber ausdrücklich nicht von besonderer Bedeutung sein, wie sie in der nicht unberechtigten Vorstellung der Mutter Psychoanalytiker immer sofort annehmen würden. Im Grunde war ein Vorbehalt – und im Nachhinein gesehen ein erster Anklang des Themas – schon bei der Anmeldung am Telefon deutlich gewesen, wo eher ein Supervisionstermin einiger wichtiger Bezugspersonen des Kindes im Raum stand und die Eltern in ihrer intimen Funktion als Elternpaar gar keine besondere Rolle für sich in Anspruch nehmen wollten, auf der ich erst bestehen musste. Unbewusst könnte darin unter anderem bereits die prekäre Frage der Mutter an sich selbst enthalten gewesen sein, ob sie als Eltern, die ja »nur« Adoptiveltern sind, sich demnach eher auf einer Ebene mit der Patentante befänden, überhaupt als Eltern auftreten dürften. Von der Adoption wusste ich da noch gar nichts. Was jedoch bei mir ankam, war ein spürbarer Widerstand dagegen, dass das Gespräch mit mir zu persönlich werden könnte.

Im Elterngespräch dann – ich hatte ja ruhige, lebenserfahrene, nachdenkliche und pädagogisch offensichtlich versierte Eltern vor mir – drängte sich bei der Schilderung der beunruhigenden und die Eltern befremdenden heftigen körperlichen Aggressivität des Kindes natürlich die Frage auf: Wie kam es dazu und welche Gedanken über mögliche Ursachen haben die Eltern selber sich gemacht. Oder auch wie Eltern untereinander sich zuweilen fragen: Von wem von uns beiden hat Mira das?! Und mit dieser Frage musste nun die Adoption auf den Tisch. Einerseits hatte dies entlastende Funktion: Es könnte ja eine genetische Bestimmtheit geben. Andererseits aber klang zugleich neben einer primären psychischen Belastung des Kindes durch das Adoptionsschicksal auch eine belastende und vermutlich tief kränkende Vorgeschichte in der Beziehung der Eltern an. Zudem wurde im Gespräch deutlich, dass über dem großen Elternglück in den ersten beiden Lebensjahren von Mira, die zunächst als Pflegekind zu ihnen gekommen war, immer eine gewisse Unsicherheit und Beunruhigung geschwebt hatte, ob es auch wirklich zur Adoption kommen und Mira wirklich »ihr Kind« sein und bleiben könne – was der Mutter, wie sie sich nun erinnerte, erst so richtig bewusst wurde, als sie endlich und mit einem Gefühl tiefer Erleichterung die Adoptionsurkunde in der Hand hatte.

Mira ihrerseits nun drängt allein mit ihrem Erscheinungsbild – eine extrem kleine Fünfjährige neben einer extrem großen Mutter – die Frage nach ihrer Zugehörigkeit oder auch ihrer Herkunft auf. Aber auch mit ihrer besonderen Kontaktaufnahme zu mir als einer ihr fremden Person bzw. mit ihrem Wechsel von einer Person zur anderen am Anfang wie am Ende der Erstinterviews – so als spiele Trennung keine Rolle und es erübrige sich der Blick zurück – bewirkte sie bei mir auf schillernde Weise die Assoziation des Adoptivkindes, das »per Sturzgeburt« zu seinen neuen Eltern drängt und keinen Zweifel zulassen will, nur nach vorne schaut, und das aber doch die Frage nach der Mutter, in deren Bauch es war und die es weggegeben hat, nicht loswerden kann.

Als sie so lange und bewegungslos vor mir stand – dieses Kind, das mir als ständig in Bewegung angekündigt worden war – und mich intensiv anschaute, konnte ich kaum anders als auszusprechen, was mir unaussprechlich und stumm in ihr zu arbeiten schien. So bekam das Schillernde des Adoptionsschicksals in der Übertragungsszene seinen Ort: War ich für Mira gerade noch die Fremde gewesen (die vielleicht ihre leibliche Mutter sein könnte?), so war ich im nächsten Moment großer Zuwendung und Nähe die Fremde und stand sozusagen für die Adoptivmutter, die, ohne leibliche Mutter zu sein, doch alles geben und tun will, damit es dem Kind gutgehe und es wachsen und sich entwickeln kann. Die Fahrigkeit von Mira, ihre gierige Suche nach Ersatz (eine Puppe nach der anderen), wenn sie nicht das bekommt, was sie dringend zu brauchen meint: Das Gefüttert-Werden mit Ideen und Geschichten für das Rollenspiel durch das Objekt, von dem sie sich ganz und gar abhängig fühlt, weil sie innerlich immer noch an der »Mangelgeburt« im doppelten Sinn festhält, schienen mir vor diesem Hintergrund einiges von ihrer Art der psychischen Verarbeitung darzustellen. Dass dabei viel Verzweiflung und Wut entstehen kann, liegt auf der Hand und deutete sich in den beiden Stunden vorsichtig und doch deutlich an.

In der Gegenübertragung hatte ich Mira, ohnehin auf den ersten Blick ein besonderes Kind, von dem ersten langen und dichten Blickkontakt an »adoptiert«. Vielleicht, so dachte ich, hat so ein inniger Blickkontakt zwischen der neugeborenen Mira und ihrer (Adoptiv-) Mutter seiner Zeit die Nabelschnur zwischen beiden ersetzt, die ja ebenfalls mehr bedeutet als die rein körperliche Verbindung. Gleichzeitig habe ich in den ersten Stunden mit Mira – wohl auch wie die Mutter und auch der Vater – besonders viel Unsicherheit gespürt, wie denn – in meinem Fall therapeutisch – »richtig« mit diesem Kind umzugehen sei.

Die Therapievereinbarung

Als die Eltern zum die Interviewphase abschließenden Elterngespräch kamen, erzählten sie zunächst von der erneuten Verbrühung und schilderten mir die Situation: Es ging, wie so oft, hektisch zu zwischen Mutter und Tochter bei der abendlichen Badezimmer-Prozedur: Mira putzte gerade die Zähne, als das Telefon klingelte und die Mutter ans Telefon musste und in ein eher ärgerliches Telefongespräch verwickelt wurde. Sie hörte Mira noch trällern, während sie aus dem Badezimmer in die Küche lief. Dort muss sie sich die Thermoskanne geholt und den Knopf zum Öffnen gedrückt haben, wollte direkt aus der Thermoskanne trinken – und verbrühte sich aus Schreck über den kochendheißen Tee dann genau die transplantierten Hautpartien an der Brust. Es sei grauenvoll gewesen: Wieder musste der Notarzt gerufen werden, wieder mussten sie mit Blaulicht in die Spezialklinik – eine gespenstische Wiederholung. Zum Glück nur war das Transplantat nicht ernsthaft verletzt.

Es ist noch einmal gutgegangen, war der Tenor, so als könnten wir diese Geschichte jetzt abhaken. Mir dagegen ist die Wiederholung in Miras Handlung und die darin zum Ausdruck kommende, beunruhigende Tendenz zur Selbstverletzung (und zugleich vielleicht wütende Anklage der Mutter, die sich vom Kind weg ans Telefon holen lässt) deutlich: Mira weiß doch mit ihren fünf Jahren, dass in der Thermoskanne heißer Tee ist! Es ist aber kaum möglich, darüber zu sprechen, der Drang zu verharmlosen ist stark, und ich komme leicht in die Rolle derjenigen, die unnötig dramatisiert oder gar schlechte Nachrichten bringt, wenn ich von meinem Blick auf Mira und meine Erfahrung mit ihr in den beiden Interviews berichte. Aus meiner Sicht ist dringend eine analytische Kinderpsychotherapie indiziert – mit ihrer erneuten Verbrühaktion hat Mira dies unbewusst noch einmal bekräftigt. Aber auch ohne das war mir in den Stunden mit Mira eine und, wie mir schien, die zentrale Funktion des Unruhigen, des Verhaltens als »laufender Meter«, wie die Mutter es nennt, deutlich geworden: Dass Mira ständig sozusagen wegläuft in die Zukunft, zum Neuen, Nächsten – aus panischer Angst vor dem Blick zurück und dem, was es doch gibt und was sie auch beständig und von klein an gesagt bekommt, was ja auch angesichts der körperlichen Unterschiede kaum zu verschweigen ist: dass sie adoptiert ist mit allen unwägbaren Implikationen und Verunsicherungen. Letztere, da sie mit der Frage nach Bedeutung und damit mit drohender »Dramatisierung« verknüpft sind, dürfen – so meine Vermutung – nicht wirklich zum Ausdruck kommen und werden deshalb vom Psychischen ins Körperliche verbannt; als körperlich unruhiges Kind muss sie dann festgehalten und beruhigt werden.

In diesem Elterngespräch ist das innere Hin- und Hergerissensein insbesondere der Mutter drastisch zu spüren. Irgendwie ist sie (und mit ihr der Vater), was die Abwehr von »Psychischem« angeht, eng mit der Tochter verbunden, was ja wiederum schützend wirkt und insofern auch gut ist. So hat die Mutter schon daran gedacht, dass die Unruhe vielleicht ein beginnendes »ADHS«-Symptom sei – was immer das heißen würde. Jedenfalls gäbe es dann eine Bezeichnung für eine allgemein verbreitete Auffälligkeit bei Kindern. Nur das unbegreiflich Aggressive bei Mira und ihre Impulse, andere zu verletzen – von möglichen Selbstverletzungstendenzen ganz zu schweigen –, sprengen den Rahmen und drängen dann doch darauf, nach Ursachen zu suchen.

Es ist also begreiflicher Weise schwer, zu einer Therapievereinbarung zu kommen, und ich empfehle den Eltern, in Ruhe unser Gespräch und meine Therapieempfehlung zu überdenken – die Weihnachtszeit steht bevor. Sie können sich dann gerne im neuen Jahr wieder bei mir melden.

Kurz nach der Weihnachtspause kommen die Eltern zu einem weiteren Gespräch. Sie haben sich – nach vielen Beratungen mit Freunden – zur Therapie von Mira entschlossen, weil sie nichts versäumen möchten, obwohl es seit wenigen Monaten viel besser gehe. Die Freunde hätten zwar gemeint: Um festzustellen, dass das Kind adoptiert und dass es klein ist, brauche man keine Fachleute. »In der Tat!«, kann ich nur bestätigen; aber es gehe ja auch um etwas anderes. Und die Mutter beginnt nun, von den alltäglichen Kämpfen ums Anziehen zu erzählen: dass Mira immer etwas ganz stramm Anliegendes anziehen will und nichts anderes erträgt. Anstrengende Szenarien um scheinbar Bedeutungsloses tun sich auf, wenn es darum geht, dass Mira in den Kindergarten kommt. Doch kaum versuche ich, auf dieses Thema einzugehen und es zu vertiefen, kommt sogleich wie ein Widerruf, dass Mira von Baby an ein »eigenes Persönchen« war, das man eben nicht einfach lenken kann. Wieder tut sich mir eine Gemeinsamkeit bei Eltern und Kind auf: der Widerstreit zwischen frei sein bzw. gehen lassen einerseits und dem Wunsch festgehalten, ja, geradezu eingeschnürt und am Weglaufen gehindert zu werden, andererseits. Und die Rolle der Festhaltenden, vielleicht sogar Einschnürenden, die ebenso gebraucht wird, wie sie am liebsten als untauglich verworfen wird, kommt in der Übertragungsszene zunächst einmal mir zu; auch wenn vorab die Entscheidung der Eltern für eine Therapie von Mira gefallen war, bleiben die Ambivalenzen präsent, während ausführlich alle Bedingungen erörtert werden – angefangen von der Frage des Verfahrens (analytische oder Verhaltenstherapie?) über das Setting (zwei Stunden pro Woche zuzüglich 14-tägigem Elterngespräch) bis hin zum Gutachterverfahren im Rahmen der gesetzlichen Krankenversorgung und schließlich zur Frage nach der Teilnahme an der gerade laufenden Therapie-Wirksamkeitsstudie des Sigmund-Freud-Instituts und des Instituts für analytischen Kinder- und Jugendlichen-Psychotherapie.[39] Bei der Frage nach möglichen Terminen wird es wieder schwierig, während das Forschungsprojekt auf großes Interesse stößt. Noch einmal sollen die Eltern alles überdenken und sich dann melden; die erforderlichen Unterlagen für das Antragsverfahren und auch über das Forschungsprojekt nehmen sie vorsorglich mit.

Wenige Tage später bekomme ich einen Brief, der von beiden Eltern unterschrieben ist: »Wir haben uns entschieden: Wir möchten gerne, dass Sie Mira dabei helfen, ihre Probleme zu bearbeiten, und uns bei diesem Prozess begleiten. Anbei erhalten Sie die notwendigen Unterlagen. Wie Sie schon vermuteten, sind wir sehr daran interessiert, dass Mira an der von Ihnen beschriebenen Studie teilnimmt. Wir freuen uns, wenn wir in Kürze von Ihnen hören, um dann den Alltag auf die neuen Erfordernisse umgestalten zu können.«

39 Siehe unten: 4.8 und Leuzinger-Bohleber, M., Staufenberg, A., M., Fischmann, T. (2007).

Teil 4

Psychoanalytisches Fallverstehen als Instrument in Forschung, Beratung und Erziehung

4.1 Kompetenz von Psychotherapeuten in der interdisziplinären Forschung[40] *(Alberto, Barat, Cassimo, Dalina)*

Um gute Psychotherapeuten zu sein, das heißt, um ihre Patienten und die innerseelischen Prozesse gut verstehen zu können, müssen Psychotherapeuten und insbesondere Kinder- und Jugendlichen-Psychotherapeuten immer auch systemisch denken. Die psychische Entwicklung des Kindes ist ohne die Beziehungserfahrungen mit seinen primären Objekten nicht denkbar, und die familiären Beziehungen wiederum sind eingebettet in die Gesellschaft und ihre Kultur, die auf diese Weise indirekt und im Laufe der Entwicklung auch zunehmend direkt auf die psychischen Entwicklungsvorgänge einwirken. Psychotherapeutisches Verstehen verlangt deshalb immer auch ein gewisses Maß soziologischer Kompetenz, Fantasie und Reflexion.

Gesellschaftliche Institutionen wiederum sind nicht nur durch ihre Struktur- und Organisationsbedingungen geprägt; sie werden auch geprägt durch ihre Akteure: Individuen mit psychischen Strukturen und inneren Beziehungsmustern, die ihr institutionelles Handeln mehr oder weniger bestimmen. Qualitative sozialwissenschaftliche Forschung in diesem Feld hat also tunlichst auch diese subjektive Seite in den Blick zu nehmen. Soziologisches Verstehen und Interpretieren ist deshalb – vor allem da, wo es weniger um zähl- und messbare Dinge geht, sondern wo interpersonelle, symbolisch vermittelte Interaktion und Kommunikation im Fokus stehen und wo kulturelle Deutungsmuster und Wertsysteme berücksichtigt werden müssen[41] – immer auch auf psychologische Kompe-

40 Vortrag vom 26.09.2007: *Von der Notwendigkeit interdisziplinärer Kooperation – oder: der fehlende und der notwendige »Dritte« in den Konfliktgeschichten schwieriger Kinder und Jugendlicher mit Schule und Jugendhilfe.* Diesem und den folgenden Texten liegt das Untersuchungsmaterial eines interdisziplinären Forschungsprojekts am Institut für Sozialforschung in Frankfurt *über die individuellen und institutionellen Aspekte der Konfliktgeschichten nicht beschulbarer Jugendlicher mit Schule und Jugendhilfe* zu Grunde. Projektleiter ist Dr. Thomas von Freyberg. Antragsteller gegenüber der Deutschen Forschungs-Gemeinschaft sind: Prof. Dr. L. von Friedeburg; Prof. Dr. A. Honneth; Prof. Dr. M. Leuzinger-Bohleber. Die hier folgenden Überlegungen und Darstellungen beziehen sich im Wesentlichen auf den psychoanalytischen Teil des Projekts und fußen nicht zuletzt auf den Diskussionen innerhalb der psychoanalytischen Forschungsgruppe am Frankfurter Institut für Analytische Kinder- und Jugendlichen-Psychotherapie. Der Forschungsgruppe gehören neben mir an: Rose Ahlheim, Frank Dammasch, Ulrike Jongbloed und Jochen Raue.

41 Vgl. Frommer, J. (2007).

tenz, Fantasie und Reflexion angewiesen. Das erklärt – wie Jörg Frommer jüngst in der *Psyche* darstellte – die lange traditionsreiche Beziehung zwischen kritischer empirischer Sozialforschung und psychoanalytischer Theorie und Praxis:

> »Psychoanalyse und qualitative Forschung weisen als erfahrungswissenschaftliche Methoden […] gemeinsame Strukturmerkmale auf.« [42]

Zu denen gehören:
- In beiden Methoden fällt der *individuellen Fallstudie* eine zentrale Rolle zu;
- in beiden Methoden besteht die wichtigste Form der Datenerhebung in einer *offenen Form des Interviews,* die es dem Beforschten ermöglicht, sich im Gespräch frei und assoziativ zu entfalten;
- in beiden Methoden wird eine *Interpretation der Bedeutung* der Äußerungen und Handlungen des zu Untersuchenden angestrebt, die offen ist für Ambiguitäten, Widersprüche und Weiterentwicklungen;
- in beiden Methoden spielt die zeitgeschichtliche Dimension insofern eine entscheidende Rolle, als der *Genesis,* der historischen Entwicklung und Entstehung der zu untersuchenden Phänomene, zentrale Bedeutung zukommt;
- in beiden Methoden besteht der Fokus nicht nur in der Person des Beforschten oder Patienten, sondern in der *Interaktion* zwischen Forscher und Beforschtem bzw. Patient und Therapeut, einschließlich der Einfälle und emotionalen Reaktionen des Forschers bzw. des Therapeuten;
- in beiden Methoden sind *abweichende, konflikthafte und pathologische* individuelle (intrapsychische) und soziale (interpersonelle) Phänomene von besonderem Interesse; sie dienen […] quasi als Vergrößerungsglas, indem sie Mikrophänomene, die im Normalen maskiert und verborgen bleiben, klar und deutlich zum Ausdruck bringen, und haben insofern allgemeine Bedeutung;
- und schließlich: Psychoanalyse und qualitative Sozialforschung zielen auf *Prozesse,* beide sind weniger an statischen Phänomenen als an Widersprüchen interessiert; Konstanz, Trägheit und Widerstand gegen Veränderung erscheinen in der Perspektive dieser Disziplinen eher als problematische Phänomene, die Entwicklung und Entfaltung behindern.[43]

Wie wechselseitig bereichernd und inhaltlich ergiebig ein mehrperspektivischer Forschungsansatz gerade in der human- und sozialwissenschaftlichen Forschung ist, ist heute unbestritten. Psychotherapie allerdings mit ihrem klinischen und konzeptuellen Wissen kommt dabei als Disziplin erstaunlicher Weise kaum vor. Das mag auch seinen Grund in der Tatsache haben, dass sie über die psychiatrischen Abteilungen hinaus – und dort eher untergeordnet – an den Universitäten nicht repräsentiert ist – allen-

42 Frommer, J. (2007): 790.

43 Frommer, J. (2007): 788. Kvale, St. (2014) zählt diese Reihe von Eigenschaften auf, die Psychoanalyse und qualitative Sozialforschung teilen.

falls als Weiterbildungsgang. Wie fruchtbar dabei aber gerade psychoanalytisch-psychotherapeutische klinische Erfahrung und Kompetenz eingesetzt werden können – und zwar nicht nur für die Erfassung der latenten oder unbewussten subjektiven Anteile und des Beziehungsgeschehens, sondern auch für den Forschungsprozess selbst –, ist daher wenig bekannt. Es lässt sich aber recht gut und exemplarisch an *der interdisziplinären Studie über nicht beschulbare Jugendliche*[44] zeigen, aus der ich im Folgenden berichten werde.

Die interdisziplinäre Studie

Ein interdisziplinäres, durch die Deutsche Forschungs-Gemeinschaft (DFG) gefördertes Forschungsprojekt des Instituts für Sozialforschung an der Universität Frankfurt am Main hat in Kooperation mit dem Institut für analytische Kinder- und Jugendlichen-Psychotherapie in Frankfurt in den Jahren 1999 bis 2004 Konfliktgeschichten nicht beschulbarer Jugendlicher untersucht.

Die Fragestellung der Studie

Es gibt Jugendliche, die ihre Lehrer in schier endlose und eskalierende Konflikte verstricken – Konflikte, aus denen es schließlich nur noch einen Ausweg zu geben scheint: die Arbeit mit ihnen aufzugeben. Wie aber schaffen es diese Jugendlichen, die am Ende als »nicht beschulbar« gelten, so große und durchaus mächtige Institutionen wie die Schule »zum Tanzen« zu bringen? Wie gelingt es ihnen, dass kompetente, erfahrene und nicht selten engagierte Lehrer sich hilflos in Konflikte mit ihnen verwickeln lassen, dabei unmerklich ihre Professionalität einbüßen und schließlich keine andere »Lösung« mehr sehen, als diese Jugendlichen weiterzureichen und schließlich auszustoßen? Wie kommt es zu jenen sich wiederholenden Macht-Ohnmacht-Spiralen, die sich über Jahre hinziehen können, in deren Verlauf sich Täter und Opfer, Störer und Gestörte immer ähnlicher werden und an deren Ende nur besiegte Sieger und siegreiche Verlierer stehen? Wie ist es möglich, dass Jugendliche so mächtig, dass ihre professionellen Helfer so ohnmächtig werden; und wie, dass in solchen Konfliktgeschichten Störer und Gestörte fast traumwandlerisch einander »zuarbeiten«, sich wechselseitig vorantreibend, als seien sie in geheimen Komplizenschaften miteinander verbunden?

Zentrale Annahme und Vorentscheidungen

Unsere zentrale Annahme war, dass die Beziehungen dieser Jugendlichen mit den Institutionen von Schule und Jugendhilfe deshalb regelmäßig zu Macht-Ohnmacht-

44 siehe: Freyberg, v. T./Wolff, A. (2005 und 2006).

Konflikten eskalieren, weil diese Jugendlichen sehr effektiv ihre inneren Beziehungsmuster reinszenieren und die Institutionen darauf ihrerseits so reagieren, dass die unbewussten Erwartungen und Strategien der Jugendlichen bestätigt und verstärkt werden. Unser Forschungsinteresse galt also den individuellen und institutionellen Bedingungen solcher Verstrickungen.

Unserer Untersuchung lagen vier forschungsmethodische Vorentscheidungen zu Grunde:

- Wir entschieden uns *erstens* für die Analyse von Konfliktgeschichten; denn wir sind davon überzeugt, dass jene Macht-Ohnmacht-Spiralen als Sequenzen in einer mehrjährigen Konfliktgeschichte zu begreifen sind, in der beide Seiten agieren und reagieren, voneinander lernen, einander beeinflussen und miteinander in Auseinandersetzungen verwickelt sind.
- Wir entschieden uns *zweitens* für eine Reihe von Einzelfalluntersuchungen, wie sie in der Tradition der Psychoanalyse, aber auch der empirischen Sozialforschung begründet sind; denn die Jugendlichen, ihre konflikthaften Karrieren im Schulsystem und ihre konkreten Konflikte mit ihren Lehrern und professionellen Helfern sollten im Mittelpunkt unserer Untersuchung stehen.
- Wir entschieden uns *drittens* für die Untersuchung extremer Fälle, in denen Jugendliche an Schule und Jugendhilfe gescheitert sind und Schule und Jugendhilfe an Jugendlichen; denn im Scheitern manifestieren sich – so unsere Hypothese – auch allgemeine Defizite und Schwächen des Schulsystems, die bei weniger schwierigen Jugendlichen irgendwie gemanagt, verdeckt oder übersehen werden können.
- Und wir entschieden uns *viertens* für einen interdisziplinären Forschungsansatz, der die Konfliktdynamik und Konfliktmuster der einzelnen Jugendlichen ebenso wie die der jeweils beteiligten Institutionen untersuchen und die Zusammenhänge von individueller und institutioneller Konfliktgeschichte entziffern kann. Kritische Sozialforschung und Psychoanalyse schienen uns dazu die geeigneten Methoden bereitzustellen.

Fallverstehen – Fallanalyse

Unser Fallverständnis der Konfliktgeschichten entsteht, indem wir schrittweise aufzeigen, welche Kräfte und Interessen auf beiden Seiten die Konflikte vorantreiben, wie beide Seiten ihre Beziehungen zueinander definieren und strukturieren und über welche Beziehungs- und Konfliktmuster sie dabei verfügen; und wie schließlich individuelle und institutionelle Konfliktdynamik und Konfliktmuster sich aufeinander einspielen und einander »zuarbeiten«. In unseren Einzelfalluntersuchungen gab es immer drei Untersuchungsschritte, von denen die beiden ersten parallel und arbeitsteilig getrennt verliefen, der dritte dagegen interdisziplinär gemeinsam durchgeführt wurde: *Zum einen* erhob die Forschergruppe der Kinder- und Jugendlichen-Psychotherapeuten mit ihren psychoanalytischen Instrumenten (einem analytischen Erstinterview mit dem Jugendlichen, einem Elterngespräch sowie einem Fragebogen zur biografischen Anamnese) die Psychodynamik der Jugendlichen, erstellte ein Entwicklungs- und Diagnoseprofil und fügte die Erstuntersuchung mit dem Prozess und den Ergebnissen der anschließenden Falldiskussion in einem eigenen Fallbericht zusammen. *Zum anderen* rekonstruierte die soziologische Falluntersuchung die Konfliktgeschichte der Jugendlichen, die zur Feststellung der »Nichtbeschulbarkeit« im Regelschulsystem geführt hatte. Dabei wurden mit allen wichtigen Professionellen aus Schule und Jugendhilfe ausführliche Gespräche geführt, es wurden die meist umfangreichen Akten von Schule und Jugendamt ausgewertet und schließlich das gesamte Fallmaterial in einem eigenen Fallbericht analysiert. Lagen beide Fallberichte vor, wurden sie im *dritten* Schritt in einer interdisziplinären Falldiskussion vom gesamten Forschungsteam unter der zentralen Fragestellung nach den Zusammenhängen von individuellem und institutionellem Konfliktverhalten reflektiert.

Unser Forschungsprojekt verfügte also über einen recht dezidierten Begriff von interdisziplinärem Fallverstehen. In dieses geht zum einen psychoanalytisches Fallverstehen ein, das auf der klinischen Analyse der jugendlichen Psychodynamik beruht, also der bewussten und unbewussten Konfliktstrategien der Jugendlichen, der Muster, mit denen sie Beziehungen eingehen, zulassen, abwehren und strukturieren. In dieses geht zum anderen soziologisches Fallverstehen ein, das auf der Analyse der institutionellen Soziodynamik beruht, also der bewussten und latenten Konfliktstrategien der Institutionen, der Muster, mit denen sie auf den schwierigen Jugendlichen reagieren, einwirken, ihre Beziehung zu ihm strukturieren, seine Ansprüche aufgreifen, abwehren, übersehen oder verleugnen. Interdisziplinäres Fallverstehen schließlich beruht auf der Analyse der Beziehungsgeschichte und der Beziehungsdynamik der schwierigen Jugendlichen mit Schule und Jugendhilfe und zugleich auf der Analyse der konfliktreichen eskalierenden sozialen Beziehungen von Professionellen in ihren Institutionen mit diesen Jugendlichen.

Dimensionen und Muster der Konfliktgeschichten

So unterschiedlich die von uns untersuchten Konfliktgeschichten auch sind – es lassen sich doch drei komplexe Dimensionen identifizieren, die hier stets zusammenkamen:

1. Bei allen *Jugendlichen unseres Forschungsprojektes* ließen sich schwere und frühe Traumatisierungen und Bindungsstörungen nachweisen. Durchgängig haben sie gravierende emotionale Mangelerfahrungen machen müssen, die ihre – soziale – Lernfähigkeit entscheidend prägte. Derart erworbene Lernstörungen können bei näherem Hinsehen als subjektiv »sinnvolle« Lösungs- und Schutzstrategien identifiziert werden, die allerdings unbewusst bleiben, überaus zwanghaft sind und die soziale Lern- und Anpassungsfähigkeit extrem einengen. Deshalb reagieren diese Kinder und Jugendlichen geradezu »lernbehindert« dort, wo geforderte Lernprozesse notwendig verbunden sind mit der Reorganisation von Wissen und Können, mit dem Verzicht auf frühere Gewissheiten, mit Irritation und Verunsicherung. Die emotionalen und sozialen Aspekte solcher korrigierenden und neu strukturierenden Lernprozesse verlangen ein Mindestmaß an Neugierde, Differenzierung und Anstrengungsbereitschaft und die Fähigkeit, Angst, Hilflosigkeit und Unsicher-

heit eine Zeit lang auszuhalten. Und genau dazu sind diese »verhaltensgestörten« Kinder kaum in der Lage, genau dagegen haben sie ihre Strategien der Abwehr und der Vermeidung entwickelt. Die mit jedem komplexen Lernen verbundene Erregung von Verunsicherung kann von diesen Kindern und Jugendlichen nicht kontrolliert und in einen Zustand erhöhter Aufmerksamkeit und Neugier transformiert werden. Vielmehr werden bei diesen Jugendlichen frühe Ohnmachterlebnisse reaktiviert; darauf reagieren sie mit panischen Ängsten vor Entwertung oder Vernichtung – und dagegen mobilisieren sie mit existentieller Entschlossenheit ihre Strategien der Angstabwehr mittels Unberührbarkeit und Destruktivität. Man kann sagen: Die Jugendlichen unseres Forschungsprojekts mussten die auf ihrer psychischen Konfliktgeschichte mit ihren Eltern basierende desolate innere Beziehungsdynamik anhaltend und derart zerstörerisch an der Schule festmachen, dass sie am Ende einer langen institutionellen Konfliktgeschichte schließlich als nicht beschulbar vom Besuch der Regelschule ausgeschlossen wurden – mit entsprechend schlechter sozialer Prognose. Die Psychodynamik dieser Jugendlichen verweist in allen untersuchten Konfliktgeschichten auf extreme frühe Entwicklungsstörungen. Dabei ist symptomatisch, dass diese Jugendlichen im Verlauf der Inszenierungen ihrer psychisch unerträglichen Affekte, Objekterfahrungen und z. T. Traumatisierungen aus der Vergangenheit auch in der Schule und im Bereich der Jugendhilfe kein hinreichend gutes, und das heißt: um ihr seelisches Wohl besorgtes Objekt haben auf den Plan rufen und finden können. Ein wichtiger Grund dafür lag vor allem darin, dass diese Jugendlichen auf der manifesten Ebene keine Angst, geschweige denn Hilfsbedürftigkeit zeigten, sondern dass sie sich weitgehend unberührbar und scheinbar autonom gaben und allenfalls Angst machten.

2. Diese *schwierigen* Jugendlichen stoßen auf ein *schwieriges Schulsystem*, das mitverantwortlich ist für die eskalierenden Macht-Ohnmacht-Spiralen in den von uns untersuchten Konfliktgeschichten.

- Unsere Untersuchung konzentrierte sich auf nicht beschulbare Jugendliche mit einer langen Konfliktgeschichte im Regelschulsystem. Wir hatten es also mit ausgesucht auffälligen Jugendlichen zu tun. Umso irritierender war für uns die durchgängige Erfahrung, dass die verantwortlichen Lehrerinnen und Lehrer die Probleme, die diese Jugendlichen *machten*, nicht als Ausdruck schwerer psychischer Störungen gesehen und ernst genommen hatten.
- Die Zusammenarbeit von Schule und Jugendhilfe ist – seit gut dreißig Jahren – Thema von Tagungen, Konferenzen, Arbeitsgemeinschaften, Kommissionsberichten und Fachgesetzen. Und ohne Zweifel fanden hier wichtige Entwicklungen statt. Umso irritierender war, dass in keiner der von uns untersuchten Konfliktgeschichten von einer verlässlichen fachlichen Zusammenarbeit zwischen Schule und Jugendhilfe die Rede sein konnte. Offensichtlich verlangen diese schwierigen Jugendlichen eine langfristige, verbindliche und interdisziplinäre Zusammenarbeit im Einzelfall. Und dafür sind beide Seiten wenig gut ausgerüstet. Strikte Arbeitsteilung, wechselseitige Instrumentalisierung, gegenseitige Schuldzuweisung oder gemeinsame Entsorgung der Störer und ihrer Eltern waren in unseren Fällen die Erscheinungsformen der Arbeitsbeziehungen zwischen Schule und Jugendhilfe.

- Die von uns untersuchten Konfliktgeschichten sind in allen Fällen auch Geschichten mangelhafter oder gescheiterter Versuche, Arbeitsbündnisse mit den Familien dieser schwierigen Kinder und Jugendlichen aufzubauen. Belastbare Arbeitsbündnisse in diesem Feld können nur mit Einsatz von viel Mühe, höchster Geduld und spezifischer professioneller Kompetenz zustande kommen. In unseren Untersuchungsfällen fehlten der Regelschule und den Lehrern dafür die notwendigen Ressourcen und Kompetenzen. Die haben sie nicht gelernt und dafür steht ihnen auch nicht die nötige Zeit zur Verfügung. So reduziert sich – insbesondere dann, wenn es zu schweren Konflikten kommt – die Beziehung zwischen Schule und Eltern recht schnell auf gegenseitige Delegation von Verantwortung und Vorwürfe.
- So wenig wir in unseren Untersuchungsfällen auch nur Ansätze eines integrierten Hilfe- und Förderprozesses entdecken konnten, so wenig sichtbar waren kontinuierliche Bemühungen der Professionellen um ein qualifiziertes Fallverständnis. Das gegliederte System der Regelschule legt es vielmehr nahe, die Bemühungen um ein Fallverständnis weitgehend durch die eingespielte selektive Praxis zu ersetzen.

In allen unseren Fällen stießen also besonders schwierige Kinder mit ihren Eltern auf besonders schwierige Hilfe- und Förderstrukturen; und erst beides zusammen macht, dass die Hilfe- und Förderprozesse konflikthaft eskalierten und in die »ruhende Schulpflicht« mündeten.

Das wichtige Vermittlungsglied zwischen der Psychodynamik und der Soziodynamik in den Konfliktgeschichten ist der unbewusste Mechanismus von Übertragung und Gegenübertragung. Die Macht der Verstrickung zwischen Professionellen und unseren Jugendlichen lebt von diesem Mechanismus – wie umgekehrt die Chance des Verstehens und des Durchbrechens von Wiederholungszwang und Eskalation in dieser Verstrickung liegt –, wenn sie reflexiv genutzt werden kann. Für unser interdisziplinäres Projekt hat deshalb die Gegenübertragung eine wichtige Brückenfunktion zwischen Individuum und Institution.

3. Übertragungs- und Gegenübertragungsprozesse sind basale Voraussetzungen sozialer Beziehungen. Auf ihnen beruht jegliche pädagogische Intuition, von ihnen leben Erziehungs- und Lernprozesse. Indem Kinder ihre familiären Beziehungserfahrungen und die an sie gebundenen Emotionen auf andere, für sie wichtige Erwachsene übertragen; und indem nun ihrerseits diese Erwachsenen auf diese Übertragung mehr oder weniger einfühlsam, akzeptierend oder zurückweisend – stets aber »auf ihre Weise« – reagieren, werden durch die Gegenübertragung die Übertragungsprozesse des Kindes modifiziert, lernen Kinder differenzierte Beziehungen zu verstehen, zu akzeptieren und ihrerseits »vorzuschlagen« oder anzubieten. Übertragung und Gegenübertragung sind – unter normalen Bedingungen – elastische und flexible Prozesse wechselseitiger Einfühlung, Anpassung und Entwicklung. Wenn Kinder in die Schule kommen, haben sie in der Regel gelernt, halbwegs flexibel, experimentierend und unter Vorbehalt ihre Übertragung zu gestalten – und sie stoßen auf pädagogisch erfahrene Grundschullehrer, die bereit und in der Lage sind, diese Übertragungsvorgänge anzunehmen, sie professionell kontrolliert zu beantworten und sie so für die schulische Bildungsarbeit zu nutzen.

– Die extrem schwierigen Kinder und Jugendlichen unserer Untersuchung aber sind genau an diesem Punkt nie wirklich »schulreif« gewesen. Ihre Übertragungsgestaltung ist rigide, inflexibel, zwanghaft, häufig durch Spaltung und projektive Identifikation gekennzeichnet; und sie sind unfähig, eigenständige, differenzierte Gegenübertragungsreaktionen ihrer Erwachsenen zu akzeptieren. Vor allem in krisenhaften Phasen individueller Entwicklungen, wie beim Übergang in die Pubertät, und schulischer Entwicklungen, wie beim Übergang in eine weiterführende Schule, sind diese Jugendlichen von den sozialen Anforderungen an sie überfordert. Mit ungeheurer Macht und suggestiver Kraft übertragen sie ihre gestörten, traumatisierten Beziehungserfahrungen und die mit ihnen zusammenhängenden archaischen Affekte von Angst vor Missachtung oder Vernichtung.
– Dieses Übertragungsgeschehen ist deshalb so gewaltförmig, weil es für diese Jugendlichen die einzige Weise ist, ihre für sie unerträglichen Gefühle von Angst und Hilflosigkeit abzuwehren: sie »zwingen« ihren Erwachsenen geradezu jene Beziehungsmuster auf, die sie verinnerlicht haben – und übertragen so ihre gestörten Bindungs- und Beziehungserfahrungen auf die sozialen Beziehungen zu Mitschülern und Lehrern. Sie verstricken so ihr soziales Umfeld in die eigene Psychodynamik – und sind ausgerechnet bei jenen Professionellen damit besonders erfolgreich, die bereit sind, sich auf diese Jugendlichen einzulassen, sich verantwortlich um sie zu kümmern, sie »an sich heranzulassen«.
– Ohne ein Verständnis der Beziehungsmuster, in das diese Schüler ihre Lehrer verwickeln wollen, bleibt zum Selbstschutz nur die Abwehr der affektiven Zumutungen. In den nicht durchschauten *Konfliktbeziehungen* provoziert und strukturiert das unbewusste Abwehrsystem der Jugendlichen die latente abwehrende Haltung der Professionellen. Und in der Verstrickung von Jugendlichen und Professionellen erhalten die *Macht-Ohnmacht-Spiralen* ihre fallspezifische Gestalt. Es liegt nahe, hier psychoanalytisch-psychotherapeutische Kompetenz zu befragen.

Vier Fallskizzen – vier Konfliktthemen[45]

Die folgenden kurzen Fallskizzen[46] konzentrieren sich auf einen wichtigen und *offenkundigen* Aspekt und zugleich auf einen nicht minder wichtigen aber *verborgenen* Aspekt dieser Beziehungen. Offenkundig ist der *Kampf um Kontrolle und Autonomie.*

45 aus: Freyberg, v. T./Wolff, A. (2006): *Störer und Gestörte, Bd. 2*: 18–25; die ausführliche Darstellung der Einzelfall-Untersuchungen findet sich in: dies. (2005).

46 Die Namen der Jugendlichen wurden geändert, biographische Daten wurden vorsichtig ›gefälscht‹, um die Anonymität zu sichern. Unsere ›Fälle‹ lebten in verschiedenen größeren Städten des Rhein-Main-Ballungsraumes. Fast immer waren im Verlauf der Konfliktgeschichten ambulant arbeitende Einrichtungen der Erziehungshilfe und/oder der Hilfe zur Erziehung eingeschaltet; aus Gründen der zugesagten Anonymisierung gaben wir diesen – recht unterschiedlich arbeitenden – Institutionen eine einheitliche Bezeichnung: *Beratungs- und Förderzentrum (BFZ)*. Waren teilstationäre Maßnahmen der Erziehungshilfe angeschlossen, so erhielten sie durchgängig die Bezeichnung *Lernwerkstatt.*

Die Autonomie, um die in diesen Konfliktgeschichten gekämpft wird, ist – auf Seiten der Jugendlichen – eine *scheinbare* Autonomie, eine Autonomie, die Abhängigkeit, Unsicherheit, Hilflosigkeit verleugnen und angebotene Hilfe abwehren muss. Sie ist – auf der Seite der Professionellen – eine *bedrohte* Autonomie, eine *gefährdete* professionelle Autonomie, die zu scheitern droht, weil ihr die notwendigen Ressourcen und Kompetenzen fehlen, verantwortlich, d. h. professionell mit diesen schwierigen Jugendlichen umzugehen. Es ist – in gewisser Weise – auf beiden Seiten die *autarke* Autonomie des überforderten Einzelkämpfers. Verborgen dagegen sind die *geheimen und unbewussten Bündnisse und Komplizenschaften* in diesen Konfliktgeschichten; auch von denen handeln die folgenden Fallskizzen.

Alberto

Alberto wurde 1983 in einer westdeutschen Großstadt geboren. Gegen Ende seines ersten Lebensjahres kehrte seine Familie zurück in ihre Heimat nach Süditalien und blieb dort die folgenden sechs Jahre. 1990, Alberto war in Italien schon eingeschult worden, kam die Familie wieder nach Deutschland und Alberto besucht in den folgenden vier Jahren die Grundschule in seiner deutschen Geburtsstadt. Von Anfang an ist Alberto ein auffallend schwieriges Kind, für das zahlreiche außerschulische Hilfen organisiert werden. In den beiden – auf die Grundschule folgenden – Jahren besucht Alberto eine Gesamtschule und hier eskalieren die Konflikte zwischen ihm und seinen Lehrern. Missbilligungen, Klassenkonferenzen und Ordnungsmaßnahmen führen zur Einschaltung des örtlichen, ambulant arbeitenden *Beratungs- und Förderzentrums* und schließlich zum Schulverweis. Es findet sich noch eine Hauptschule, die Alberto aufnimmt; aber nach einem weiteren Schuljahr dort wird Albertos Schulkarriere im Regelschulsystem beendet. Er kommt in der *Lernwerkstatt* des *Beratungs- und Förderzentrums* unter, einer Ganztagseinrichtung der Erziehungshilfe und der Hilfe zur Erziehung. Doch die auch dort eskalierenden Konflikte führen innerhalb von sechs Monaten zum Abbruch der Maßnahme und anschließend zur formalen Erklärung der ruhenden Schulpflicht.

Durch die 10-jährige Konfliktgeschichte Albertos mit Schule und Jugendhilfe zieht sich – wie ein breiter roter Faden – das zentrale Thema einer permanent scheiternden fachlichen und interdisziplinären Kooperation hindurch. Der mangelnden Fähigkeit zur fachlichen Zusammenarbeit auf der Seite der Professionellen entspricht auf der Seite dieses Schülers eine ungeheure Fähigkeit, die Erwachsenen, die mit ihm zu tun haben, zu spalten und in gegnerische Lager zu sortieren.

Da gab es auf der einen Seite jene, die immer viel Verständnis für Alberto aufbrachten, ihn stets als Opfer wahrnahmen, als Opfer eines gewalttätigen Vaters, einer übergriffigen Mutter und wenig sensibler Lehrer; als Opfer auch früher, traumatisierender Verletzungen und Trennungen. Hinter dem tobenden, um sich schlagenden, ausrastenden Jungen sahen sie immer nur das verzweifelte, verängstigte und verwundete Kind, das sie mit Zuwendung und Hilfeangeboten geradezu »überfütterten«. Und auf der anderen Seite gab es jene, die Alberto vor allem als Täter wahrnahmen, die fast nur seine destruktiven, hinterhältigen und verlogenen Seiten sahen, für die dieser Junge kaum etwas anderes war als ein unerträglicher Störer und Provokateur, ein Quälgeist mit offenkundig sadistischen Zügen gegenüber Schwächeren und vor allem Mädchen, ein hinterhältiger und gemeiner Junge, der zu Hause die ganze Familie tyrannisiert und der die Schule für seine mafiosen Aktivitäten benutzt.

Symptomatisch an diesem Fall war die Stabilität der jeweiligen Perspektive auf Alberto: Bei aller Ambivalenz wechselten die Professionellen kaum von einem Lager ins andere – so als würde Alberto es sein, der seine Erwachsenen sortiert; so als würde schon der erste Kontakt mit Alberto darüber entscheiden, wer ins Lager der Guten, der Freunde, der Beschützer oder in das der Bösen, der Feinde, der Angreifer gehört. Die Macht Albertos, seine Unabhängigkeit, seine Autonomie beruhten geradezu auf seiner wachsenden »Fähigkeit«, die Großen seiner Welt in Lager zu spalten, gegeneinander aufzubringen und auszuspielen, und so ihre bedrohliche Macht zu neutralisieren. Autonomie als Abwehr – auf der Seite der Professionellen war dieser Mechanismus verbunden mit einer tief greifenden Deprofessionalisierung. Keines der beiden Lager kam mit seiner Fallperspektive weiter, keines konnte ein angemessenes Fallverständnis entwickeln – eben weil die Spaltung in Lager beides unmöglich machte: die fachliche Kooperation und die Verknüpfung beider Fallperspektiven. Offenkundig waren die Affekte, die Alberto bei seinen Professionellen evozierte, derart übermächtig und gegensätzlich, dass sie alle – spontan und unbewusst – diesen inneren Affektkonflikt abwehren mussten: die einen so, die anderen so, sie alle gemeinsam aber, indem sie sich in die Spaltung Albertos hineinziehen ließen. Der Preis war auf beiden Seiten der Verlust von professioneller Distanz und Autonomie.

Barat

Barat wurde 1987 in einer westdeutschen Großstadt geboren. Seine Eltern stammen aus der Türkei. Schon in den ersten Jahren der Grundschule zeigte Barat alle Merkmale eines aggressiven Störers. Ein Schulwechsel in der zweiten Klasse brachte vorübergehend Beruhigung, doch in der vierten Grundschulklasse wird der relativ begabte Junge zum frühreifen Streuner und aggressiven Störer außerhalb des Unterrichts. Nach der vierten Grundschulklasse wechselt Barat an eine Realschule, wo recht unmittelbar schwere Konflikte mit Mitschülern und Lehrern einsetzen. Eine Reihe von Ordnungsmaßnahmen und die angedrohte Nichtversetzung nötigen Barats Eltern, ihren Sohn von der Realschule zu nehmen. Die folgenden anderthalb Schuljahre Barats an einer Hauptschule sind angefüllt mit Missbilligungen, Klassenkonferenzen und Ordnungsmaßnahmen und münden in den Schulverweis, verbunden mit Hausverbot – wegen wiederholter aggressiver Bedrohung von Lehrern und Mitschülern. Zwei Monate später spricht das Staatliche Schulamt für den knapp 14-jährigen Barat die ruhende Schulpflicht aus.

Das zentrale Thema dieses Falls war das der strukturellen Verantwortungslosigkeit der beiden Systeme Schule und Jugendhilfe. Dieses Thema hat in allen unseren Fällen große

Bedeutung; und gemeint ist damit, dass die Professionellen unter Voraussetzungen und Bedingungen arbeiten, die ihnen verantwortliches Handeln diesen schwierigen Jugendlichen gegenüber fast unmöglich machen oder zumindest extrem erschweren, dass den Professionellen die Kompetenzen und Ressourcen institutionell vorenthalten sind, die nötig wären, verantwortlich auf die Probleme und Störungen dieser Jugendlichen einzugehen.

Beim Umgang mit fachlichen Konflikten, bei den Übergängen von der Grundschule zur Realschule und von der Realschule zurück zur Hauptschule, bei der »Politik« von Ordnungsmaßnahmen in der Realschule und in der Hauptschule, bei der Erstellung und Umsetzung des Fördergutachtens, bei der Organisation von Arbeitsbündnissen zwischen Schule, Jugendamt und Eltern und nicht zuletzt bei der »Entsorgung« dieses nicht beschulbaren Jugendlichen durch die Schule – immer waren die zahlreichen Dimensionen und Facetten der strukturellen Verantwortungslosigkeit in diesem Fall präsent, wie mehr oder weniger in allen unseren Fällen. In der Konfliktgeschichte Barats aber hatten sie in ganz besonderer Weise scharfe Konturen, weil die Professionellen in ihrer Auseinandersetzung mit Barat sich der strukturellen Verantwortungslosigkeit geradezu bedienten, sie sich gleichsam subjektiv aneigneten: Auf höchst irritierende Weise schaffte es dieser Schüler, dass die für ihn zuständigen Professionellen in kürzester Zeit sich einig waren in ihrem Blick auf diesen unerträglichen Störer. Vor allem jene Lehrerinnen und Lehrer, die sich um Barat bemühten, wurden bevorzugte Objekte seiner destruktiv-aggressiven Drohungen. Er tat einfach alles, um alle gegen sich aufzubringen – und verbreitete eine permanente Atmosphäre von sexistischer, rassistischer und gewalttätiger Bedrohung, übrigens ohne dass wirklich Ernsthaftes und Gefährliches vorfiel. Sie alle fanden »keinen Zugang« zu diesem Jungen, der unberührbar und unberührt die härtesten Konflikte durchzustehen schien, monströs in seiner Autonomie und Unabhängigkeit von den Großen, ihrem Hass und ihrer Macht: ein kleiner »Terrorist«. Er ließ sie alle scheitern; und früher oder später, meist früher, fanden sich alle im gleichen Lager derjenigen, die nur noch einen Weg sahen: ihre Professionalität dadurch zurückzugewinnen, dass sie diesen Schüler abwehrten, ausschlossen und »entsorgten«. Dazu war die strukturelle Verantwortungslosigkeit zu Diensten.

Cassimo

Cassimo wurde 1984 in einer westdeutschen Großstadt geboren. Seine Eltern stammen aus Sizilien. Die ersten Grundschuljahre Cassimos waren ausgefüllt von zahlreichen außerschulischen und schulischen Hilfsmaßnahmen. Cassimo, ein Junge mit durchschnittlicher Intelligenz und Begabung, wurde wegen seiner Verhaltensstörungen vielfältig therapeutisch betreut, erhielt Hausaufgabenhilfe und eine sonderpädagogische Förderung in der Regelschulklasse. Am Ende seiner Grundschulzeit wirkte Cassimo hinreichend gefestigt, so dass eine Gesamtschule als weiterführende Schule für ihn gerechtfertigt erschien. Die drei folgenden Schuljahre sind geprägt durch eine Reihe von Versuchen, Cassimo trotz wachsender Probleme und eskalierender Konflikte an dieser

Regelschule zu halten. Das örtliche *Beratungs- und Förderzentrum* wird eingeschaltet und muss – aus personellen Gründen – die ambulante Betreuung Cassimos vorzeitig abbrechen. Schließlich werden die Eltern auf Grund des unmittelbar bevorstehenden Schulverweises dazu gebracht, der Überweisung ihres Sohnes in die *Lernwerkstatt* des *Beratungs- und Förderzentrums* zuzustimmen. In den zwei Jahren Lernwerkstatt demonstriert Cassimo »perfekte Verweigerung« – im Rahmen des Settings, also ohne ernsthafte Konflikte mit dem dortigen Team von Erziehern. Ohne Hauptschulabschluss verlässt der 16-jährige Cassimo die *Lernwerkstatt.*

Als zentrales Thema dieses Falles schob sich das der Komplizenschaft durch Konfliktvermeidung in den Vordergrund. Die Konfliktgeschichte Cassimos mit Schule und Jugendhilfe eskalierte nämlich *nicht* in immer weiteren Macht-Ohnmacht-Spiralen, wie bei nicht beschulbaren Jugendlichen üblich; Cassimo wird vielmehr zum perfekten Verweigerer, und perfekt meint im abschließenden Verständnis seiner Erzieher beides: Cassimo weist »erfolgreich und konsequent« jegliche schulische Anforderung, die ihm nicht passt, zurück und respektiert dafür die Regeln des Settings und des respektvollen Umgangs mit den Erziehern so weit, wie es nötig ist, um eskalierende Auseinandersetzungen zu verhindern. Die Konfliktgeschichte Cassimos mit Schule und Jugendhilfe ist eine beiderseitige – negative – Lerngeschichte. Der Junge lernt mit Hilfe seiner Lehrer und Erzieher, seine unbewussten Abwehrstrategien so zu perfektionieren, dass seine traumatischen Erfahrungen frühester Trennungen und die damit verbundenen archaischen Gefühle von innerer Heimatlosigkeit geschützt, das heißt aber auch unerkannt und unberührt bleiben. Und die Schule lernt – nachdem sie Cassimo »nach unten« durchgereicht hat –, dass sie am besten fährt, wenn sie diesen Schüler mit ihren Leistungsanforderungen verschont. So entsteht eine Komplizenschaft »wechselseitiger Anerkennung«: Die Lehrer dürfen Lehrer bleiben, sie werden von diesem Jungen in Ruhe gelassen, nicht gestört und nicht in Frage gestellt; und Cassimo darf Cassimo bleiben, ein perfekter Verweigerer, und in dieser Freiheit und Autonomie fast bewundert von seiner Lehrern.

In allen unseren Fällen fehlte den Professionellen ein angemessenes Fallverständnis; doch im Fall des Schülers Cassimo ist dieses Defizit das Band, das die Komplizenschaft von Schüler und Lehrer zusammenhält: Ein perfekter Verweigerer verhindert erfolgreich, dass irgendein Professioneller sich von ihm »ein Bild machen« kann.

Dalina

Dalina wurde 1982 in einer westdeutschen Großstadt geboren. Beide Eltern sind Deutsche. Die vier Jahre Grundschule zeigen eine begabte, introvertierte und kontaktscheue Schülerin mit chronischen Schwierigkeiten gegenüber den Ordnungsanforderungen der Schule. Regelmäßige, relativ hohe entschuldigte Fehlzeiten in allen vier Grundschuljahren fallen der Klassenlehrerin nicht auf. Nach den vier Grundschuljahren wechselt Dalina in die Förderstufe einer benachbarten Grundschule und erfährt dort Anerkennung ihrer guten schulischen Leistungen. Ihre weiterhin katastrophale Arbeitsorganisation wird von der Klassenlehrerin nicht zum Feld von Konflikten gemacht. Das aber geschieht dann im Realschulzweig der Gesamtschule, auf die Dalina nach den zwei Jahren Förderstufe wechselt. Innerhalb eines halben Jahres wird sie zur chronischen Schulverweigerin. Am Ende des Schuljahres wird sie nicht versetzt und in der Wiederholungsklasse setzt Dalina die Schulverweigerung bruchlos fort. Nach einem weiteren halben Jahr stimmen Dalinas Eltern einem Wechsel ihrer Tochter an eine Hauptschule zu. Dalina erscheint dort nur drei Tage zum Unterricht und bleibt die folgenden Monate von der Schule fern. Es wird sonderpädagogischer Förderbedarf festgestellt und Dalina wechselt im Sommer mit Beginn des neuen Schuljahres an die *Lernwerkstatt* eines *Beratungs- und Förderzentrums*. In den folgenden zwei Jahren ist sie eine überdurchschnittlich gute Schülerin in dieser Einrichtung und schließt mit dem Hauptschulabschluss ab. Der anschließende Wechsel an eine Berufs- und Berufsfachschule endet nach wenigen Tagen. Dalina reagiert auf die ihr bekannte Schulatmosphäre durch entschiedene Schulverweigerung.

Blickt man auf die mehr als 10-jährige Schulgeschichte Dalinas zurück, fällt vor allem auf: Diese Schülerin wird einfach übersehen. So konsequent wie Dalina in ihren letzten Jahren in der Regelschule die Schule und den Unterricht verweigert, so konsequent verweigert die Regelschule – vom ersten Tag an – dieser Schülerin das Maß an Aufmerksamkeit, das sie mit ihren Schwierigkeiten und Problemen benötigt hätte. Wir identifizierten deshalb in der Konfliktgeschichte dieses Mädchens mit Schule und Jugendhilfe das Thema eines »institutionellen Aufmerksamkeits-Defizit-Syndroms«.

Das meint zunächst ganz schlicht, dass Dalina als schwierige und konfliktbeladene Person von Schule und Lehrern nicht wahrgenommen wird. Dalina ist introvertiert, still und zurückgezogen, ein mageres, unscheinbares und unauffälliges Mädchen. Sie zieht die Aufmerksamkeit ihrer Lehrerin in der Grundschule nicht auf sich, sie kann offensichtlich deren Interesse oder auch Sorge nicht wecken. Auch dort nicht, wo sie »auffällig« wird, wo sie nicht recht »funktioniert«. Dalina wird übersehen – und macht sich unsichtbar. Später, in der Gesamtschule, perfektioniert Dalina diese »Kompetenz«. Nun ist sie zur chronischen Schulverweigerin geworden, doch keiner merkt auf. Eine irritierende Parallelität: Die Schule schaut nicht auf diese Schülerin und ihre Probleme, und Dalina verschwindet aus der Schule und macht sich vollends unsichtbar; die Schule verweigert sich den Anforderungen dieser schwierigen Schülerin und Dalina verweigert sich den Anforderungen der Schule. Abseits dieser aufdringlichen Parallelität finden eigentümliche monologische Handlungen statt. Das Mädchen verlässt pünktlich und regelmäßig ihr Zuhause und treibt sich »irgendwie und irgendwo« am nahe gelegenen Fluss und an einer Sportanlage herum. Und die Schule spult ihr Arsenal an Ordnungsmaßnahmen ab: Dalina kommt nicht mehr in die Schule, also wird sie nicht versetzt. Sie kommt in eine neue Klasse, schwänzt auch hier, also wird sie an eine andere Schule abgeschoben. Dort erscheint sie auch nicht, also wird sie aus dem Regelschulsystem entfernt. Und immer wieder: Ordnungswidrigkeitsanzeigen. Keine dieser Maßnahmen hat noch irgendeinen nachvollziehbaren Bezug zu den Problemen dieser Schülerin.

Es hätte keines besonders scharfen und geschulten Blicks bedurft, um frühzeitig festzustellen, dass Dalina unter schweren Störungen leidet; und es lag einfach auf der Hand, dass Schule hier der kompetenten Unterstützung von dritter Seite bedurfte. Doch weder hat die Schule in der mehr als 10-jährigen Konfliktgeschichte Dalinas auf professionelle Weise das Gespräch mit Dalinas Eltern gesucht, noch sind jemals der schulpsychologische Dienst hinzugezogen oder medizinische, psychiatrische, psychotherapeutische oder psychosoziale Hilfen nachgefragt worden. Das Maß der Gefährdung und die Tiefe der Störung dieser Schülerin wurden systematisch übersehen.

Das hat viel mit den institutionellen Bedingungen von Schule und Lehrerausbildung zu tun – aber auch etwas mit der spezifischen Psychodynamik dieser Schülerin. Dalina strahlt offensichtlich eine derart unerträgliche Bedürftigkeit aus, dass alle Professionellen unmittelbar spüren, »dass hier mit ein bisschen Zuwendung, Aufmerksamkeit und Anerkennung im Rahmen des schulisch Möglichen es nicht getan ist«. Und hier treffen sich beide Seiten, Dalina und ihre Professionellen, im komplementären Bemühen, den Ernst der Gefährdung und Störung zu verleugnen. Das allen Beteiligten gemeinsame Thema der Konfliktgeschichte zwischen Dalina und ihren Professionellen ist die Wahrung von Autonomie durch Verleugnung und Vermeidung: An Dalinas bodenloser Bedürftigkeit können Lehrer nur scheitern. Und Scheitern darf in der Schule nicht sein – nicht bei Schülern und erst recht nicht bei Lehrern. In der Leugnung und Abwehr der eigenen Bedürftigkeit und Kraftlosigkeit besteht der Zusammenhang jenes institutionellen Aufmerksamkeits-Defizit-Syndroms mit der Psychodynamik Dalinas: Dalina wird nicht einfach übersehen – sie macht sich verschwinden. Es ist ein offensichtlich entschiedenes Verhalten, viel spricht dafür, dass es ein erlerntes Verhalten ist. Sie selbst inszeniert machtvoll im Umgang mit anderen das »aus dem Auge – aus dem Sinn«. Und sie stößt mit dieser Inszenierung in der Regelschule auf das passende Gegenüber, ausgestattet mit einer hohen Bereitschaft, zu übersehen und zu vergessen. So »retten« beide Seiten sich und ihre Autonomie – die eine, indem sie sich unsichtbar macht, die andere, in dem sie nicht hinschaut.

Diese fallspezifischen Ausprägungen in allen von uns untersuchten Konfliktgeschichten können hinreichend nur verstanden werden als Gestaltungen der machtvollen Beziehungsdynamik von *Übertragung und Gegenübertragung* in den Konflikten zwischen den Jugendlichen und ihren Professionellen.

4.2 Übertragung und Gegenübertragung im institutionellen Kontext[47] *(A[redacted]berto)*

Das ursprünglich von Freud beschriebene Phänomen der Übertragung und Gegenübertragung, das in der heutigen Theorie der psychoanalytischen Behandlung zu einem zentralen Konzept weiterentwickelt wurde, hat also in unserem Forschungsprojekt eine zentrale Bedeutung gewonnen und erscheint mir – psychoanalytisch kompetent gehandhabt – ein gutes Erkenntnisinstrument für qualitative Forschung im sozialen Feld zu

47 Vortrag vom 26.09.2007.

sein – die Forschungszusammenhänge selbst eingeschlossen! Ich will dem in Bezug auf mein Thema noch weiter nachgehen und schließlich die Anwendung auch an einem Fallbeispiel exemplifizieren.

Übertragungen kommen besonders dann zum Zug, wenn das Gegenüber unbekannt, also ein noch »unbeschriebenes Blatt« ist, das unwillkürlich zum vorläufigen Beschriften mit eigenen, passend erscheinenden Erfahrungen und Fantasien – eben zu Übertragungen – einlädt. Ebenso »unwillkürlich« entsteht beim Gegenüber eine Gegenübertragung als gefühlsmäßige Reaktion auf die Übertragung. In ihr verknüpft das Objekt die erspürten – übertragenen – Wünsche, Vorbehalte oder Ängste, aber auch die erahnten Erwartungen seines Gegenübers wiederum mit seinen dazu passenden eigenen subjektiven Selbst- und Objekterfahrungen und den zugehörigen Gefühlen und Affekten. Gemeinsam ist beiden Vorgängen, Übertragung *und* Gegenübertragung, dass sie unbewusst erfolgen und dass sie normalerweise im Verlauf einer sich entwickelnden Beziehung durch die realen neuen Beziehungserfahrungen überlagert und verändert werden.

Im Rahmen psychoanalytischer Therapien stehen solche unbewussten Übertragungs- und Gegenübertragungsprozesse im Fokus der Arbeit, und das therapeutische Setting ist daraufhin angelegt, Übertragung und Gegenübertragung für den therapeutischen Prozess nutzen zu können.

Was in der Psychoanalyse aber den wichtigsten Gegenstand der therapeutischen Bearbeitung darstellt, muss in professionellen Kontexten mit *anderen* Aufgaben – vor allem im sozialen und pädagogischen Bereich – zu den besonderen Erschwernissen der Arbeit gezählt werden. Angesichts der Autorität und Macht, mit denen gesellschaftliche Institutionen wie Schule oder Jugendamt belegt sind, sind gerade hier nicht selten intensive negative Übertragungen und entsprechend schwer zu handhabende Gegenübertragungen im Gange, die die eigentlich zu leistende Arbeit, sei es nun Beratung oder Unterricht, erheblich stören können.

Dabei wird heutzutage im sozialpädagogischen Feld ja durchaus verbreitet von der Gegenübertragung professioneller Akteure gesprochen. Vor allem negative Gefühle gegenüber Klienten, die – besonders wenn es sich um Kinder oder Jugendliche handelt – bei den Vertretern von helfenden Berufen als verpönt gelten müssen, können scheinbar eher toleriert werden, wenn in einem oberflächlichen Verständnis von Gegenübertragung als einem *vom Anderen hervorgerufenen* (meist negativen) Gefühl Distanz zur eigenen inneren Beteiligung gewonnen wird. Natürlich können in professionellen Kontexten aufkommende, bewusst wahrgenommene Gefühle und Affekte aller Art auch als Reaktion auf einen Klienten befragt und untersucht werden. Dies entlastet zunächst und ist oft auch das bereitliegende Ende des Fadens, der einen Zugang zu den Verwicklungen eröffnet. Es ist aber immer davon auszugehen, dass es sich bei Gegenübertragungen um ein komplexes, in weiten Teilen unbewusstes Geschehen handelt, in das in der Regel mehrere Quellen einmünden: zum einen das vom Klienten Übertragene, zum anderen aber auch eigene konflikthafte (und möglicherweise abzuwehrende) Gefühlsanteile und nicht zuletzt Impulse und Aspekte, die latent durch den institutionellen Kontext entstehen oder gefördert werden. Und schließlich ist es die Umsetzung dieser komplexen emotionalen Gefühlseinstimmung innerhalb des fortlaufenden professionellen Kontakts mit seinen permanenten Wechselwirkungen und Verstellungen, die zu beachten ist. Um es verkürzt anzudeuten: Wenn beispielsweise ein Klassenlehrer zu einem schwierigen Schüler alles in allem einen Draht gefunden hat und dessen destruktive Impulse rechtzeitig zu kappen versteht, der Mathematiklehrer aber an der Destruktivität dieses Schülers zu verzweifeln droht und in der Gegenübertragung nur Ablehnung und Hass empfindet, so wird man gut beraten sein, neben der genaueren Untersuchung der jeweiligen Vorgänge bei beiden Lehrern auch das Ganze als ein unbewusst zusammenspielendes System in den Blick zu nehmen. Die ausführlichen interdisziplinären Fallstudien unseres Forschungsprojekts geben ein vielfältiges Anschauungsmaterial hierfür.

Nun müssen persönliche Verwicklungen mit Klienten in professionellen Kontexten keineswegs immer durch offenkundige und heftige – positive oder negative – Gegenübertragungsreaktionen gekennzeichnet sein. Schließlich existiert ja ein genereller Anspruch an die professionellen Kontakte, dass sie sachbezogen und gerecht, sozusagen »ohne Ansehen der Person« in gebotener freundlicher Distanz zu handhaben seien. Doch gerade in den Bereichen von Schule und Jugendhilfe und im Umgang mit schwieriger Klientel dort liegen die Grenzen bei der Umsetzung dieses demokratischen Anspruchs auf der Hand. Dabei sind es eher die dramatischen Fälle von persönlichen Verwicklungen und Gegenübertragungsreaktionen, Übergriffen oder Entgleisungen, die öffentlich werden. Hinter solchen Extremfällen aber wird sich ein weites und hochdifferenziertes Feld von unmerklichen, gleichwohl überaus folgenreichen Übertragungs- und Gegenübertragungsvorgängen erstrecken, die das professionelle Handeln oder Nichthandeln bestimmen: Eine nur schwer überschaubare Gemengelage von Motiven, von manifesten und latenten Zwängen und Interessen, von offenen und verleugneten Konflikten führt dann möglicherweise zu professionellen Entscheidungen, die auf den ersten Blick schlüssig und sachgerecht erscheinen mögen, bei näherem Hinsehen sich aber auch als ein Mitspielen im Dienste der Verhinderung von Hilfe erweisen können, das den beteiligten Akteuren allerdings nicht bewusst wurde. Ihrem selbstverständlichen Anspruch nach haben sie ja professionell gehandelt – mehr oder weniger im vorgegebenen Rahmen der Institution und mehr oder weniger nach einem fachlich begründeten Konzept, mit dem sie sich identifizieren und das sie vertreten können. Dass sie bei ihrer Arbeit von den Klienten manipulierbar sein könnten, dass unbewusste Anteile der eigenen Persönlichkeit bei fachlichen Entscheidungen mitspielen mögen, wird zwar als allgemein bekannt irgendwie zugestanden. Im konkreten »Fall« aber bedrohen diese latenten Realitäten das professionelle Selbstbewusstsein und müssen deshalb in der Regel spontan abgewehrt werden. Diese Abwehr mag in vielen Bereichen nur milde Folgen haben, also durchaus akzeptabel sein. Jugendliche jedoch wie die unseres Projekts und ihre Familien lösen bei »ihren« Professionellen Gegenübertragungen mit weitreichenden Folgen aus.

Die »goldene Phantasie« – der »Mythos vom Neuanfang«: unvermeidliches Scheitern

Dies ist in der psychosozialen Entwicklungsstörung dieser Jugendlichen begründet, die aus schwierigen Familien – oft mit Migrationshintergrund – kamen, häufig in ihrer frühen Kindheit schwere Traumatisierungen erlitten hatten und deren Eltern ihnen nicht die äußere und innere Sicherheit hatten geben können, die sie gebraucht hätten, um eine hinreichend gute, schützende innere Objektbeziehung und damit das sogenannte Urvertrauen ausbilden zu können. Solche Jugendlichen können nichts »mit sich selbst ausmachen«. Sie sind vielmehr in verunsichernden und irgendwie bedrohlichen Situationen der eigenen unkalkulierbar archaischen Angst und der damit einhergehenden unbegrenzten Aggressivität ausgeliefert und zur Affekt- und Konfliktregulierung auf ein reales erwachsenes Objekt mit elterlichen Funktionen angewiesen. Entsprechend energisch sind ihre Übertragungen auf professionelle Bezugspersonen. Diese Übertragungen können zunächst durchaus positiv, sogar idealisierend im Sinne einer »goldenen Phantasie«[48] sein: So als hätten sie endlich ein gutes Objekt gefunden, das sie wahrnimmt, beschützt und verteidigt. Wenn diese »goldene Phantasie« bei dem Professionellen, an den sie sich heftet, innerlich »ankommt«, wird sie eine entsprechend positive Gegenübertragung auslösen. Doch es gehört zur Natur dieser »goldenen Phantasie«, dass sie auf Dauer von der einen Seite nicht aufrecht erhalten und von der anderen Seite nicht befriedigt werden kann. Über kurz oder lang werden Enttäuschungen unausweichlich sein, und heftige negative Übertragungen lösen die »goldene Phantasie« dann ab: Die ursprünglichen enttäuschenden frühkindlichen Beziehungserfahrungen mit ihren destruktiven Potenzialen breiten sich aus. Hier entstehen dann Beziehungsdynamiken mit negativen Gegenübertragungen, die durch die Professionellen selbst äußerst schwer zu ertragen und zu handhaben sind, weshalb sie in der Regel abgewehrt werden und dann unbewusst verlaufen. Da es sich hierbei um einen Vorgang handelt, der in der professionellen Arbeit mit schwierigen Kindern und Jugendlichen verbreitet anzufinden ist, will ich ihn genauer beleuchten.

Die Mobilisierung seiner »goldenen Phantasie« durch ein psychisch schwer belastetes, zu kurz gekommenes, vielleicht sogar misshandeltes Kind ist von starker suggestiver Kraft und spricht im erwachsenen Gegenüber auf einer tiefen Ebene unmittelbar und unbewusst die dort verborgene eigene »goldene Phantasie« an, die jeder in sich trägt: das frühkindliche Wunschbild eines omnipotenten elterlichen Objekts, das alles wiedergutmachen könne und in dessen zugewandtem Blick das Kind sich spiegeln und dabei selbst als gut und potent erfahren kann. Jeder Erwachsene trägt dabei in der Tiefe natürlich auch die Erfahrung von Enttäuschungen an diesem idealisierten Objekt mit sich, hat sich selbst einmal als zu kurz gekommen erlebt und sich andere, bessere Eltern phantasiert. Die »goldene Phantasie« ist also verständlicherweise äußerst verführerisch; und wenn der Funke übergesprungen ist, kann zunächst eine intensive positive Gegenübertragung entstehen,

48 Vgl. Cohen, Y. (2004): S. 51-65.

bei der der Professionelle sich in den Jugendlichen einfühlt, sich mit dessen Zukurzgekommensein und berechtigten Wünschen identifiziert und gleichzeitig – in der Rolle des endlich besseren Objekts – mit dem Jugendlichen zugleich auch sich selbst noch einmal die Erfüllung seiner unbewussten »goldenen« Phantasie angedeihen lassen will. Dass er dazu verführt und manipuliert worden ist, muss ihm nicht bewusst werden, er kann sich vielmehr als professionell ausgesprochen gut erleben. Denn diese Beziehungsfigur lässt sich ja ohne weiteres auf die institutionelle Ebene verschieben, auf der es in der Wahrnehmung des Professionellen selbst ja auch gute und weniger gute Kollegen gibt; und dies macht sie nicht weniger verführerisch. Unter der Bedingung von Unbewusstheit aber kann der mittels »goldener Phantasie« angesprochene Professionelle sich und den Jugendlichen nicht vor der nahezu unausweichlich folgenden Dynamik von Enttäuschung schützen. Wir haben deshalb im Rahmen der soziologischen Analyse institutionellen Verhaltens auch vom »Mythos des Neuanfangs« gesprochen.

Es gehört zur idealisierten »vergoldeten« Objektbeziehung hinzu und wird von den Beteiligten automatisch erspürt, dass Negatives und damit möglichst jeglicher – in Wahrheit unausweichliche – Konflikt ausgespart bzw. nach außen projiziert werden muss. Jeder noch so geringe Einbruch der Relativierung und Verzicht fordernden Realität droht nämlich leicht einem Erdrutsch gleich die Idealisierung in ihr Gegenteil zu verkehren. Bei jeder Anforderung, die ihr Vermögen zu übersteigen droht, und bei jeder Andeutung von Kritik und Unwillen werden das unerträgliche archaische Gefühl der Getrenntheit und die Angst vor Versagen und Schuld wach, die in der Wahrnehmung des kleinen Kindes von damals das Objekt böse und verhasst gemacht hatten – verbunden mit aller wiederum dazugehörenden Angst, ausgeliefert zu sein oder fallengelassen zu werden. Was diese Kinder allerdings zu ihrem Selbstschutz in einem Übermaß haben entwickeln müssen, ist ein sensitives Erspüren der Schwachstellen des Objekts und dessen gefürchteten oder auch ersehnten Reaktionen; dies macht ihre mächtigen Fähigkeiten zu manipulieren aus. Im Interesse, ein idealisiert gutes Objekt – und damit ihre »goldene Phantasie« – zu schützen und zu erhalten, versuchen sie, zu täuschen, zu vertuschen oder beispielsweise mit Hilfe von Spaltungsvorgängen alles bedrohlich Negative nach außen zu projizieren oder bei einer anderen Person unterzubringen.

Selbstverständlich kann es aber, mit welchen manipulativen Mitteln auch immer, nicht gelingen, auf Dauer ein noch so wohlmeinendes und überaus engagiertes Objekt vor allen Enttäuschungen zu bewahren; die »goldene Phantasie« wird niemals Bestand haben können. Zu den schon genannten Gründen kommt nämlich noch ein weiterer hinzu, und dieser kann erklären, weshalb die anfängliche und wechselseitige »goldene Phantasie« so oft zur Beziehungsfalle wird, aus der sich die bekannten »Macht-Ohnmacht-Spiralen« entfalten. Bereits wenn die »goldene Phantasie« noch in Blüte steht und der »Mythos des Neuanfangs« noch ein angenehmes dyadisches Miteinander und das Gefühl unterhält: »Endlich wird alles gut!« Oder aus der Gegenübertragung formuliert: »Woran alle vor mir gescheitert sind: Ich habe den Zugang zu diesem Jugendlichen gefunden!« Schon in dieser Phase ist das drohende Scheitern längst angebahnt. Denn jedes neue bessere Objekt in der anderen Welt der Institution, und sei es noch so dringend ersehnt, hat für den Jugendlichen immer eine schwarze Seite: die ausgesprochene oder unausgesprochene vernichtende Kritik und

Verurteilung seiner realen unzureichenden Eltern. Und diese von der »goldenen Phantasie« aktivierte Entwertung der realen Eltern geht von beiden Seiten aus, vom Selbst des Jugendlichen und vom Selbst des neuen »besseren« Objekts. Der Jugendliche wird aber immer das Kind seiner Eltern bleiben, von denen er in gewisser Weise »alles hat«, nicht zuletzt seine schlechten Seiten, seine Unbeherrschtheit und seine Unfähigkeiten; und seine Psyche ist durch seine frühen Identifizierungen mit den Eltern als den primären Objekten geprägt, und häufig in diesen Fällen besonders stark durch die Identifizierung mit einem mächtigen aggressiven Objekt. Auch die »schlechtesten«, misshandelnden Eltern sind immer zugleich die primären Liebesobjekte. Ihre radikale Infragestellung, Verachtung oder gar Vernichtung trifft deshalb im Kern auch das Selbst des Jugendlichen. Real und vor allem emotional unterversorgte Kinder müssen sich auch aus diesem Grund von ihrer eigenen »goldenen Phantasie«, wenn diese sich an ein neues Objekt heftet und von diesem womöglich in starker Weise beantwortet wird, irgendwann bedroht fühlen. Und nur wenn es gelingt, dass die Eltern nicht in Bausch und Bogen als Versager und als die Schuldigen dastehen müssen, sondern in ihrer wichtigen, im Grundsatz positiven Bedeutung für das Kind und sein psychisches Überleben anerkannt bleiben können, wird es überhaupt eine Chance haben, innerlich Verbindungen herstellen und an – möglicherweise noch so geringe und ambivalente – gute frühkindliche Erfahrungen anknüpfen und diese verstärken zu können. Dies zu leisten, stellt harte Anforderungen an die emotionale Beweglichkeit und Reflexionsbereitschaft von Professionellen. Denn es verlangt, sich von einem verheißungsvollen und deshalb gerade in schwierigen Fällen mit unerträglichen Jugendlichen rettenden Mechanismus immer wieder distanzieren zu können, der besagt: »Du bist zwar ein unerträgliches Kind, aber Du kannst ja nichts dafür, denn Du bist nur deshalb so unerträglich, weil Deine Eltern so schlecht sind.«

Der notwendige »Dritte« – und dessen Abwehr

Nun wird man auch bei schwer gestörten Jugendlichen davon ausgehen können, dass sie mit ihren noch so destruktiv wirkenden Wiederholungszwängen immer noch ein Minimum an Hoffnung verbinden, zu reifen – und bessere Lösungswege entwickeln zu können. Dazu allerdings benötigen sie viel Zeit für kontinuierliche Objekterfahrungen. Und sie brauchen dazu Erwachsene, die bereit und fähig sind, sich auf das Übertragungsangebot der »goldenen Phantasie« einzulassen, ohne sich vom »Mythos des Neuanfangs« blenden und zur eigenen unbewussten Idealisierung verführen zu lassen; konstante Objekte, die ambivalente Gefühle und den unvermeidlichen Niedergang der »goldenen Phantasie« aushalten können und die sich nicht zur Gegenreaktion – dem radikalen resignierten Rückzug – manipulieren lassen, sondern bereit sind, auch eskalierende Auseinandersetzungen durchzustehen. Dazu ist es allerdings hilfreich, wenn nicht gar unerlässlich, die eigenen gefühlsmäßigen Reaktionen und ihre Folgen zu beachten und als Gegenübertragungen in den verschiedenen Aspekten reflektieren zu können. In den meisten Fällen wird dazu die frühzeitige Hinzuziehung eines Dritten ratsam sein.

Beispiel: Alberto

Ich will nun abschließend an einem Fall, den wir *Alberto* genannt haben, die Dynamik der Übertragungs-Gegenübertragungs-Beziehungen im Verlauf seiner schulischen Konfliktgeschichte aufzeigen, die durch Spaltungen gekennzeichnet war. Die Spaltungen, die *Alberto* zwischen den Erwachsenen bewirkte, funktionierten über das Verschieben von Schuldzuweisungen. Das Schuldthema hatte der psychoanalytischen Untersuchung zufolge in *Albertos* Leben und zwischen seinen Eltern eine spezifische und wichtige ungelöste Rolle gespielt – und man konnte angesichts von *Albertos* Konfliktgeschichte den Eindruck gewinnen, dass sich dies, ohne dass es den Professionellen im Einzelnen bekannt geworden wäre, auf wirksame Weise mitteilte. Gleich bei der Ausgestaltung der sehr positiven Gegenübertragung der Grundschullehrerin, die er ab der zweiten Klasse hatte, kamen dabei mehrere Ebenen zusammen: Zum einen hatte *Alberto* in dieser Schule einen von deren Organisationsproblemen entscheidend mit verursachten und unter pädagogischen Gesichtspunkten schwer verantwortbaren Start mit häufigen Lehrerwechseln in kurzer Zeit gehabt, der bei der engagierten Lehrerin einen Vorschuss an Wiedergutmachungsimpulsen für das Versagen der Schule bereitlegte; sie kümmerte sich um den schwierigen *Alberto* ganz besonders, hielt Kontakt mit der Mutter, besorgte unter erheblichem persönlichen Einsatz eine ganze Reihe von Hilfemaßnahmen, die es allerdings schwer mit ihm hatten. Dieses starke Engagement für *Alberto* wurde – zum anderen – zunehmend mit latenten Schuldzuweisungen an die Eltern unterlegt, an *Alberto*s Vater, der sich fernhielt, vor allem aber an die Mutter, die zwar zu allen ersuchten Gesprächen kam und immer wieder die geforderte Zusammenarbeit versprach, die aber keines ihrer Versprechen jemals in die Tat umsetzte und auch am Ende der Grundschulzeit nicht den Rat der Lehrerin befolgte, *Alberto* in einer kleinen Hauptschule statt in einer unübersichtlichen Gesamtschule anzumelden. Immer wieder im Verlauf der Konfliktgeschichte tauchte an zentraler Stelle diese Kritik der Professionellen an *Alberto*s Eltern auf; das Bild von einer »Leiche im Keller der Familie« stand dabei für die chronische Verschlossenheit der Eltern, für ihre Nicht-Ansprechbarkeit, für den Verdacht auf bloße Vortäuschung von Kooperationsbereitschaft und nicht zuletzt für den Verdacht auf Gewalt.

Unter dieser Bedingung von Projektion alles Schlechten nach außen bzw. in die Vergangenheit konnten die Gegenübertragung und das professionelle Selbstbild der Lehrerin im ganzen positiv bleiben – und erst rückblickend kamen ihr Zweifel; Zweifel auch darüber, ob nicht die eigenen Anteile – vermittelt über die Infragestellung und latente Abwertung der Eltern – erheblich gewesen sein mögen: Vielleicht hatte die Mutter die dringende Empfehlung, eine Familienberatung auch wegen *Alberto*s erheblichem Übergewicht aufzusuchen, nur als kaum verkleideten Schuldvorwurf verstehen können? Vielleicht hatte sie auch den Rat der Lehrerin, *Alberto* in eine Hauptschule zu schicken, nur als Kritik und Missachtung begriffen – um damit der Familie den Zugang zu den begehrten höheren Bildungsabschlüssen zu verwehren?

War es der Grundschullehrerin noch mit viel Mühe gelungen, *Alberto* zu binden und darüber sein aggressives Verhalten einigermaßen zu regulieren, so zeigte sich in der unübersichtlichen Gesamtschule mit distanzierteren Beziehungen, dass *Alberto* seine halbwegs befriedigenden Erfahrungen mit schulischem Lernen in den letzten Grundschuljahren nicht auf die neue Situation der Gesamtschule mit fremden, ständig wechselnden Lehrern übertragen konnte. Offenbar war es ihm nicht möglich gewesen, das gute Objekt, das seine Klassenlehrerin für ihn dargestellt hatte, hinreichend zu verinnerlichen; und nicht auszuschließen ist, dass ein Grund dafür darin gelegen haben mag, dass auch die »goldene Phantasie« von Lehrerin und Schüler nur dadurch über die Zeit gerettet werden konnte, dass die Lehrerin – ähnlich wie *Alberto*s Mutter – den Jungen permanent mit Sondermaßnahmen »überfütterte«.

Nun gab es auch an der neuen Gesamtschule Lehrer, die sich *Alberto* positiv zuwandten, ihn als Opfer sahen und vor Hänseleien wegen seines Übergewichts in Schutz nahmen; aber bei anderen eskalierten dafür *Albertos* Hinterhältigkeiten, seine aggressiven Ausbrüche und die negativen Übertragungen und Gegenübertragungen. Und da *Albertos* Eltern gegen die fachliche Empfehlung der Grundschullehrerin sich für die Gesamtschule entschieden hatten, schien insgesamt die Frage der Verantwortung projektiv geklärt: Schuld waren eindeutig die Eltern mit ihrer falschen ehrgeizigen Schulentscheidung, von der sie auch weiterhin nicht abzubringen waren. Nachdem eine Anfrage beim zuständigen *Beratungs- und Förderzentrum* wegen dessen Organisationsproblemen nicht rechtzeitig beantwortet worden war, zielte die Gesamtschule nur noch darauf, *Alberto* loszuwerden. Dass auf dem eigentlichen Feld der Schule keinerlei Aktivität stattfand und weder der schulische Leistungsstand noch das Leistungsvermögen von *Alberto* Thema wurde, kann man durchaus als Ausdruck einer verschleierten Ablehnung des unerträglichen Jungen sehen, mit dem man sich nicht weiter abgeben wollte. So wurde auch nicht abgeklärt, ob – neben zweifellos vorhandenen ernsten Verhaltensproblemen – *Alberto* nicht auch leistungsmäßig chronisch überfordert wurde und womöglich auch deshalb so schwer zu integrieren war.

Letzteres stellte dann nämlich der anschließende Hauptschullehrer fest, der sich mit Kopfschütteln über die vorangegangene Schule sagen konnte, dass er damit nichts zu tun hatte. Dieser Hauptschullehrer nun setzte eine Form der Kooperation mit dem mittlerweile hinzugezogenen Tandem des *Beratungs- und Förderzentrums* durch, die von rigider Arbeitsteilung unter den Fachkollegen geprägt war und die für *Alberto* nur als Verstärkung seiner Spaltungstendenzen auf institutioneller Ebene erlebt werden konnten: In der Schule galten ausgefeilte und durchaus einhaltbare Regeln, an die alle Schüler sich zu halten hatten; und es gab sorgfältig definierte, in gewissem Rahmen auch individuell angepasste Anforderungen, die unbedingt einzuhalten waren und von den Schülern grundsätzlich auch erbracht werden konnten. Von Ausreden, etwa mit häuslichen Problemen, wollte dieser Lehrer ausdrücklich nichts wissen. Für die erheblichen Familienprobleme *Alberto*s, von deren Existenz auch der Lehrer ausging, erklärte er die Fachleute des *Beratungs- und Förderzentrums* zuständig, die sich ihrerseits aus der Schule heraushalten sollten. Mit diesem strikt arbeitsteiligen Konzept hatte der erfahrene Hautschullehrer seine Klasse gut im Griff und bei seinen durchweg schwierigen Schülern meist guten Erfolg. Störer hatten eben keine Chance. *Alberto* aber war in eine hoffnungslose Position geraten: Verstärkt durch die Tatsache, dass seine Leistungen einen Rückstand von einigen Jahren aufwiesen, war er aufs Stören – und das hieß: auf Beziehungsverstrickungen – eingestimmt und angewiesen. In der neuen Hauptschule nun konnte er auf der einen Seite die schulischen Aufgaben nicht erfüllen; und auf der anderen Seite war ihm plötzlich das einzige Feld entzogen, das er beherrschte: eine Klasse samt Lehrern aufzumischen.

So blieb ihm in der Schule nur sein eigenes Versagen und Scham, und er reagierte, indem er sich selbst entzog, zum Schulschwänzer wurde und den folgenden Schulausschluss bewusst in Kauf nahm. Der »freiwillige« Ausstieg des Fünfzehnjährigen aus dem Regelschulsystem und sein Wechsel in eine integrative Erziehungshilfemaßnahme von Schule und Jugendhilfe, in eine *Lernwerkstatt*, war dann der einzig übrige Ausweg. Hier, in einer kleinen Gemeinschaft von gestrandeten Schülern, konnte *Alberto* zunächst im Einzelunterricht und dem entsprechend exklusiven Kontakt mit dem Lehrer hoffen, an die durch eine Art »goldener Phantasie« gekennzeichnete Beziehung zur Grundschullehrerin aus seiner sicherlich besten Zeit im Laufe seiner konflikthaften Schulgeschichte anknüpfen und zugleich die Beschädigung durch sein beschämendes Scheitern an der vorangegangenen Hauptschule wiedergutmachen zu können. Er zeigte sich als höflicher und lernwilliger Schüler und suggerierte unbewusst dem Lehrer, dieser sei nun endlich der Richtige und alles werde sich zum Besseren wenden – der Mythos vom Neuanfang blühte bei diesem auf, einschließlich aller hiermit verbundenen Verleugnungen. So nahm der Lehrer ausdrücklich die sehr ausführlichen Untersuchungsergebnisse seiner Kollegen vom *Beratungs- und Förderzentrum* bewusst nicht zur Kenntnis, um dem Jungen »eine unbelastete Chance« zu geben. Doch nach der Beendigung des Einzelunterrichts zur Eingewöhnung und mit dem planmäßigen Übergang in eine kleine Lerngruppe erfuhr die Exklusivität der Zweierbeziehung ihre Grenze und prompt folgten die ersten »Ausraster«. In kürzester Zeit wechselten beide, *Alberto* und sein Lehrer, von der Phase der »goldenen Phantasie« hinüber in die Phase von Enttäuschung und Wut. *Alberto* wurde immer wieder vom Unterricht ausgeschlossen und dann von einem Werkpädagogen betreut.

In der Folge wird das pädagogische Team in der *Lernwerkstatt* von und für *Alberto* gespalten: Der Werkpädagoge und die Sozialpädagogin wurden nun für *Alberto* die positiv besetzten Erwachsenen; der Lehrer jedoch hatte fortan bei *Alberto* keine Chance mehr, seinen Anspruch auf Unterricht zu realisieren. Dem plötzlichen Niedergang der »goldenen Phantasie« zwischen *Alberto* und seinem Lehrer folgte deren Verschiebung auf die Beziehung zu den beiden Sozialpädagogen. Diese engagierten sich nun ihrerseits in besonderer Weise für *Alberto* und sahen auch Erfolge – nicht ohne deutlichen Triumph über den Lehrer und den hierarchisch höher angesiedelten Schulbereich. Die in der Konfliktgeschichte *Albertos* bekannte Spaltung in gute und böse Objekte fand in der *Lernwerkstatt* zu diesem Zeitpunkt noch eine institutionelle Verstärkung: Ein latenter interner Teamkonflikt, den *Alberto* sich manipulativ hatte zunutze machen können, blühte auf und führte dazu, dass das in Lehrer und Sozialpädagogen gespaltene Team den Fall *Alberto*, der immer bösartigere Züge annahm, für die Zuspitzung seines institutionellen Konflikts nutzen konnte – also gewissermaßen missbrauchte, ohne sich dessen bewusst zu sein.

Für *Alberto* jedenfalls endete nach wenigen Monaten eskalierender destruktiver Konflikte in der *Lernwerkstatt* seine Schullaufbahn endgültig, und er hinterließ wütend-empörte, aber auch ratlose Professionelle, die ihre pädagogische Kompetenz retten mussten, indem sie in Zukunft klarer und konsequenter Grenzen zu setzen beschlossen – ein Rache-Anteil für die Zerschlagung der »goldenen Phantasie« und des »Mythos vom Neuanfang« kann nur vermutet werden.

Alberto – knapp 15½ Jahre alt – hatte im letzten Hilfeplangespräch das mit bestimmten Bedingungen verbundene weitere Angebot der *Lernwerkstatt* auf ausdrückliche Frage hin abgelehnt und war beim Wort genommen worden. Zwar konnte er sich danach offenkundig doch nicht recht trennen und tauchte immer wieder auf; aber nachdem er auch noch den Hausmeister bedroht hatte, bekam er Hausverbot. Und damit war sein letzter Kontakt zur Schule beendet. Nicht beendet waren natürlich seine Probleme.

Sein nächster Kontakt zu einer Institution war der zur Polizei.

Keine Rezepte – keine Lösungen...

Unsere Studie hat als qualitativ analytische Studie selbstverständlich keine Rezepte anzubieten und keine Lösungen – schon gar nicht wäre direkte Psychotherapie dieser Jugendlichen die Lösung der Wahl. Sie hat aber nicht nur unser interdisziplinäres Forscherteam, sondern auch viele Fachleute, mit denen wir sie bisher diskutiert haben, in intensives Nachdenken gebracht. Zum Nachdenken auch darüber, dass in unserem Bildungssystem die komplexe Seite von interpersoneller Beziehung und den zugehörigen jeweiligen psychischen Vorgängen, kurzum von Pädagogik als einem Fach, das nicht zuletzt von Reflexion lebt, systematisch geringgeschätzt wird – mit der Folge von erheblicher Belastung und Leiden dann, wenn Störungen aufkommen und die Kompetenzen und Ressourcen fehlen, mit ihnen professionell umzugehen. Psychoanalyse und psychotherapeutische Kompetenz konnte hier Wichtiges zum Verständnis beitragen – dies in sorgfältiger interdisziplinärer Falldiskussion, die gerade nicht darauf abhob, die Grenzen der unterschiedlichen professionellen Zugänge zu verwischen, sondern zunehmend den Wert darin erkannte, Unvereinbares, Widersprüchliches und wechselseitige Fremdheit stehen zu lassen und auf die Möglichkeit hin abzuklopfen, was diese zum vertiefenden Verständnis beizutragen hätten.

Zugleich übrigens haben wir Kinder- und Jugendlichen-Psychotherapeuten als Forscher unsere diagnostischen Instrumente überprüfen können, die »von außen« zu evaluieren wir ja nie die Gelegenheit haben. Und wir haben viel erfahren über die sozialen Bedingungen im Regelschulsystem, das auf das Leben und die Entwicklung auch unserer Patienten einwirkt.

4.3 Psychotrauma und Gewalt *(Barat)*[49]

1. Podiumsbeitrag[50]

Gewöhnlich stellen wir uns vor, dass traumatisierte Menschen spontan unser Mitleid gewinnen können – besonders wenn es sich um Kinder oder Jugendliche handelt. Über die Medien werden uns ständig Bilder von Traumatisierten vermittelt, und das sind meist Bilder von Menschen, denen Entsetzen und Leid ins Gesicht geschrieben sind. Solche Traumatisierten machen es sozusagen leicht, sich ihnen zuzuwenden und vielleicht wohltätig zu werden. Was aber, wenn das Trauma sein Opfer aufgrund mannigfaltiger Faktoren zu psychischen Verarbeitungsversuchen zwingt, die das Opfer, das im Trauma von panischer Angst überschwemmt wurde, im Nachgang zum Täter macht, der aktiv sein soziales Umfeld terrorisieren muss, weil er sich nur dann davor geschützt glaubt, jemals wieder Opfer zu werden?

Ich möchte Ihnen kurz aus einem interdisziplinären Forschungsprojekt berichten, an dem das Institut für analytische Kinder- und Jugendlichen-Psychotherapie (IKJP)[51] gemeinsam mit dem Institut für Sozialforschung (IfS) an der Universität Frankfurt derzeit arbeitet und in dem wir die individuellen und die institutionellen Konfliktgeschichten von Jugendlichen untersuchen, die nach einer Spirale des Scheiterns im Schulsystem als nicht beschulbar vom Schulbesuch ausgeschlossen werden. Im Rahmen dieses Projekts untersuchen wir in wenigen intensiven Einzelfallstudien das – wie wir vermuteten: ungute – Ineinandergreifen der Psychodynamik des Verhaltens dieser Jugendlichen und der Art und Weise, wie Schule und Jugendhilfe mit diesen extremen Problemfällen umgehen.

Es war klar, dass wir es vor allem mit aggressiven, dissozialen, in der Mehrzahl männlichen, häufig ausländischen Jugendlichen zu tun haben würden. *Nicht* klar aber war uns, dass wir bei der psychoanalytischen Untersuchung in drei von vier Fällen auf schwere Traumatisierungen in der Kindheitsgeschichte stoßen würden, die ihre anhaltend zerstörerischen Wirkungen auch oder gerade in den Konflikten mit der Schule entfalteten.

Barat, ein in Deutschland geborener türkischer Junge, ist ein solches Beispiel, an dem sich zeigen lässt, wie schwer es ist, angemessen zu reagieren, wenn ein Traumatisierter das Zerstörerische in seiner traumatischen Erfahrung agieren und wiederholen muss – und zu welch tragischen Verwicklungen mit seinem Umfeld und letztlich einer dramatischen Retraumatisierung es dabei kommen kann – unwissentlich und unbeabsichtigt.

---

49 Zusammengestellte Beiträge aus 2001 und 2002.

50 Beitrag zur Podiumsdiskussion *Psychotrauma und Gewalt*, 25.10.2001.

51 heute: Anna-Freud-Institut.

Barat kommt aus schwierigen Familienverhältnissen, die ihn von Anfang an nicht so sehr materiell, wohl aber emotional viel haben entbehren lassen, was er für seine Entwicklung dringend gebraucht hätte. Mit sechs Jahren während des Urlaubs in der Türkei unmittelbar vor seiner Einschulung war der Junge in einen nur oberflächlich mit Plastikfolie bedeckten Brunnenschacht gestürzt, elf Meter tief soll der Schacht gewesen sein, in dem er steckenblieb, unter sich das Wasser. Er muss in Panik festgesteckt und sich zugleich an einer Kante festgehalten haben. Der Cousin, der mit ihm gespielt hatte, rief die Erwachsenen herbei, die aufgeregt oben am Brunnenloch standen, und es dauerte in Barats Erinnerung stundenlang, bis endlich die Hilfsmittel da waren, ihn herauszuholen.

Im psychoanalytischen Interview mit Barat war über das Erfragen und karge Berichten von schweren Ereignissen hinaus kaum eine sprachliche Verständigung möglich. Aber während er zunehmend erregt einen Filzstift zerbiss, machte sich in seinem Gegenüber eine panische, fast besinnungslose Gegenübertragungs-Angst breit, bebildert mit sexuellen Überwältigungsphantasien und intensiven Fluchtgedanken bei gleichzeitiger Ohnmacht und verzweifelter Suche nach einem rettenden Halt. Das Trauma schien in fast unerträglicher Weise präsent.

In den vielen Schriftsätzen über den schwierigen Schüler Barat ist nirgendwo von dem traumatischen Erlebnis die Rede; es hat wohl auch niemand davon gewusst; die Eltern werden nicht an psychische Folgen nach der immerhin geglückten Rettung gedacht haben; für seine Ängste und Phantasien wird Barat keinen Ansprechpartner gehabt haben. – Barat wurde bald nach der Einschulung in die Vorschule zurückgestuft; er war zu unruhig und unkonzentriert – von Anfang an ein Störer. In der Grundschule konnte er von der Klassenlehrerin noch einigermaßen diszipliniert werden, nur die Fachlehrerin sagte bereits eine kriminelle Karriere voraus. Uns fiel als ungewöhnlich auf, wie durchgängig unpersönlich, ja unberührt durch ein doch deutlich gestörtes Kind die Berichte über Barat ausfielen: Selbst die besagte Klassenlehrerin in der Grundschule, die einzige Lehrkraft überhaupt, die jemals recht gut mit dem Jungen auskam, erinnerte sich vor allem an seine saubere, schicke Kleidung. In den anderen von uns untersuchten Fällen hatte es wenigstens einzelne unter den befassten Professionellen gegeben, die sich gerade über die schwierigen Schüler Gedanken machten, auf geeignete Hilfen sannen und nach dem Scheitern mit Bedauern, manchmal auch mit einem Schuldgefühl zurückblieben. Nicht so bei Barat. Er ist intelligent, kommt zunächst auf die Realschule; aber er stört auf unerträgliche Weise. Dabei versteht er es offenbar, gerade wohlmeinende fortschrittliche Lehrer zu provozieren: Ständig stößt er sexistische, rassistische und gewaltandrohende Brocken aus; und damit stößt er ab – übrigens ohne dass jemals etwas Ernsthafteres passiert wäre. Die Realschule kann ihn nach wenigen Wochen loswerden und in die Hauptschule zurückstufen. Aber dort, in einem Klassenverband mit fast ausschließlich schwierigen Schülern, eskaliert Barats provozierendes, störendes Verhalten weiter. Es ist nicht leicht für eine Hauptschule, sich eines Schülers wie Barat zu entledigen, der die Schulleistungen durchaus erbringen kann. Die Schule beschließt sozusagen den kalten Weg der systematisch verfolgten

Disziplinarmaßnahmen: Eineinhalb Jahre dauert es, bis sie genügend Belege für den erforderlichen Katalog beisammen hat. Diese anderthalb Jahre müssen für die Lehrer hart und für Barats Entwicklung katastrophal gewesen sein; beide Seiten schienen sich beweisen zu wollen, dass sie ungerührt ihr Ziel verfolgen – gnadenlos die einen, ungerührt und scheinbar unabhängig der andere. Wer Opfer, wer Täter ist? – Diese Frage erscheint unentscheidbar und auf irritierende Weise irrelevant. Schulverweis, Hausverbot, Ruhende Schulpflicht: juristisch einwandfrei wird der Ausschluss vom Schulbesuch durchgeführt. Barat ist gerade 14 Jahre alt, und er zeigt danach alle Anzeichen eines psychischen Zusammenbruchs.

Die tragische Verstrickung bei Barats eskalierenden Schulkonflikten scheint nun in folgendem zu bestehen: Der Junge stört in unerträglicher Weise Klasse und Lehrer und lässt dabei vermutlich in seinem Gegenüber spontan seine eigene traumatische Angst lebendig werden, sodass das Stören als bedrohlicher Terror erlebt wird und man den Störer nur noch loswerden will. Genau auf den Terror und *nur auf diesen* reagiert die Schule. Sie kann nicht mehr nach dem Gestörten in dem Störer fragen, recherchiert nicht wie sonst die möglichen Gründe, sieht ungerührt nur den sich unberührbar gebenden Angreifer und nicht das Kind, das mit der Selbstzerstörung gefährlich spielt und in aller unbewussten Verzweiflung doch noch darauf setzt, dass es von erwachsenen Helfern daran gehindert wird. So bemerkt die Schule auch nicht, wie sie durch ihre Politik des Ausstoßens und Fallenlassens auf eine Retraumatisierung des Jungen zusteuert.

Man könnte die Reinszenierung des Traumas so beschreiben: Barat wollte sich unbewusst mit seinem Terror wieder an den Rand des Abgrunds bringen. Dass er damit aufgeregte Helfer auf den Plan rief – er unten, die oben –, mag ihn damals wie heute beruhigt, mit Hoffnung versehen und auch in gewisser Weise befriedigt haben; selten in seinem Leben wird er so im Zentrum der Aufmerksamkeit gestanden haben. Aber über alldem schwebte überwältigend die panische Angst vor dem Absturz bzw. vor dem Fallengelassenwerden. Diesmal allerdings musste der Absturz Wirklichkeit werden.

Es geht mir nicht darum, Vorwürfe an die Schule zu formulieren. Wir konnten uns bei unserer Fallkonferenz über Barat gut vorstellen, in welchem Ausmaß dieser Junge einen an die eigenen Grenzen bringen kann. Dennoch scheint es mir heute angesichts populärer pädagogischer Diskussionen über das Grenzensetzen und Autoritätzeigen wieder angebracht, daran zu erinnern, dass es ein menschlich-zivilisatorischer Fortschritt ist, danach zu fragen, ob sich hinter manifestem Verhalten nicht andere, vielleicht sogar entgegengesetzte Motive verbergen.

Am Fall Barat ist deutlich zu erkennen, dass die Frage, die nicht gestellt werden konnte: nämlich die nach der möglichen, im Terrorisieren verborgenen verzweifelten Suche nach einem haltenden Objekt – dass das Nachgehen dieser Frage den Professionellen hätte helfen können, aus der Kriegsmechanik auszusteigen und ihre Kompetenz jenseits bloßer Reaktion wiederzugewinnen; auch das vielleicht unausweichliche Scheitern hätte dann nicht mehr die unmenschlichen Züge der »Entsorgung eines Störers« tragen müssen, sondern es hätte einer sinnvollen Verarbeitung zugänglich gemacht werden können.

2. Referat[52]

Vorbemerkungen: an den Grenzen der soziologischen Analyse[53]

Da es hier um die Bedeutung der psychoanalytischen Untersuchung und ihrer Methoden in unserem Forschungsprojekt geht, muss ich darauf verzichten, die Ergebnisse der soziologischen Fallanalyse ausführlicher zu referieren. Es gab aber in diesem Fall – wie in allen unseren anderen Fällen – einen ganz spezifischen »Rest«, der noch zur Sprache kommen soll. Denn er markiert ein Feld, bei dem die soziologische Analyse an ihre Grenzen stößt. Dieser »Rest« ist ein wesentlicher Baustein im Verständnis der Zusammenhänge von individuellen und institutionellen Konfliktgeschichten; und er betrifft das Konfliktverhalten der Professionellen. Dieses Verhalten ist in einem relativ großen Ausmaß durch die institutionellen Bedingungen, unter denen die Professionellen arbeiten, geprägt – und insofern der soziologischen Analyse prinzipiell zugänglich. Doch diese Geprägtheit ist nicht Determiniertheit. Sie legt eher einen mehr oder weniger breiten Korridor des Verhaltens von Professionellen fest. Bei allen unseren Fällen fiel uns auf, dass die jeweils involvierten Professionellen diese »Korridore« recht fallspezifisch nutzen. Hier waren sie ungewöhnlich aufmerksam, dort wurde weggeschaut und übersehen; bei dem einen entwickelten sie professionelle Fantasie, bei dem anderen fiel ihnen einfach nie was ein; jener erfuhr »über die Maßen« Zuwendung und Hilfe, dieser wurde fast gleichgültig »entsorgt«. Diese systematischen und fallspezifischen Abweichungen im Verhalten der Professionellen gegenüber den einzelnen Fällen können nicht mehr hinreichend von den strukturellen und institutionellen Bedingungen der professionellen Arbeit erklärt werden.

Dieser »Rest« lässt sich im Fall Barat unter drei Stichworten kurz skizzieren.

1. Eine irritierende Diskrepanz von Ursache und Wirkung

Barat erscheint in den mündlichen und schriftlichen Berichten seiner Lehrerinnen und Lehrer als gewalttätiger, skrupelloser, gefährlicher und rücksichtsloser Täter. Im-

52 Aus einem gemeinsamen Referat mit Th. v. Freyberg über *Individuelle und institutionelle Konfliktgeschichten nicht beschulbarer Jugendlicher* auf der Internationalen Konferenz des Sigmund-Freud-Instituts in Frankfurt am Main über: *Pluralität der Wissenschaften – Die psychoanalytische Methode zwischen klinischer, empirischer und konzeptueller Forschung* vom 26.–29. September 2002.

53 Im ersten Teil des Referats stellte Th. v. Freyberg das Forschungsprojekt vor und referierte – komprimiert – die Befunde des soziologischen Fallberichts. Es schloss mit einigen – überleitenden – Bemerkungen zu: *Ein ungeklärter Rest der soziologischen Analyse* – hier: *die Vorbemerkungen: an den Grenzen der soziologischen Analyse*. Das anschließende Referat (A. W.) konzentriert sich auf Teile der Untersuchungsarbeit der Forschergruppe aus dem IAKJP, dem heutigen Anna Freud-Institut. Über das Elterngespräch, die zweite Fallkonferenz und die interdisziplinäre Falldiskussion, s. Freyberg v. T./Wolff, A. (2005) S. 202ff.

mer und immer wieder heißt es, Barat gefährde durch ständige tätliche Übergriffe auf Mitschüler deren Sicherheit und Gesundheit. Von Prügeleien ist die Rede, von Faustschlägen und Würgegriffen. Doch ausgerechnet hier bleiben die – ansonsten detail- und umfangreichen – Schilderungen sehr blass, sehr knapp und sehr allgemein. Nie las oder hörte ich von ernsthaften Verletzungen, nie von realen sadistischen Quälereien, nie von besinnungslosem gewalttätigem Ausrasten – und wo ausnahmsweise tätliche Übergriffe Barats beschrieben werden, halten sie sich eigentlich im Rahmen üblicher Auseinandersetzungen zwischen Jugendlichen in diesem Alter. Bei genauem Lesen und Nachfragen verflüchtigte sich das Bild eines brutalen Täters – und es blieb der Eindruck, dass hier justiziable Tatbestände – Voraussetzungen für den notwendigen Schulverweis – durch Dramatisierung geschaffen wurden.

Immer wieder ist auch von sexuellen Übergriffen durch Barat die Rede – aber nur zwei Mal in der höchst umfangreichen Schulakte wird angedeutet, um was es dabei wohl ging: Barat berührt Mitschülerinnen oder Mitschüler am Geschlechtsteil, heißt es da; und Barat soll, ohne dabei von Lehrern gesehen worden zu sein, mehrfach während des Unterrichts seinen Penis entblößt haben.

Neben diesem blassen Bild von Barat, dem gefährlichen Täter, wird allerdings ein sehr viel konkreteres, anschaulicheres und glaubwürdigeres Bild von Barat, dem Störer, vermittelt: Der stört permanent den Unterricht, redet dazwischen, läuft herum, stichelt und provoziert, schmiert Hakenkreuze an die Tafel, legt sich mit Schülern und Lehrern an – und verbreitet mit rassistischen, sexistischen und diskriminierenden Sprüchen und gewaltandrohenden Gesten und Andeutungen eine Atmosphäre von Angst, Gekränktheit, Wut und Hilflosigkeit.

2. Ein irritierend eindeutiges Bild von Barat, dem Störer

Nicht beschulbare Jugendliche sind ihren Lehrern fast immer ein Rätsel. Die Lehrer sind beunruhigt, diese Schüler nicht zu begreifen, keinen Zugang zu ihnen zu finden, mit allen Bemühungen um sie zu scheitern. Häufig schwanken sie – noch Jahre später in der Rückerinnerung – zwischen einer Perspektive auf den gestörten Schüler mit seiner Hilflosigkeit und all seinen Problemen und Schwierigkeiten; und jener anderen Perspektive auf den störenden Schüler, der Schule und Unterricht verunmöglicht und nur Schwierigkeiten und Probleme macht.

Bei Barat aber zeigte sich bei allen Professionellen ein irritierend eindeutiges Bild von Barat als Täter, als Störer, der als stark, bedrohlich, gewalttätig erlebt wird. Weder in den mündlichen noch in den schriftlichen Berichten über diesen Jungen findet sich auch nur die Erwägung, hinter dieser Fassade von unberührbarer und unberührter »Autonomie« könne sich ein anderer Barat verbergen, der schwere Probleme hat.

3. Eine irritierend bedenkenlose »Entsorgung« des Störers

Nicht beschulbare Kinder und Jugendliche machen es den Professionellen schwer, Sympathie für sie zu entwickeln und aufrechtzuerhalten. Und trotzdem: Bei allen Fällen, von denen wir erfahren haben, zeigten die Professionellen mehr oder weniger deutlich, dass sie ihr Scheitern an diesen Schülern bedauerten, dass sie keine eindeutige und abschließende Antwort hatten auf die Frage, ob der Störer an der Schule oder die Schule an dem Störer gescheitert ist.

Anders bei Barat: Hier drängte sich der Eindruck eines bloßen Vollzugsaktes auf. Sachlich und unterkühlt wird jeweils konstatiert, dass Barat fehl platziert ist; eine justiziable Anklageschrift mit der notwendigen Zahl an Aktennotizen, Missbilligungen und Ordnungsmaßnahmen wird vorbereitet, die notwendigen Voraussetzungen für den Schulverweis werden zusammengetragen – das Problem kann »entsorgt« werden. Dies mit dem völlig rationalen und sicher zu diesem Zeitpunkt auch völlig berechtigten Argument: Der Regelschule fehlen die Ressourcen und Kompetenzen, für Barat die Verantwortung zu übernehmen – und alternative Angebote der Beschulung gibt es zur Zeit nicht.

Dieser – fast bedenkenlose und fast ambivalenzfreie – Umgang mit Barat und diese – objektiv zynische – Entsorgung eines Störers in die ruhende Schulpflicht ist in diesem Feld eher atypisch, und die institutionellen Rahmenbedingungen von Schule und Jugendhilfe können diese spezifische Ausprägung der institutionellen Konfliktgeschichte nicht hinreichend und überzeugend erklären.

Die psychoanalytische Untersuchung[54]

Wie gesagt, war für die Gruppe von fünf analytischen Kinder- und Jugendlichen-Psychotherapeuten am Frankfurter Institut für analytische Kinder- und Jugendlichen-Psychotherapie der leitende Gedanke bei der Konzipierung und Durchführung des Forschungsprojekts: Wir könnten mit dem Instrument des Szenischen Interviews, wie wir es in der Praxis zur Diagnostik einsetzen und das auf die spontane Beziehungsgestaltung fokussiert, die Übertragungs- und Gegenübertragungsvorgänge formulieren, die – wenngleich dort unbeachtet – auch die vermutlich schwer gestörten Beziehungen der Jugendlichen zu ihren Lehrern und Sozialarbeitern geprägt haben müssen. Da wir aufgrund des beschriebenen Forschungsvorgehens bei unserer psychoanalytischen Untersuchung der Jugendlichen über keinerlei Vorinformationen »von außen« verfügen, erschien uns das Forschungsprojekt auch geeignet, das szenische Interview als Forschungsinstrument zu überprüfen. Im Fall Barat, über den wir hier berichten, ist dies vielleicht besonders gut möglich.

Zunächst noch eine Vorbemerkung: Wenn man das Szenische Interview zur psychoanalytischen Falluntersuchung in einem *nicht-klinischen* Forschungsprojekt anwendet,

54 Ab hier: aus dem Referat von A. W.

hat man ein methodisches Problem. Wir haben in diesem Fall keinen Patienten vor uns, der Hilfe sucht; vielmehr scheint es geradezu umgekehrt so, dass *wir* etwas wollen. Dies wirkt einerseits auf die Übertragungs-Gegenübertragungssituation ein und muss im Blick behalten werden. Andererseits haben wir aus der kinder- und jugendanalytischen Praxis Erfahrung mit der Untersuchung von Patienten, die von ihren Eltern oder von anderen besorgten Erwachsenen geschickt werden und für sich selbst einen Leidensdruck verneinen. Diesen Erfahrungen zufolge können wir in der Regel dennoch davon ausgehen, dass die unbewussten Hintergründe seiner Probleme, wegen derer ein Patient zu uns geschickt wird, unter dem Druck des angebotenen Interviewtermins an die psychische Oberfläche und zur Inszenierung drängen. Darüber hinaus konnten wir bei unserem Projekt erwarten, dass sich nur solche Jugendlichen zu einer psychoanalytischen Untersuchung bereit erklären, die ein Motiv dafür haben – sei es der Wunsch, Verständnis zu finden und sich selbst und das eigene Scheitern besser zu verstehen; sei es das gute Gefühl, einer wichtigen Bezugsperson (z. B. Sozialarbeiter) einen Gefallen zu tun; sei es die Erwartung, die Forscher mögen in den Institutionen die wahren Schuldigen ausfindig machen und das gekränkte Selbst entlasten; sei es ein narzisstisches Drängen, im Mittelpunkt von Forscherinteressen zu stehen. Mittlerweile haben wir gute Gründe für die Annahme, dass die während des Interviews jeweils aufkommenden methodischen Zweifel der Interviewer und ihre Abweichungen vom üblichen diagnostischen Vorgehen auch von unbewussten Mitteilungen der Jugendlichen beeinflusst werden und insofern unter psychodynamischen Gesichtspunkten analysiert werden können.

Das erste Interview mit Barat

Ich komme nun zu Barat. Die einzige Information, die ich im Vorfeld über ihn hatte, war die, dass er häufig Termine nicht einhalte. Mit diesem Problem waren wir bereits reichlich konfrontiert worden – kein Wunder, wenn man es mit nicht beschulbaren Jugendlichen zu tun hat. Vorsorglich war vereinbart, dass das Interview mit Barat nicht im Institut, sondern in der ihm vertrauten Stelle stattfinden sollte, die er zur Einzelfallbetreuung durch den Sozialarbeiter, der ihn auch für unser Projekt gewonnen hatte, aufsucht. Ich rechnete nicht damit, dass der erste Termin klappen würde; aber am Abend vorher rief der Sozialarbeiter noch einmal an, sagte, Barat habe bestätigt, dass er bereit sei zum Gespräch, und ich fand ihn auch wirklich vor – mit dem Betreuer Tischtennis spielend. Der Betreuer und Barat nahmen mir die aufkommende Scheu, eine schöne Spielsituation zu stören und selber nichts annähernd Attraktives anbieten zu können, indem sie sogleich das Spiel abbrachen und mir – erst der Betreuer, dann Barat – freundlich und formvollendet die Hand gaben. So etwas wie positive Erwartung kam dabei auf, die dann von einer Spur Unsicherheit und Angst gefolgt wurde: Auf die Frage des Betreuers hin wünschte Barat sich nämlich, dass dieser während des Interviews lieber nicht weggehen, sondern im nur durch eine Tür getrennten Büro bleiben solle. Als sei es ihm unheimlich mit mir alleine.

Er geht an den Tisch, um den mehrere Stühle stehen, setzt sich auf einen, der dicht an der Wand zum Büro steht und weist mir indirekt – ein bisschen als sei er nun der Hausherr – den Platz ihm gegenüber zu. Er schaut mich nicht an.

Ich hatte ihn eingangs spontan geduzt, weil er mir sehr jung vorkam – eigentlich hatte ich aber mit einem mindestens 15-16-Jährigen gerechnet. Nun frage ich ihn, ob es ihm recht sei, wenn ich ihn duze. Jaja, antwortet er jovial, er sei 13. Mein Gefühl ist, er hätte sich durchaus gerne durch ein Sie größer machen lassen. In Wirklichkeit ist er aber spürbar unsicher und verlegen. Er wird das ganze Interview über Blickkontakt vermeiden, seitwärts nach unten schauen und zwanghaft an der Krempe seiner Wollmütze nesteln. So wartet er, was da auf ihn zukommt. Ich sage, sein Betreuer habe ihm ja sicherlich von unserem Forschungsprojekt erzählt. Er nickt. Ich ergänze, in dem Gespräch heute gehe es nun um *seine* Geschichte. Er schweigt, guckt unter sich wie einer, der nicht weiß, worüber er nun nachgrübeln soll; und ich komme mir unbeholfen vor und habe das Gefühl, mich sehr anstrengen zu müssen, gegen sein Misstrauen anzukommen. Ich sage, dass ich nichts über ihn wisse und auch mit dem Betreuer nicht über ihn gesprochen habe, dass ich aber annehme, es gebe Probleme in der Schule. Wann das denn angefangen habe? – Barat: »In der fünften.« Als wär's das. Ich muss nachfragen, was denn da war. Waren so Freunde von ihm. Haben immer in der Pause so Scheiße gemacht. Andere verhauen und so. Er auch. Und Tischtennisplatte haben sie angezündet. Und Schule geschwänzt.

Barat spricht in kargen, unvollständigen Sätzen, so wie jugendliche Ausländer untereinander sprechen – ich muss an die Jugendkultur der »Kanack-Sprak« denken. Er ist Türke. Von dem Wenigen, das er über die Lippen bringt, kann ich nicht alles genau verstehen. Ich bin aber sicher, dass es sich nicht um ein Sprachproblem handelt. Vielmehr habe ich das Gefühl, dass meine Fragen bei ihm auf gar nichts stoßen und ich von ihm eine ungeheure Anstrengung verlange und dabei ins Leere laufe. Wie er sich gefühlt habe bei dem Verprügeln der anderen, frage ich. »Gut«, kommt spontan und überraschend vergnügt mit einem Erstaunen in der Stimme, dass ich danach überhaupt frage. Sonst guckt er ernst mit eher ausdrucksarmen Augen im kindlichen Gesicht. Verbal und in der Körpergestik teilt sich alles in allem mit: alles egal. Ich frage mich laut, ob er wohl selber schon verprügelt worden sei. Empört hält er dagegen: »Nein, nie! Ich? Sofort zurückschlagen!« – »Und als du klein warst?«, zweifle ich. – »Nix!« Mit 6 konnte er schon zurückschlagen.

Das Gespräch fließt äußerst zäh. Eine Frage von mir, ein paar von vornherein abschließende Wortbrocken und dann eine lange, unangenehme Pause. Auf diese Weise ziehe ich ihm etwas über die komplizierte Familienkonstellation zwischen Deutschland und der Türkei aus der Nase, erfahre, dass die ältere und die jüngere Schwester sehr erfolgreich seien und dass er in der Realschule war, aber in die Hauptschule zurück musste. Endlich einmal ist ihm etwas wichtig: nämlich dass er nur wegen seines Verhaltens zurückgestuft wurde, nicht etwa wegen seiner Noten. Während der langen Schweigepausen, wenn Langeweile und Leere sich breitzumachen drohen, knackt er mit den Fingern oder drückt die abgeknickten Fingerkuppen an die Tischkante. Er muss Schlimmes erlebt haben, denke ich, und neben einer emotionalen Vernachlässigung des Kindes stelle ich mir einen prügelnden Vater vor. Mir fällt auf, dass ich keine Wut spüre darüber, wie er mich hängen lässt; eher möchte ich mir dringend etwas einfallen lassen, was ihm die Situation erleichtert. Dann aber möchte ich es aufgeben und denke resignierend, ich suche schlicht nach etwas, das gar nicht da ist (Erinnerungen, Gedanken, Gefühle); andererseits halte ich es auch für möglich, dass er schweigt, weil doch nur schlechte Bewertung droht und er doch grandios erscheinen will.

Nach einer quälenden halben Stunde – geplant waren 45 Minuten – ist die Grenze des Zumutbaren erreicht. Ich hole den Fragebogen zu Anamnese aus meiner Tasche und lege ihn auf den Tisch, um zu erklären, wie Barat ihn – in Ruhe zu Hause – ausfüllen soll. Plötzlich ist die Situation zwischen uns ganz verändert: Wir haben etwas zwischen uns, über das wir uns beide beugen, und jetzt zeigt Barat deutliche Impulse, mir entgegenkommen und es sich nicht mit mir verderben zu wollen. Ehe ich mich versehe, ist er schon dabei, den Bogen auszufüllen, und zeigt mir nebenbei, dass er diese – formal eher schulische – Aufgabe gut erfüllen kann. Aber auch inhaltlich wird es interessant: Jetzt hätten wir eine Menge Gesprächsstoff, z. B. die lebensbedrohliche Frühgeburt des kleinen Bruders, die ungefähr in die Zeit gefallen sein muss, auf die er den Beginn seiner Schulprobleme datiert hatte. Aber Barat ist mit Eifer immer schon bei der nächsten Frage. Allergie gegen Hundehaare gibt er an, und dass ein »Luftknoten« operiert werden musste. Schon geht's weiter. Aber ein kurzes klagendes Einhalten bei der Frage nach den Berufen der Eltern prägt sich mir ein: »Meine Mutter immer weg – Kaufhof!« Dann bei der Frage nach Trennungszeiten fragt er, was gemeint sei, und erzählt, er sei sechs Monate im Krankenhaus gewesen wegen ein paar schlimmen Operationen am Bein – mit sechs Jahren. Er zeigt mir eine blasse Narbe, scheint mir zunehmend erregt, und ich bin durchaus unsicher, was ich glauben soll. – Am Ende des Fragebogens wird nach ungewöhnlich schweren Ereignissen gefragt. Jetzt fällt ihm ein, dass er in der Türkei einmal in einen Brunnen gefallen ist; so eng wie der Papierkorb sei der Brunnen gewesen, elf Meter tief. Unten sei Wasser drin gewesen, sonst wäre er ertrunken. Ein tiefer Schrecken ergreift mich und eine Ahnung, es gebe doch etwas zu verstehen.

Die Zeit ist überschritten und ganz anders als nach der ersten halben Stunde möchte ich jetzt gerne ein zweites Gespräch mit Barat vereinbaren. Er ist auch sofort bereit, holt den Betreuer zur Terminvereinbarung eine Woche später und krönt den Handschlag zum Abschied noch mit einer angedeuteten Verbeugung.

Ein zweites Interview mit Barat

In den folgenden Tagen denke ich oft an Barat. Es fällt mir auf, dass ich trotz allem eher wohlmeinend an ihn denke. Ich frage mich, wie er auf die männlichen Kollegen gewirkt hätte. Und mein Protokoll endet mit der Frage, was er vor mir wohl alles verborgen hat – Grausames.

Beim zweiten Interview treffe ich ihn wieder mit dem Betreuer Tischtennis spielend an. Er hat seine Haare offenbar frisch lackiert und wunderbar gestylt, stelle ich geschmeichelt fest. Doch er würdigt mich keines Blickes, sondern murmelt, weiterspielen zu wollen. Der Betreuer hat aber schon den Schläger weggelegt und fragt wieder, ob er bleiben soll oder ob er Besorgungen für seinen Urlaub machen könne, er fahre ja morgen früh. »Egal«, sagt Barat. Diesmal wäre es mir deutlich lieber gewesen, der Betreuer wäre geblieben. Als brauchte ich seinen Schutz. Und ich denke verärgert, er ist froh, dass ich ihm Barat abnehme.

Barat reagiert nicht auf die Verabschiedung des Betreuers und setzt sich auf den Platz, auf dem ich beim ersten Mal saß. Ich setze mich gegenüber auf seinen. – Nach wenigen Minuten, in denen er auf meine verlorenen Anknüpfungsversuche hin schweigt, beginne ich Angst zu verspüren, die sich rasch steigert und bald kaum zu ertragen ist. Ich gucke auf die Uhr und weiß nicht, wie wir die mir unendlich erscheinende Zeit überstehen sollen. Barat guckt unter sich und traktiert einen Filzstift, den er zwischen die Hände klemmt und vor sein Gesicht presst. Ich weiß nicht, ob er mich zwischen den Fingern anstarrt. In Abständen muss ich zwingend etwas sagen, weil längeres Schweigen zu bedrohlich wird. Natürlich verwende ich Inhalte, zumeist die aus dem Fragebogen, die in meiner Wahrnehmung am Ende des ersten Interviews uns einander nähergebracht hatten. Es geht aber nicht eigentlich um Inhalte. Eher erlebe ich mich wie jemanden, der im dunklen Keller pfeift, um die Angst nicht spüren zu müssen. Dabei will ich auch vermeiden, dass er meine Angst spürt – als wäre er ein gefährliches Tier, das angreift, wenn es Angst riecht. – Ich versuche, mir mit Hilfe psychodynamischer Überlegungen Distanz zu verschaffen; aber es gelingt mir kaum. Die Frage, ob mich z. B. jemand hören würde, wenn ich schreie, ist drängender. Und die Gedanken fliehen.

Natürlich bewahre ich äußerlich Haltung und schaue Barat an. Sein verborgener Blick wandert ab und zu zu meiner Tasche, die ich auf einem dritten Stuhl abgelegt habe. Mich überkommt die Phantasie, Barat könnte sich über meine Tasche hermachen – das Handy und mein Portemonnaie könnte er rauben wollen. Der sich aufdrängende Gedanke, dass in dieser Phantasie die Tasche für meinen Körper, genauer: für meinen Unterleib steht, ist grauenhaft und ich phantasiere zur Rettung eine Alternative: Barat wird vermuten, dass eine Frau wie ich etwas Starkes in ihrer Tasche hat, eine Waffe, mit der sie sich verteidigen kann.

Wir sind gefangen. In Angst. Alle beide. Die Zeit hält uns erbarmungslos fest, bis der Betreuer wiederkommt. Da fällt mir der Brunnen ein. Ich spreche darüber und dass es sich hier und jetzt eben so anfühlt, als steckten wir in einer gefährlichen Situation fest, aus der wir nicht so schnell befreit werden. – Reglosigkeit bei meinem Gegenüber. – Ich frage mit spontaner Empörung, wie er überhaupt in den Brunnen fallen konnte, ob der denn nicht abgedeckt war. – »Doch, Tüte und Stein drauf.« – Ob er allein war? – »Freund war noch.« – Die Hände bleiben vor dem Gesicht, gleichzeitig beißt Barat mit zunehmendem Affekt auf dem Filzstift herum, den er zwischen den Daumen hält. Ich frage mich laut, warum Barat heute derart böse auf mich ist, so als habe ich ihm etwas Schlimmes angetan. – »Langweilig«, sagt er tonlos finster, den Stift zwischen den verzerrten Kiefern. – Was er normalerweise in so einer Situation tun würde? – »Rausgehen.« – Also so wie in der Schule. – Schweigen. – »Tischtennisspielen wäre wie eine Erlösung«, sage ich.

Immer wieder denke ich inbrünstig, der Betreuer möge endlich kommen. Dies bringt mich aus dem eher benommenen Zustand zu einer Deutung, die ich ausspreche: Ich glaube, dass es schlimm für Barat ist, dass ich ihm ausgerechnet heute das Spiel mit seinem Betreuer gestohlen habe; denn der fährt morgen in Urlaub und wird eine ganze Weile nicht für ihn da sein. – »Egal«, sagt Barat; ich habe dennoch das Gefühl, ihm etwas Wichtiges gesagt zu haben. Dann steht er plötzlich auf, murmelt: »Auf Toilette«, und geht. Die schlimme Spannung ist vorbei, stelle ich für mich fest, während Barat ziemlich lange wegbleibt und sich erleichtert. Zurückgekehrt setzt er sich in der gleichen Haltung wie zuvor wieder hin und beißt weiter heftig auf dem Stift herum. Hatte ich zuvor das Gefühl, der Stift stehe für mich, so habe ich jetzt eher Sorge, Barat könne sich verletzen und sage spontan: »Vorsicht, du tust dir weh!« – Tatsächlich splittert ein Stück Plastik ab. Er versucht lange, es wieder einzupassen – vergeblich.

Dann, ganz plötzlich dreht er sich zum Flipchart um, auf dem mit eben dem Stift, den er zerbeißt, Spielergebnisse festgehalten sind und kritzelt ein Hakenkreuz unten hin. Das ist eine spontane Geste, und er schaut mich zum ersten Mal direkt an mit großer Überraschung im Blick und einem auffordernden Lächeln: Guck mal, was ich da gemacht habe! Es ist für mich ein – nach dem zuvor Ausgestandenen – unwiderstehliches Lächeln, hinter dem die Bedeutung des Hakenkreuzes verschwindet. Ich bestätige zurücklächelnd: »Ein Hakenkreuz!« Natürlich erschrecke ich kurz über diese spontane Verharmlosung des Symbols; aber atmosphärisch ist es tatsächlich eher so, als beugten wir beide uns wie Mutter und Kleinkind erstaunt und freudig über das anale Produkt – dass es stinkt, ist nicht wichtig.

Barat ist offenbar erleichtert, dass der Stift noch funktioniert, und beginnt, die Tischkante voll zu kritzeln. In diesem Moment kommt der Betreuer auf die angekündigte Minute genau zurück, geht erst mal in das Büro. Barat kritzelt weiter, und ich kann's nicht lassen, ihm den Tipp zu geben, dass er's besser wegwischt, bevor die Farbe eingetrocknet ist – später gehe es vielleicht nicht mehr ab. Der Effekt ist gegenteilig: Barat kritzelt nun systematisch die ganze Tischkante voll.

Einen Moment lang entsteht bei mir Unsicherheit, wie ich die Stunde beenden soll – von der ich so unsäglich erleichtert bin, dass sie endlich vorbei ist. Barat ist in sein Geschäft vertieft. Also sage ich schließlich, dass ich mich jetzt von ihm verabschieden will und ihm danken möchte; er habe mir gezeigt, wie es ihm gehe, wenn es fast nicht zum Aushalten sei. Beiläufig und irgendwie hingehuscht gibt Barat mir die Hand, ohne mich eines Blickes zu würdigen.

Auch nach diesem Interview geht mir Barat nicht aus dem Kopf, und ich denke immer wieder: Bei dieser grauenvollen Erfahrung kann ich es doch nicht bewenden lassen – ich müsste ein drittes Gespräch anbieten!

Hypothesen der psychoanalytischen Fallkonferenz

In der anschließenden Fallkonferenz im Team wiederholte sich die auffallende Ambitendenz der Interviewerin vor allem am Ende der Interviews: Alle Beteiligten gestanden extreme Unlust und Widerstreben beim Lesen der Protokolle ein, wollten von vornherein am liebsten nichts mit dieser Fallgeschichte oder gar mit dem ganzen Projekt zu tun haben, sahen die Grenzen psychoanalytischen Zugangs erreicht und befürchteten, bei dem Material, das im Wesentlichen nur durch die Gegenübertragung und Bebilderung der Interviewerin Gestalt bekomme, könne es sich schließlich um nichts weiter als ein Artefakt handeln, das nur Spekulationen zulasse. Andererseits bewirkte die Diskussion dann, dass keiner – einmal intensiv mit dem Jungen befasst – ihn aufgeben wollte; mehr als bei den anderen Jugendlichen machte die Gruppe sich Gedanken über Perspektiven und Handlungsmöglichkeiten. Diese vorsichtig positive Wendung war sicherlich auch durch das Alter von Barat bedingt: Er hat noch kindliche Züge, die an die Hilfsbereitschaft von Erwachsenen appellieren, und er steckt mitten in der pubertären Entwicklung, die generell auf Plastizität hoffen lässt – man sieht ihm einiges nach, wenn man die alterstypische Trieb- und Abwehrdynamik und die durch Sexualisierung und Aggressivierung bedingte psychische Sprengkraft von adoleszenten Loslösungskonflikten kennt. Gleichwohl war klar, dass wir es bei Barat mit einer schweren und sicherlich seit Langem dringend behandlungsbedürftigen psychischen Störung zu tun haben, die durch archaische, vermutlich traumatisch verstärkte Ängste, durch projektive Identifizierung und durch unzureichende Symbolisierungsfähigkeit gekennzeichnet ist. Wir konnten uns unmittelbar vorstellen, dass Barat für Lehrer und andere Erwachsene, die keinen Zugang zu der Geschichte des Kindes haben und denen nicht die Möglichkeit der Reflexion der unerträglichen Gefühle und Affekte zur Verfügung steht, unerträglich sein muss und Ausgestoßenwerden geradezu erzwingen mag. Zur Diagnose stellten wir kurz gesagt zwei Hypothesen nebeneinander. Die erste vermutet unter Barats karger Verdichtung: »Mutter immer weg, Kaufhof!«, eine schwere frühe Entwicklungsstörung des Ich, die infolge des unzureichenden Gehaltenwerdens des kleinen Kindes und damit einhergehend einer unzureichenden Mentalisierung der Affekte von Angst und Aggression die Entwicklung symbolischer Verarbeitungsweisen schwer beeinträchtigt hat. Die zweite sieht im 2. Interview die unbewusste szenische Gestaltung des traumatischen Sturzes in den Brunnen, mit dem Barat am Ende des 1. Interviews nach einer vorsichtigen Annäherung an die Interviewerin in Kontakt gekommen war. Das eindrückliche Bild vom Kind, das einsam, verlassen und reglos, dem Absturz preisgegeben in elf Metern Tiefe feststeckt, mag dabei wie eine Deckerinnerung zu verstehen sein, die mögliche frühere kumulative Traumatisierungen und damit auch die erste Hypothese eingefangen hält. Die Fähigkeit zur Inszenierung und zur Verschiebung der Aggression auf den Stift erlaubt die Vermutung, dass doch – wenn auch im Trauma von Zerstörung bedrohte – gute Objekterfahrungen psychisch aufbewahrt sind. Immerhin gab es ja auch den Betreuer. An dessen äußerlich wahrnehmbarer, vor allem aber in der unbewussten Dynamik der Interviews erkennenbaren Bedeutung meinten wir die progressive Suche des Jugendlichen nach der Anknüpfung an ein gutes Objekt zu erkennen: eine psychische Bewegung in aller Erstarrung in Angst und im »Egal«, die schließlich doch vorsichtige Hoffnung auf einen guten Ausgang aufkommen ließ.

Am Ende unserer Fallkonferenz verlangte uns auffallend dringend danach, mit dem soziologischen Fallbericht endlich etwas Handfestes über die reale Geschichte des Jungen zu erfahren und mit unserer psychoanalytischen Erhebung konfrontieren zu können. Wir hatten das Gefühl, dass uns sozusagen die Bodenhaftung fehlte.

Die interdisziplinäre Reflexion

Zunächst beeindruckt, wie sich die soziologischen und die psychoanalytischen Befunde ergänzen; erstaunlich auch, dass im psychoanalytischen Interview spontan alle relevanten thematischen Facetten der schulischen Konfliktgeschichte vorkommen: von der Sexualisierung über die generelle Brüchigkeit von Grenzen und Sicherheit bis zur namenlosen Angst und dem Sog, aufgeben bzw. fliehen zu wollen – sogar das Hakenkreuz als rassistische Provokation kam vor.

Als besonders ergiebig aber erwies sich – ganz im Gegenzug zu den Zweifeln bei der psychoanalytischen Fallkonferenz – die Betrachtung der Gegenübertragung der Interviewerin, aber auch die Analyse der szenischen Gestaltung des traumatischen Erlebens. Im Mittelpunkt der interdisziplinären Diskussion stand die Frage, wie die »irritierenden Reste« von Unerklärbarkeit bei der soziologischen Fallanalyse zu erklären sind. Tatsächlich ist es ungewöhnlich, dass in der Schulkarriere eines von Nichtbeschulbarkeit bedrohten Schülers kein einziger Lehrer auf die Idee gekommen ist, dass es sich bei Barat zwar um einen unerträglichen Störer und potenziell vielleicht gefährlichen Täter, letztlich aber um ein psychisch schwer gestörtes Kind handelt. Es wäre zu erwarten gewesen, dass irgendwann einmal jemand auf diesen Verdacht gekommen und auf außerschulische Hilfen gedrängt hätte. Auch dass die sexuellen Übergriffe dieses 13-Jährigen lediglich disziplinarisch geahndet, von keinem Lehrer aber als beunruhigendes Zeichen einer entgleisenden Pubertätsentwicklung gesehen wird, ist heutzutage ungewöhnlich.

Wir entwickelten auf der Basis der psychoanalytischen Untersuchung folgende Thesen, die das gleichgültig-kalte Verhalten der Professionellen aus der interpersonell wirksamen Psychodynamik des Jugendlichen erklären können:

1. Barat löst projektiv unmittelbar auf einer tiefen Ebene bei seinem Gegenüber Angstgefühle aus, die Psychoanalytiker gelernt haben, bei sich selber möglichst weitgehend zuzulassen, um sie schließlich für das Verständnis des Patienten nutzen zu können. Normalerweise aber werden gerade im Kontakt mit Kindern und Jugendlichen archaische Ängste der bewussten Wahrnehmung vorenthalten, weil sie als befremdlich und das erwachsene professionelle Funktionieren bedrohend erlebt werden. Unbewusst findet zur psychischen Abwehr eine Identifizierung mit der Abwehr des Gegenübers statt: im Fall Barat mit der radikalen Affektentleerung, Gefühlserstarrung und Gleichgültigkeit. Die bürokratische Abwicklung der Ausstoßung auf der Seite der Lehrer korrespondiert dem »Egal« von Barat, das diesen scheinbar unberührbar und damit unerträglich mächtig und gefährlich macht. Die *realen* Machtverhältnisse können bei dieser Dynamik auf keiner Seite mehr wahrgenommen werden; der zerstörerische Prozess verläuft unbewusst.
2. Unter diesen Bedingungen von Unbewusstheit wird innere und pädagogisch-professionelle Distanzierung unmöglich. Die Dominanz von inneren Flucht- und äußeren Wegstoßimpulsen versperrt die Möglichkeit, verstehen zu wollen. Angesichts der entstehenden Verständnis- und Sprachlosigkeit bleibt nur der Weg des Agierens bzw. Mitagierens. Auch hier finden sich Barat und seine Lehrer – jenseits der Realität – auf einer Ebene wieder. Beide verarmen dramatisch und können nur verlieren: Barat den gerade

in seinem Alter entscheidenden sozialen Halt der Schule und damit wichtige Entwicklungsmöglichkeiten und die Lehrer ihre pädagogisch Kompetenz.

3. Schließlich betrachteten wir auch den Prozess bis zum Schulverweis als Reinszenierung des traumatischen Sturzes in den Brunnen, der im Sommer vor Barats Einschulung gewesen war. Diese Reinszenierung – diesmal sozusagen mit tödlichem Ausgang – lässt sich folgendermaßen zusammenfassen: Barat musste sich unbewusst mit seinem unerträglich omnipotent wirkenden Terror in der Schule immer wieder an den Rand des Abgrunds bringen. Dass er damit aufgeregte, ratlose Helfer auf den Plan rief – er unten, die oben –, mag ihn zum Zwecke der Abwehr von Erstarrung in Angst damals wie heute beruhigt, mit Hoffnung versehen und auch narzisstisch befriedigt haben. Aber unter all dem war panische Angst vor dem Aufgegebenwerden und dem Absturz. In der Schule ist dieser Absturz nun Wirklichkeit geworden, weil im übertragenen Sinn die erwachsenen Helfer selber von der Panik ergriffen wurden und dabei ihre Hilfsmittel einbüßten.

4.4 Wenn Angst und Destruktivität in der Schule inszeniert werden[55] *(Cassimo)*

1. Zur Bedeutung von Schule für die psychische Entwicklung des Kindes

Der Eintritt in die Schule markiert bei jedem Kind einen unbestritten wichtigen Entwicklungsschritt, den man aus psychoanalytischer Sicht auch als eine Krise im Dienste der Entwicklung beschreiben kann.[56]

Idealtypisch gehen wir davon aus, dass das Kind zum Zeitpunkt der Einschulung die heftigen Trieb- und Beziehungskonflikte der frühkindlichen psychosexuellen Entwicklung und die mit ihnen verbundenen Ängste zu einem guten Teil hat lösen können. D. h. es hat begonnen, sich mit den elterlichen, kulturell geformten Idealvorstellungen und Forderungen zu identifizieren, es hat den Geschlechts- und Generationenunterschied akzeptiert, und es hat sich ein einigermaßen realistisches Bewusstsein dessen, was es selber kann, was es selber nicht kann und was es erst lernen muss, erworben. Ein dieserart gefestigtes inneres Sicherheitsgefühl kennzeichnet den Beginn der sogenannten Latenzphase und erlaubt dem Kind, die durch die Schulpflicht *äußerlich* erzwungene Trennung von der relativ geschlossenen Welt familialer und familienergänzender Beziehungen unter

55 Vortrag auf der 50. Jahrestagung der VAKJP in Frankfurt am Main vom 1. bis 4. Mai 2003; Artikel in: *Analytische Kinder- und Jugendlichen-Psychotherapie – Zeitschrift für Theorie und Praxis der Kinder- und Jugendlichen-Psychoanalyse und der tiefenpsychologisch fundierten Psychotherapie,* Heft 121, XXXV. Jg., 1/2004.

56 Es gibt erstaunlich wenig einschlägige kinderanalytische Literatur zur entwicklungspsychologischen Bedeutung von Schule; Karin Nitzschmann (2000) hat in ihrem lesenswerten Buch *Verweigerung macht Sinn* einige wichtige Gedanken zusammengetragen.

dem herrschenden Einflussbereich der Eltern innerlich als Abschied hin zu neuen Ufern vollziehen zu können und sich für die Entwicklung autonomer Ichfähigkeiten frei zu fühlen. Der Wunsch, nun selber groß und ernst genommen zu werden, verlangt nach diesem Abschied. Aber es geht auch Unbeschwertheit verloren. Wut über die streng auferlegte Pflicht und Angst angesichts der Loslösung aus dem Verantwortungs- und Machtbereich der Eltern können nur dann gut bewältigt werden, wenn in der anderen Waagschale genügend Neugier und Lust zu lernen bereitliegen. Entwicklungspsychologisch gesehen hatten Neugier und Lust zu lernen, von Geburt an vorhanden, in der analen Phase mit dem frühen Nein und dem Triumphgefühl beim ersten freien (Weg-) Laufen-Können einen kräftigen Entwicklungsschub bekommen, der im Schutz der primären Objektbeziehungen auf Erfahrungen mit der Wirkmächtigkeit des Ich drängte und dem einjährigen Kleinkind ein erstes separierendes »Liebesverhältnis mit der Welt« eröffnete. Die Ichentwicklungslinie von Können-Wollen und Forschungsdrang konnte sich seitdem – verstärkt durch die Identifizierungen mit den idealisierten Eltern aus dem Ödipuskomplex – systematisch auf die äußere Welt, die erobert werden will, richten.

Natürlich gehören zu diesen idealtypischen Bedingungen »hinreichend gute« (Winnicott) Eltern, die die Entwicklung des Kindes engagiert begleiten und sich – bei aller Wehmut über das jeweils Verlorengehende – über das Größerwerden und die wachsende Selbständigkeit gefreut haben. Nähe und Distanz mussten sie den jeweiligen Entwicklungserfordernissen ungefähr angemessen modulieren, Konflikte und Ängste aufnehmen, eigene Anteile dabei auch einmal reflektieren und doch mit elterlicher Autorität die unausweichlichen Auseinandersetzungen einigermaßen durchstehen. – Die Einschulung ihres Kindes bedeutet nun auch für die Eltern eine Zäsur: Gemeinsam mit dem Kind müssen sie sich der Schulpflicht beugen und an dieser Stelle ihre elterliche Machtposition aufgeben. Alle Eltern waren selber einmal Schüler und erinnern meist besonders intensiv die negativen, von Angst und Ohnmacht geprägten Schulerfahrungen. Diese zum Verständnis des Kindes zu nutzen und sich dennoch bewusst zu bleiben, dass die eigenen spontanen Erinnerungen nicht mit den anstehenden Erfahrungen des Kindes gleichzusetzen sind, verlangt eine genügend sichere elterliche Position, die generell – ohne unkritisch zu sein – den Wert von Schule auch in ihren Aspekten von Angst und Ohnmacht für die weitere Entwicklung ihres Kindes anerkennen kann und einer regressiven Identifizierung mit der kindlich abhängigen Position gegensteuert. Nur dann können Eltern mit gutem Gefühl ihr Kind an eine Institution abgeben, die sich nicht nur ihrer Kontrolle weitgehend entzieht, sondern das »Abgeben« gesetzlich erzwingt. Und ein gutes Gefühl der Eltern dabei ist wiederum eine wichtige Brücke, die dem Kind den Übergang erleichtert.

So komplex die idealtypisch formulierten Voraussetzungen sind: Die allermeisten Kinder und ihre Eltern bringen sie zum Schulanfang im Großen und Ganzen mit. Die lange Schulzeit ihrerseits und vor allem die pädagogische Ausrichtung der Grundschule erlauben auch die eine oder andere Schwäche in dem vorausgesetzten komplexen Gefüge und bieten Raum zum Nachholen, damit das Kind schließlich die Aufgabe der Schule bewältigen und die Chance, die sie darstellt, für die eigene psychische Entwicklung nutzen kann. Diese Chance besteht kurz gesagt darin, dass das Kind seine eigene – realistische –

Lern- und Leistungsfähigkeit positiv besetzen kann und hiermit ein Feld aus Anstrengung und Befriedigung gewinnt, das ihm potenziell auch zur produktiven Neutralisierung von Aggression und generell zur Sublimierung von sexuellen Triebimpulsen zur Verfügung steht. Das sich entwickelnde autonome Selbstbewusstsein wird dadurch kontinuierlich gestärkt. Es liegt auf der Hand, dass Schule als soziales Beziehungsgefüge aus erwachsenen Lehrern und gleichaltrigen Mitschülern, das an die Familie mit Eltern und Geschwistern erinnert, jedoch nicht Familie *ist* und das auch zu sich selbst in Distanz tritt, indem es zum Erfahrungs- und Lerngegenstand gemacht wird, eine Art »Übergangsraum« im Winnicott'schen Sinn zwischen Familie und Gesellschaft darstellt, der persönlich-nahe und sachlich-distanzierte Beziehungen, wie auch Liebeswünsche und Leistungsmotivation in Verbindung miteinander existieren lässt und deren Trennung gleichzeitig nahelegt. Am Ende seiner Schulzeit ist ein Jugendlicher in der Regel in der Lage, sich auch unabhängig von seiner persönlichen Beziehung zum jeweiligen Lehrer mit einem Thema zu beschäftigen oder eine handwerkliche Aufgabe zu erfüllen – um mit sich selbst einigermaßen zufrieden sein zu können.

2. Warum manche Kinder und Jugendliche die Chance der Schule nicht nutzen können

Aus dem bisher Gesagten sind unschwer die möglichen Schwierigkeiten zu erkennen, die, wenn sie im Kontext der familialen Beziehungen nicht gemeistert werden konnten, in der Schule für das Kind und den Jugendlichen sich auftürmen und zu schwerwiegenden Hindernissen werden können. Der Charakter des Übergangsraums, hier: die familienähnliche Struktur, legt nahe, dass die inneren Objektbeziehungen übertragen werden. Latent und unausgesprochen nutzt Schule dies, soweit sie sich darauf stützen kann, dass die *libidinösen* Selbst- und Objektbesetzungen überwiegen und die zugehörige milde Angstbereitschaft zum Zwecke der Disziplinierung zur Verfügung steht. Schwierig dagegen wird es, wenn psychische Konflikte und vor allem *negative* Objektbesetzungen übertragen werden. Aus der kinderanalytischen Praxis sind uns alle möglichen Symptome vertraut, die sich an der Schule festmachen: Schulphobien, neurotische Lernhemmungen, Leistungsverweigerung, aggressives und depressives Verhalten. Natürlich ist das Spektrum der psychodynamischen Diagnosen, auf denen die schulbezogenen Symptome basieren, breit und reicht von neurotischen Kompromissbildungen bis hin zu Entwicklungsstörungen, die auf schwere Ambivalenz oder Brüche in der primären Objektbeziehung zurückgehen und nur durch Externalisierung abgewehrt werden können. Immerhin, wenn Kinder mit solchen Symptomen zu uns in Behandlung gegeben werden, ist bereits *eine* prognostisch günstige Bedingung erfüllt: Es gibt dann nämlich Eltern oder elterliche Bezugspersonen, die, auch wenn sie von Lehrern eventuell erst dazu gebracht werden mussten, sich Sorgen um ihr Kind machen können und selber etwas tun möchten, damit es in der Schule zurechtkommt. Solche Eltern sind, wenn sie sich zu einer psychoanalytischen Kinderbehandlung entschließen konnten, bei allen bewussten und unbewussten Ambivalenzen bereit, die Probleme nicht nur bei der Schule anzusiedeln, Schuld nicht ausschließlich auf Lehrer oder auf andere Kinder zu projizieren, sondern nach Ursachen auch beim eigenen Kind und introspektiv bei sich selbst und den familialen Beziehungen zu suchen. In den meisten Fällen gelingt es dann auch, durch die psychoanalytische Beschäftigung mit den virulenten unbewussten Ängsten, Impulsen und Konflikten das Ich des Kindes zu entlasten und zu stärken und dadurch den Weg nach draußen in die Schule wieder freizumachen. Auch als Ort der Rivalität, der Beurteilung und der Angst, die ihr immanent ist, kann Schule dann wieder entwicklungsfördernd genutzt werden.

In unserem Forschungsprojekt nun haben wir es mit einer kleinen Gruppe von Jugendlichen zu tun, die die auf ihrer psychischen Konfliktgeschichte mit ihren Eltern basierende innere Beziehungsdynamik anhaltend und derart zerstörerisch an der Schule festmachen mussten, dass sie am Ende einer langen institutionellen Konfliktgeschichte schließlich als nicht beschulbar vom Besuch der Regelschule ausgeschlossen wurden – zumeist mit entsprechend schlechter sozialer Prognose. Dass und in welcher Weise die Schule ihrerseits zum Scheitern dieser Jugendlichen beigetragen hat bzw. selber an ihnen gescheitert sein mag, ist Gegenstand des soziologischen Untersuchungsteils und der interdisziplinären Reflexion im Rahmen des Projekts, die ich hier aus meiner Betrachtung ausspare. Ich werde mich also im Folgenden auf die Psychopathologie dieser Jugendlichen konzentrieren. Obwohl sich diese am extremen Ende der vorhin genannten Entwicklungsstörungen ansiedeln lässt, ist es symptomatisch, dass sie im Verlauf der eskalierenden Konflikte mit der Schule als *psychische* Störung von den Professionellen meist nicht mehr wahrgenommen wurde. Diese Jugendlichen, so könnte man sagen, haben im Verlauf der Inszenierungen ihrer psychisch unerträglichen Affekte, Objekterfahrungen und z. T. Traumatisierungen aus der Vergangenheit auch in der Schule und im Bereich der Jugendhilfe kein hinreichend gutes und – das heißt – um ihr seelisches Wohl besorgtes Objekt auf den Plan rufen und finden können. Die professionellen Objekte scheinen dagegen unbewusst verstrickt gewesen zu sein in einen malignen Prozess, den sie nicht erkennen und aus dem sie folglich auch nicht aussteigen konnten, um auf Hilfe zum Gegensteuern zu sinnen. Ein wichtiger Grund dafür scheint darin zu liegen, dass diese Jugendlichen auf der manifesten Ebene keine Angst, geschweige denn Hilfsbedürftigkeit zeigten, sondern sich weitgehend unberührbar und scheinbar autonom gaben und allenfalls Angst machten.

3. Wenn Angst in Destruktivität aufgeht

Immerhin hatten die Jugendlichen, die wir untersuchen konnten, noch Kontakt zu mindestens einer Bezugsperson – meist einer Sozialarbeiterin oder einem Sozialarbeiter –, ohne deren Vermittlung das psychoanalytische Interview gar nicht hätte zustande kommen können. Es gab also ein Objekt, dem – mit welch schwachen Impulsen auch immer – sie einen Gefallen tun wollten, das sie nicht enttäuschen wollten oder das ihnen durch die Übermittlung an ein Forschungsprojekt eine gewisse Wichtigkeit verlieh: ein Objekt also, das bisher überlebt hatte. Dies könnte ein vorsichtiges Fragezeichen hinter die Unausweichlichkeit des genannten »malignen« Prozesses setzen, der schließlich im destruktiv bewirkten Ausschluss aus der Regelschule geendet hatte. Und es lässt an Winnicotts Konzept der »Antisozialen Tendenz« denken, die er als einen »Hinweis auf Hoffnung« sieht, insofern das Kind durch sein zerstörerisches Verhalten »eindeutige Reaktionen der Umwelt (provoziert), so als suche es nach einem sich ständig erweiternden Rahmen, einem Kreis, dessen ursprüngliche Form die Arme der Mutter war«.[57] Diese Suche setzt darauf, die minimale Spur des guten Objekts im Innern doch noch vor dem eigenen zerstörerischen Hass und der endgültigen Vernichtung schützen zu können, indem die Objekte bzw. Objektstrukturen der jeweiligen äußeren Realität durch destruktive Angriffe gezwungen werden, der Vernichtung Einhalt zu gebieten, sie zu verhindern oder durch Strafmaßnahmen zu regulieren und damit zu überleben – auch wenn sie dafür wiederum gehasst und angegriffen werden müssen. In dieser Dynamik ist Hass Ausdruck tief verunsicherter Bindungswünsche und Aggression Ausdruck von archaischer Angst – und beides gleichsam ein letzter Schutz vor der Implosion der Destruktivität im Inneren durch die Wendung nach außen.

Dies fanden wir auch bei der psychoanalytischen Untersuchung der nicht beschulbaren Jugendlichen vor. Dass dabei sowohl die Bindungswünsche als auch die Angst vor Vernichtung streng abgewehrt und unbewusst bleiben und im direkten Kontakt nicht spürbar werden und damit nicht existent zu sein scheinen, ist ein Psychoanalytikern wohl vertrauter psychischer Vorgang, den wir in der Praxis – geschützt durch den Rahmen der analytischen Beziehung – zu entschlüsseln versuchen, indem wir die eigenen psychischen »Gegenübertragungs«-Reaktionen beachten, auch oder gerade dann, wenn diese mit äußerst bedrohlichen Gefühlen und Ängsten verbunden sind, die wir in alltäglichen Beziehungen abwehren würden, damit sie unbewusst bleiben und wir uns nicht mit ihnen konfrontieren müssen. Oft finden wir durch die Analyse solcher Gegenübertragungsreaktionen und ihrer Abwehr einen Zugang zu den unbewussten unerträglichen Gefühlen und Ängsten unserer Patienten und können nur so zu einem hilfreichen Objekt werden, das diese Gefühle und Ängste aushalten und die Angriffe des Patienten überleben kann.

Wir kennen aber auch die negative therapeutische Reaktion, in der maligne Prozesse sich todestriebhaft unerbittlich durchsetzen, weil der Befriedigung durch Zerstörung nichts entgegenzusetzen gelingt; denn das Entgegensetzen enthält ja implizit unweigerlich einen Schritt der Separation des auf Heilung zielenden therapeutischen Objekts; jede separative Bewegung aber wird in solchen Fällen als unerträgliche Trennung erlebt und mit bösartigem Verlassen des abhängigen Kindes gleichgesetzt – dem dann nur mit zerstörerischem Angriff auf einen drohenden Behandlungserfolg durch Verschlimmerung der Krankheit statt ihrer Besserung begegnet werden kann. Man könnte sagen, dass die Jugendlichen

57 Man könne eine Reihe erkennen, so sagt er; und er zählt ausgehend vom Körper der Mutter auf: »die Arme der Mutter, die elterliche Beziehung, das Elternhaus, die Familie einschließlich Vettern und anderen Verwandten, die Schule, den Wohnort mit der Polizeistation und schließlich das Land mit seinen Gesetzen« (Winnicott, 1988, S. 163).

aus unserem Projekt eine vergleichbare negativ-destruktive Reaktion auf das Angebot der Schule zeigen. Wir können uns von daher vorstellen, dass es tatsächlich schwer, wenn nicht gar unmöglich sein kann, im Rahmen von Schule mit ihrem Bildungsauftrag einen antisozial destruktiv agierenden Schüler als schwer beziehungsgestörtes Kind zu identifizieren und zu halten. Dass das Schulsystem mit seinen Strukturen Ordnungsmaßnahmen bereithält, die Selektion erlauben, erleichtert dagegen die Realisierung des spontanen Impulses, einen unerträglichen Schüler oder eine Schülerin einfach nur loswerden zu wollen. Die psychische Störung des Kindes oder Jugendlichen wird dadurch natürlich nicht behoben, sondern verstärkt – und zwar gemäß der Art der Störung durch Verstärkung der radikalen Abwehr von Trennungsangst und von Bedürftigkeit nach einem Objekt. Gesteigerte Unberührbarkeit und provozierende – scheinbare! – Unabhängigkeit sind die spürbare Folge, die das nächste Scheitern, vor dem sie schützen sollen, gemäß dem Wiederholungszwang heraufbeschwören. Ähnlich wie bei der negativen therapeutischen Reaktion gibt es bei den destruktiven Jugendlichen eine maligne Verwendung dessen, was die professionelle Beziehung begründet. Ist es in der Therapie das Ziel, das psychische Leiden zu bessern, so ist es in der Schule das Ziel, Unabhängigkeit und Autonomie zu fördern. Die antisozial agierenden Schüler bringen die dazu erforderlichen Voraussetzungen auf der Entwicklungslinie von Separation und Individuation (Margret Mahler) aber gar nicht mit, und auch wenn sie intelligent sind, so können sie doch das Angebot der Schule nicht nutzen. Solange sie nicht wissen, ob das gute innere Objekt überleben kann, wird jeder äußere Trennungsschritt und jede Schwellensituation – z. B. regelhaft der Schulwechsel am Ende der Grundschule – als tief bedrohlich erlebt und herrschen destruktives Selbsterleben und archaische Vernichtungsangst vor. Da auf diesem Entwicklungsniveau keine tragfähigen psychischen Abwehrmechanismen zur Verfügung stehen, bleibt dann nur der Weg der unbewussten Abwehrmaßnahmen in direkten Inszenierungen der inneren Beziehungsstörung mit den äußeren Objekten mittels Externalisierung, Projektion und projektiver Identifizierungen. Auf diese Weise können die Jugendlichen in ihren destruktiven und selbstdestruktiven Inszenierungen als absolut unabhängig von den Objekten und frei von jeglicher Angst um sich selbst erscheinen. De facto geht die Angst in der Destruktivität auf.[58]

58 Bei der Darstellung seines Konzepts der antisozialen Tendenz hat Winnicott aber das in ihr verborgen enthaltene Wesensmerkmal der Hoffnung betont, Hoffnung auf das Wiederfinden und Anknüpfenkönnen an etwas, das es einmal gegeben haben muss. »Das Vorhandensein der antisozialen Tendenz bedeutet«, so sagt er, »dass *ein wirklicher Verlust stattgefunden hat* (nicht ein einfacher Mangel); das heißt, dass etwas Gutes, das das Kind bis zu einem bestimmten Zeitpunkt positiv erlebt hat, ihm entzogen worden ist.« (ebd., S. 162) In der Tat fanden wir bei vier von Fünf der von uns untersuchten Fällen frühe kumulative Traumatisierungen.

4. Eine Einzelfallstudie aus dem Forschungsprojekt – Cassimo

Ich komme nun zu einem Fallbericht aus dem Forschungsprojekt.[59]

Cassimo ist ein 16½ Jahre alter, in Deutschland geborener italienischer Junge, dessen Eltern auf der Suche nach Arbeit ihre Heimat Sizilien verlassen hatten. Er war uns über eine Sozialarbeiterin aus seiner vorletzten Bildungsstation vermittelt worden.

Es war für den Interviewer überaus schwierig gewesen, den Jugendlichen telefonisch zu erreichen und überhaupt einen Termin zu vereinbaren. Zu diesem erschien dann pünktlich ein kräftiger, schlicht wirkender Junge mit kurz geschorenen Haaren, der wenig Worte machte. »Strohdumm!« – so der spontan ablehnende, sofort schuldbewusst verbannte Gedanke des Interviewers, während der Junge ihm teilnahmslos gegenübersitzt. Nach den vielen zunehmend vertrauten Telefongesprächen mit der Familie im Vorfeld des Termins hatte er erwartet, dass Cassimo gesprächiger und interessierter sei. Weil ihm das Schweigen unerträglich zu werden droht, kommt der Interviewer auf das Forschungsprojekt zu sprechen. Cassimo zuckt mit den Schultern und sagt, dass er eigentlich immer zur Schule gegangen ist und kein Problem damit habe. Der Interviewer ist irritiert, denkt, dass Cassimo vielleicht gar nicht der Richtige für unser Forschungsprojekt ist und fragt nach. In mühsamem Frage- und Antwortspiel nennt Cassimo nun eine Reihe verschiedener namenloser Schulstationen, ohne dass daraus eine nachvollziehbare Chronologie würde. Es scheint, als sei der Junge immer irgendwo gewesen, ohne eigentlich zu wissen wo und warum. Dabei spricht er in leisen, oft im Nichts verlaufenden knappen Sätzen und erstickt damit die Hoffnung, mehr zu erfahren, immer schon im Keim. Klar wird lediglich, dass er keinen Hauptschulabschluss gemacht hat. Als Grund dafür gibt er an, er sei immer müde gewesen – und gähnt dabei. Der Interviewer nimmt nun den Bezug zur aktuellen Situation auf und sagt, es gehe Cassimo hier und jetzt wohl ähnlich. Cassimo stimmt einfach zu, begegnet aber der Frage, wie diese Müdigkeit wohl entstehe, wiederum mit müdem Achselnzucken. Er gehe spät ins Bett... Kapiere nicht, was der Lehrer sagt... Streit mit Lehrern... Keine Lust... Schon in der Grundschule. In der Schule immer – nur draußen sei es anders!

Der Interviewer hat das dringende Gefühl, aktiv bleiben zu müssen, damit das Gespräch nicht erstirbt. Zeitweilig hat er regelrecht Angst, der Jugendliche könnte einschlafen. In zähem Kampf gegen das Nichts bringt er dann doch einiges in Erfahrung: Dass die Eltern immer Ärger wegen der Schule gemacht haben, die Mutter an allem herummeckert; dass die Schwester sechs Jahre jünger ist, also gerade geboren wurde, als Cassimo in die Schule kam; dass er seitdem sein Zimmer mit ihr teilen muss und vergeblich versucht, für sich einen eigenen Teil abzutrennen; dass der Vater nur drei Jahre zur Schule gegangen ist und als Gabelstapelfahrer bei der Post einen guten Job hat – würde er auch gerne machen, gehe aber auf Dauer nicht; der Vater sei in Ordnung, nur wenn er seinen Tick habe, dann müsse man machen, was er sagt. – Über das Thema Vater wird dem Interviewer unmittel-

59 Die psychoanalytische Untersuchung von Cassimo einschließlich einer ersten Auswertung wurde von Frank Dammasch, das Elterngespräch von Rose Ahlheim durchgeführt.

bar ein einvernehmlicher Kontakt mit dem Jugendlichen möglich. Und das Thema Mutter lädt zur Verbrüderung gegen sie ein: Es sei ja schwer – so das geäußerte Verständnis des Interviewers – Lust für etwas zu haben, wenn die Mutter immer unzufrieden ist mit allem, was man tut. Allerdings nimmt der Interviewer im an diese Intervention anschließenden Schweigen eine depressive Stimmung wahr, bevor Cassimo wieder beginnt zu gähnen und alles Gesagte und Gespürte belanglos erscheinen.

Im Bemühen, das Lebendige zu erhalten und nach irgendeinem Lebenszeichen in dem Jungen zu suchen, landet das Gespräch wieder beim Vater: Cassimo geht öfter an einem nahegelegenen Baggersee angeln – das hat er mal mit dem Vater in Sizilien gemacht. Am See könne man aber besser angeln als am Meer, wo man rausfahren müsse mit dem Boot. Der Interviewer sieht plötzlich Bilder vor sich vom Thunfischfang in Sizilien und hat ein Meer voller Blut im Kopf – während Cassimo sagt, er fange nur kleine Fische, die werfe er immer wieder rein; er möge keinen Fisch. In Sizilien werde doch bestimmt viel Fisch gegessen, meint der Interviewer. Ja schon, er esse auch welchen, möge ihn aber nicht richtig. Ob er eine andere Lieblingsspeise habe?, versucht der Interviewer. – Cassimo zuckt mit den Schultern, weiß er nicht.

Der Interviewer fühlt sich zunehmend erschöpft, kraftlos, auch depressiv. Er registriert, dass Cassimo zwischendurch seine auf dem Tisch liegende Hand zur Faust ballt, mag für sich aber nicht entscheiden, ob das eine Äußerung von Aggression oder ob lediglich der Arm eingeschlafen ist. Der Jugendliche macht am Ende der Stunde keinerlei Anstalten zu gehen.

Den einen Schlusspunkt setzenden Vorschlag eines zweiten Interviews nimmt er unentschieden lustlos an. Und auch der Interviewer reagiert entsprechend: Cassimo möge telefonisch absagen, wenn er es sich anders überlege.

Der Interviewer hält nach der Stunde fest, dass ihm Cassimo sympathischer war als ein anderer Jugendlicher zuvor, weil die narzisstisch-omnipotente Abwehr und damit die bedrohliche Destruktivität gefehlt hätten und sich der Jugendliche eher als desillusionierter, völlig depressiver Junge ohne Orientierung gezeigt habe. Im Anschluss sei ihm noch die Frage nach gegangen, was Cassimo wohl meint, wenn er sagt: »Draußen ist es anders.«

Das zweite Interview findet erst nach einem geplatzten Termin und weiteren Telefonanrufen des Interviewers statt. Diesmal bringt Cassimo einen jungen Schäferhund mit, den er vor einem Jahr während eines Urlaubs in Sizilien mit dem Moped beinahe überfahren hatte; winzig und in einem jämmerlichen Zustand sei er gewesen. Noch an der Tür – es ist Winter – verwickelt Cassimo den Interviewer in den Konflikt, diesen Hund (den die Mutter zu Hause nicht duldet) draußen angebunden in der Kälte oder ihn hereinzulassen und bei sich aufzunehmen. Den Interviewer rührt es, wie der Jugendliche indirekt mit dem kleinen verwirrten, heimatlosen, bedrohten und bedürftigen Hund einen Teil von sich selbst zur Darstellung bringt. »In Sizilien«, sagt Cassimo sich von dort abgrenzend, »werden Hunde wie Mäuse behandelt.« Hier im Interview dagegen soll der Hund – wiewohl er viel Dreck macht und sehr unruhig ist – eine gute Verbindung begünstigen, indem er auch Distanz sichert: Beide, Interviewer und Jugendlicher, können sich immer wieder mit dem Hund als Drittem beschäftigen; und es wird sogar möglich, über Bedeutung zu sprechen:

Dass der Hund dafür sorgt, dass nur ja nicht wieder Stille und Langeweile aufkommen, die Cassimo auch in der Schule nie aushalten konnte; dass der Hund unruhig ist wie Cassimo selbst, der immer etwas machen muss, rastlos ist und in seinem Inneren keine Heimat hat. Draußen, so erklärt er konkretistisch auf die Frage des Interviewers, sei alles deswegen anders, weil da die Freunde seien und er tun könne, was er wolle, freier als in der Schule. Er erzählt, dass er in der Schule immer gestört hat und schon in der Grundschule ständig vor die Tür gesetzt wurde. Immer sei er an allem Schuld gewesen, beklagt er sich. Auf die Deutung des möglichen Zusammenhangs seiner Unruhe mit der Geburt der Schwester beklagt sich Cassimo zwar über die Schwester, erklärt aber, dass er schon davor unruhig gewesen sei: Er habe immer seine Autos kaputt gemacht und die kaputten Autos dann im Regal aufgereiht. Dies ist eingebettet in eine Gesprächsatmosphäre beinahe innigen dyadischen Einverständnisses zwischen Cassimo und dem Interviewer, das jedes aggressive Moment sogleich entschärft.

Wieder wird die Trennung am Ende der Stunde – diesmal auch im Erleben des Interviewers – zum Problem; Cassimo wird immer gesprächiger, sagt sogar, er glaube, dass das mit der Schule eine Krankheit von ihm sei, und erzählt, sein Traum sei, so stark zu werden wie Schwarzenegger, stärker als der Vater sei er jetzt schon. Dann werde er Rausschmeißer in der Disco. Die erstaunte Bemerkung des Interviewers, dann müsse er brutal sein können, bestätigt er einfach, indem er erzählt, wie er einen, der ihn dumm angemacht habe, kurz umgehauen habe, so dass er nicht mehr aufgestanden sei – habe viel Ärger gegeben! Und er beschwichtigt sogleich: Er wolle sich so stark trainieren, dass er jemanden, der stört, einfach hochheben und vor die Tür stellen kann. Erst mit der abschließenden Deutung: Früher in der Schule sei <u>er</u> rausgeschmissen worden, und nun wolle <u>er</u> es sein, der <u>andere</u> rausschmeißen kann, die Cassimo einverständig schmunzelnd aufnimmt, kann der Interviewer sich endlich verabschieden – nicht ohne dem Jugendlichen alles Gute zu wünschen.

Im Gespräch mit den Eltern herrschte eine bemüht harmonische Atmosphäre zunächst unter der Bedingung der Projektion aller Schuld auf die Schule. Einziger Fehler der Eltern, so der Vater, sei ihre Zustimmung gewesen, Cassimo nach den ersten Wochen in der ersten Klasse in die Vorklasse zurückzustufen. Ab da seien nur noch Klagen gekommen und viele, viele Gesprächstermine, die die Eltern ganz deutlich als Vorladungen vor (feindliche) deutsche Institutionen erlebt haben, mit einer Unzahl nachfolgender Hilfemaßnahmen. In Italien, so der Vater, hätte man Cassimo nach der 2. Klasse sitzenbleiben lassen, basta. In Deutschland dagegen: »Großer Zirkus« und »zu viel Pädagogik!« Das sei der Fehler gewesen. – Es gelang der Interviewerin aber doch, Vertrauen zu gewinnen, und so erfuhr sie, was die Eltern zwar energisch zu verharmlosen suchten, dennoch unter spürbar großem Druck berichteten: Beide Eltern arbeiteten Schicht, als Cassimo geboren wurde, und sie gaben sich in der Folge abwechselnd das Kind mit der Tür in die Hand; Cassimo war mit drei Monaten abgestillt worden, weil er zu groß gewesen sei und die Mutter »nicht genug für ihn hatte«. Mit einem halben Jahr habe er plötzlich nicht mehr geschlafen und allnächtlich durchgeschrieen, bis er die Teeflasche bekam, und sofort wieder zu schreien begonnen, wenn der Sauger aus dem Mund gerutscht war, weil die todmüde

Mutter einschlief. Aus Erschöpfung haben die Eltern das Kind mit zwölf Monaten dann zu den mütterlichen Großeltern nach Sizilien gebracht. Dort sei es dem Großvater mit seinem energischen »Schluss-Basta« sofort gelungen, Cassimo die Teeflasche abzugewöhnen. Die Eltern kamen während des folgenden Jahres vier Mal zu Besuch nach Sizilien, und mit 24 Monaten nahmen sie das Kind wieder mit nach Deutschland. »Ab da alles normal«, sagen sie, »keine Probleme mehr!« Wenn dann nicht die Schule gekommen wäre.

Im Lichte des Elterngesprächs schien uns der Inszenierungsbogen im Verlauf der Interviews mit Cassimo die frühe, von Destruktivität bedrohte Beziehungsdynamik abzubilden. Dass der Interviewer nach dem ersten Interview festgehalten hatte, dass der Junge ihm sympathischer war als ein anderer, wurde in der Fallkonferenz als eine zwingende Abwehr der deutlich vorhandenen Hinweise auf Aggressivität und Destruktivität gesehen: Im ersten Interview dominierte nämlich das Nicht-zusammen-Passen; der Jugendliche enttäuschte die Erwartung und forderte mit seiner gleichgültigen Passivität alle Aktivität vom Interviewer, der ihn am liebsten gleich wieder loswerden wollte. Die sich breitmachende depressive Passivität und die Verunsicherung und Ohnmacht angesichts der immanent spürbaren, nicht objektgerichteten und verwirrend ungreifbaren Aggressivität bewirkten dann als Gegenübertragungsreaktion spontan aufblitzende mörderische Phantasien vom blutgeröteten Meer und harpunierten Fischen, richteten die Wahrnehmung auch auf die geballte Faust; die Phantasien mussten aber unspezifisch und der Objektbezug unklar bleiben. So wurde auch der geplatzte zweite Termin gar nicht erst denkwürdig. In der Beziehungsdynamik des durch quälendes Fordern und Gefordertsein geprägten Interviews erschien das Ineinandergreifen von Wegschickenwollen durch den Interviewer und passiver Verweigerung durch den Jugendlichen unentwirrbar, Klärung und Differenzierung unmöglich. Unter der sedierenden Bedingung dieser Aggressionsabwehr entstand aber eine gewisse atmosphärisch gute Verbindung, die entgegen der manifesten Tendenz zum Kontaktabbruch das 2. Interview ermöglichte, indem der Interviewer aktiv blieb und es nicht aufgab und der Jugendliche doch motiviert wurde zu versuchen, was das Objekt aushält.

In unserer Fallkonferenz beherrschten die beiden Themen Aggression und Dummheit die Diskussion, weil sie so schwer greifbar waren. Dafür schien uns das Trennungstrauma im Alter von zwölf Monaten mit den zu vermutenden phantasmatischen konflikthaften Unterfütterungen durch die Eltern, vor allem aber noch davor – und generalisierter – das frühe Ersticken der als unerträglich erlebten fordernden Aktivität des Kindes mittels der Teeflasche ursächlich zu sein – nicht zuletzt wegen der untergründigen aggressiven, archaisch kastrierenden Strebungen. Die Mutter – sehr jung, mit Schichtarbeit überlastet und getrennt von ihrer Familie in einem fremden Land – hatte wohl buchstäblich nicht genug übrig für den zu großen, fordernden Jungen und konnte die vitale Erregung des Säuglings nur als Angriff erleben, dessen sie nicht Herr werden konnte; und der Junge seinerseits wurde permanent mit der für einen Säugling lebensbedrohlichen und darüber hinaus unerfüllbaren Forderung konfrontiert, still zu sein, ohne genug bekommen zu haben. Wir nahmen an, dass dies die Suche nach Bedeutung und damit das Denken anhaltend gehemmt hat. Die Schlafstörung als vorläufig letzter vitaler Kampf des Kindes setzte in der Subphase der Differenzierung auf der Entwicklungslinie von Loslösung und Individuation ein. Wenn der stete Wechsel der versorgenden Objekte mit Hektik, Hast und einem permanenten Gefühl bei den Eltern: »Es ist alles zuviel!«, verbunden war, so musste beim Kind die äußere Unruhe sich mit dem konstanten Bedrohungsgefühl: »Mir wird alles weggenommen!«, zu einem inneren Zustand von Orientierungslosigkeit bei umfassender Verlustangst verdichtet haben. Die für die Entwicklung von Denken so wichtige differenzierende potenzielle Wahrnehmung: »Mama geht, aber Papa bleibt da, bis sie wiederkommt«, musste durch die emotional stärkere, lebensbedrohliche Wahrnehmung: »Mama will weg von mir!«, unmittelbar ihre beruhigende Bedeutung verlieren. Die in der reaktiven Schlafstörung eskalierende Trennungsangst konnte keinen Halt finden, weil sie die Überforderung der Eltern nur noch vergrößerte und schließlich zu einer traumatischen Trennung führte, die ein Jahr später mit 24 Monaten dann noch einmal wiederholt wurde, als der Junge wiederum von den Großeltern in Sizilien weg- zu den Eltern nach Deutschland zurückgenommen wurde. Trennung und ihre bedrohlich ängstigenden und schmerzenden Folgen haben die Erfahrungen des Jungen von Geburt an beherrscht, sie durften aber wegen des dominant aggressiven Aspekts keine Bedeutung bekommen; sie konnten folglich auch vom Kind nicht verarbeitet werden. Als Abwehrmaßnahme gegen destruktives Selbst- und Objekterleben blieben ihm schließlich nur eine möglichst weitgehende Wendung von Aktivität in Passivität mit dem Erscheinungsbild eines sedierten Jungen mit depressiven Zügen. So ließe sich erklären, dass die Aggression im Material der Interviews zwar deutlich enthalten und sogar – wenn man die Stärke der Abwehr als Gradmesser nimmt – von erheblicher Bedrohung ist, jedoch keine Kontur bekommt; sie scheint zwischen den Polen der Dyade frei zu flotieren. Wer Rausschmeißer ist und wer rausgeschmissen wird, bleibt offen, die Brutalität dabei unbestimmt; beides kann nicht geklärt und ebenso wenig gedacht werden wie die Frage, ob das Weggeben des Kindes nach Sizilien ein Agieren aus dem Hass der Eltern oder eine Rettungsaktion vor den gefährlichen Folgen dieses Hasses war. Für das Kind musste in einer regressiv fixierten Abwehrmaßnahme das zugewandt-aufopfernd-bemühte und das aggressiv-überdrüssig-verlassende Objekt ununterscheidbar werden, damit ein gutes Objekterleben überhaupt weiterhin möglich war – und damit in der Folge sein Selbst verträglich und »sympathisch« erlebt werden kann.

Auf dem Hintergrund dieser Analyse der Psychodynamik kann nun die Geschichte des Scheiterns an der Schule von Cassimo als wiederholte unbewusste Inszenierung seiner unbewältigten Konflikte und Ängste, insbesondere aber von deren Abwehr durch Destruktivität, erkennbar werden, wobei die Destruktivität in ihrem konkreten äußeren Erscheinungsbild durchweg zweierlei Züge trägt, die beide das Angebot der Schule angreifen: unerträglich unruhige Erregung mit aggressiven Durchbrüchen einerseits und unerreichbar passive Abwesenheit mit unspezifischer Verweigerung in quasi-sedierten Zuständen andererseits.

Wir können nun annehmen, dass Cassimo sich im Alter von sechs Jahren, zeitgleich mit dem Schuleintritt, durch die Geburt der Schwester zum zweiten Mal aus der Familie nach »draußen« vertrieben erlebt haben mag, ohne dass dies von seinen Eltern hätte verstanden werden und für Cassimo eine Bedeutung hätte bekommen können – Voraussetzungen für psychische Verarbeitung. Die Schule bot sich für Cassimo sozusagen an, zum bedrohlichen Ort erzwungener Trennung von allem Vertrauten zu werden, möglicherweise zu einem gefährlichen Sizilien, wo der Großvater-Lehrer »Basta« sagt und sich das Meer blutrot färbt und heimatlose Hunde wie Mäuse erschlagen werden. Und die Eltern, für die die Schule ihrerseits ein vielleicht idealisiertes, aber tendentiell feindliches Terrain mit fremden Maßstäben und unliebsamen Forderungen bedeutet haben mag, konnten ihm auch hier den Übergang nicht erleichtern, so wie sie seinerzeit nicht dafür hatten sorgen können, dass dem Einjährigen in Sizilien wenigstens seine Teeflasche als Übergangsobjekt erhalten blieb.

Cassimo inszeniert gemäß dem Wiederholungszwang das seiner inneren Objektbeziehung fest zugehörige unbewältigte Trennungsdrama und zeigt sich – auch in seinem eigenen retrospektiven Selbsterleben – als hyperaktiver, nicht zu haltender, störender Junge, der vor die Tür gesetzt werden muss. Dass seine kognitiven Ich-Fähigkeiten von früh an beeinträchtigt wurden, muss eine positive Besetzung der Schule noch weiter erschwert haben; die Erfahrung, dass es hilfreich ist, sich einen Reim auf die Dinge zu machen, und dass Anstrengung und Leistung gut tun, stand dem Kind, das immer nur gegen Überforderung hat kämpfen müssen und zum passiven Aufgeben seiner aktiven Impulse gezwungen gewesen war, nicht zur Verfügung. In der Konsequenz konnte er von vornherein weder die Lehrerin als unterstützendes Objekt noch die Schule insgesamt als fördernde Umwelt annehmen. Alle negativen Erfahrungen in der Folge verstärkten die Wiederbelebung der frühen Traumatisierungen und den affektiv wirksamen Wiederholungszwang, den Rausschmiss zu inszenieren, auch wenn in diesem unkenntlich verborgen wohl immer auch ein Funken Hoffnung war, »draußen« ein gutes, symbiotisches Objekt wiederzufinden. So musste die Schule – von dieser unbemerkt – für Cassimo insgesamt zum traumatisierenden frühen Objekt werden, das ihn mit nicht erfüllbaren Leistungsansprüchen überfordert und in eine Kette von Frustrationserlebnissen zwingt, die das innere Bild eines unpassenden, zerstörerischen und unfähigen Selbst immer wieder reproduziert. Cassimo ist so gesehen aus psychischen Gründen von Anfang an nicht schulreif gewesen, ohne dass dies bei der Schuleingangsuntersuchung gesehen worden wäre. Es erstaunt also nicht, dass er nach wenigen Wochen wegen seiner Unruhe und Unfähigkeit sich zu konzentrieren in die Vorklasse zurückgestuft wurde. Dass ihm damit kurz nach der Einschulung erneut eine Trennung zugemutet wurde, die bei diesem Jungen die Kette traumatischer Erfahrungen fortsetzte und den Wiederholungszwang bediente, wurde, da unbekannt, von niemandem beachtet. Es zählte hier – wie bei den frühen Trennungen auch schon – nur das positive Motiv der Verantwortlichen, dem Kind eine neue Chance zu geben durch intensive Förderung angesichts dazu unfähiger Eltern. Doch auch am Ende der Vorklasse waren trotz einiger zusätzlicher Hilfemaßnahmen die Probleme nicht gelöst. Cassimo bekam aber eine Klassenlehrerin, die ihn zwar oft vor die Tür setzte – und sich übrigens noch Jahre später darüber wunderte, dass er dort immer brav stehenblieb; die er aber auch dazu brachte, ihn nicht aufgeben zu wollen. Wenn man die beeindruckend vielen, zum Teil allerdings wie wahllos nebeneinander oder nacheinander stehenden Hilfsmaßnahmen, mal aneinander gereiht, mal vorzeitig abgebrochen und durch die nächste ersetzt, betrachtet, sieht man buchstäblich das unstillbar objekthungrige Kind vor sich, das Befriedigung verlangt, die es nicht bekommen kann und nun eine Teeflasche nach der anderen braucht und das unerträglich wird, wenn eine aus dem Mund rutscht und als Ersatzobjekt nicht verfügbar ist. Man bekommt aber auch eine Ahnung, dass diese Maßnahmen zugleich der Beruhigung der Professionellen dienen und ihnen den emotionalen Rückzug erlauben. Cassimo bekommt im Laufe der ersten Schuljahre: Motopädie, Logopädie, Spieltherapie in der Frühförderstelle, sozialpädagogische Hausaufgabenhilfe, heilpädagogische Einzelbetreuung in Ermangelung eines qualifizierten Hortplatzes, eine italienische Familienberatung mit Koordinierungsfunktion bei den verschiedenen Maßnahmen und schließlich noch eine Psychodramagruppe. Innerhalb der Schule wird veranlasst, sonderpädagogischen Förderbedarf im Bereich Erziehungshilfe festzustellen – der IQ liegt bei 105 –, und Cassimo bekommt eine Integrationsmaßnahme durch eine Sonderschullehrerin, deren Anwesenheit in der Klasse von zunächst fünf Stunden auf – dank eines weiteren bedürftigen Schülers – schließlich Vollzeit in der vierten Klasse gesteigert wird. Obwohl für einzelne der vielen mit Cassimo befassten Professionellen aus Schule und Jugendhilfe, die im Rahmen des Forschungsprojekts befragt wurden, der vielfach getestete und begutachtete Junge immerhin ein Rätsel war, wusste keiner etwas von der frühkindlichen Trennungsgeschichte; und an keiner Stelle lag der jeweiligen Maßnahme oder ihrer Beendigung ein Fallverständnis zugrunde, das für eine umfassendere professionelle Reflektion der einzelnen Maßnahme und ihres Zusammenspiels mit anderen eigentlich unverzichtbar ist. Man könnte sagen: Cassimo fand vielfältige äußere Beachtung und auch Zuwendung, aber keinen inneren Halt. So wie er selbst den Stationen seiner Schullaufbahn keine Namen zuordnete und keine Bedeutung gab, so hatte auch er mit seiner besonderen Geschichte, die das Rätselhafte wenigstens zum Teil hätte klären können, keine Bedeutung erfahren.

Gleichwohl haben die umfänglichen Maßnahmen, insbesondere wohl das gut funktionierende Teamteaching in der Grundschule erreicht, dass Cassimo im Unterricht mitkam und in der Klasse bleiben konnte, Interesse an Sachkunde entwickelte und vor allem, zweifellos dank der konstanten Verfügbarkeit der Klassenlehrerin, Objektbindungen wagen konnte. Am Ende des 4. Schuljahres konnte er, der Angst allenfalls in der abgewehrten Gestalt unruhiger Erregung spürte und zu spüren gab, so deutlich Trennungsangst und den dringenden Wunsch zu bleiben äußern, dass die Klassenlehrerin vorübergehend erwog, den Jungen aus pädagogischen Gründen die 4. Klasse wiederholen zu lassen. Dazu aber war er zu alt, und darüber hinaus bestanden die Eltern darauf, dass Cassimo in die Gesamtschule kam, um einen höheren Abschluss machen zu können. Dafür wiederum war Bedingung, dass der sonderpädagogische Förderbedarf als beendet erklärt wurde; die italienische Familienberatung endete plötzlich, weil die Beraterin ein Kind bekam, und die Psychodramagruppe endete zufällig, weil die Leiterin gekündigt hatte. Die von Cassimo gefürchtete Trennung von der Grundschule war dann verbunden mit dem Zusammenbruch der gesamten Hilfeorganisation. Natürlich konnte niemand sich Gedanken darüber machen, wie das auf Cassimo wirken musste; aber es klingt die uns aus unserem Elterngespräch bekannte unbewusste Ablehnung und ein Schuldgefühl darüber an, wenn die Professionellen einvernehmlich betonen: Cassimo habe ja ganz besonders viele Hilfen bekommen, diese hätten auch gut geholfen; jetzt sei es genug gewesen, und es reiche auch. Die Klassenlehrerin allerdings hatte ein ungutes Gefühl. – Cassimo kam also aus einer intensiv betreuten, von ihm gerade angenommenen Schulsituation übergangslos in die unübersichtliche Gesamtschule mit hoher Schülerzahl und wechselnden Fachlehrern. Pubertätsbedingt verschärft nahm nun infolge der retraumatisierenden und die frühe psychische Störung verstärkenden Trennung von einem endlich als wiedergefunden erahnten guten Objekt der Wiederholungszwang seine maligne Wendung. Es ging systematisch bergab mit Cassimo, der entweder apathisch herumsaß oder nur noch störte und durch Gewalttätigkeiten und allmählich auch durch sexualisiertes Verhalten seine Angst zum Verschwinden brachte. Näheres konnten wir über die dreieinhlb Jahre Gesamtschule nicht erfahren; es gab dort – einmalig im bisherigen Verlauf des Projekts! – zwei Jahre nach dem Ausschluss vom Schulbesuch niemand mehr, der über Cassimo etwas sagen wollte. Cassimo hat also an die schließlich gute Erfahrung der Grundschule nicht anknüpfen können und kein Interesse gefunden, außer ihn loswerden zu wollen. Das dem Schmerz über das Weggeschicktwerden vorbeugende »Kein Interesse« von Cassimo hat seinen Widerhall gefunden. Von der Gesamtschule wird er schließlich in eine Hauptschule geschickt – dort wird er, ohne eine Spur zu hinterlassen, nach drei Tagen Probe nicht aufgenommen. Die letzte Station ist die sog. »Lernwerkstatt«, eine spezielle Erziehungshilfeschule mit maximal sechs Schülern pro Klasse und werkpädagogischer Ganztagsbetreuung. Unter dieser Sonderbedingung kann er an die guten Zeiten der Grundschule anknüpfen: Er stört nicht, steht in gutem Kontakt zu den Betreuern, fügt sich in den Rahmen – allerdings unter der Bedingung, dass er strikt jegliche schulische Forderung verweigert. Dies wird ihm dort zugestanden – seine unerbittliche Konsequenz dabei sogar beinahe komplizenhaft bewundert. Cassimo verlässt diese Einrichtung am Ende ohne Hauptschulabschluss; und er hinterlässt auch hier Professionelle, die eingestehen, dass sie nicht begriffen haben, was mit diesem Jugendlichen eigentlich los ist. Die Frage ist auch nicht wichtig, denn über die Prognose muss auch diese Einrichtung sich keine Gedanken mehr machen – sie hat ihre Aufgabe erledigt wie zuvor auch die Grundschule und seinerzeit vielleicht die sizilianischen Großeltern.

Dabei gibt es, wie unsere psychoanalytische Untersuchung zeigt, gute Gründe, sich über die Prognose dieses Jugendlichen Gedanken zu machen, dessen ungerichtete Aggression, die kein Objekt finden und nicht durch Anstrengung und Leistung gebunden werden kann, immer mehr Energie zur Abwehr benötigt. Die sedierende Wirkung lähmender Passivität kann aber auf Dauer nicht halten, und symbiotische Objekte zu finden, um die Verleugnungen abzusichern, wird kaum sicher gelingen können. Wahrscheinlicher ist, dass die Macht des Wiederholungszwangs immer wieder Unerträglichkeit und Trennung erzwingt und die Destruktivität dabei sich nach außen wie nach innen verschärft.

5. Schluss

Wir haben im Zuge des Forschungsprojekts feststellen können, dass unsere psychoanalytische Untersuchung der Fälle hervorragend geeignet ist, einen Schlüssel zum Verständnis von malignen Konfliktgeschichten mit sozialen Institutionen, insbesondere der Schule zu liefern. Und natürlich haben wir uns immer wieder gefragt, wie wir unsere ausgefeilten Möglichkeiten, schwere frühe Störungen, die antisozial agiert werden, zu erkennen und dynamisch zu verstehen, auch therapeutisch verwenden könnten, um die eskalierenden Prozesse zu unterbrechen. Das übliche ambulante Setting greift bekanntermaßen in diesen Fällen nicht. Selbst ein Junge wie Cassimo, der über ein wie auch immer bedrohtes, weil unkonturiertes gutes Objekt im Inneren verfügt und auch einige szenische Gestaltungskraft hat, wird niemals in eine ambulante Psychotherapie kommen; weitere Gespräche, die wir ihm angeboten haben, hat er ebenso wenig wahrgenommen wie die anderen Jugendlichen des Projekts. Dies liegt auch in der Natur der Sache; denn solche Kinder und Jugendlichen brauchen im Ganzen etwas anderes bzw. mehr: Sie brauchen eine alltägliche, reale Erfahrung mit verlässlichen realen Objekten im Rahmen einer fördernden Umwelt, und dies über einen langen Zeitraum von wiederholten Erfahrungen von Objektzerstörung, Objektverwendung und schließlich Überleben des Objekts, wie Winnicott sie beschreibt. In einem solchen Rahmen könnte dann eine analytische Psychotherapie ein wichtiger Baustein sein; aber therapeutisch wirksam kann nur das Ganze sein, wie Y. Cohen in seiner Arbeit über ein Heim für Borderline-Kinder beschrieben hat. Dieses Ganze könnte unter Umständen bei einem Netz ambulanter Hilfen vielleicht auch in einer guten Kooperation der Professionellen und einem gemeinsamen, fortzuschreibenden psychoanalytischen Fallverständnis repräsentiert sein, das die Oberfläche der aktuellen Entwicklung und Beziehungen mit der unbewusst wirksamen Konfliktdynamik aus der psychischen Entwicklungsgeschichte in Zusammenhang bringt und die psychodynamisch bewirkten Inszenierungen auf Wiederholungszwang, agierte Abwehr und die ihr zugrunde liegenden Ängste und das Aufkeimen von Neuem hin ständig reflektiert.

Der Beitrag, den analytische Kinder- und Jugendlichen-Psychotherapeuten für eine qualifizierte, vernetzte Versorgung schwieriger Kinder und Jugendlicher im Bereich von Schule und Jugendhilfe auch zum Nutzen der vielen dort tätigen »hilflosen Helfer« leisten kann, ist ein noch offenes Kapitel. Es sollte in Angriff genommen werden.

Ein zweiter Schluss[60] – Schule und Psychotherapie

Wir haben im Zuge des Forschungsprojekts feststellen können, dass unsere psychoanalytische Untersuchung der Fälle gut geeignet ist, einen Schlüssel zum Verständnis

60 Alternativer Schluss in einem Vortrag am 28. April 2005 auf einer pädagogischen Fachtagung der GEW in München.

von malignen Konfliktgeschichten mit sozialen Institutionen zu liefern. Und natürlich haben wir uns immer wieder gefragt, wie wir unsere ausgefeilten Möglichkeiten, schwere frühe Störungen, die antisozial agiert werden, zu erkennen und dynamisch zu verstehen, auch therapeutisch verwenden könnten, um die eskalierenden Prozesse zu unterbrechen. Das übliche ambulante Setting greift bekanntermaßen in diesen Fällen nicht. Selbst ein Junge wie Cassimo, der über ein wie auch immer bedrohtes, weil unkonturiertes gutes Objekt im Inneren verfügt und auch einige szenische Gestaltungskraft hat, wird eben nicht in eine ambulante Psychotherapie kommen; weitere Gespräche, die wir ihm angeboten haben, hat er ebenso wenig wahrgenommen wie die anderen Jugendlichen des Projekts. Dies liegt auch in der Natur der Sache; denn solche Kinder und Jugendlichen brauchen zunächst etwas Anderes: Sie brauchen eine alltägliche, reale Erfahrung mit verlässlichen realen Objekten im Rahmen einer fördernden Umwelt, wie sie eine gute Schule auch ihren schwierigsten Schülern bieten sollte; und dies über einen langen Zeitraum von wiederholten Erfahrungen von Objektzerstörung, Objektverwendung und schließlich Überleben des Objekts, wie Winnicott sie beschrieben hat. In einem solchen Rahmen könnte dann eine Psychotherapie ein wichtiger Baustein sein; aber therapeutisch wirksam muss das Ganze sein, wie Y. Cohen[61] in seiner Arbeit über ein Heim für Borderline-Kinder dargelegt hat. Dieses Ganze könnte man sich als ein Netz vorstellen, das einen losen, aber rundum haltenden Zusammenhang bildet. Cassimo hat eine Unzahl von Maßnahmen bekommen und hat über viele Jahre viele Helfer gehabt. Diese waren aber weder horizontal noch vertikal, geschweige denn inhaltlich koordiniert, einer konnte gegen den anderen ausgespielt werden, ohne dass dies überhaupt aufgefallen wäre; und dass – zusammenfallend mit dem Schulwechsel – ungeplant aufgrund einiger Zufälle das gesamte Maßnahmenpaket jäh platzte, wurde von niemandem reflektiert – jeder Einzelne der Helfer übersah ja nur seinen singulären Bereich.

Ich kann Ihnen nun im Folgenden nur vorläufige Überlegungen – nicht Erfahrungen! – darlegen, die zu diskutieren wären: Was im Fall Cassimo fehlte, war als Erstes die kontinuiertliche Fallverantwortung in der Hand einer Person, die verhindert, dass einfach eine Maßnahme an – oder neben – die andere gehängt wird, und die dabei auch mögliche Wechselwirkungen im Blick hat. Diese fallverantwortliche Person könnte auch die Koordination, Moderation und inhaltliche Bündelung der Fallbesprechungen aller mit einem schwierigen Kind befassten Professionellen übernehmen. Denn eine gewisse Kooperation in Form von Fallbesprechungen innerhalb des »Netzes«, das aus den mit dem Schüler befassten Lehrern, Sozialarbeitern, dem eventuell zuständigen Schulpsychologen, anderen Helfern und ggf. dem Psychotherapeuten bestehen würde, erscheint dringend geboten. Hier könnte in kontinuierlichem Reflexionsprozess gemeinsam ein fortzuschreibendes Fallverständnis entwickelt werden, das die Oberfläche der aktuellen Entwicklung und Beziehungen mit der unbewusst wirksamen Konfliktdynamik aus der psychischen Entwicklungsgeschichte in Zusammenhang bringt, und das dabei die psychodynamisch bewirkten Inszenierungen im Schulalltag sorgfältig beach-

61 Cohen, Y. (1997).

tet: auf den Wiederholungszwang, die agierte Abwehr und die ihr zugrunde liegenden Ängste hin – aber auch im Hinblick auf die Beteiligung der institutionellen Bedingungen und der Professionellen und ihrer jeweiligen Maßnahme selbst. Auch das eventuelle Aufkeimen von Neuem, von Veränderung und Entwicklung beim Jugendlichen hätte dabei eine Chance, ohne trügerische Überhöhung – und die stets folgende Enttäuschung – sichtbar zu werden.

Wenn ich von einem erforderlichen Netz spreche, so will ich damit den in der Schule rasch aufkommenden Ruf nach Psychotherapie eines schwierigen Schülers vorsichtig in Frage stellen. Meist ist damit nämlich der Wunsch verbunden, die Verantwortung delegieren zu können. Dabei unterschätzen Lehrer – aus verständlichem Interesse heraus – die große Bedeutung als wichtige Bezugsperson, die sie gerade für die schwierigen Schüler haben, die ihrerseits ihre Lehrer – vordergründig! – am liebsten loswären. Dabei wissen Lehrer durchaus – und hätten für diese Einsicht nicht einmal die modernen Neurowissenschaften gebraucht –, dass positive Emotionalität ein wichtiger Faktor von Lernen ist und dass demzufolge negative emotionale Einstellungen »lernbehindernd« wirken müssen. Schon aus diesem Grunde also müssen Lehrer ihren zentralen Platz in dem genannten Netz behalten!

Einen schwierigen Part hat in diesem Netz die Psychotherapie, nicht nur aus rechtlichen Gründen der besonderen Schweigepflicht.

Psychotherapie ist mit mehr und mit Intimerem befasst als mit den konflikthaften Beziehungen eines Kindes oder Jugendlichen im Zusammenhang der Schule. Und sie braucht gerade wegen der intimen Aspekte des Individuums einen besonders geschützten sicheren Rahmen und muss Unabhängigkeit von den schulischen Belangen beanspruchen, über deren Interessen sie ja auch hinausgeht. Das verschafft ihr zum Einen eine gewisse Exklusivität, um die sie auch beneidet werden mag, weil sie nicht gleichzeitig eine ganze Klasse im Blick haben muss; dafür hat sie zum Anderen die Verantwortung für das Kind im Ganzen, d. h. in allen seinen Lebensbezügen und mit seiner komplexen – äußeren und inneren – Lebensgeschichte. Dabei verfügt sie im Laufe der Zeit über einen genauen Blick auf das Kind und entwickelt ein Verständnis seiner unbewussten Motivationen und Beziehungsgestaltungen, das in das übrige Netz der Professionellen sinnvoll eingebracht werden kann. Es wird also für den Part des Psychotherapeuten unweigerlich eine prekäre Balance entstehen: Zum Einen hat er den intimen Raum und die besondere Schweigepflicht gegenüber seinem Patienten und ggf. dessen Eltern zu beachten, und zum Andern erscheint es im Interesse des Patienten sinnvoll, sein besonderes Verständnis der Übertragungen und der Beziehungsverwicklungen dieses Patienten dem übrigen Netz zur Verfügung zu stellen.

Bei aller Besonderheit des Status der Psychotherapie: Cassimo und alle anderen Jugendlichen unseres Forschungsprojekts würden eben nicht in der Lage sein, von sich aus eine psychotherapeutische Praxis aufsuchen, und sie haben auch keine Eltern, die dafür sorgen könnten. Diese wichtige elterliche Funktion muss, wenn die Gesellschaft ein solches Kind nicht aufgeben will, von anderen Erwachsenen übernommen werden. Und in der Schule verbringt nun einmal jedes Kind bis ins Jugendalter hinein einen großen

Teil seines wachen Alltagslebens, und hier hat es mit verantwortlichen Erwachsenen zu tun, denen es häufig eben auch die Auseinandersetzungen aufzwingt, für die es bei seinen Eltern keine geeignete Antwort bekommen könnte. Es ist also die Schule, die, wenn sie ihren über das Unterrichten hinausgehenden pädagogischen Auftrag ernst nimmt, die größte und vielleicht einzige Chance hat, frühzeitig auf Probleme eines Kindes aufmerksam zu werden, die Ressourcen seiner Eltern einzuschätzen, und entsprechend pädagogisch zu wirken. Es gibt insofern so etwas wie eine unausweichliche Verantwortung. Es könnte aber sein, dass eine Schule, die diese Verantwortung ernst nimmt und alles daran setzt, ihren schwierigsten Schülern ein guter Ort zu sein, auch für alle anderen Schüler – und auch für die Lehrer – eine bessere Schule ist.[62]

4.5 Abwehr und Verweigerung – wechselseitig – zur Konfliktgeschichte einer Schulschwänzerin[63] *(Dalina)*

Vorbemerkungen

Auch hier beschränkt sich der Fallbericht auf die psychoanalytische Falluntersuchung und deren interdisziplinäre Reflexion. Die – ausführliche – Falldarstellung folgte dem Ansatz unseres gemeinsamen, interdisziplinären Forschungsprojektes.[64] Im ersten Abschnitt wird das soziologische Fallverständnis entwickelt – unter der Frage nach den institutionellen Anteilen von Schule und Jugendhilfe an Verlauf und Dynamik der Konfliktgeschichte einer »chronischen Schulschwänzerin«.[65] Der zweite Abschnitt vollzieht einen Perspektivwechsel: Psychoanalytisches Fallverstehen entschlüsselt – übrigens ohne Vorinformationen über die Konfliktgeschichte – den subjektiven »Sinn« des abweichenden Verhaltens dieser Jugendlichen, fragt also nach den individuellen, psychodynamischen Anteilen an der Konfliktgeschichte. Der dritte Abschnitt schließlich versucht, beide Untersuchungsperspektiven auf-

62 *Literatur:* Cohen, Y. (1997); Mahler, M.S, Pine, F., Bergman, A. (1975); Nitzschmann, K. (2000); Winnicott, D. W. (1988).

63 s. Freyberg, Th. v. /Wolff, A. (2006) in: Ahrbeck, B./Rauh, B. (Hrsg.): 2006: 96-119; siehe auch: Freyberg, Th. v./Wolff, A. (Hrsg.) (2005): 269-312.

64 Das psychoanalytische Interview mit Dalina wurde von U. Jongbloed durchgeführt.

65 Unsere Erhebungen im Fall Dalina fanden statt, nachdem diese begabte Jugendliche das Berufsgrundbildungsjahr (BGJ) an einer Berufsfachschule abgebrochen hatte. Fünf Monate nach Abschluss unserer Arbeit teilte uns die für Dalina seit vielen Jahren zuständige Mitarbeiterin des Allgemeinen Sozialen Dienstes (ASD) mit, seit einigen Wochen habe sie wieder sehr viel mit Dalina zu tun, die leider gar nichts mache – keine Therapie, keine Schule, keine Ausbildung, keine Wohnung, keine berufliche Arbeit. Ihre Gespräche mit Dalina drehten sich im Kreis und sie frage sich, wie man dieser jungen Frau überhaupt noch helfen könne. Zu diesem Zeitpunkt stand Dalina kurz vor ihrem zwanzigsten Geburtstag.

einander zu beziehen. Interdisziplinäres Fallverstehen zielt auf die Zusammenhänge von institutioneller und individueller Konfliktdynamik, Zusammenhänge, die in der Regel von den Akteuren nicht durchschaut werden und die sich deshalb blind und zwanghaft in den Konfliktgeschichten durchsetzen.

Schulverweigerung als unbewusste Inszenierung von Verlorengehen

Dalina war im Rahmen unseres Projekts die erste weibliche Jugendliche. Zuvor hatte es eine Reihe aufwändiger und schließlich doch gescheiterter Versuche gegeben, mit Mädchen zu einem Interview zu kommen. Was die innere Einstimmung der Untersucher bei der Kontaktaufnahme betrifft, so war Dalina also einerseits besonders begehrt; andererseits lag angesichts der Vorerfahrungen auch ein Gefühl der Vergeblichkeit und Resignation bereit, deren aggressive Aspekte – wie zu sehen sein wird – in die Bereitschaft zu besonders großem Entgegenkommen einflossen bzw. verwandelt wurden. Diese innere Einstellung im Vorfeld war zunächst nicht durch die Jugendliche selbst verursacht, »passte« dann jedoch hervorragend zu dem Folgenden.

Das Interview mit Dalina

Erster Kontakt – Terminvereinbarung: Gleich unter der ersten der beiden angegebenen Telefonnummern erreicht die Interviewerin zu ihrer Überraschung direkt jemanden – den Freund von Dalina, der ihr freundlich, gewandt und auf Hochdeutsch erklärt, Dalina sei gerade nicht da, komme aber in einer halben Stunde wieder. Tatsächlich ist Dalina dann am Telefon und die Terminvereinbarung – 10 Uhr an einem Tag kurz vor Weihnachten in der Praxis der Interviewerin – ist angenehm einfach. Wohl motiviert durch die kindliche Stimme von Dalina will die Interviewerin den Weg zur Praxis genau erklären, aber Dalina kommt ihr gleich entgegen: In der Gegend kenne sie sich aus, da habe ihr Freund gewohnt. Die Interviewerin ist gespannt.

Vorspiel: Um vier Minuten vor 10.00 Uhr klingelt das Telefon und eine höflich-erschrockene Dalina erklärt, sie habe leider verschlafen, ob ein anderer Termin möglich sei. Die Interviewerin hat das Gefühl, dranbleiben zu müssen, verzichtet gegen alle Gewohnheit auf ihre Mittagspause und bietet am gleichen Tag um 13.00 Uhr einen neuen Termin an, den Dalina auch wahrnehmen will.

Das Interview: Mit sieben Minuten Verspätung ist Dalina da. Ihr Anblick ist eine Überraschung: Vorneweg kommt ein Schäferhund an der Leine, hinterher ein kleines, sehr schmales, sehr kindlich und schlecht versorgt aussehendes Mädchen. Sie als verwahrlost zu beschreiben, wäre zu hart, aber das blasse Gesicht mit unreinen Hautstellen, einem leicht schielenden Auge und sehr schiefen Zähnen lassen die Interviewerin unweigerlich in diese Richtung denken. Verstärkt wird dies durch einen penetranten Geruch nach schlechtem Bratfett, den wahrzunehmen und später sogar zur Sprache zu bringen, der Interviewerin peinlich ist.[66]

Als gehe es darum, all die negativen Affekte aufzufangen, die sie in der Interviewerin ausgelöst hat, ist Dalina im Umgang nun so schüchtern, willig und entgegenkommend, dass sich bei der Interviewerin freundlich-beschützende Neigungen durchsetzen – bis in Stimme und Wortwahl hinein, fast übertrieben, wie die Interviewerin selbst bemerkt. Es ist keine Frage, dass sie den Hund – eine junge Hündin – mit ins Zimmer lassen muss; das Tier hat zum Glück überhaupt nichts Bedrohliches. Die Interviewerin ist etwas besorgt wegen ihres lediglich mit einer Jalousie unterteilten Raumes und bittet Dalina darum, die Hündin festzuhalten, damit sie dahinter nicht auf Entdeckungsreise geht. Das gelingt ohne weiteres, sie bleibt an der Leine, beschnüffelt und bewedelt ihre Herrin, will gekrault werden und nimmt erst einmal die gesamte Aufmerksamkeit gefangen.

Nach einer Weile sagt die Interviewerin dann, Dalina wisse ja vom Anliegen des Forschungsprojekts und dass die Interviewerin sie gerne kennen lernen möchte. – Das bewirkt eine Unterbrechung in der bis dahin fließend wirkenden Kommunikation, und Dalina weiß nicht, was sie sagen soll. Nach einigen Fragen und Einhilfen erklärt sie, sie sei halt schüchtern; sie würde lieber schreiben als reden.

Dies könnte ein Anknüpfungspunkt sein: Was sie denn schreiben würde? – Alles Mögliche, Gedichte, Geschichten, Romane. – Ob sie einen Roman über sich schreiben und der Interviewerin dann vorlesen würde? – Beide lachen angesichts des Versuchs spielerischer Phantasie, aber das Eis bricht nicht. Das Interview bleibt gut Zweidrittel der Zeit ein Frage-Antwort-Spiel mit äußerst knappen Sätzen auf Seiten Dalinas.

Immerhin kann die Interviewerin als Lebensgeschichten-Gerüst folgendes zusammentragen: Dalina war fast überhaupt nicht im Kindergarten, weil da die Mutter ja noch zu Hause war. Sie sei damals schon so schüchtern gewesen und nicht gerne aus dem Haus gegangen. In der Grundschule ging es dann, sie fand auch eine Freundin, die aber leider nach zwei Jahren in eine andere Stadt zog. Nochmals schloss sie sich einer Freundin an, aber die verlor sie beim Übergang in die Förderstufe. Nach der Förderstufe kam sie in den Realschulzweig einer Gesamtschule und da habe sie dann zu schwänzen begonnen, weil sie so viel gehänselt wurde. Über den Inhalt der Hänseleien kann Dalina wenig sagen. Das Schwänzen jedenfalls scheint sich über eine lange Zeit hingezogen haben. Danach – es müssen einige Jahre ins Land gegangen sein – kam sie in die *Lernwerkstatt*. Dass ihr das gut getan hat, kann sie nun ganz lebendig darstellen und

66 Schlechte Körpergerüche sind besonders peinlich – auch der, der sie riecht, wird peinlich davon berührt. Sie werden normaler Weise nicht zur Sprache gebracht und nach außen hin verleugnet; die unangenehme Wahrnehmung aber verstärkt sich dadurch in der Regel noch mehr und bekommt leicht etwas Verfolgendes, das nicht abzuschütteln ist. Es könnte sein, dass der unangenehme Geruch von Dalina, der konventionell eigentlich zu verschweigen gewesen wäre, den Psychoanalytiker aber gerade deswegen besonders aufmerksam beachten, eine »penetrant« erscheinende Bedeutung bekommt und in seiner Aufdringlichkeit auch dem Leser unangenehm wird.

dabei zeigen, dass sie sprachlich durchaus gewandt ist. Sie habe dort gelernt, Kontakte zu knüpfen, habe den Hauptschulabschluss gemacht und sei dann in eine berufsbildende weiterführende Schule gegangen. Aber dort habe sie dann sehr rasch wieder angefangen zu schwänzen und es schließlich hingeschmissen. Derzeit mache sie ein Fernstudium mit dem Ziel Abitur. Sie lebt seit zwei Monaten mit ihrem drei Jahre älteren Freund zusammen, der eine Art Ausbildung in der Computer-Branche macht und offenbar genug für sich und Dalina verdient. Sie mache den Haushalt und bestätigt auf Nachfrage, dass das auch klappen würde, was die Interviewerin sich auch durchaus vorstellen kann. – Zu Hause habe sie keinen so guten Kontakt mit dem Vater, verstehe sich aber gut mit der Mutter und der fünf Jahre älteren Halbschwester aus einer früheren Verbindung der Mutter.

Diese Passage der Stunde erlebt die Interviewerin als mühsam: Sie hat das Gefühl, Dalina die Würmer aus der Nase zu ziehen. Andererseits aber kann sie auch nicht davon lassen, weil sie glaubt, das dann auftauchende Schweigen Dalina nicht zumuten zu können. Diesen Gedanken, Dalina könnte ein Schweigen der Interviewerin als Hängengelassenwerden erleben, versucht sie nun mit den biografischen Informationen zu verbinden. Schließlich sagt sie: »Das 12-jährige Mädchen damals, das so lange nicht in die Schule ging und immer alleine war – das muss sich eigentlich ziemlich scheußlich gefühlt haben.« Dalina wehrt zunächst ab: Sie sei viel lieber allein als unter Menschen. Als die Interviewerin das dann als eine Schutzbewegung beschreibt, um schmerzlichen Gefühlen zu entgehen, fällt Dalina eine erste Überlegung zur eigenen Fehlentwicklung ein: Vielleicht sei das alles ja auch gekommen, weil sie in dem Alter eine erwachsene Freundin verloren habe, an der sie hing; die sei nach USA ausgewandert. Kennengelernt habe sie sie auf einem Bauernhof, wo sie gerne reiten gelernt hätte, aber kein Geld dafür hatte; wenigstens bei der Pflege der Pferde habe sie dann helfen dürfen.

Als die Interviewerin nun nochmals auf das wohl unglückliche und einsame Mädchen von damals zu sprechen kommt, kann Dalina ihr etwas erzählen, das sie offenbar sehr beschämt: Der Vater habe einige Jahre getrunken. Auf Nachfrage stellt sich heraus, dass das in eben der Zeit war, als sie so exzessiv schwänzte. Er sei oft ausgerastet und sehr aggressiv zur Mutter geworden – allerdings nie zu ihr. Im Gegenteil, die Interviewerin solle nicht denken, er sei ihr zu nah gekommen! Er habe dann eine stationäre Therapie gemacht. Die Mutter habe gehofft, dass es danach wieder so wie früher werden würde. Aber er sei seitdem völlig zurückgezogen und still, außerdem sei er arbeitslos.

Jetzt will Dalina von der Interviewerin wissen, was mit dem Forschungsprojekt für Ziele verfolgt werden. Die Interviewerin sagt ihr, dass man oft so gar nicht wisse, warum manche Jugendliche in der Schule scheitern und deshalb auch gar keine Hilfen anbieten könne. Sie hätte vielleicht damals mit zwölf, 13 Jahren Hilfe gebraucht.

Diese letzte Sequenz hat die Interviewerin als gefühlsmäßig nah und intensiv erlebt; und nun ist die Zeit um. Sie bittet Dalina, den Bogen für das Forschungsprojekt auszufüllen, was diese rasch und sicher tut und womit sie uns erlaubt, mit den Eltern und mit ihren Lehrern und Sozialarbeitern Kontakt aufzunehmen.

Es ist der Interviewerin ganz selbstverständlich, dass dieses Gespräch fortgeführt werden soll. Sie will einen neuen Termin für ein zweites Gespräch nach der Weihnachtszeit vereinbaren und bietet 13.00 Uhr an. Dalina fragt, ob es nicht vormittags gehe. Die Interviewerin verweist auf die Schwierigkeit am heutigen Morgen, woraufhin Dalina sagt, sie sei sonst nicht so, eigentlich sei ihr morgens lieber – aber 13.00 Uhr sei schon ok.

Nachdem Dalina gegangen ist, lüftet die Interviewerin erst einmal tief aufatmend und lange, um den schweren Dunst von schlechtem Fett und großem Hund zu vertreiben. Danach ging ihr das Schreiben leicht von der Hand; beim Nachdenken über sie rührt Dalina sie an und stößt sie auch ab. Und es drängt sich ihr irritierender Weise ein Gedanke auf, den zu verwerfen ihr nicht leicht fällt: Dalina habe ihr womöglich einen Roman aufgetischt.

Nachspiel: Zum vereinbarten Termin nach einer allerdings relativ langen Zeit von drei Wochen erscheint Dalina nicht und lässt auch nichts von sich hören. Die Interviewerin ist nicht besonders überrascht und ihr fällt auf, dass Dalina nach dem ersten Interview, von dem sie zunächst emotional berührt und angetan gewesen war, sehr rasch und vollkommen sang- und klanglos aus ihren Gedanken verschwunden war und sie erst durch ihren Terminkalender wieder an sie erinnert worden war.

In der Folge versucht sie etwa 20 Mal innerhalb von zehn Tagen, Dalina unter einer der beiden angegebenen Telefonnummern zu erreichen. Erst ist immer besetzt, zuletzt erfährt sie durch eine Telefonansage, dass diese Nummern vorübergehend nicht erreichbar seien.

Schließlich erfährt sie durch den Interviewer, der zur gleichen Zeit versucht, wegen eines Elterngesprächs Kontakt mit der Mutter aufzunehmen, dass das auch dort schwierig ist; aber auch, dass er bei seinen Versuchen einmal Dalina selbst am Telefon hatte, sie also vielleicht über das Telefon der Mutter erreicht werden könne. So ruft sie dort an und hat tatsächlich Dalina am Telefon. Mit kleinem Stimmchen erklärt sie ihr, dass sie den Termin leider vergessen habe und dass sie jetzt wieder bei der Mutter wohne. Leider hätte sie auch den Fragebogen verloren. Die Interviewerin sagt, den könne sie beim nächsten Termin nochmals bekommen – oder sie könnten ihn auch zusammen ausfüllen. Sie vereinbaren diesmal einen Termin um 10 Uhr.

Die Interviewerin ist gespannt, ob Dalina kommt, hat aber große Zweifel. Als sie nicht kommt, ruft sie um 10.15 Uhr an. Dalina ist da, wird von einer Frau – vermutlich der Mutter – ans Telefon gerufen und sagt, dass sie nicht kann. Auf Nachfrage erklärt sie, sie müsse ihrem Freund den Hund bringen. Die Interviewerin drängt ein wenig: Ob sie nicht auf dem Weg bei ihr vorbeikommen könnte, sie hätte heute auch später Zeit. Dalina sagt zögerlich zu, um dann nicht zu kommen.

Die Interviewerin entschließt sich, aufzugeben. Weitere Schritte erscheinen ihr als zu eindringend. Sie bemerkt für sich, dass diese Entscheidung aber zugleich etwas von Fallenlassen und von Verlorengehen an sich hat, was ihr bereits vertraut ist. Offenbar, so hält sie fest, wurde das verlorengegangene Objekt zuvor nicht besonders hoch besetzt.

Nachdem später in der Fallkonferenz sich ähnlich resignativ-destruktive Tendenzen, Dalina aufzugeben, gezeigt hatten – verbunden mit Bemühungen der Gruppe, dem entgegenzusteuern –, wird die Interviewerin motiviert, noch einmal schriftlich Kontakt mit Dalina aufzunehmen und ihr den Fragebogen zu schicken. Dies verbindet sie mit der Hoffnung, dass Dalina vielleicht ihre Schreibfähigkeiten zu einer neuerlichen Kontaktaufnahme nutzen könne. Doch auf das Schreiben erfolgt keine Reaktion.

Vergebliche Mühe um die Eltern

In sechs Telefonanrufen im Zeitraum von drei Wochen bemüht sich der Interviewer, zu einem Gespräch mit den Eltern zu kommen. Dabei hat er überwiegend die Mutter, zweimal auch Dalina am Telefon. Im Laufe der Telefonate entsteht das Bild einer alleinerziehenden Mutter aus der Unterschicht mit mindestens zwei Töchtern, die immer an der Grenze der Belastbarkeit lebt und keine Kapazität für die Beschäftigung mit Dalinas Problemen hat. Ein Vater scheint nicht zu existieren.

Von Anfang an stößt der Interviewer bei der Mutter auf mehr oder weniger deutlichen Unwillen zum Gespräch, wird aber vor allem von Dalina immer wieder vertröstet und dazu gebracht, ein weiteres Mal zu einem vielleicht passenderen Termin anzurufen. Aber auch ein Entgegenkommen des Interviewers in Bezug auf Ort und Zeit eines Elterngesprächs führt nicht weiter. Obwohl der Interviewer von Anfang an am Erfolg seiner Bemühung zweifelt und innerlich schon bald aufgegeben hat, bleibt er über Gebühr beharrlich, ja fast verfolgend; er will die Mutter aus ihrer Verantwortung für die Verweigerung eines Gesprächs über die Probleme ihrer Tochter nicht entlassen. Beim letzten Telefonanruf äußerst sie sich dann unmissverständlich und abschließend: Sie könne nur immer wieder betonen, dass sie nicht interessiert sei.

Falldiskussion

Dalina scheint zu versuchen, nicht zu viel Raum einzunehmen und bei geringster Belastung sich zum Verschwinden zu bringen. Bei der Kontaktaufnahme zu Beginn des Interviews schiebt sie die Hündin vor, und als die Interviewerin die latent virulente, offenbar mit Angst belegte aktuelle Realität offen ausspricht – das Forschungsmotiv des Gesprächs und das Interesse an Dalina und ihren Problemen mit der Schule –, droht der Kontakt abzureißen. Allerdings hat dieses schmächtige Mädchen, das mit aller Anstrengung der Interviewerin bei der Stange gehalten werden und am Verschwinden gehindert werden muss, gleichzeitig etwas äußerst Präsentes, das den Raum unangenehm usurpiert und gar nicht leicht zu vertreiben ist: den penetranten Gestank nach Armut und Bedürftigkeit. Rein körperlich also will man sie radikal vertreiben und lossein; und nicht nur das: Nach kurzer Zeit der gedanklichen Beschäftigung mit den abstoßenden und anziehenden Seiten von Dalina verflüchtigt sich auch die Erinnerung an die anrührenden, positiv erlebten Teile des Interviews, die immerhin zu einem zweiten Gespräch motiviert hatten; und Dalina ist vollständig aus den Gedanken der Interviewerin verschwunden. Unbemerkt hat also ein effektiver destruktiver Prozess von Fallenlassen stattgefunden, der der Interviewerin erst anhand ihres Kalenders wieder bewusst wird. Das anschließende Gegensteuern mit den wiederholten, zunehmend »penetranten« Versuchen, doch noch zu einem zweiten Interview zu kommen, stößt auf sanfte Hartnäckigkeit bei der Verweigerung Dalinas, die mit ihrem »kleinen Stimmchen« die darin enthaltene erhebliche Aggression zudeckt. Auch die Interviewerin nimmt lange Zeit keine Aggression bei sich wahr. Dabei liegt eigentlich auf der Hand, dass die Interviewerin selbst, nachdem sie die Praxis gelüftet hat und darüber hinaus Dalina aus ihren Gedanken vertrieben hat, keine wirkliche Neigung spürt, ein weiteres Gespräch mit dieser verwahrlost wirkenden, unmotivierten jungen Frau zu führen.

Erst das Drängende bei ihren vergeblichen Versuchen, Dalina doch noch zum ursprünglich vereinbarten zweiten Interview zu bringen, nimmt die Interviewerin bei sich selbst als aggressiv eindringenden Akt und unerlaubten Übergriff wahr. Dies führt unmittelbar dazu, jeden weiteren Versuch zu unterlassen, entlässt die Interviewerin aber dennoch nicht aus ihren Schuldgefühlen. Eigentlich hätte sie der Entschluss, Dalina nicht weiter zu bedrängen, erleichtern müssen, zumal sie sich sagen konnte, dass sie nur so zu ihrer professionellen analytischen Distanz zurückfinden konnte. Als ihr jedoch der Gedanke an die verborgene Motivation für den auf den ersten Blick guten Entschluss einfällt, nämlich Dalina lossein zu wollen und fallengelassen zu haben, sind die Schuldgefühle wieder da.

Diese Dynamik als Übertragungsfigur deutend, gelangt man zu folgender Hypothese: Dalina mag von Beginn ihres Lebens an von der Mutter nicht wirklich gut libidinös besetzt gewesen sein und findet deshalb auch keinen Halt bei anderen Objekten, die sie nun ihrerseits nicht besetzen kann. So wie sie selbst möglicherweise in früher Zeit emotional fallengelassen wurde und verloren ging, so inszeniert sie nun gemäß einem inneren Wiederholungszwang mit neuen Interaktionspartnern immer wieder das Finden und Verlorengehen. Bei erwachsenen Bezugspersonen löst dies unbewusst Schuldgefühle aus. Diese führen dann kompromisshaft zu bedrängenden ambivalent-vermeidenden Bindungsversuchen, die leicht Züge von gewaltsamem Eindringen annehmen. Dalina könnte demnach in der frühen Kindheit Beziehungserfahrungen von schwacher libidinöser Besetzung und großer Ambivalenz gemacht haben, die einerseits übergriffige eigennützige Versuche der primären Objekte, das Kind an sich zu binden, enthielten, zum andern aber dadurch gekennzeichnet waren, dass das Kind, wenn es sich – verweigernd – zu separieren begann, emotional vertrieben wurde und verlorenging.

Die vergeblichen Versuche des für das Elterngespräch zuständigen Interviewers, eine Verbindlichkeit mit der Mutter herzustellen – in deutlicher Übereinstimmung mit der Unmöglichkeit, einen haltenden Kontakt mit Dalina herzustellen –, bekräftigen diese Hypothese. Zudem zeigen sie, dass ein Dritter, gar ein an Dalina interessierter Dritter, keinen Zugang haben darf. Mutter und Tochter sind sich letztlich einig dabei, einem Forscher keinen näheren Zugang zu ihrem (interpersonellen und intrapsychischen) Leben zu ermöglichen. Die interessierte Außenwelt – der väterliche Dritte – wird nicht als erweiternd, bereichernd und hilfreich, sondern als eindringend, aufdeckend und verfolgend erlebt. Dies legt rein äußerlich den Verdacht auf zu verbergende Familiengeheimnisse nahe. Hierauf gibt die Scham über den Alkoholmissbrauch des Vaters, der mit dem Schulschwänzen von Dalina in zeitlichen Zusammenhang gebracht wird, einen Hinweis; aber auch Dalinas sofortiges Abweisen der gar nicht geäußerten Vermutung, der Vater könnte nicht nur der Mutter, sondern auch ihr zu nahe gekommen sein, nährt einen Verdacht, es könnte tatsächlich »penetrierende« aggressive oder auch sexuelle Übergriffe durch den Vater gegeben haben, die den Kontakt zur Außenwelt haben vermeiden lassen und schließlich auch zur Schulabsenz führten.

Die Fallkonferenz verfügte lediglich über eine schmale Datenbasis: das Interview mit Dalina und die vergeblichen telefonischen Versuche zu einem Elterngespräch zu kommen; anamnestische Daten lagen kaum vor. Dies erschwerte die Begründung einer Diagnose erheblich. Die Diskussion ging in zwei Richtungen: die eine – optimistischere – nahm an, dass primär in der frühen Kindheit auf der Basis einer eher konfliktbedingten ambivalenten Mutter-Kind-Beziehung doch hinreichend gute Erfahrungen gemacht wurden, sodass ein gewisses Maß guter Objekterfahrung verinnerlicht werden konnte und dass es erst sekundär durch die Alkoholerkrankung des Vaters und durch dessen Triebdurchbrüche (wobei offen bleiben muss, ob und auf welche Weise diese auch Dalina trafen) zu einem Zusammenbruch des familiären Gleichgewichts und zur Scham der ganzen Familie gekommen ist. Die andere – pessimistischere – ging davon aus, dass die familiäre Umgebung von Dalina von Anfang an durch ein verwahrlostes Milieu gekennzeichnet war, in dem das Kind konstant unterversorgt war und das durch die kumulativ traumatisierende Beziehungserfahrung – verlorenzugehen – geprägt wurde. Für die erstgenannte Richtung sprach z. B. die Information, dass Dalina offenbar die intensive Zuwendung in der *Lernwerkstatt* für sich hat nutzen können – demnach müsste es eine verinnerlichte gute Erfahrung geben, an die sie hat anknüpfen können.

Die zweite Richtung wurde durch die Dynamik der Fallkonferenz selbst bestärkt: Am Anfang herrschte in der Gruppe ein langes Schweigen mit einer deprimierenden, hoffnungslosen Stimmung; und insgesamt war dann der Gesprächsverlauf durch eine alles beherrschende Tendenz zur Hoffnungslosigkeit und Ungültigkeit gekennzeichnet, die sich einerseits in immer neuen, hilflos anmutenden und rasch angezweifelten oder gar für ungültig erklärten Versuchen zeigte, auf der Basis nur eines Gesprächs und ohne Kenntnis der Kindheitsgeschichte psychodynamische Gedanken formulieren zu sollen, und die sich andererseits am Ende des Gesprächs in einer beinahe lapidar formulierten Phantasie ausdrückte: Dalina sei »so eine, die man irgendwann irgendwo auffindet – tot«.

Wenn man wiederum den Gesprächsverlauf der Gruppe als Gegenübertragungsreaktion auf den Fall interpretiert, so imponiert auch hier vorrangig, dass es schwer ist, überhaupt eine klare, festhaltende und Halt gebende Hypothese zu finden. Gedanken tauchen auf und gehen verloren. Es konstelliert sich nur wenig Greifbares, das stehenbleiben kann. Am Ende steht ein geschichtsloses Nichts – ein Opfer ohne Täter. Vor diesem Hintergrund erscheint Dalina als eine Person, deren Selbst sich nicht in Bezug zu oder in Abgrenzung von anderen Objekten konturiert; sie wirkt willig entgegenkommend und dabei zum Umfallen schwach. Und sie kann ihre Intelligenz und sprachlichen Fähigkeiten letztlich nicht nutzen, weil es kein konturiertes Ich gibt, das wirklich in Beziehung tritt, das sprechen will, das Wünsche und Unwillen äußern und Erfahrungen formulieren könnte.

Dies führt – bei aller gebotenen Vorsicht – zu folgenden Annahmen über die Psychodynamik der Schulvermeidung: Es ist zu vermuten, dass primäre narzisstische Scham im Mittelpunkt steht und das Selbstgefühl und die Ausstrahlung von Dalina prägt. Sie wirkt unansehnlich, vernachlässigt und abstoßend durch ihren Geruch, der sich dem Objekt subtil und unausweichlich aufdrängt. Schon ihre körperliche Erscheinung zeichnet das Bild eines Kindes, das – vielleicht bereits mit schwachem Tonus geboren – wenig narzisstische Besetzung und Belebung durch die Mutter erfahren hat. Ist auf der einen Seite der auf mangelnde Mutterliebe deutende Körper mögliche Ursache der Tendenz von Dalina, sich schamvoll zurückzuziehen, so gewinnt auf der anderen Seite die Frage nach dem Vater und der Beziehung zu ihm an Bedeutung. In ihrem Bericht über die Alkoholkrankheit des Vaters, die Konflikte zwischen den Eltern und die vergebliche Hoffnung der Mutter, der Vater werde nach dem Entzug wieder so ihr zugewandt wie früher, deutet Dalina eine gewisse Nähe zu ihrem Vater an, die sie im Loyalitätskonflikt mit der Mutter und wegen der Abhängigkeit von deren ohnehin ungewissen Liebe möglicherweise geheim halten musste. Hier könnte eine unbewusste Identifizierung der Tochter mit ihrem schamvoll zurückgezogenen Vater vorliegen – beim Versuch, der Mutter zu entkommen und zugleich sie an sich zu binden und nicht zu verlieren. In diesem Sinne könnten der Versuch und das Scheitern Dalinas, mit einem Freund zusammenzuleben als Re-inszenierung im Sinne des Wiederholungszwangs gesehen werden (und nicht etwa als Hinweis auf eine verinnerlichte ödipale Beziehung zum Vater). Die Rückkehr zur Mutter, die ihrerseits kein größeres Interesse an ihr bekundet, demonstriert in ambivalenter Weise, dass Dalina die Mutter braucht und sich ihr als unterentwickeltes, zur ödipalen Loslösung und zum selbständigen Leben unfähiges Mädchen penetrant aufdrängen muss. Im Muster der inneren Objektbeziehung wird dabei vermutlich das schlechte Körperselbst und die Unfähigkeit bzw. Unlust zu heterosexueller Beziehung in latenter Aggressivität mit einem ewigen Vorwurf an die vernachlässigende, anhaltend begehrte Mutter verbunden. Dies hält den Wiederholungszwang des zirkulären Beziehungsmusters von Finden und Verlorengehen aufrecht, das sich auch in den Berichten über die verlorenen Freundinnen zeigt.

Die in der Diskussion immer wieder erwogene Annahme, dass es bei aller Ambivalenz doch hinreichend gute Erfahrungen in der frühen Beziehung zur Mutter gegeben haben könnte, die sekundär angegriffen wurden, wäre geeignet, eine Hoffnung in Bezug auf zukünftige Veränderungs- und Entwicklungsmöglichkeiten Dalinas zu begründen: Die Suche des Mädchens nach einem nährenden, aktiv belebenden und haltgebenden Objekt scheint noch nicht vollständig aufgegeben. Die prognostischen Phantasien der Fallkonferenz weisen allerdings in die gegenteilige Richtung: Demnach wäre das Gute von Grund auf nicht konturiert und kann deshalb innerlich auch nicht gehalten werden; dies droht letztlich zur Aufgabe des Selbst – zum Verlorengehen – zu führen.

Zusammenfassende Hypothesen zur Psychodynamik der Schulabsenz

Das Auftauchen und Verschwinden, ohne affektiv besetzte Erinnerungsspuren zu hinterlassen, ist als zentrales Beziehungsmuster von Dalina zu sehen. Die narzisstische Besetzung des Selbst ist äußerst schwach; damit zusammenhängend ist sowohl die libidinöse als auch die aggressive Besetzung der Objekte flach. Es herrscht eine massive

Tendenz zum Rückzug von den Objekten vor; die passive Willfährigkeit Dalinas ermöglicht lediglich Beziehungen nach dem Anlehnungstypus. Auf diese Weise geht sie verloren, ohne dass es bemerkt werden muss, geschweige denn, dass sich jemand ernsthaft Sorgen um sie macht.

Dieses deprimierende Fazit stellt die Grundlage für die hypothetische Vorstellung dar, wie die Schulsituation von Dalina ausgesehen haben mag. Möglicherweise waren die schulischen Leistungen in der Grundschule ausreichend gut, aber Dalina ist trotzdem immer häufiger der Schule ferngeblieben, weil sie von den Mitschülern wegen ihrer lieblosen Ausstrahlung gehänselt wurde und sich dagegen nicht zur Wehr setzen konnte, weil sie eben nicht auf genügend sichere gute innere Mutter- und Vaterrepräsentanzen zurückgreifen kann – ein *circulus vitiosus*. Das innere Defizit in der Selbst- und Objektkonstituierung und in den Beziehungserfahrungen des Ich, etwas bewirken zu wollen und zu können, wurde durch den Weggang der wenigen gefundenen freundschaftlichen Beziehungen noch bekräftigt. Im Alter von zwölf Jahren führten dann die Scham und die Angst wegen der Alkoholkrankheit des Vaters und deren Folgen (aggressive Übergriffe auf die Mutter; fragliche Übergriffe auf Dalina) zum weiteren Rückzug von der Schule.

Haben die Lehrer anfangs vielleicht aus Gründen der gesetzlichen Bestimmungen sich noch bemüht, das Kind in die Schule zurückzuholen, so werden sie sie wohl mit der Zeit fallengelassen haben. Es ist zu vermuten, dass weder Mitschülern noch Lehrern etwas gefehlt hat, wenn Dalina nicht da war. Mehr noch: Unbewusst werden sie erleichtert gewesen sein, sie mit ihrer stinkenden äußeren und inneren Bedürftigkeit loszusein. – Positive Erlebnisse konnte Dalina vielleicht dann bei Lehrern und Mitschülern haben, wenn diese um sie warben, sich kümmerten, nicht so leicht aufgaben und gleichzeitig nichts von ihr forderten. Aber da Dalina weder das Gute noch das Böse in sich festhalten und zurückgeben kann, erlahmte wahrscheinlich auch das Interesse der wohlmeinenden Lehrer und Schüler mit der Zeit.

Dalina und ihre Schule – oder: wechselseitige Abwehr und Verweigerung

In der interdisziplinären Fallreflexion der Forschergruppe gab es so etwas wie eine spiralförmig sich entwickelnde Pendelbewegung zwischen den beiden Perspektiven auf die Konfliktgeschichte: Konzentrierten sich die Überlegungen auf die Defizite von Schule und Jugendhilfe und auf die Unzulänglichkeiten professioneller Arbeit, so gerieten die schweren seelischen Störungen Dalinas fast »unter der Hand« aus dem Blick; und deutliche Tendenzen kamen zum Zug, die Probleme und Schwierigkeiten dieser Schülerin und ihrer Familie zu verharmlosen. Doch gleichsam im Gegenzug schwenkte die Perspektive zurück auf die Psychodynamik der individuellen Störung Dalinas. Und mit dieser Gegenbewegung verloren die institutionellen Störungen ihr Gewicht, relativierten sich angesichts der unendlichen Bedürftigkeit dieser Jugendlichen und ihrer kaum angreifbaren Abwehrhaltung. Dabei wurde deutlich, wie schwer es auszuhalten ist, beide Perspektiven ohne Verharmlosungen und ohne Ausblendungen aufrechtzuerhalten. So entwickelte sich – parallel zur Reflexion über Dalinas Konfliktgeschichte – ein Nachdenken über die Bedingungen, Möglichkeiten und Schwierigkeiten interdisziplinärer Arbeit: im Forschungsprojekt *und* im Forschungsfeld.

Ihren Ausgang nahm die interdisziplinäre Fallreflexion bei den offenkundigen Parallelen zwischen der individuellen und der institutionellen Konfliktdynamik in dieser Konfliktgeschichte. Die fanden ihre Zusammenfassung in einem Verständnis der Konfliktgeschichte Dalinas mit Schule und Jugendhilfe als einer Geschichte wechselseitiger Vermeidung und Abwehr. Schule und Jugendhilfe wehren dieses Mädchen und seine schweren Störungen ab – durch Übersehen, Nichtbeachten, Vergessen oder Verharmlosen. Und Dalina wehrt Schule und Jugendhilfe mit ihren Anforderungen an sie ab – durch Manipulieren, Spalten oder Ausweichen und Vermeiden. Beide Seiten schützen sich dabei vor Anforderungen, denen sie sich nicht gewachsen glauben – und damit vor befürchteten Erfahrungen des Scheiterns und Versagens. Diese Zirkel wechselseitiger Abwehr und Verweigerung zu durchbrechen – das müsste interdisziplinäre Kooperation möglich machen.

Es gab eine Grundstimmung ganz eigener, fallspezifischer Art in der interdisziplinären Fallberatung: Die Konfliktgeschichte Dalinas mit Schule und Jugendhilfe erlaubte kaum feste Anhaltspunkte, stabile Arbeitshypothesen, konturierte Strukturannahmen. Zweifel, Unsicherheit, Hilflosigkeit und ein ständiges Schwanken zwischen alternativen und extremen Sichtweisen prägten das Fallgespräch. Gleich zu Beginn tauchte ein Thema auf und zog sich dann durch das gesamte Gespräch – eine Frage eher als eine These: Welchen Sinn kann in der Arbeit mit solchen schwierigen Fällen wie Dalina die interdisziplinäre Kooperation und Reflexion haben, wenn so wenig klare, handlungs- und entscheidungsleitende Befunde erarbeitet werden können? Und vielleicht ist die bescheidene Antwort auf diese Frage dann doch ein wichtiger »Befund«, der auf die Arbeit überhaupt mit schwierigen Jugendlichen übertragen werden kann: Viel wäre schon gewonnen, wenn Professionelle in Schule und Jugendhilfe einen alternativen Umgang mit Problemen und Schwierigkeiten, Störern und Gestörten fänden; wie der aussehen könnte, dazu könnte interdisziplinäre Fallberatung und Fallbearbeitung dann doch einiges Wichtiges beitragen.

Wie ein roter Faden zieht sich durch die Konfliktgeschichte Dalinas mit Schule und Jugendhilfe das Thema fehlender professioneller Aufmerksamkeit. In den Erklärungen und Begründungen der Professionellen finden sich zahlreiche Hinweise auf den Zusammenhang jenes *institutionellen Aufmerksamkeits-Defizit-Syndroms* und dem Kern der Psychodynamik Dalinas: ihre archaische und unerträgliche Bedürftigkeit. Verbindendes Glied zwischen institutioneller und individueller Konfliktdynamik ist die Macht der Gegenübertragung. »Sie alle – Dalinas Professionelle – sind derart bedürftig, haben derart viel zu tun mit den Schwierigkeiten und Problemen, die auf sie einstürzen, dass sie für ein Mädchen wie Dalina nicht viel übrig haben können: Bedürftig sind wir selbst – wir können es uns nicht leisten, einem solchen Problem auch noch nachzugehen.« An Dalinas bodenloser Bedürftigkeit können Lehrer nur scheitern. »Und das wollen sie nicht sehen! Das Scheitern wird ausgeblendet. Man scheitert ja ständig als Lehrer – und wird dabei immer bedürftiger.« Und Dalina helfe hier, kooperiere mit der Schule wie jene mit ihr. Unbewusst sind beide Seiten im Spiel, denn Dalina werde nicht einfach übersehen – sie mache sich verschwinden. Das sei ein aktives und offensichtlich entschiedenes Verhalten. Und viel spreche dafür, dass es ein gelerntes Verhalten ist. »Dalina hat keine Objektkonstanz, sie hat keine Vorstellung davon, dass es einen Menschen geben könnte, der sie aufnehmen kann, sich kümmert, bei ihr bleibt – und dies induziert sie auch so.« Für Dalina und ihre Objektbeziehungen gilt: »Wenn überhaupt, dann gehen sie immer nur solange gut, als das Objekt in der Nähe bleibt.« Sie selbst inszeniere machtvoll im Umgang mit anderen das *Aus dem Auge – aus dem Sinn*. Und sie stoße mit ihren Inszenierungen in der Regelschule auf das passende Gegenüber. So sei Folgendes nicht auszuschließen: »Die Schule hat mit ihrem Konfliktverhalten aktiv und nachhaltig dazu beigetragen, dass Dalina diesen Entwicklungspfad ausbaute: ihre Fähigkeit, sich unsichtbar zu machen.«

Vor dem Hintergrund der psychoanalytischen Diagnostik drängt sich die Frage nach der Notwendigkeit und den Bedingungen externer Hilfe und interdisziplinärer Kooperation auf. Dieser Schülerin fehlt nicht einfach nur ein wenig Zuwendung und Anerkennung. Dalina ist schwer gefährdet. Gerade die »guten« Erfahrungen Dalinas in der Förderstufe und in der Lernwerkstatt müssen als Hinweis auf die Grenzen guter pädagogischer Interventionen gelesen werden. Bei allen unseren Fällen von Kindern und Jugendlichen mit schweren seelischen Störungen stößt auch gute, professionelle pädagogische Arbeit an ihre Grenzen. Die Lehrerin der *Förderstufe* hat ihre Grenzen gewahrt mit gutem Gespür für Dalina; aber sie hat sich nicht darum gekümmert, dass jenseits ihrer Grenzen Hilfe für Dalina gesucht und bereitgestellt wird. Das pädagogische Team der *Lernwerkstatt* hat seine professionellen Grenzen sehr viel weiter gezogen und intervenierte tief in die seelische Problematik Dalinas. Doch in hoffnungsloser Selbstüberschätzung kam es zu einem vergleichbaren Ergebnis: Die angemessene und notwendige Hilfe für diese Schülerin wurde ebenfalls weder gesucht noch bereitgestellt. Hier wie dort wurden das Maß der Gefährdung und die Tiefe der Störung dieser Schülerin übersehen. Das hat etwas mit den institutionellen Bedingungen von Schule und Lehrerausbildung zu tun, aber auch mit der spezifischen Psychodynamik dieser Schülerin. Dalina strahlt offensichtlich eine derart unerträgliche Bedürftigkeit aus, dass alle Professionellen unmittelbar spüren, »dass hier mit ein bisschen Zuwendung, Aufmerksamkeit und Anerkennung im Rahmen des schulisch Möglichen es nicht getan ist«. Das ist die Quelle von Verleugnung bei den einen und Verharmlosung bei den anderen. Und hier treffen sich beide Seiten, Dalina und ihre Professionellen, im konkordanten Bemühen, die dramatische Gefährdung und Störung zu verleugnen und mit ihr die Notwendigkeit, kompetente Hilfe von dritter Seite zu suchen. Der entschiedenen Verweigerung jeglicher therapeutischer Hilfe durch Dalina korrespondiert auf der Seite der Erwachsenen eine nicht minder entschlossene Blindheit, eine solche Hilfe könnte dringend geboten sein.

Wenn der Fokus der Konfliktgeschichte Dalinas mit Schule und Jugendhilfe mit *wechselseitiger Abwehr* begriffen werden kann, dann wäre der Bann dieser zwanghaften Konfliktdynamik nur zu durchbrechen durch systematisches und bewusstes Hinschauen. Die Störung und das Störende müssen zum bevorzugten Objekt von professioneller Aufmerksamkeit und fachlicher Reflexion gemacht werden. Damit werden die Probleme noch nicht gelöst, aber der Umgang mit ihnen kann sich radikal ändern.

Soziologisches Fallverstehen entziffert die institutionellen Störungen, die mangelhaften, fehlenden oder falschen Ressourcen und Kompetenzen und untersucht deren Anteil an der Konfliktgeschichte und -dynamik. Ein erster Ort für »soziologische Phantasie« könnte »exemplarisches Lernen« (Oskar Negt) in kollegialen – möglichst interdisziplinären – Fallberatungen sein, die systematisch die Reflexion auf die institutionellen Bedingungen der Arbeit mit schwierigen Jugendlichen konzentrieren. Dabei wären die *schwierigsten* Jugendlichen die *besten* Fälle, denn sie zerren – rücksichtslos – die Schwächen und Defizite der Institution und ihrer Professionellen ans Licht: die institutionellen Quellen von Angst und Gewalt, von Diskriminierung und Missachtung, von Destruktion und Aggression.

Psychoanalytisches Fallverstehen entziffert die individuellen Störungen und die machtvoll von diesen Jugendlichen inszenierten Beziehungskonflikte; es kann über das Verständnis der individuellen Psychodynamik die Mechanismen und die Dynamik von Übertragung und Gegenübertragung entschlüsseln – und so die Voraussetzung bereitstellen, dass der Bann wechselseitiger Abwehr seine Macht einbüßen kann. Ein wichtiger Ort für »psychoanalytische Phantasie« könnte »exemplarisches Lernen« in regelmäßiger fallbezogener Supervision sein. Dabei sind die kommunikativen Störungen, die Verstrickungen, die nicht durchschauten Übertragungs- und Gegenübertragungszwänge und die Varianten von Abwehr und Gegenabwehr in den Beziehungen der Professionellen zu gerade den schwierigsten Jugendlichen die wichtigsten Lernfelder.

Interdisziplinäres Fallverstehen versucht die Zusammenhänge von individuellen und institutionellen Störungen in den Konfliktgeschichten aufzuklären. Eine dynamisch aufrechterhaltene Pendelbewegung professioneller Reflexion beider Seiten – der institutionellen und der individuellen Konfliktdynamik – wird Lernprozesse in Gang setzen, die mit großer Wahrscheinlichkeit auf eine doppelte Öffnung von Schule drängen werden. *Zum einen* einer Öffnung nach außen, die auf Veränderung der Rahmenbedingungen professioneller Arbeit und auf neue Formen institutionsübergreifender und interdisziplinärer Kooperation zielt; *zum anderen* einer Öffnung nach innen, die neue Beziehungs- und Arbeitsformen unter den Professionellen wie unter den Jugendlichen und zwischen ihnen zulässt und fördert.

Auch dann wird es Scheitern und Versagen geben; auch dann werden Schulen und Kollegien an ihre Grenzen stoßen, aber sie werden diese Erfahrungen – und die schwierigen Jugendlichen, denen sie diese Erfahrungen zu verdanken haben – nicht mehr abwehren müssen. Sie könnten sie als Anstoß zum gemeinsamen Lernen und zur Veränderung der Lernbedingungen nehmen. Ein Fall wie die Konfliktgeschichte Dalinas könnte dann durchaus dazu anregen, nachhaltige und belastbare Kooperationsformen zu entwickeln, in denen pädagogische und therapeutische Hilfen eigenständig und doch koordiniert bereitgestellt sind.

4.6 Vernachlässigung aus therapeutischer Sicht[67] *(Klara)*

Vernachlässigung von Kindern und Jugendlichen gehört streng genommen nicht in die psychotherapeutische Praxis. Psychisches Leid und Entwicklungsstörungen sind erst die Folgen der Vernachlässigung. Körperlich und/oder seelisch vernachlässigte Kinder brauchen als Erstes etwas anderes: das Aufhören der Vernachlässigung, d.h. bessere Lebensverhältnisse und elterliche oder die Eltern ersetzende Bezugspersonen, die die realen unterversorgten Bedürfnisse des Kindes sehen, anerkennen und real beantworten und befriedigen können – also das Kind ganz real besser versorgen können. Später mag dann eine Psychotherapie in Frage kommen.

Das Phänomen der Vernachlässigung von Kindern und Jugendlichen ist andererseits, wenn man die emotionale Vernachlässigung innerhalb der familiären Beziehungen hinzunimmt, längst in der viel zitierten Mitte der Gesellschaft angekommen. In extremen Fällen sprechen wir hier von Wohlstandsverwahrlosung; allgemein weit verbreitet und durchaus folgenreich aber ist eine nach außen unauffällige Vernachlässigung, die in der Vermeidung von *Auseinandersetzungen über alltägliche Konflikte* in den Familien besteht: Was oberflächlich als Zuwendung, großzügige Nachgiebigkeit, vielleicht auch als Verwöhnung erscheint, mag wachsendem Zeitdruck und Stress geschuldet sein, in einem tieferen Sinn aber drückt sich darin eine Reduzierung der Elternfunktion und in der Folge eine verflachte Beziehung zum Kind aus, dem gegenüber die Eltern sich als »liebe Eltern« erfahren wollen, indem Abgrenzung, Konflikte und Auseinandersetzungen außen vor bleiben. Diese sind aber für die psychische Entwicklung von zentraler Bedeutung, insbesondere was die emotionale Selbst- und Objektwahrnehmung, die Integration aggressiver Strebungen und die Fähigkeiten zur Selbstregulierung und zum Selbstschutz betrifft. Ein Kind, das während des Heranwachsens nicht in kleinen alltäglichen Situationen immer wieder in mal mehr, mal weniger schlimmen Streit mit seinen Eltern geraten kann und dabei die Erfahrung macht, dass es zwar ernste Aggression bewirkt, diese aber unter Zutun der Beteiligten auch wieder gut wird, wird seinen aggressiven Impulsen hilflos ausgesetzt sein und diese dann z.B. verleugnen, gegen sich selbst wenden, auf andere verschieben oder gar insgesamt seine Gefühle einfrieren müssen mit der möglichen Folge einer besonders bedrohlichen Gewaltbereitschaft. Eltern, die selber spüren – vielleicht nachdem sie von ErzieherInnen oder LehrerInnen aufmerksam gemacht wurden –, dass etwas zu Hause nicht gut läuft; die also eine gewisse Fähigkeit zur Introspektion haben und eine Verbindung zu ihren eigenen kindlichen Erfahrungen mit vielleicht äußerst strengen Eltern ziehen können, werden sich therapeutischen Rat holen können – und diese Tatsache allein ist Hinweis darauf, dass sie die Notwendigkeit sehen, etwas zu verändern.

Häufig aber sind die Eltern selber so belastet, dass sie kaum etwas übrig haben für ihr Kind und für das, was es von seinen Eltern braucht. Und häufig treffen derart vernachlässigte Kinder in den öffentlichen Institutionen auf Erwachsene, die ebenfalls nicht die

67 Dieser Text wurde in einem Vortrag *Über Supervision in der Kindertagesstätte* auf der Präventionstagung im Oktober 2007 verwendet und mit einer neuen Einleitung versehen.

nötige Zeit und die nötigen Räume haben für die so wichtigen Auseinandersetzungen. Auf diese Art institutioneller und struktureller Vernachlässigung möchte ich mich im Folgenden konzentrieren. Oder anders gesagt, ich möchte mit Ihnen darüber nachdenken, ob und wie Professionelle, die in den Institutionen mit vernachlässigten Kindern und Jugendlichen befasst sind, etwas tun können, um Vernachlässigung eher aufzufangen als zu wiederholen.

Ich bin auf diesen Fokus durch ein interdisziplinäres Forschungsprojekt über nicht beschulbare, dissoziale Jugendliche gekommen, das vor einigen Jahren am Institut für Sozialforschung in Kooperation mit dem Institut für analytische Kinder- und Jugendlichen-Psychotherapie – beide in Frankfurt – durchgeführt wurde und an dem ich beteiligt war. Ich kann Ihnen den Ansatz und die Ergebnisse dieser Studie, bei der wir eine intensive Einzelfalluntersuchung vorgenommen haben, hier nicht genauer wiedergeben – der Forschungsbericht liegt veröffentlicht in zwei Bänden vor. Aber es wird Sie nicht wundern zu hören, dass bei allen untersuchten Fällen die meist gravierenden und häufig in frühen Traumatisierungen begründeten Probleme und Störungen bereits früh auffällig gewesen waren. Wir fanden zugleich vor, dass die mit diesen Kindern und später Jugendlichen befassten Professionellen v. a. in den Schulen nicht über die notwendigen Ressourcen und Kompetenzen verfügten, um mit diesen Kindern und Jugendlichen pädagogisch sinnvoll umzugehen. Und dass sie nach vergeblichen Versuchen, die Eltern als die Verantwortlichen anzusprechen oder andere externe Hilfen zu reklamieren, schließlich im Interesse eines einigermaßen geregelten Fachunterrichts keine andere Möglichkeit sahen, als diese Kinder loszuwerden, weiterzureichen und letztlich per »ruhender Schulpflicht« ganz vom Schulbesuch auszuschließen.

Dass wir uns nicht missverstehen: Es geht nicht darum, den einzelnen Professionellen Vorwürfe zu machen. Vernachlässigte Kinder sind meist schwer erträgliche Kinder, weil sie ihre unbewältigten psychischen Themen und Konflikte, für die sie in ihren Eltern keine Ansprechpartner finden, automatisch mit jedem Erwachsenen mit elternähnlicher Funktion inszenieren. In der analytischen Psychotherapie sprechen wir von Übertragung und Gegenübertragung, die wir in das Zentrum unserer Beobachtung – auch unserer Introspektion – rücken, um den therapeutischen Prozess zu verstehen und zu befördern. In pädagogischen Kontexten mit anderen als therapeutischen Aufgaben (z. B. Unterricht) wirken diese Übertragungsvorgänge und die Gegenübertragungsreaktionen zwar ebenfalls unmittelbar, sie wirken aber störend, zuweilen oft sogar verstörend, weil sie auf beiden Seiten unbewusst verlaufen und sich dem Verständnis entziehen. Je älter ein Kind dann ist, je mehr Scheitern es erfahren hat und zu seinem narzisstischen Schutz vielleicht als »Sieg« umgedeutet hat, umso schwieriger wird der psychische Zugang und umso destruktiver sind die Folgen des Wiederholungszwangs. Dies begründet ein weiteres Mal die inzwischen verbreitete Erkenntnis, dass Prävention früh anzusetzen hat.

Wir haben deshalb vor einigen Jahren in Frankfurt – unter der Federführung von Prof. Marianne Leuzinger-Bohleber am Sigmund-Freud-Institut, wiederum in Kooperation mit dem Institut für analytische Kinder- und Jugendlichen-Psychotherapie – eine Präventions- und Interventionsstudie in städtischen Kindertagesstätten durchgeführt, deren

Programm aufgrund der nachgewiesenen Erfolge im Hinblick auf den Rückgang von Ängsten, Aggressivität und diese besonders im Verbund mit Hyperaktivität zur Zeit fortgeführt wird – dank der Förderung einiger Stiftungen. Ein zentraler Baustein des Präventionsprogramms besteht in der 14-tägigen Supervision durch analytische KinderpsychotherapeutInnen.

Der Gedanke dabei war folgender: Gewaltprävention geschieht nach psychoanalytischer Überzeugung normaler Weise und am fundiertesten durch die Förderung von Selbstwertgefühl und Beziehungsfähigkeit. Ein Kind, das sich von seinen Bezugspersonen auch mit seinen verwirrenden Gefühlen, Ängsten und Konflikten als beachtet erlebt, wird diese gute Erfahrung allmählich verinnerlichen und seinerseits weitergeben können, d.h. es wird seine aggressiven Impulse allmählich nicht mehr ungebremst ausagieren müssen. Wenn nun Eltern aber eben nicht in der Lage sind, ihrem Kind diese Erfahrung in ausreichendem Maß zu vermitteln, so bekommen die Beziehungserfahrungen, die das Kind mit den ErzieherInnen im Kindergarten, in der Kita macht, eine umso wichtigere Funktion. Oftmals ist im Kindergarten längst offenkundig, dass die Familie eines auffälligen Kindes zwar die Ursache für dessen Entwicklungsstörung ist, dass sie auch bei noch so vielen Appellen aber nicht in der Lage sein wird, die Bedingungen zu verändern. Es muss also auch als eine wichtige Chance angesehen werden, wenn solche vernachlässigten Kinder in der Kita bzw. im Kindergarten *emotional bedeutsame* gute Erfahrungen machen können, die die oft hochemotionalen *schlechten* Erfahrungen zu Hause wenigstens ergänzen können. Dazu ist nun wiederum notwendig, dass die *anderen* Erfahrungen im Kindergarten genügend intensiv und kontinuierlich sind.

Nun kennen Sie alle die hierfür unzureichenden Bedingungen in den öffentlichen Kindertagesstätten, von den viel zu großen Gruppen angefangen über oft unzureichende Aus- und Fortbildungen der ErzieherInnen bis hin zur fehlenden regelmäßigen Fallsupervision. Gerade letztere – wenngleich sie die anderen Defizite keinesfalls ausgleichen kann – ist aber ein eigentlich unabdingbares qualitätssicherndes Erfordernis angesichts eines Arbeitsalltags mit kleinen Kindern, der durch permanenten Handlungsdruck in turbulenten, schwierigen und konfliktreichen, jedenfalls unübersichtlichen Situationen gekennzeichnet ist. Supervision kann – und müsste eigentlich regelhaft – einen *Freiraum* dagegensetzen, Freiraum für ein professionelles Beiseitetreten, Innehalten, Nachdenken und für gemeinsame kollegiale Reflexion im Team. Regelmäßige Fallsupervision stellt so gesehen einen gesicherten äußeren Raum dar, in dem durch die vertiefte Beschäftigung mit einem Kind zugleich auch die *inneren* Räume der ErzieherInnen, mit denen sie unmerklich Tag für Tag arbeiten müssen, gepflegt, geschützt und bewahrt werden können. Denn genau diese *inneren* Räume fehlen den vernachlässigten Kindern, und sie brauchen endlich Erwachsene, die etwas für sie übrighaben: Zeit, Ruhe, Aufmerksamkeit und Einfühlung.

Ich will Ihnen zum besseren Verständnis nun von einer Supervisionssitzung in einer KT[68] berichten. Diese Sitzung fand einmalig im Rahmen eines anderen Projekts statt und

68 Über diese Supervisionssitzung wurde auch berichtet in: Freyberg, Th. v./Wolff, A. (Hrsg.) (2006), S. 232ff.

sollte auf Wunsch des Teams, das noch nie Supervision gehabt hatte, dazu dienen, einmal eine analytische Fallsupervision kennenzulernen. An der Supervision nahm das gesamte Team einschließlich der verspätet eintreffenden Leiterin teil.

Eine analytische Fallsupervision

Nach einer Vorstellungsrunde und der anschließenden Verständigung im Team, welcher Fall besprochen werden soll, erklärt die Supervisorin kurz das Verfahren: In einem ersten Schritt soll von den zwei zuständigen Erzieherinnen der Fall vorgestellt werden. Dabei gehe es nicht um Vollständigkeit, sondern eher darum, was aktuell wichtig ist, Probleme macht, Sorgen bereitet, beunruhigt. Im anschließenden zweiten Schritt gehe die Initiative an die Runde der anderen Erzieherinnen. Es solle gesammelt werden, was den Teilnehmerinnen zu dem Fall einfällt, und auch hier sei wichtig, dass auch die Einfälle, Gefühle und Gedanken zur Sprache kommen, die eher unangenehm sind, vielleicht unprofessionell oder ungeschickt erscheinen. Ziel sei es, so betont sie, auf diesem Weg zu einem besseren Verständnis des Kindes zu gelangen – und nicht, was diese oder jene Erzieherin womöglich richtig oder falsch gemacht habe. Der Blick auf das Kind und sein unbewusstes Beziehungsangebot stehten im Mittelpunkt.

Zwei Erzieherinnen stellen nun die 5-jährige Klara vor. Sie sind erst seit einem halben Jahr in der KT und kennen die 2-jährige Vorgeschichte dieses Mädchens in der KT kaum. Von Klaras Eltern berichten sie vorweg, sie seien beide arbeitslos. Den Vater haben sie noch nie gesehen.

Klara habe zu ihnen fast ein halbes Jahr kein einziges Wort gesagt. Auf Fragen seien von ihr keine Antworten gekommen. Und wenn man sie ermahnt oder mit ihr geschimpft habe, sei sie völlig teilnahmslos geblieben. Neuerdings habe sich das etwas geändert. Klara redet und erzählt auch manchmal etwas, doch sie bleibt weiterhin teilnahmslos, wenn von ihr etwas gefordert wird; und sie ist überhaupt kontaktscheu. Jetzt nach den Sommerferien sei es deutlich schlechter mit Klara gegangen. Einige Kinder ihrer Gruppe seien weg – eingeschult; und Klara wirke regelrecht orientierungslos.

Eine befremdliche Eigenart Klaras fällt ihnen noch ein: Wenn ihr etwas nicht schmecke, lasse sie es einfach unter den Tisch fallen. Darauf angesprochen, zeige sie keine Reaktion. Klaras feinmotorische Kompetenzen seien durchaus normal, irritierend aber ist, dass sie, die gerne malt, nie etwas Gegenständliches darstellt; auch nicht beim Kneten; und auch nicht, wenn sie direkt aufgefordert wird, beispielsweise ein Tier aus dem Zoo zu malen oder zu basteln. So sei einmal von den Erzieherinnen allen Kindern vorgegeben worden, eine Raupe zu malen – doch Klaras »Raupe« hatte keine Gestalt. Irgendwo auf dem Blatt gab es einen Raupenkopf, irgendwo anders auch Fühler; Klara war nicht in der Lage, eine Raupe von einer Vorlage auf ihr Bild zu übertragen. Schwierig zu ertragen sei Klaras Art, den Kontakt zu anderen Kindern herzustellen. Da kenne sie nur Schlagen, Kratzen, Kneifen. »Klara geht heftig zur Sache!«, sagen sie. Da Klara sehr spät mit Sprechen angefangen habe, verfüge sie über einen nur geringen Wortschatz und ihre Aussprache ist schlecht. »Ihr Vater ist gewalttätig und alkoholabhängig!«, wirft die Leiterin ein. Und die Erzieherinnen ergänzen, dass Klara oft bei der Oma mütterlicherseits ist, die sich viel kümmert und über die Unfähigkeit ihrer Tochter und über den katastrophalen Schwiegersohn klagt.

Und Klaras Mutter: Die wirke sehr gleichgültig. Deutlich werden Mutter und Tochter in ihrer Ähnlichkeit gesehen: Beide zeigen keine Emotionen, nur Gleichgültigkeit. So sieht es auch Klaras Oma, die ihrem Enkelkind guttue. Wenn Klara bei der Oma war, sei sie viel ausgeglichener in der KT.

Was ihnen aber jetzt aktuell nach den Sommerferien zu schaffen macht: Klara klammert sich plötzlich, wenn sie gebracht wird, an ihrer Mutter fest und will sich nicht von ihr trennen. Und die Mutter wartet »geduldig«-gleichgültig eine Zeit lang und dann, so wird drastisch geschildert, »macht sie ihre Tochter von sich ab, schubst sie weg, so dass Klara auf den Boden fällt, und dann geht sie einfach«. Klara krallt sich an die Ausgangstür, heult, will zur Mutter – fünf Minuten geht das. Dann anschließend – in ihrer Gruppe – stopft sie die ganze Hand in den Mund, lallt und brummt, mindestens 20 Minuten lang.

Die Supervisorin wirft hier ein: Ob das nicht wütend mache? »Nicht auf Klara«, meinen die Erzieherinnen, »wohl aber auf ihre Mutter.« – Und wie empfinden sie das Mädchen? »Wir mögen Klara«, ist die Antwort. Inzwischen könne Klara ihren Namen schreiben. Sie habe richtig geübt und sei »gewachsen«. Man könne Veränderungen sehen, und das motiviere zur Weiterarbeit. »Aber ob das auch Klara selbst Spaß und Freude macht?«, stellen sie ratlos fragend in den Raum.

In der nun folgenden Gesprächsrunde entwickelt sich ein reges Gespräch im Gesamtteam, bei dem viele zusätzliche Informationen über Klara und ihre Familie und gemeinsame Überlegungen, was es mit diesem Mädchen auf sich habe, bunt gemischt durcheinandergehen. Ich gebe hier eine Auswahl wieder:

Eine Erzieherin sagt: Ich verspüre oft Wut. Ich sehe, wenn ich Klara vor mir habe, ihre Mutter. Klara ist schon ein richtiges Abbild ihrer Mutter. Die hat dasselbe Gesicht wie ihre Tochter: Immer egal! Ob es Klara gut geht oder schlecht – ihr Gesicht sagt stets: Egal! So ist es auch bei Klara.

Eine Andere assoziiert: Die Mutter kann auch sehr wütend sein. Eben noch tröstet sie ihren kleinen Sohn, und schon fährt sie ihn wütend an und zischt: alte Sau! Seltsam bei Klara sei: Trotz des riesigen Trennungstheaters nach den Sommerferien sei sicher: Klara fühlt sich hier in der KT wohl.

Die Nächste ergänzt: Es gibt auch wichtige Entwicklungen bei Klara. Was früher nie vorgekommen ist, jetzt kommt sie hin und wieder und beschwert sich, wenn ihr was nicht passt. Und mit der Mutter war sogar auch ein Gespräch möglich; vielleicht kümmert sie sich jetzt auch um Logopädie.

Die Vierte schüttelt den Kopf: Das kann ja alles sein, aber mir macht immer diese emotionslose Starre große Sorgen. Sie hat einfach keinen Zugang zu ihren Gefühlen und keinen Begriff von ihrem Körper – überhaupt von Körpern. Sie kann beim Malen weder Körper erkennen noch darstellen. Das ist doch erschreckend.

Die Fünfte greift das auf: In der Kleingruppe habe Klara unter einer Reihe von »Emotionsbildern« auswählen sollen, was ihr am besten gefällt. Ihre Wahl fiel auf ein böses Gesicht. Als kenne sie nichts anderes…

Die Vierte wiederum: Da ist doch etwas nicht geheuer. In der Eingewöhnungsphase damals habe Klara jegliches Essen verweigert. Ihren Pullover, ihre ganzen Hände aber habe sie in den Mund gestopft. Einen Kuscheldrachen habe sie damals immer mitgebracht. Der war von der Oma, sei aber irgendwann verschwunden. Immer habe Klara ein Kuscheltier gebraucht – und dabei sei es »egal« gewesen, ob es »böse« oder »lieb« ausschaute. Klara sei einfach groben Umgang von Erwachsenen gewohnt.

Hier interveniert die *Supervisorin*, zunächst mit einer Frage: »Wie kriegen Sie das zusammen: auf der einen Seite diese dramatischen gefühlsgeladenen Trennungsprobleme Klaras nach den Sommerferien und dieses beunruhigende »Egal« auf der anderen Seite?«

Von den *Erzieherinnen* wird auf die böse, gewalttätige Atmosphäre in der Familie hingewiesen: ein schlagender, alkoholisierter Vater, eine schimpfende Mutter, ein böser großer Bruder, eine ältere Schwester, die im Zorn die Tür eintritt.

Es könne ja sein, so die *Supervisorin*, dass Klara Angst bekommt, wenn es ihr in der KT gut geht, wenn sie lieber in der KT als zu Hause wäre?

Und eine *Erzieherin* ergänzt: Klara scheine gar nicht zu verstehen, was sie macht und anrichtet, wenn sie gegen andere Kinder aggressiv und gewalttätig wird. Wahrscheinlich erlebe sie jeden Tag ein Wechselbad: KT – zu Hause.

Da könne es ja Zusammenhänge geben, bietet die Supervisorin an: Klara müsse sich gegenüber diesen extremen Erfahrungen in der Familie zu ihrem eigenen Schutz gefühlsmäßig tot stellen: Die Mutter zischt – das Gesicht will man da besser gar nicht sehen. Gesichter können dann auch nicht gemalt werden – nur Details und Muster: die berühren und verletzen nicht. Das »Egal«-Gefühl beschwichtigt dann: Die Personen haben kein Gesicht – ihre Wut hat keine Bedeutung. Und dem entspreche etwas auf der Seite der zuständigen Erzieherinnen: Bei aller Mühe finden sie keinen authentischen Kontakt zu diesem Mädchen; und sie haben es auch vorgezogen, lieber nichts von der Vorgeschichte in der KT zu wissen, sozusagen kein »Gesicht« zu bekommen.

Nach einer langen, nachdenklichen Pause kommt eine weitere, vertiefende Entsprechung auf: die Oma Klaras. Ist es nicht vorstellbar – so die Supervisorin –, dass unbewusst die KT für Klara eine vergleichbare Rolle spielt wie die Oma? Auch die Oma will das Beste für ihr Enkelkind und sie ist vielleicht in gewisser Weise wirklich die bessere Mutter; aber die darin ausgedrückte Entwertung und Ablehnung der realen Mutter muss Klara zugleich in unlösbare innere Konflikte stürzen.

An dieser Stelle entsteht große Betroffenheit, und die Erzieherinnen entwickeln Fantasien und Verständnis dafür, weshalb Klara schweigen, unberührt bleiben und alles »egal« finden muss. Eine der zuständigen Erzieherinnen sagt: Wenn die Klara sich öffnen würde, dann… Dann würde das ganze Elend über ihr zusammenbrechen. Ich wäre in dieser entsetzlichen Familie den plötzlichen Kindstod gestorben! Dieses Kind konnte doch nur überleben, indem sie sich verschloss, keine Gefühle an sich heranließ und wahrnahm, kein Bild von Gesichtern und Körpern zuließ.

In der Gruppe macht sich ein Gefühl von resignierter Hoffnungslosigkeit und Hilflosigkeit breit. Die Supervisorin jedoch hält nun dagegen. »Es habe sich doch etwas getan: in der Gruppe der Erzieherinnen und den Berichten nach deutlich auch bei Klara. Die Trennungsängste nach den Ferien bei diesem Mädchen seien ja Hinweise auf Entwicklung: Da ist ihr doch etwas wichtig geworden. Das ist für Klara natürlich eine Gefahr – aber doch auch eine große Chance.«

Doch die Gruppe hält noch an dem Gefühl der Hoffnungslosigkeit fest und verliert dabei Klara aus dem Auge. Eine sagt: 50 Prozent unserer Kinder sind von diesem Kaliber! Aber als I-Kinder werden sie nicht anerkannt. Da gibt's eben Anweisungen vom Amt: Da muss eins schon schwere körperliche oder geistige Behinderungen vorweisen! Was wir hier ausrichten können? Kaum mehr als einen Tropfen auf den heißen Stein.

Vielleicht gebe es da einen Zusammenhang, meint die Supervisorin. Es seien einfach zu viele extrem schwierige Kinder in den Gruppen. Da könne man nicht annähernd genau hinschauen. Jedes Kind sei anders, habe ein anderes Gesicht. Doch wer soll das schaffen, in jedes Gesicht zu blicken – erst recht, wenn es ein unguter Anblick ist!? Muster zu identifizieren, sei da leichter und entlastet in einer Arbeit, die zu bedrückend ist. Vielleicht gebe es hier eine Verbindung zu Klara. Denn wie soll ein Mädchen mit diesem familiären Hintergrund die Erfahrung machen, dass es gut tut und gut ist, genau hinzuschauen!? Sicherheit gibt es, wenn es dicht macht, seine Fäuste in den Mund stopft, vor sich hin brabbelt und sich zurückzieht. Wir wissen nicht, was mit Klara in den Ferien passiert ist. Aber wir können uns vorstellen, dass die Rückkehr in die KT für sie eine Bedrohung ist, *weil* dies hier ein guter Ort ist – bei dem es möglich wäre, genau hinzuschauen. So wie vielleicht auch die Oma für Klara ein guter Ort ist. Doch diese guten Orte müssen für Klara einen gefährlichen doppelten Boden haben, ihre Botschaft darunter ist: Die Mutter ist schlecht! – verbunden mit einem vielleicht oft auftauchenden unerträglich vernichtenden Impuls: Weg mit der Mutter!

Es ist eine sehr dichte Atmosphäre in der Gruppe – schweigend. Die Zeit neigt sich dem Ende zu. Die KT-Leiterin durchbricht die Spannung und fragt resolut: »Und was machen wir jetzt damit?« Die Supervisorin sagt in das folgende Schweigen: »Eine versammelte Ratlosigkeit!... Und Klara?«

Da kommt wieder Leben in die Gruppe, und abschließend fasst eine Erzieherin zusammen: »Es ist schade, dass wir hier nie Supervision gehabt haben. Die brauchen wir aber. Mir ist richtig wie Schuppen von den Augen gefallen, dass wir uns wirklich immer wieder hinter Muster zurückziehen, wie wir die Kinder pädagogisch einordnen können. Weil wir es nicht schaffen, die ganz individuellen Gesichter unserer Kinder zu sehen. Und zu diesen Gesichtern gehören auch die ganz eigenen Entwicklungsgeschichten, die wir eigentlich auch beobachten – mit all ihren Aufs und Abs. – Versammelte Ratlosigkeit? Ja. Hilflosigkeit auch. Aber nicht resigniertes Abschotten oder Wegschauen!«

Soweit verkürzt diese Supervisionssitzung. Ich denke, es ist deutlich geworden, dass wir es mit einem vernachlässigten Kind, aber zugleich auch mit einer vernachlässigten Institution zu tun haben.

Natürlich ist psychoanalytische Fallsupervision kein Zaubermittel, und sie vermag auch keine Handlungsanweisungen für den pädagogischen Alltag zu geben. Ihr Wert besteht in etwas Anderem: Durch die intensive Befassung mit *einem* Kind – unter Beteiligung aller Erzieherinnen mit jeweils all ihren Sinnen – gelingt es nach meiner Erfahrung immer, das Kind besser – und das heißt in der Tiefe besser zu verstehen. Der Erarbeitungsprozess hierzu stärkt zugleich das gute Gefühl und die Professionalität der Erzieherinnen – auch im Hinblick auf die oft gefürchteten Gespräche mit den Eltern. Er stärkt auch den Zusammenhalt im Team und die gemeinsame Verantwortung aller *mit* ihren jeweiligen unterschiedlichen Sichtweisen, Fähigkeiten und Eigenarten.

Fallsupervision ist insofern also ein wichtiges Gegengewicht zu dem, was ich eingangs strukturelle Vernachlässigung der Institution nannte – eine Vernachlässigung, die zuweilen sogar Züge von Verwahrlosung annehmen kann.

Dabei könnten die Chancen der entwicklungsfördernden und präventiven Wirkung eines guten Kindergartens groß sein. Ein Kind wie Klara würde niemals eine direkte Psychotherapie bekommen können, schon allein deswegen, weil die Eltern aus äußeren und inneren Gründen wohl kaum in der Lage wären, das Kind über die erforderliche lange Zeit mit der notwendigen Verlässlichkeit überhaupt in eine Praxis zu bringen. Die in der Not dann häufig vom Kindergarten angeregten Maßnahmen, wie z. B. Logopädie oder Ergotherapie, wiederum sind nicht umfassend wirksam und haben auch oft eher eine rituelle Funktion, dem Kind *irgendetwas* angedeihen zu lassen, das die Eltern auch leisten können – und zugleich dokumentieren sie, dass der Kindergarten selber nicht zuständig sein kann und weiterschicken muss. Tatsächlich aber sind auch die schwierigen Kinder – von wenigen Extremfällen einmal abgesehen – wenigstens ab dem Alter von drei Jahren im Kindergarten, und zwar einen Großteil des Tages und einige Jahre lang. Hier entstehen in einem frühen Alter, in dem intensive seelische Entwicklungsprozesse stattfinden, wichtige Beziehungen, manchmal im Laufe der Zeit sogar auch ein gewisses Vertrauensverhältnis zu noch so schwierigen Müttern. Wenn diese Bedingungen wertgeschätzt und gefördert, die Arbeitsbedingungen darauf ausgerichtet, die Mitarbeiter qualifiziert und durch regelmäßige Supervision fachlich unterstützt würden, wäre für vernachlässigte Kinder wie Klara vermutlich mehr gewonnen als durch die übliche Aneinanderreihung verschiedener Fördermaßnahmen, wobei es oft genug ja nur bei dem Ruf danach bleibt.

4.7 Psychoanalytische Supervision nach Balint[69] *(Daniel)*

Es gibt einige gute Gründe für den Einsatz von psychoanalytisch geschulter Supervision in der Arbeit mit schwierigen Kindern und Jugendlichen. Darauf soll hier kurz und kur-

69 Überarbeiteter Vortrag mit anschließender analytischer Fallsupervision auf einer Fachtagung der GEW-Bayern in München im Januar 2005; siehe auch: Freyberg, Th. v./Wolff, A. (Hrsg.) (2006), 181ff.

sorisch eingegangen werden.[70] Übertragungsphänomene sind, wie bereits mehrfach gesagt, Teil jeder Kommunikation. Doch normalerweise finden sie zwischen Menschen statt, die in ihrer frühen Kindheit eine »triadische Struktur« haben aufbauen können, also fähig sind, »Beziehungen und Menschen in ihrer Individualität« differenziert zu erleben und »entsprechend differenzierte Beziehungen zu gestalten«.[71] Übertragung und Gegenübertragung geschehen – diese triadischen Strukturen vorausgesetzt – stets unter Vorbehalt und auf Probe und können relativ konfliktarm wieder zurückgezogen, korrigiert oder variiert werden, wenn sie sich als »unpassend« erweisen. Bei unseren schwierigen Kindern und Jugendlichen aber ist diese Kompetenz kaum vorhanden; ihre Störung liegt genau in der nicht oder ungenügend herausgebildeten »triadischen Struktur«. Ihre Übertragungen sind zwanghaft, rigide, alternativlos – und sie provozieren Gegenübertragungen von ähnlich zwanghafter Inflexibilität. Deshalb bedroht die Dynamik von Übertragung und Gegenübertragung stets die Professionalität: entweder die professionelle Distanz oder die professionelle Empathie. Kinder und Jugendliche, die eine triadische Beziehungsstruktur nicht hinreichend haben ausbilden können, verstricken ihre Erwachsenen in regressive Beziehungen und provozieren so bei ihnen die in unseren Fallgeschichten beschriebenen regressiven Reaktionen mit dyadischer Beziehungsqualität – und das umso leichter und erfolgreicher, als ihnen die institutionellen Rahmenbedingungen professioneller Arbeit entgegenkommen und zuarbeiten, indem sie »triadische Strukturen« zwischen Professionellen erschweren oder verunmöglichen.[72] Die psychoanalytische Supervision kann nicht nur der Ort sein, an dem Professionelle dem regressiven Sog ihrer Fallarbeit widerstehen lernen; sie verfügt darüber hinaus über ein Verfahren des Verstehens, das es möglich macht, die Gestaltungen der Regression zum Fallverstehen zu nutzen.

Im Zentrum der psychoanalytischen Theorie und Praxis steht die Auseinandersetzung mit dem menschlichen Unbewussten. Das qualifiziert die psychoanalytische Supervision für die Arbeit mit Professionellen, die beruflich mit schwierigen Kindern und Jugendlichen zu tun haben. Die Arbeitsbeziehungen in diesem Feld sind zutiefst geprägt von der Macht unbewusster Übertragungen und Inszenierungen durch die Klientel und durch die ebenfalls meist unbewussten Antworten – Gegenübertragungen – der Professionellen, die, wollen sie überhaupt Kontakt zu diesen Kindern und Jugendlichen finden, sich verstricken lassen müssen. Und das heißt: Sie müssen sich sehr weitgehend auf die angebotenen Beziehungsmuster einlassen. Solche Gegenübertragungen haben im Fall dieser Klienten selten jene milde und positiv gestimmte affektive Qualität, die die günstigste Voraussetzung für Arbeitsbündnisse ist. Im Gegenteil: Ob positiv zuge-

70 Zum Folgenden: S. Graf-Deserno/H. Deserno, 1998.

71 Graf-Deserno, S./Deserno, H. (1998), 37.

72 Die Regression in eine dyadische Struktur ist stets mit der – infantilen – Verheißung verknüpft, es allein zu schaffen. Das ist die »goldene Phantasie« (Y. Cohen), der »Mythos vom Neuanfang« – und hinter beidem die kindliche Größenphantasie. Sie verleugnet die – immer auch kränkende – Erfahrung von Hilflosigkeit, Schwäche, Unterlegenheit, deren Wahrnehmung mit dem Vater in das Leben des Kleinkindes tritt.

wandt oder negativ abwehrend, die Gegenübertragungsaffekte sind oft von extremer Intensität und bedrohen deshalb die notwendige professionelle Distanz. Psychoanalytische Supervision konzentriert ihren Blick auf die Entzifferung dieser – nicht selten zwanghaften und fast immer unbewussten – Beziehungsdynamik von *Übertragung und Gegenübertragung* zwischen den Professionellen und ihren Klienten. Wo diese Prozesse verstanden werden können, verlieren sie im günstigen Fall ihre suggestive Gewalt, erlauben Beiseitetreten und Innehalten und eröffnen einen Blick auf die »Wahrheit« des unbewussten Geschehens. Die Qualität der Verstrickung, einmal zum Gegenstand introspektiver Reflexion gemacht, wird zum Wegweiser eines qualifizierten Fallverstehens: Ich beginne zu verstehen, was der Jugendliche mit mir macht, weil ich verstehe, wie ich auf ihn reagiere.

Psychoanalytische Supervision verfügt über ein eigenes Erkenntnisinstrument, das *szenische Verstehen*.[73] Alles kommunikative Verstehen setzt die Fähigkeit voraus, *szenisch* zu verstehen. Doch dieses alltägliche szenische Verstehen läuft gleichsam unterschwellig und nicht bewusst gesteuert und kontrolliert »mit«. Wir lesen zwischen den Zeilen, hören das Gras wachsen, wissen, was »wirklich« gemeint ist und machen uns schon den »rechten Reim« auf das Gehörte. Der professionelle Einsatz des *szenischen Verstehens* setzt diese Alltagskompetenz natürlich voraus, ist selbst jedoch alles andere als eine alltägliche und leicht zu erlernende Kunst: Die durch eine jahrelange Lehranalyse und durch eine reiche berufliche therapeutische Praxis geschulte Fähigkeit der Introspektion vermag – halbwegs verlässlich und immer nur »auf Probe« – die eigenen unbewussten Anteile an der *Szene* von denen des Anderen zu trennen und so den Weg zu finden zum Verstehen der Psychodynamik in der Übertragungs-Gegenübertragungsbeziehung.

Dieses Instrument erlaubt es, die Kommunikations- und Interaktions*szenen* in der therapeutischen Praxis zu entziffern und das in Übertragung und Gegenübertragung aktive Unbewusste zu verstehen. Und mit diesem Instrument kann in der psychoanalytischen Supervision die Beziehungsdynamik zwischen dem fallverantwortlichen Professionellen und seinem Klienten ebenso wie die Beziehungsdynamik innerhalb der Gruppe der Supervisanden entziffert werden. Dabei geht es nicht um Therapie, weder um die des Klienten noch um die gestörter Professioneller, sondern immer um das Fallverständnis. Dass dies sich dem *szenischen Verstehen* entschlüsseln kann, hat seinen Grund in der Tatsache, dass *Übertragung und Gegenübertragung* sich gleichsam fortpflanzen können. Wie Wellen auf dem Teich ziehen Übertragungsketten immer weitere, aber auch immer undeutlicher werdende Kreise:

Der Kern mag eine bestimmte traumatisierende Beziehungskonstellation zwischen Kind und Mutter oder Vater sein. In Konflikten mit Lehrern oder Mitschülern wird diese Beziehung machtvoll *re-inszeniert* und der Mechanismus von Übertragung und Gegenübertragung sorgt dafür, dass die Anderen »mitspielen« – der erste konzentrische Kreis. Professionelle beginnen sich zu kümmern und müssen miteinander kooperieren, und nicht selten wird

73 S. dazu: Graf-Deserno, S./Deserno, H. (1998), S. 20–34; Gerspach, M. (1998), S. 129–152; Ahlheim, R. (2005), S. 123-136; Raue, J./Wolff, A. (2003).

hier das »Spiel« weitergespielt – der nächste konzentrische Kreis. Und dann trifft man sich in der Supervision und alle Erfahrung zeigt: Die Macht von Übertragung und Gegenübertragung sortiert auch hier die Mitspieler nach einem fallspezifischen Muster. Und wer unter diesem Aspekt die interdisziplinären Falldiskussionen unseres ersten Bandes liest, wird ohne Mühe das Fortwirken von Übertragungsketten identifizieren können.[74]

Psychoanalytische Fallsupervision ist stets auch ein gemeinsamer Lernprozess, der eingespielte Perspektiven und eingefahrene Deutungen verstört – und so Veränderungen und Entwicklungen anstoßen kann; zugleich aber immer auch auf Widerstand und Abwehr stößt. Denn in der Reflexion der Arbeit mit diesen schwierigen Kindern und Jugendlichen droht »Verstörung« der professionellen Praxis regelmäßig auch eine »Beschämung« der Professionellen zu bedeuten. Dieser Beschämung einen geschützten Ort zu geben, wo sie weder ausgebeutet noch ausgeblendet werden muss, verlangt den in der Arbeit mit dem Unbewussten geschulten »wohlwollenden Beobachter«.[75]

Der Verstehensprozess, der in der psychoanalytischen Supervision angestoßen und begleitet wird, beginnt mit dem konzentrierten Blick auf den individuellen »Fall«. Und der bleibt stets im Zentrum der Fallsupervision; zu ihm wird jedes Nachdenken und Besprechen stets zurückgeführt, auch über notwendige Umwege und Schleifen. Die Dynamik von *Übertragung und Gegenübertragung* zu entziffern, führt eben nicht immer nur zum Verstehen dessen, von dem die Übertragung ausging, denn sie speist sich auch aus den Quellen des Unbewussten der Professionellen. Die unbewussten individuellen Anteile der *Supervisanden* sind wichtige Mitspieler in den Konflikten mit schwierigen Kindern und Jugendlichen und deren Eltern und müssen in der Supervision zur Sprache kommen können. Und *dieser* Blick – weg vom Klienten und hin zu seinen Helfern und Erziehern – kann nicht willkürlich abgebremst oder abgekürzt werden. Zwangsläufig werden, vermittelt über die einzelnen Professionellen, auch die institutionellen Anteile an der gestörten oder entgleisten Kommunikation zum Thema werden. S. Graf-Deserno und H. Deserno sprechen in diesem Zusammenhang von »direkten und indirekten Re-Inszenierungen« oder »Spiegelungen« in der Supervision. Bei der *direkten Re-Inszenierung* werde, so die Autoren, »in der Beziehung von Supervisor und Fallvortragendem die Beziehung zum Klienten«, über den berichtet wird, »gespiegelt«.

Es entstehe »zwischen Supervisor und Fallvortragendem eine Resonanz zur unbewussten konflikthaften Dynamik des Falles«, dessen »Psychodynamik« sich in der Gegenübertragungsreaktion des Supervisors »spiegelt« und von diesem *szenisch* verstanden werden kann. Seine darauf fußende Interpretation des Falls kann von der Supervisionsgruppe als evident angenommen werden, wenn und weil auch zwischen Supervisionsgruppe und Fallvortragenden jene »mit der Spiegelung verbundene Resonanz« entstehen konnte, die die Gruppe empfänglich macht für die Deutung des Supervisors. Die anschließende Aufgabe

74 Wer hier wissenschaftliche Objektivität nach dem Muster naturwissenschaftlicher Verfahren verlangen wollte, müsste auf das Entscheidende verzichten: das verstehende Entziffern von Sinn und Bedeutung. Denn das ist ohne »Verstrickung« nicht zu haben. Letztlich ist das Wahrheitskriterium beim Fallverstehen der gemeinsame Reflexions-, Lern- und Arbeitsprozess, der Entwicklung ermöglicht und bewirkt.

75 Graf-Deserno, S./Deserno, H. (1998), S. 18.

des Supervisors sei, der Gruppe das Resonanzphänomen und je aktualisierte Re-Inszenierung des Fallmaterials bewusst zu machen und so – im Verlauf des Supervisonsprozesses – allen Mitgliedern der Gruppe eine Wahrnehmungseinstellung zu ermöglichen, »die der gleichschwebenden Aufmerksamkeit des Supervisors vergleichbar ist«.

Bei der *indirekten Re-Inszenierung* wird die Reflexion der Supervisanden über den vorgestellten Fall zum Anlass, eigene »unbewusste Konflikte« zu re-inszenieren. »Nicht immer spiegelt eine Falldiskussion resonant und angemessen die Konfliktkonstellation des vorgebrachten Falles.« Dabei gehe es in der Regel »um Inszenierungen, in welchen die Falldiskussionsgruppe oder der Fallvortragende etwas von sich, von seinen eigenen, unbewussten, nach einer Lösung drängenden Konflikten darstellt«. Diese »indirekten Spiegelungsphänomene« seien keine »Störfaktoren«, sondern könnten in der Supervision, werden sie verstanden, »systematische Verwendung« finden. Sie seien wichtige Hinweise für das Team auf mögliche gruppendynamische oder auch institutionelle Störungen.

Bei der *indirekten Re-Inszenierung* kann also der vorgetragene Fall »missbraucht« werden, um institutionelle Konflikte und Störungen zu agieren; doch die wichtige Chance dabei ist, und die soll durch den Supervisor ermöglicht werden, dass der anstehende Fall »genutzt« wird, um die professionellen und institutionellen Anteile an der Konfliktgeschichte zu identifizieren und zu verstehen.

Erst das reflektierte Wechselspiel von *direkter und indirekter Re-Inszenierung* macht ein adäquates Fallverstehen möglich:

> »Den regelmäßig zu beobachtenden Wechsel zwischen den Formen direkter und indirekter Inszenierung bzw. Spiegelung halten wir für eine selbstregulative Bewegung in der Gruppensupervision. Mehr noch, wir haben den Eindruck gewonnen, dass dieser Wechsel im Sinne eines Perspektivenwechsels für personelle und institutionelle Entwicklungsprozesse bzw. für zunehmende Differenzierung von persönlichen Kompetenzen und institutionellen Strukturen notwendig ist.«[76]

Nicht selten nämlich »erleben« und »interpretieren« Professionelle institutionelles Versagen als individuelles, schuldhaftes Versagen: als Versagen ihrer Klienten und/oder als eigenes Versagen. Die machtvolle Institution, ebenso lern- wie entwicklungsresistent, bleibt so der kritischen Reflexion entzogen. Die psychoanalytisch geschulte Supervision hat deshalb in diesem Feld noch am ehesten die Kompetenz, solche projektiven Schuldzuschreibungen aufzuklären, weil sie über Instrumente und Theorien verfügt, das Unbewusste zu verstehen. Supervision als *Lernprozess* meint ein Lernen, das auf Veränderung und Entwicklung drängt: bei den Kindern und Jugendlichen, bei den Professionellen und nicht zuletzt bei ihren Organisationen.

76 Graf-Deserno, S./Deserno, H (1998), S. 60ff. Das folgende Protokoll einer Balintgruppe zeigt, wie gleichsam naturwüchsig die Gruppe diesen Perspektivenwechsel vollzieht.

Am Beispiel einer Balintgruppensitzung[77]

Auf einer Fachtagung stellten wir unser Forschungsprojekt und seine wichtigsten Befunde zur Diskussion. Die Teilnehmer kamen etwa zu gleichen Teilen aus dem Bereich der Regel- und Sonderschulen und aus dem der Jugendhilfearbeit. Die Einladung war landesweit gewesen – und nur kleine Gruppen kannten sich. Nach Vortrag und Diskussion stellten wir das Verfahren der interdisziplinären, psychoanalytisch orientierten Fallberatung in *Balintgruppen* vor – und führten die Arbeit einer solchen Balintgruppe beispielhaft mit den Teilnehmern der Fachtagung durch.[78] Die achtköpfige Gruppe setzte sich aus Lehrern und Sozialarbeitern zusammen, die im Erziehungshilfebereich mit sehr schwierigen Kindern und Jugendlichen arbeiten.

Vorgeschichte

Am Vormittag erhielten die Teilnehmer einen einführenden Vortrag über das Projekt *Störer und Gestörte*. Nach der Mittagspause sollte die Balintgruppe arbeiten, wofür die Sitzordnung im Raum umgebaut werden musste: Ein »runder Tisch« wurde gebildet für maximal zwölf Teilnehmer – und mit etwas Abstand ein U-förmiges Karree von Tischen für die Zuhörer. Die Entscheidung darüber, wer an der Balintgruppe teilnehmen sollte, verlief deshalb auf recht unklare Weise. Wie sich im Anschluss herausstellte, nahmen einige nur deshalb teil, weil »ihr« Tisch Teil des runden Tisches geworden war – und sie vermuteten, es läge damit eine Entscheidung der Leitung vor. Anfangs war es nicht gesichert gewesen, ob jemand von den Teilnehmern bereit war, einen Fall vorzustellen. Die Leitung des Fachtages hatte eher zurückhaltend die Balintgruppe in Aussicht gestellt und dabei betont, dass dieses Verfahren der psychoanalytisch orientierten kollegialen Fallberatung in der Regel ein recht hohes Maß wechselseitiger Vertrautheit unter den Teilnehmern voraussetzt, hier aber sehr unterschiedliche Teilnehmer aus sehr verschiedenen Schulen und Einrichtungen zusammengekommen seien, die sich nicht kennen. Aber da gab es eine Gruppe von drei Frauen aus einer Einrichtung, die – eher durch Gesten – bei der Ankündigung der Balintgruppe den Eindruck gemacht hatten, es gäbe da einen sie sehr bedrängenden »Fall«. Als die Leiterin der Balintgruppe dann mit ihrer kurzen Einführung in die Entstehungsgeschichte dieser Arbeitsmethode und ihres Ablaufs beginnen konnte, gab es eine kurze, störende Intervention. Eine Teilnehmerin hatte offensichtlich eine sehr dringende Frage noch vom Vormittag, die sie unbedingt noch

77 Psychoanalytische Supervision nach der Methode sogenannter Balintgruppen geht auf den Psychoanalytiker Michael Balint zurück: Balint, M. (1957).

78 Dabei wurde selbstverständlich darauf hingewiesen, dass eine derartige einmalige »Vorführung« kaum mehr als demonstrativen Charakter haben wird, da die Arbeit in Balintgruppen in der Regel voraussetzt, dass die Arbeit über ein hohes Maß an Kontinuität verfügt, um die notwendigen Vertrauensbeziehungen unter den Teilnehmern zu ermöglichen. Das Ergebnis war dennoch beachtlich.

»loswerden« musste, obwohl die Situation dafür nicht gegeben war: Haben nicht Kinder und Jugendliche auch ein Recht, nicht beschulbar zu sein? Die Diskussion dieser Frage wurde auf später verschoben – wie sich herausstellen sollte: nur scheinbar.

Die Balintgruppe

Der Fall *Daniel* wurde von einer Lehrerin und einer Kunsttherapeutin an einer Erziehungshilfeschule in privater Trägerschaft vorgetragen; die Konrektorin dieser Schule ergänzte und unterstützte die beiden Kolleginnen. Daniel ist 13 Jahre alt. Bevor er in die Erziehungshilfeschule kam, kümmerte sich ein *Beratungs- und Förderzentrum (BFZ)* um diesen Jungen, der zur gleichen Zeit in einer sozialtherapeutischen *Tagesgruppe* untergebracht war.

Daniels Mutter ist alleinerziehend und alkoholkrank. Sein Vater verschwand, als Daniel zwei Jahre alt war. Immer wieder gab es – eher kurzfristige – Lebensgefährten der Mutter, die aber kaum Erziehungsverantwortung für Daniel übernahmen. Als der Junge in der vierten Klasse war, beging der damalige Lebensgefährte der Mutter Selbstmord.

Daniel ist seit etwa anderthalb Jahren in der Erziehungshilfeschule. Untergebracht ist er in einem benachbarten Heim. Zunächst lag Daniels Verhalten in der Schule im Rahmen des dort Üblichen. Es gab keine »übermäßig dramatischen« Vorkommnisse und die Sonderschullehrerinnen hatten den Eindruck, dass Daniel sich »gut stabilisiert«. Doch vor einem Jahr begann Daniel »massiv« zu eskalieren. Er wurde zu einem lauten, aggressiven Störer, der die Professionellen völlig in Beschlag nahm, in Auseinandersetzungen Mitschüler und Lehrer bedrohte, angriff und körperlich attackierte.

»Wir sind ratlos und hilflos«, denn Daniel geht in jeden Konflikt rein und weicht sofort aus, wenn er auf Widerstand stößt. Dann »haut er einfach ab«. »Ich bin – körperlich – klein und kann mich gegenüber Daniel – körperlich – nicht durchsetzen. Ich kann ihn nicht einfach packen und vor die Tür setzen. Da brauche ich Hilfe – von männlichen Kollegen –, aber bis da jemand Zeit hat...! Die haben schließlich auch ihre Klassen, die sie nicht so einfach verlassen können...! Wir haben alles versucht, wir haben Daniel rausgenommen, ihm Einzelstunden angeboten, in kleinen Gruppen mit ihm gearbeitet, Supervision in Anspruch genommen – doch es hat alles nichts genützt, das alles hat mich nur noch hilfloser hinterlassen.«

Daniel musste zwischenzeitlich in die Kinder- und Jugendpsychiatrie. Doch seit zwei Wochen ist er wieder da – und nichts hat sich gebessert.

»Auch die Klasse ist am Rande ihrer Nerven – und meine Hilflosigkeit diesem Jungen gegenüber macht den anderen in der Klasse Angst. Ich kann mich gar nicht mehr ausreichend um die Klasse kümmern. Die haben doch auch ein Recht auf Schule und auf meinen Unterricht. Ich bin völlig ratlos und hilflos, denn ich bin an meinen Grenzen. Wenn er mich anspuckt, beschimpft, bedroht, denke ich: Wann setzt er mir ein Messer an den Bauch?!«

Und die Kolleginnen ergänzen: Da gab es einen wichtigen Beziehungsabbruch im Heim, die Intensivbetreuerin von Daniel hat das Heim verlassen. Überhaupt gebe es unterschwellige Macht- und Konkurrenzkonflikte zwischen Heim und Schule. So sei die Schule vom Selbstmord des Lebensgefährten der Mutter durch das Heim nicht informiert worden – und das obwohl dem Heim bekannt war, dass Daniels Klasse am nächsten Tag auf Klassenfahrt ging.

»Daniel ist mittlerweile ein großer Kerl, wir sind ihm körperlich unterlegen«, aber das heiße nicht, dass es immer nur um körperliche Auseinandersetzungen und Gewalt gehe. Daniel nutze alles zur Eskalation. So ist bei uns in der Schule der Abspüldienst unter den Schülern geregelt – aber Daniel weigert sich einfach und bleibt stur –, und wir wissen nicht, was wir da noch tun sollen.«

»Wir haben einen Rahmen für solche schwierigen Kinder und Jugendlichen. Wir haben Daniel von Anfang an immer wieder gesagt: Hier bei uns kannst Du bleiben. Aber wir sind an unserer Grenze angelangt. Daniel tut einfach alles, um sein Bleiben in unserer Schule unmöglich zu machen. Und schließlich sind da ja noch die anderen Kinder in der Klasse, für die wir auch verantwortlich sind. Wir haben manchmal nur noch einen Wunsch: Diesen Jungen endlich wieder loszusein. Aber in Wirklichkeit wollen wir ihn halten. Doch wir müssen vielleicht sehen: Wir können ihm hier nicht wirklich helfen, unsere Schule ist für ihn nicht das Richtige. Auch für Daniel wäre es besser, die Schule zu wechseln.«

Das ist das Resümee der drei Berichterstatterinnen – und ihre hilflose Verzweiflung ist deutlich zu spüren. Sie wollen sich diesen Jungen nicht einfach vom Hals schaffen. Im Gegenteil: Sie vermitteln glaubwürdig, wie sehr sie an Daniel hängen, wie viel Mühe und Sorge sie für diesen Jungen aufgebracht haben – und weiterhin bereit sind, aufzubringen, wenn sie nur irgend eine Hoffnung noch hätten, einen Weg noch sehen könnten, ihm zu helfen.

Es folgt die zweite Phase der Gruppenarbeit. Die drei Frauen, die den Fall einbrachten, müssen jetzt schweigen, dürfen auch von der Gruppe nicht weiter befragt oder angesprochen werden. Das Thema ist jetzt: Was ist los mit Daniel? Welche Eindrücke, Bilder, Gefühle sind bei den Zuhörern entstanden, während der Fall ihnen geschildert wurde? Darum geht es jetzt, und darum geht es sofort mit Macht. Es sind vor allem die drei männlichen Kollegen, die entschlossen die Aufgabe anpacken, ihre hilflosen Kolleginnen zu beraten. Für derartige Fälle habe man sich in seiner Einrichtung ein Verfahren ausgedacht, das sich sehr bewährt habe, meint einer und erklärt sich bereit, dieses in aller Ausführlichkeit vorzustellen. Die Leiterin kann es gerade noch verhindern. Dies würde das Gespräch in eine andere Richtung führen.

Natürlich müsse Supervision angeboten werden, ergänzt ein anderer. Und überhaupt brauche Daniel einen starken Mann – wo er doch von zuhause aus keine Erfahrungen mit einem starken Vater habe machen können. Es sei in solchen schwierigen Fällen halt auch mal nötig, zuzulangen, den Jungen fest zu packen, und wenn er spuckt oder körperlich gewalttätig wird, gebe es eben hin und wieder keine andere Antwort, als eben auch körperlich präsent zu sein – auch wenn es dem Lehrer verboten ist. Wenn jedoch alles nichts helfe, dann müssen dem Jungen die Konsequenzen klargemacht werden.

»Die müssen einfach wissen: Das hier ist ihre letzte Chance! Die haben sie, und hier können sie auf unsere Hilfe setzen. Wir sind zum Neuanfang mit ihnen bereit – aber sie müssen mittun.«

Das sei wie ein Vertrag, der müsse eben auch von beiden Seiten eingehalten werden. Und eher etwas defensiv und vorsichtig kommt von einer Kollegin aus der Gruppe: Man könne doch nicht immer davon ausgehen, dass diese Kinder und Jugendlichen Hilfe und Unterstützung haben wollen. Haben sie nicht auch ein Recht darauf, unsere Angebote abzulehnen?!

Während die drei Teilnehmerinnen, die den Fall darstellten, ganz deutlich Gefühle der Hilf- und Ratlosigkeit ausstrahlten, ist die Reaktion der Gruppe, dominiert von den männlichen Teilnehmern, vor allem geprägt und gestimmt durch Gefühle von Aggression und Ablehnung: Wer nicht (hören) will, muss sehen, wo er bleibt.

Die Leiterin beendet diese Phase und wendet sich wieder an die drei Frauen, die den Fall einbrachten, mit der Frage: Können Sie etwas mit dem Gesagten anfangen? Hat da etwas Sie angesprochen? Wie geht es Ihnen nach dieser Runde und dem, was Sie gehört haben? Die Kolleginnen bleiben in ihrer hilflos-defensiven Position – nun auch der Gruppe von Kolleginnen und Kollegen gegenüber. Deutlich ist zu spüren: Das hat ihnen nicht viel helfen können. Sie seien weiter rat- und hilflos. Daniel mache alles kaputt. Er nerve alle – und unerträglich sei mittlerweile die Belastung für die Mitschüler. Und sehr klar und laut spricht die eine der drei aus, was sie sich wünscht – und sich wohl auch von dieser Runde verspricht, ohne Zweifel und ganz entschieden sagen zu können: Daniel ist hier nicht länger zu ertragen, wir müssen uns von ihm trennen! Doch sofort schiebt sie selbst den Vorbehalt nach: Vielleicht werde Daniel dann, wenn dies einmal gesagt sei, verstehen, dass es jetzt ernst wird – und sein Verhalten ändern.

Und wieder kommt aus der Gruppe der Kollegen: Vielleicht muss man dann auch bereit sein, ihn zu lassen! Vielleicht will er nicht geholfen bekommen! Schließlich hat er ja einen deutlichen Selbstbestimmungswillen! Das können die drei für Daniel verantwortlichen Frauen bestätigen. »Daniel will immer sich und seinen Willen durchsetzen. Man muss bei ihm höllisch aufpassen. Gibt man ihm den kleinen Finger – schon nimmt er die ganze Hand.«

Hier findet eine entscheidende Intervention der Leiterin statt: Sie spricht die drei Berichterstatterinnen direkt an: Sie versuche sich vorzustellen, wie Daniel sich in seiner neuen Schule gefühlt habe. Zunächst sei er wohl vorsichtig gewesen. Schließlich hat er sein ganzes Leben lang die Erfahrung gemacht, dass nichts hält, dass er sich auf nichts verlassen kann. Immer wieder habe er Trennung und Abbruch erlebt, zu Hause, mit seinen diversen »Vätern«, aber auch mit den zahlreichen Maßnahmen und Einrichtungen. Schließlich auch noch mit seiner Intensivbetreuerin im Heim. Doch nach einem halben Jahr habe er vielleicht angefangen zu glauben, was ihm immer wieder von seinen Lehrerinnen beteuert wurde: Wir werden dich halten, hier ist ein sicherer und verlässlicher Ort für dich, auf uns kannst du dich verlassen. Aber wie soll Daniel das glauben können, was er vielleicht so nötig hat zu glauben? Nie in seinem Leben konnte er die Erfahrung machen, dass dieses Versprechen gehalten hat. So eskaliert er, sucht die Konflikte – und erlebt, was er immer schon wusste: Seine Lehrerinnen sind auch nicht anders als seine alkoholkranke Mutter. Die wird ihm auch immer wieder alles versprochen haben – bis zum nächsten Mal, wo sie ihren Jungen und alle ihre Versprechungen doch wieder verraten hat. So ist das mit Alkoholikern.

»Und dahin hat er Sie gebracht: hilflos, verzweifelt, ohne Ausweg zu sein – als könne man nur noch zur Flasche greifen. Es ist gerade Ihre Fähigkeit und Bereitschaft gewesen, sich auf diesen Jungen einzulassen, sich mit ihm und seinen Problemen zu identifizieren, was Sie die Distanz zu ihm kostete. Sie können ihn nicht wütend aussto-ßen, aber in der Arbeit mit ihm sind Sie ihm völlig ausgeliefert. Sie haben ihm etwas versprochen und sehen verzweifelt, dass Sie Ihr Versprechen nicht halten können! Das kennt Daniel von seiner Mutter – und dahin hat er Sie gebracht.«

Denn das ist wohl sein Thema: Kann es verlässliche gute Objekte geben, deren Versprechungen man trauen kann?

Auf diese Intervention gibt es eine zweifache Reaktion: Die drei Lehrerinnen Daniels sind sehr still und sehr nachdenklich. Und man hat als außenstehender Zuhörer den starken Eindruck: Jetzt brauchen sie Zeit, denn sie sind ganz in sich gekehrt. Geradezu unangenehm dagegen – genauer: störend – ist die Reaktion der männlichen Kollegen in der Gruppe. Das halten sie irgendwie nicht aus. Lautstark und eloquent wird wiederholt, was schon gesagt wurde, und die Botschaft ist: Es muss etwas geschehen, es muss etwas passieren, es muss etwas gemacht und entschieden werden. Und geradezu aufdringlich zeigt sich der Zusammenhang von gefordertem *Neuanfang*: Diese oder jene Maßnahme oder Einrichtung muss her, die endlich »greift« und die Hilfe und die Wende bringen muss – und mitgedachtem *Abbruch*: Wenn alles nichts nützt, wenn Daniel nicht will.

Die Leiterin stellt eine Verbindung von dieser Dynamik in der Gruppe zu der in Daniels Familie her. Hätten die berichterstattenden Frauen sich den Part der alkoholkranken Mutter aufdrängen lassen, so komme es ihr vor, als verhielten sich die Männer in der Gruppe wie die wechselnden Lebensgefährten, die immer mal hereinplatzen, wissen, wo es langgeht und schon wieder verschwunden sind... Und in gewisser Weise ist Daniel auch so einer mit seinem Lärmen und Auf-die-Pelle-Rücken...

Es ist ganz offen zu spüren: Die Hilflosigkeit der Kolleginnen ist für die Kollegen fast unerträglich. Deshalb drängen sie auf Entscheidung, auch wenn es die ist, Daniel wegzugeben. »Ist doch klar, auch für ihn wäre das besser!« Deutlich spürbar ist aber auch die Aggressivität und die sich zuspitzende Spaltung in der Gruppe in einen mütterlich-weichen, wütend-verunsicherten, Halt suchenden und in einen auf Klarheit und Härte, jedenfalls auf Lösung drängenden, männlichen Teil.

Es folgt – hierdurch motiviert – eine weitere Intervention durch die Leiterin: Sie greift die nachdenklich-schweigende Stimmung der für Daniel verantwortlichen Frauen auf und fragt (sich), wie Daniel wohl die schwierige Beziehung zwischen Schule und Heim erlebt haben mag. Denn das müsse für den Jungen doch eine sehr wichtige Erfahrung sein: Da ist die Schule, in der es ums Lernen geht und in der die Fachleute ihm Halt versprechen, und da ist das Heim mit seinen Betreuerinnen, wo er wohnt und »zu Hause« ist. Wie arbeiten aber Schule und Heim zusammen? Von »Konkurrenz- und Machtkonflikten« zwischen beiden sei berichtet worden, wenig aber von Zusammenarbeit.

Hier ist offensichtlich ein heikler Punkt angesprochen. Die drei Fallverantwortlichen haben sichtbar große Hemmungen, offen vor diesem, ihnen unbekannten Publikum über die Konflikte zwischen Schule und Heim zu reden. Doch nach und nach wird deutlich, dass hier ziemlich viel im Argen liegt. Das Heim habe – wie alle Heime – Probleme mit der Belegung. Schon deshalb werde es nie eingestehen, dass es ernsthafte Schwierigkeiten mit Daniel gebe: Nein, im Heim sei nach außen hin alles in Ordnung, die Probleme gebe es nur in der Schule. Und dies wird durchaus vorwurfsvoll signalisiert. Nur »hinten herum«, über eine Kollegin im Heim habe man erfahren, dass Daniel dort auch riesige Probleme hat und macht. Aber es sei gar nicht möglich, ernsthaft miteinander ins Gespräch zu kommen. Man habe es mal versucht, aber da sei von dem Team im Heim gleich die Leitungsebene hinzugezogen worden, was natürlich zur Folge hatte, dass auch die Schulleitung dazukommen musste. »Und dann ist man doch nur noch die kleine unerfahrene Lehrerin – oder Sozialarbeiterin!«

Hier kann angeknüpft werden. Denn auf der Hand liege, dass für Daniel sich zwischen Schule und Heim etwas durchaus Vertrautes und Bekanntes abspiele. Das kenne er zur Genüge von zu Hause, habe er oft genug erlebt: Seine hilflose Mutter – und dann immer mal wieder so ein Macker, der angeblich ganz genau weiß, wo es lang geht, aber nie Verantwortung übernehmen muss. Nie habe es ein Elternpaar gegeben, das für ihn da ist, sich untereinander und mit ihm auseinandersetzt, das – gemeinsam und doch auch verschieden – verantwortlich ist. Da wird es viele Erfahrungen bei dem Jungen geben – Erfahrungen wechselseitiger Missachtung, Abwertung und Täuschung. So wie in der Beziehung zwischen Schule und Heim. Denn das sei zumindest deutlich geworden: Hier werde nicht kooperiert, dominant sei offensichtlich, dass man sich wechselseitig die fachliche Kompetenz bestreite.

So die Intervention durch die Leiterin der Gruppe. Und bruchlos schließen sich Überlegungen an, ob sich hier nicht doch noch ein Weg auftue, der zumindest noch nicht hinreichend ausprobiert worden sei: die fachliche Zusammenarbeit im Fall Daniel zwischen Schule und Heim aufzubauen, ein Netz der Hilfe und Förderung zu spannen. Wenn es gelinge, dass die verantwortlichen Mitarbeiterinnen aus Schule und Heim die Arbeit mit Daniel als ein gemeinsames Projekt verstünden, das wäre für Daniel nun wirklich eine neue Erfahrung und nicht die elende Wiederholung dessen, was er immer schon erwartet. Warum nicht mit einer gemeinsamen Supervision beginnen – gemeinsam aus Schule und Heim?!

Doch rasch setzt sich wieder der Konflikt in der Gruppe durch und macht deutlich, wie verfahren offensichtlich die Arbeitsbeziehung zwischen Schule und Heim ist: Eine solche gemeinsame Supervision sei undenkbar, es seien schließlich zwei verschiedene Kostenträger, »und überhaupt...« – so zweifelnd die Berichterstatterinnen. Dafür müsse man kämpfen; ein halbes Jahr habe »man« für die regelmäßige 14-tägige Supervision gekämpft – jetzt sei sie selbstverständlich... wird besser wissend von den männlichen Kontrahenten in der Gruppe hart dagegengehalten.

Doch es geht bei dieser Intervention gar nicht in erster Linie um einen Lösungsvorschlag. Und alles andere als ausgemacht ist, ob die gemeinsame Supervision der richtige nächste Schritt wäre. Es könnte ja durchaus sein, dass eine fachliche Kooperation zwischen Schule und Heim an den institutionellen Barrieren und Unverträglichkeiten scheitern würde. Aber wäre es nicht eine Möglichkeit und den Versuch wert, das herauszufinden? Denn es könnte ja auch sein, dass dieser schwierige Junge mit seiner unerträglichen »Beziehungsgestaltung« für die Kooperationsschwierigkeiten zwischen Schule und Heim mitverantwortlich ist – und dann würde eine vertrauensvolle Zusammenarbeit einen neuen Raum eröffnen, einen äußeren Raum und – vielleicht wichtiger noch – einen inneren Raum. Vielleicht könnte dieser neue Raum auch wieder jene Professionalität ermöglichen, die in den Konflikten mit Daniel allen Professionellen abhanden zu kommen droht. Und vielleicht wäre diese Erfahrung für Daniel viel wichtiger als noch eine neue Maßnahme, noch ein weiterer Neuanfang, noch ein erzieherischer Trick. Es wäre eine Erfahrung, dass seine Erwachsenen über das verfügen, was ihm so sehr fehlt: einen inneren Raum, der Angst und Hilflosigkeit aushält und verspricht, auch für Daniels eigene Angst und Hilflosigkeit noch Platz übrig zu haben.

Die Balint-Runde kann an dieser Stelle – die vorgesehene Zeit ist herum – beendet werden. Die drei für Daniel verantwortlichen Kolleginnen machen einen starken Eindruck, so als sei da eine undurchdringliche Blockade beiseitegeräumt. Dabei scheint es gar nicht so wichtig, ob sie jetzt wissen, was sie tun werden. Auch nicht, wie sicher oder unsicher sie sind, dass sie in der Arbeit mit Daniel vorankommen oder gar erfolgreich sein werden. Wahrscheinlich liegt diese Veränderung daran, dass sie ein wenig Abstand bekommen haben von dem verzweifelten Gefühl der Hilflosigkeit, das dieser Junge bei ihnen hervorgerufen hat; dass sie ein Gespür dafür bekommen haben, dass diese hilflose Verzweiflung zunächst und vor allem zu diesem Jungen gehört; und dass sie eine Ahnung davon erhalten haben, dass sie nicht zwingend diesem Gefühl ausgeliefert sein müssen, auch nicht auf der Ebene der Institutionen, dass mit ihm sogar »gearbeitet« werden könnte. Denn es ist ein wichtiger Schlüssel zu den Gefühlen und Erfahrungen Daniels, die er so verzweifelt und wütend agierend abwehrt, weil er allein sie innerlich nicht halten kann.

Nachgeschichte

In der anschließenden Stunde kam es zu einem Gespräch, in dem auch die Zuhörer einbezogen waren. Die »störende« Frage kurz nach der Mittagspause hatte nun eine ganz neue Bedeutung: »Muss man nicht auch akzeptieren, dass Kinder und Jugendliche einfach nicht wollen, dass sie sich für die Unbeschulbarkeit entscheiden? Gehört es nicht auch zum Eigensinn und zur Autonomie von Kindern und Jugendlichen, Hilfe und Förderung abzulehnen?« Diese Überlegung stand in der Gesprächsrunde der Balintgruppe ja ständig im Raum – explizit oder implizit – und sie hatte dort eine unübersehbare Bedeutung: Sie diente der Abwehr jenes unerträglichen Gefühls verzweifelter Hilflosigkeit! Und insofern war sie die Kehrseite jener fast manischen Vorschläge, was zu tun sei, was noch geschehen müsse. Die Dynamik der Gesprächsrunde war über lange Zeit von dieser Pendelbewegung geprägt: Repräsentierte die eine Seite – die Gruppe der für Daniel verantwortlichen Frauen – das Gefühl von Verzweiflung und Hilflosigkeit und damit zugleich auch die Bereitschaft und Fähigkeit, diesen Jungen so bedrohlich nahe an sich herankommen zu lassen, so repräsentierte die andere Seite – die Gruppe der für Daniel nicht verantwortlichen Männer – die Abwehr dieses Gefühls von Ohnmacht und Ausgeliefertsein und damit zugleich die Fähigkeit, sich diesen Jungen hinreichend auf Distanz zu halten. Solange in der Gruppe nur diese beiden Positionen »zur Wahl« standen, gab es keine Entwicklung, auch kein Lernen. Dass es da noch ein Drittes geben kann, wurde durch die Leiterin eingebracht. Und wichtig war, dass dieses Dritte die beiden anderen Positionen nicht aus-, sondern einschloss: Nicht die zwanghaft hektische Betriebsamkeit einer Maßnahme nach der anderen, noch die lähmende Hilflosigkeit derer, die alles schon ausprobiert haben, und auch nicht der Ausstieg aus der Arbeit – wie auch immer begründet –, der für beide Positionen »der Weisheit letzter Schluss« ist; sondern so etwas wie ein Innehalten, ein Zurückgewinnen innerer und äußerer Räume, eine andere Haltung, die weder die Gefühle von Hilflosigkeit abwehren, noch auf Überlegungen ganz praktischer Art verzichten muss. Diese reflexive Position war das Neue am Ende der Balintgruppe – und bei allen Teilnehmern ein tieferes Verständnis der Macht von Übertragung und Gegenübertragung in den Beziehungen zu solchen schwierigen Kindern und Jugendlichen.

Blinde Eskalation oder reflexive Intervention?

Das Beispiel dieser Balintgruppe kann zwei wichtige Dimensionen von *Übertragung und Gegenübertragung* verdeutlichen:

1. Vor allem für die Zuhörer, im Nachhinein aber auch für die Teilnehmer der Gruppe, wurde eindringlich sichtbar, was man als *Übertragungs-Gegenübertragungs-Ketten* bezeichnen kann. Gemeint ist, dass sich das gewaltförmige »Spiel« von Übertragung und Gegenübertragung gleichsam wie eine Schallwelle fortpflanzt, dabei mit wachsender Entfernung vom Sender zwar an zwingender Gewalt verlieren kann – dies aber nicht muss, wenn es zum Beispiel von Zwischenempfängern Verstärkung erfährt. In der Balintgruppe zeigten sich vier »Stationen« oder »Kettenglieder«:

Da ist *zunächst* die Psychodynamik Daniels, geprägt von seinen primären und sehr frühen Beziehungserfahrungen zur alkoholkranken Mutter und deren flüchtigen Lebensgefährten. Unschwer ist auszudenken, wie es diesem Jungen als Kind erging. Und ein wichtiger Aspekt davon kam in der Balintgruppe direkt zur Sprache: Da mag eine Kette von Erfahrungen mit einer Mutter sein, die immer wieder das Blaue vom Himmel verspricht – und genauso oft dieses Versprechen bricht, doch wieder trinkt, ihren Sohn verrät, und dabei sich und ihn in Hilflosigkeit und Angst stürzt. Gegen diese archaischen Ängste vor Vernichtung lernt Daniel mit Mühe sich zu schützen – das ist der »Sinn«

seiner aggressiv-destruktiven Strategien: andere hilflos und verzweifelt zu machen, um so die eigene verzweifelte Hilflosigkeit nicht mehr spüren zu müssen.

In der Schule *dann* »überträgt« Daniel – nach einer ersten Phase von Anpassung und Abwarten – dieses Beziehungsmuster auf seine Bezugspersonen. Sein Verhalten »verwandelt« die professionellen Helferinnen in hilflose und ratlose »Mütter«, die bald keinen anderen Ausweg mehr sehen, als alle guten Vorsätze aufzugeben und ihr Versprechen zu verraten. Daniel gelingt das nur, weil er fähig ist, neue Objekte zu gewinnen. Das ist eine Stärke. Er kann die Lehrerinnen dazu bringen, sich seiner anzunehmen, sich verstricken zu lassen, sich mit ihm und seinen Schwierigkeiten zu identifizieren. Der Preis aber ist jene fatale Spaltung, die seine Psychodynamik prägt: Er muss seine Erzieherinnen deprofessionalisieren, hilflos und ratlos machen, damit er sich erleben und spüren kann – ohne mit den zu vermutenden entsetzlichen frühen Vernichtungsängsten konfrontiert zu werden. Die müssen bei seinen Lehrerinnen landen. Das Destruktive an dieser unbewussten Beziehungsgestaltung ist, dass Daniel, weil er »erfolgreich« ist, scheitert: Nichts kann sich entwickeln, der Wiederholungszwang regiert; um sich »in Sicherheit« zu bringen, muss Daniel die Chance der Schule und der hier möglichen alternativen Beziehungen zu Lehrern und Lehrerinnen vernichten. Dem korrespondiert auf der Seite der Lehrerinnen: Sie können sich und ihre Professionalität nur retten, indem sie die Beziehung und die Arbeit mit Daniel abbrechen, also scheitern.

Eine *dritte* Ebene, das dritte Glied in der *Übertragungs-Gegenübertragungs-Kette* kam schließlich – mit Mühe, dafür aber ganz besonders eindrücklich – in der Balintgruppe in den Blick: Die immensen Schwierigkeiten der fachlichen Zusammenarbeit von Schule und Heim können natürlich völlig unabhängig von der Psychodynamik Daniels vorliegen und sich durchsetzen. Dann hilft nur eine tiefgreifende Personal- und Organisationsentwicklung mit dem Ziel, die Kooperationsbarrieren zu identifizieren und zu bearbeiten. Vieles aber weist darauf hin, dass die Psychodynamik Daniels hier »mitspielt«; zumindest verblüfft die Parallelität: Es kann kein vertrauensvoll kooperierendes Netz der Hilfe, kein übertragenes »Elternpaar« entstehen oder zugelassen werden. Stattdessen zeigt sich erneut jenes Muster der Spaltung, das dazu führt, dass bei der einen Seite die Affekte von Hilflosigkeit und Verzweiflung landen, während die andere »keine Probleme« hat. Dies entspricht zwar nicht der Realität, aber so wird die rivalisierende Arbeitsbeziehung zwischen Heim und Schule »definiert«. Und unterfüttert ist diese »gestörte« Beziehung durch eine mehr oder weniger offene wechselseitige Missachtung. Auch hier wird der Angriff gegen die Professionalität geführt. Vater und Mutter können/dürfen nicht verlässliche Eltern sein – die eine ist süchtig, der andere flüchtig. Es ist nicht leicht sich vorzustellen, dass Daniels Übertragungsmacht so weit reicht; und ob dem so ist oder nicht, kann auch nur in der gemeinsamen Reflexion der Kolleginnen in Schule und Heim geklärt werden. Doch es gibt gute Gründe, die Möglichkeit nicht außer Acht zu lassen, dass Daniels Dynamik eine bestehende Schwachstelle im System bloßlegte und verschärfte.

Das belegt *schließlich* die vierte Ebene oder das vierte Glied der *Übertragungs-Gegenübertragungs-Kette* innerhalb der Balintgruppe. Hier ist die Entfernung zu

Daniel am größten. Nur vermittelt über den knappen Fallbericht und über die deutlichen Gefühle und Affekte der Lehrerinnen ist Daniel präsent. Aber wie von Zauberhand gesteuert überträgt sich die Psychodynamik Daniels in die Gruppe und sorgt – irgendwie mühelos – dafür, dass sich hier sofort »die Geister scheiden« nach dem für diesen Fall typischen Beziehungsmuster. Hier die »Falleinbringerinnen«: hin- und hergerissen, identifiziert mit Daniel und bereit, ihm um (fast) jeden Preis zu helfen, dabei aber mutlos, ratlos und hilflos; und nur ahnen kann man angesichts der Angst vor Körperverletzung und der Abbruch-Phantasien, dass da irgendwo auch Wut und Aggression im Spiel sind. Und dort die »kollegialen Berater«, wenig involviert und schon gar nicht mit diesem Jungen identifiziert: Die wüssten noch einiges zu machen, haben noch ein paar Pfeile im Köcher, würden dem Jungen auf jeden Fall klar machen, dass es eine letzte Chance gibt, dann aber auch Schluss ist; vielleicht sind sie sich in ihren Vorschlägen nicht sicher, ob sie funktionieren – aber von Hilflosigkeit und Verzweiflung wie bei den Falleinbringerinnen ist hier rein gar nichts zu spüren, im Gegenteil; und kühle Wut über die Schwachheit und Ohnmacht der Frauen ist durchaus im Raum. Notfalls muss man halt auch mal zupacken, zulangen, und schließlich gilt immer noch, wer wirklich nicht will, muss es halt lassen.

Die andere wichtige Dimension bezieht sich auf die reflexive Zugänglichkeit des unbewussten Übertragung-Gegenübertragungs-Geschehens. Auf allen skizzierten Ebenen wiederholt sich die Falle einer gestörten Beziehung, die Lernen und Entwicklung nicht zulässt. Nur die blinde Wiederholung herrscht hier – solange die Beteiligten agieren. Wie unter einem Bann stehen sie und keiner ist mehr Herr im eigenen Haus. Ausgeliefert den Ängsten vor Vernichtung oder Entwertung: Die einen, ausgeliefert dem Zwang, diese Ängste abzuwehren, und sie nach außen zu verlagern, die anderen; so werden beide Seiten unbewusst und ungewollt zu Komplizen der Störung dieses Jungen, sorgen für seinen *Krankheitsgewinn*. In der Balintgruppe aber kann die Wiederholung zur Sprache kommen, reflektiert werden. Ihre Distanz zum Geschehen – in der Person der psychoanalytisch geschulten Leiterin als der externen Dritten sichergestellt – lässt beides gleichzeitig zu Wort kommen: Verstrickung und Abwehr, Täter und Opfer, Verzweiflung und Wut, Destruktivität und den Wunsch nach Leben, Aggression und die Hoffnung, ihr möge Stand gehalten werden. Die fatale Mechanik von Übertragung und Gegenübertragung kann in der kollegialen Reflexion ihre blinde Macht einbüßen – und dann wird das Übertragungs-Gegenübertragungs-Geschehen zum gemeinsamen Instrument des Verstehens: Der Blick kann sich wieder auf Daniel konzentrieren und auf das, was dieser Junge vielleicht wirklich braucht. Ob es möglich sein wird, ihm das zu geben, und ob er in der Lage wäre, es anzunehmen, ist damit nicht geklärt. Doch es ist Raum gewonnen worden, ein innerer Raum und vielleicht auch ein äußerer.

4.8 10 Jahre psychoanalytisch fundierte Präventions-Projekte in Kindertagesstätten der Stadt Frankfurt[79]

In diesem Beitrag berichte ich über die Präventionsprojekte in Kindertagesstätten der Stadt Frankfurt, die das Sigmund-Freud-Institut und das heutige Anna-Freud-Institut Frankfurt (vorher: Institut für analytische Kinder- und Jugendlichen-Psychotherapie in Hessen) seit 2003 und damit seit zehn Jahren gemeinsam durchführen. Genauer gesagt werde ich *aus der kinderanalytischen Perspektive* – und begrenzt auf diese – die Geschichte der Projekte, die gedanklichen Grundlagen und Zielsetzungen, die Entwicklung der psychoanalytisch fundierten Konzepte beschreiben und dabei auch aufkommende Fragen und Probleme anschneiden, mit denen wir bei der Umsetzung der Projekte umzugehen hatten und haben.[80]

1. Der Ausgangspunkt: Konfliktgeschichten nicht beschulbarer Jugendlicher

Der Idee, im Bereich der Frühprävention aktiv zu werden, war eine interdisziplinäre DFG-Studie über individuelle und institutionelle Konfliktgeschichten dissozialer, nicht beschulbarer Jugendlicher vorausgegangen, die in den Jahren 1999 bis 2005 vom Frankfurter Institut für Sozialforschung in Kooperation mit dem damaligen Institut für analytische Kinder- und Jugendlichen-Psychotherapie durchgeführt worden war. In dieser Studie von sechs ausführlichen Einzelfällen hatten die Soziologen die jeweilige institutionelle Seite der aggressiven Konfliktspirale untersucht und in Fallberichten beschrieben, wie diese systematisch eskaliert war und schließlich im Ausschluss der Jugendlichen aus der Regelschule mündete. Parallel dazu hatte eine Gruppe analytischer Kinder- und Jugendlichen-Psychotherapeut/innen ihrerseits mittels analytischer Erstinterviews die Psychodynamik der Jugendlichen untersucht, eigene Fallberichte verfasst und Hypothesen darüber formuliert, welche Probleme und Konflikte es angesichts der auf Grund der Erstinterviews zu vermutenden unbewussten Übertragungen und ausgelösten Gegenübertragungen in der Schule jeweils gegeben haben könnte. In einem dritten Schritt waren die soziologische und die psychoanalytische Perspektive zu einer gemeinsamen Fallgeschichte zusammengeführt worden. Ich kann an dieser Stelle nicht weiter auf diese Studie eingehen – sie liegt in zwei Bänden veröffentlicht vor.[81] Ich will aber erwähnen, dass diese Einzelfallstudie – mit einem Forschungsverfahren, das aus der Mode gekommen scheint – von der Profession der empirischen Forscher

79 Durchgeführt vom Sigmund-Freud-Institut (Forschungsinstitut) und dem Anna-Freud-Institut Frankfurt (früher: Institut für analytische Kinder- und Jugendlichen-Psychotherapie in Hessen e.V.), beide in Frankfurt am Main. Dieser Artikel ist erschienen in der Zeitschrift *Analytische Kinder- und Jugendlichen-Psychotherapie*, Heft 3/2013.

80 Vgl. auch die umfassende Beschreibung in: Leuzinger-Bohleber, M., Fischmann, T., Läzer, K. L., Pfenning-Meerkötter, N., Wolff, A., Green, J. (2010), S. 989–1022.

81 Freyberg, Th. v./Wolff, A. (Hrsg.) (2005, 2006).

eher nicht zur Kenntnis genommen wurde, dass sie aber im breiten Feld der psychologischen, pädagogischen und sozialarbeiterischen Fachleute und in den zugehörigen Aus- und Weiterbildungs-Institutionen auch nach über sieben Jahren noch immer gelesen und als exemplarisch für die Reflexion der eigenen Arbeit nachgefragt und genutzt wird. Und da die Psychoanalyse nicht nur unter Psychologen, sondern auch unter Pädagogen und Sozialarbeitern als angeblich veraltet kaum noch zur Kenntnis genommen wird, hat an dieser Studie ihr immer noch aktueller Wert für das vertiefte Verständnis eines Einzelfalls, aber auch von Beziehungsgeschehen im pädagogischen Kontext überrascht und wie eine neue Erkenntnis gewirkt.

Für diese Nicht-Beschulbaren-Studie war Marianne Leuzinger-Bohleber, damals noch hauptamtlich Professorin für Psychoanalyse in Kassel, eine der drei Antragsteller bei der Deutschen Forschungs-Gemeinschaft gewesen, und sie hatte auch immer wieder an den Fallkonferenzen der Studie teilgenommen. Diese erste gemeinsame Erfahrung legte den Grundstein für die folgende kreative und intensive Zusammenarbeit unserer beider Institute. Wobei der *inhaltliche Anstoß* für die Entwicklung von Frühpräventionsprojekten aus dem deutlichen Befund in allen untersuchten Fällen der nicht beschulbaren Jugendlichen resultierte, dass gravierende psychische Entwicklungsstörungen bereits früh in Kindergarten und Grundschule aufgefallen waren und dass in dieser frühen Zeit noch am ehesten einigermaßen vertrauensvolle Kontakte der Erzieherinnen und Lehrer mit den Eltern möglich gewesen waren, während diese später im Verlauf der destruktiv eskalierenden Konflikte – von wechselseitigen Schuldzuweisungen kontaminiert – abbrachen. Uns war auch bewusst, dass die von uns untersuchten Jugendlichen zwar schwere psychische Störungen zum Teil mit zugrunde liegenden frühen, häufig auch kumulativen Traumatisierungen[82] aufwiesen, die eigentlich dringend behandlungsbedürftig waren. Es war aber zugleich deutlich geworden, in welchem Maß solche Jugendlichen mit schweren externalisierenden Störungen ihr reales Scheitern von Mal zu Mal immer stabiler als »Siege« über die Schule, die sie zum Tanzen gebracht hatten, umdeuten mussten und sich damit einen sekundären Krankheitsgewinn verschafften, der den Weg in eine Psychotherapie absolut versperrte: dafür war es nun nach dem ultimativen Scheitern zu spät. Keines unserer Therapieangebote konnte angenommen werden. Es lag also nah, an die Erfordernis von Frühprävention zu denken.

Nachdem Marianne Leuzinger-Bohleber im Jahr 2002 Direktorin am Sigmund-Freud-Institut geworden war, nahm sie die Planung und Realisierung der Frühpräventions-Idee in Angriff.[83]

82 Khan, M. M. R. (1963), Das kumulative Trauma, in: ders. (1977).

83 An dieser Stelle will ich Marianne Leuzinger-Bohleber meinen herzlichen Dank und großen Respekt ausdrücken: Ohne ihr soziales Engagement als Psychoanalytikerin und Forscherin, ohne ihre Konsequenz und Energie, ihren Optimismus und ihre Geschwindigkeit beim Zusammenfügen erster Gedanken zu einem antragsreifen Konzept – und ohne ihre große Fähigkeit, mit der Präsenz ihrer Forschungserfahrungen und zugleich mit eingefügten berührenden psychoanalytischen Fallbeispielen Geldgeber und Politiker zu überzeugen, hätte keines unserer noch so gut durchdachten Projekte zustandekommen können!

2. Die »Frankfurter Präventionsstudie«

Als Erstes entwickelten wir ab 2003 die »*Frankfurter Präventionsstudie*«. Die Diagnose »ADHS« war zur medialen Hochblüte gekommen, und kritische Stimmen gegen die stetig zunehmende Vergabe von Methylphenidat wurden laut. Die *Frankfurter Präventionsstudie* mit dem Ziel der »psychischen und psychosozialen Integration von verhaltensauffälligen Kindern« hatte dem etwas entgegenzusetzen: nämlich diese Kinder, ihr auffälliges Verhalten und das, was sie unbewusst damit zum Ausdruck bringen mochten, verstehen zu wollen, um ihnen auf dieser Basis im Kindergarten anders begegnen zu können. Wir hatten das Glück, in der Psychoanalyse-kundigen zuständigen Dezernentin und Bürgermeisterin der Stadt Frankfurt, Jutta Ebeling, eine interessierte Ansprechpartnerin zu finden, die den Zugang zu den städtischen Kindergärten ermöglichte. So konnten wir die *Frankfurter Präventionsstudie* im Cluster-randomisierten Forschungsdesign in 14 zufällig ausgewählten Frankfurter Kindertagesstätten durchführen und nachweisen, dass durch das psychoanalytisch fundierte Konzept Aggressivität und Ängstlichkeit bei den Kindern statistisch signifikant abgenommen hatten; auch die Hyperaktivität war signifikant zurückgegangen, allerdings nur bei den Mädchen, nicht aber bei den Jungen. Letzteres konnte uns als Psychoanalytiker nicht so sehr überraschen, reagieren doch Mädchen im Kindergartenalter viel direkter auf die gesteigerte emotionale Zuwendung einer – meist weiblichen – Bezugsperson und können sich mit dieser als einer übertragenen Mutter identifizieren, während bei Jungen eher männlich-aktive Abgrenzung das psychische Entwicklungsthema ist. Zudem ist »Hyperaktivität« eine unscharfe Kategorie und prognostisch bedenklich nur im Zusammenhang mit gesteigerter Aggressivität – die auch bei den Jungen signifikant zurückgegangen war. Insgesamt also konnte die psychosoziale Integration der beteiligten Kinder deutlich verbessert werden.[84] Diese Ergebnisse waren relevant, zumal sie die Befunde anderer Studien ergänzten, dass etwa 15% der Kindergartenkinder schon in diesem frühen Alter sozial auffälliges Verhalten zeigen – mit entsprechend schlechter Prognose. Der Weg für die Verankerung von psychoanalytischen Präventionsprojekten in den Kindergärten der Stadt war damit geebnet – nicht natürlich die finanzielle Sicherung, die ein stetig mühsames und – angesichts des Reichtums in diesem Land – ärgerliches Problem bleibt.

In den Jahren der *Frankfurter Präventionsstudie* konnten wir für die weitere Projektentwicklung wichtige Erfahrungen im sozialen Feld Kindergarten machen. Da wir in zufällig ausgewählten Kindertagesstätten aktiv waren, hatten wir es mit Einrichtungen in unterschiedlichen Stadtteilen und mit Kindern und Familien aus allen Herkunftsländern und sozialen Schichten und mit verschiedensten Problemlagen zu tun. Gleichwohl blieb unser Hauptaugenmerk auf die schwierigen Kinder gerichtet, seien sie ängstlich, laut, aggressiv oder stumm. Wir hatten auch erste Erfahrungen mit unserem psychoanalytisch fundierten Konzept machen können. Dieses bestand in der *Frankfurter Präventionsstudie* aus drei Bausteinen:

84 Leuzinger-Bohleber, M., Staufenberg, A., Fischmann, T. (2007), S. 356–385.

1. 14-tägiger Fallsupervision des Fachteams, der Erzieherinnen in der Kita,
2. der wöchentlich vierstündigen Präsenz von psychoanalytisch geschulten MitarbeiterInnen in der Haltung teilnehmender Beobachtung im Kindergartenalltag und
3. mit Ausnahmegenehmigung der Kassenärztlichen Vereinigung und bei entsprechender Indikation im besonders begründeten Einzelfall: Kinderpsychotherapien mit zugehöriger Elternarbeit in den Räumen der Kita durch niedergelassene analytische Kinder- und Jugendlichen-PsychotherapeutInnen.

3. Vernachlässigte Kinder – vernachlässigte Institutionen: Gedankliche Grundlagen unserer psychoanalytisch fundierten Präventionsprojekte

Bevor ich nun konkret auf die Folgeprojekte und die weitere Konzeptentwicklung eingehe, will ich zunächst die gedanklichen Grundlagen und Zielsetzungen darlegen, die unter kinderanalytischer Perspektive aus der Reflexion der in der *Frankfurter Präventionsstudie* gemachten Erfahrungen resultieren und die weitere Konzeptbildung seitdem leiten.

Analytische Kinderpsychotherapeuten sind es sozusagen von Grund auf gewöhnt, systemisch zu denken, denn bei der Einzelbehandlung von Kindern haben sie es über die innere Welt eines Kindes hinaus immer auch mit der realen Familie – und sei es deren Ersatz – zu tun und müssen auch das übrige soziale Umfeld und dessen Einwirkungen auf die psychische Entwicklung des Kindes bedenken. Wahrscheinlich war es auch aus diesem Grund möglich, im Lauf der zehn Jahre eine große engagierte Gruppe aus dem Kreis der niedergelassenen kinderanalytischen Kolleginnen und Kollegen dafür zu gewinnen, ihre Praxis zeitweise zu verlassen, in den Studien, Präventionsprojekten und bei deren kontinuierlicher Reflexion mitzuarbeiten und dabei auch Experimente mit ungewissem Ausgang zuzulassen. Im Fall der Präventionsprojekte blieb und bleibt uns schließlich gar nichts anderes übrig, denn hier interessieren uns in erster Linie Kinder, die eben nicht in unsere analytische Praxis kommen bzw. von ihren Eltern aus vielerlei äußeren und inneren Gründen niemals gebracht würden – ein wichtiges Motiv dafür, in die Institutionen zu gehen. Marianne Leuzinger-Bohleber hat hierfür die Bezeichnung »aufsuchende Psychoanalyse« gefunden.

Vernachlässigung von Kindern dringt in unserer Gesellschaft in der Regel nur dann in die öffentliche Diskussion, wenn sie im Einzelfall dramatische, womöglich tödliche Ausmaße und Folgen gezeigt hat. Das Phänomen der Vernachlässigung von Kindern ist aber, wenn man eine emotionale Vernachlässigung innerhalb der familiären Beziehungen hinzunimmt, längst in der viel zitierten Mitte der Gesellschaft angekommen. In extremen Fällen sprechen wir hier auch von Wohlstandsverwahrlosung. Allgemein weit verbreitet und durchaus folgenreich aber ist eine nach außen unauffällige, weil nicht-materielle Vernachlässigung, die in der Vermeidung von Auseinandersetzungen über alltägliche Konflikte in den Familien besteht: Was oberflächlich als Zuwendung, großzügige Nachgiebigkeit, vielleicht auch als Verwöhnung erscheinen mag, wird oft wachsendem Zeitdruck, existentieller Unsicherheit und dem zugehörigen Stress bei den Erwachsenen geschuldet sein. In einem tieferen Sinn aber haben wir es mit einer Reduziertheit der Elternfunktion und damit einer verflachten Beziehung zum Kind zu tun: Die Eltern wollen sich in der knappen gemeinsamen Zeit als »liebe Eltern« selbst gut fühlen und sich nicht mit dem Kind auseinandersetzen müssen. Wenn sie z. B. morgens früh aus dem Haus und ihr Kind auf dem Weg zur Arbeit in der Kindertagesstätte abgeben müssen, das Kind sich aber partout nicht – oder in seinem eigenen Tempo unbedingt selbst – anziehen will, so ziehen sie es lieber rasch selbst an, statt Ungeduld und Geschrei zu riskieren. Auseinandersetzungen sind aber für die psychische Entwicklung von zentraler Bedeutung, insbesondere was die emotionale Selbst- und Objektwahrnehmung, die Integration aggressiver Strebungen, die Fähigkeiten zu Selbstregulierung und Selbstschutz betrifft. Ein Kind, das während des Heranwachsens nicht in kleinen alltäglichen Situationen immer wieder in mal mehr, mal weniger schlimmen Dissens mit seinen Eltern geraten kann und dabei die Erfahrung macht, dass es zwar ernsthaften Zorn bewirkt, dieser aber unter Zutun aller Beteiligten auch »wieder gut« werden kann, wird seinen Trieben und aggressiven Impulsen hilflos ausgesetzt sein und diese dann, wenn es sie nicht wild ausagiert, verleugnen, gegen sich selbst wenden, auf andere verschieben oder gar insgesamt seine Gefühle, Affekte und Impulse einfrieren müssen mit der möglichen Folge lähmender Passivität oder auch einer besonders bedrohlichen, weil kalten Gewaltbereitschaft. Dass all dies auch die kognitive Entwicklung belasten muss, liegt auf der Hand.

Eltern, die selbst spüren – vielleicht nachdem sie von ErzieherInnen aufmerksam gemacht wurden –, dass etwas zu Hause nicht gut läuft; die also eine gewisse Fähigkeit zur Introspektion haben und eine Verbindung zu ihren eigenen kindlichen Erfahrungen mit vielleicht besonders strengen Eltern ziehen können, werden in der Lage sein, sich eine Beratung zu holen; und allein diese Tatsache ist Hinweis darauf, dass sie die Notwendigkeit sehen können, etwas zu verändern, vielleicht sogar bei sich selbst.

Häufig aber sind Eltern selbst so belastet, dass sie kaum etwas übrig haben für ihr Kind und für das, was es von seinen Eltern braucht. Und häufig treffen derart vernachlässigte Kinder in den öffentlichen Institutionen auf Erwachsene, die ebenfalls nicht den nötigen äußeren und inneren Spielraum für die so wichtigen Auseinandersetzungen im Kleinen haben. Der Vernachlässigung zu Hause folgt dann die strukturelle Vernachlässigung in der Kindertagesstätte und später in der Schule.

Unsere Überlegungen gelten deshalb der Frage, ob und wie Erzieherinnen und Erzieher in den Kindertagesstätten Vernachlässigung auffangen können, anstatt sie zu wiederholen. Schwierige Kinder sind meist schwer erträgliche Kinder, weil sie ihre unbewältigten psychischen Themen und Konflikte, für die sie in ihren Eltern keine Ansprechpartner finden, automatisch mit jedem Erwachsenen in elternähnlicher Funktion inszenieren. In der analytischen Psychotherapie nutzen wir die darin erkennbar werdende Übertragung und Gegenübertragung und rücken sie ins Zentrum unserer Beobachtung und unserer eigenen Introspektion, um den therapeutischen Prozess zu verstehen und zu befördern. Im pädagogischen Kontext des Kindergartens entstehen solche Übertragungsvorgänge und die Gegenübertragungsreaktionen ebenfalls unmittelbar, sie wirken aber nur störend, weil sie auf beiden Seiten unbewusst verlaufen und der verstehende Zugang fehlt. Dies führt verständlicher Weise nicht selten dazu, dass eine ErzieherIn sich in einer Konfliktsituation durch den Angriff oder die Verweigerung eines Kindes persönlich getroffen fühlt und erbost und überfordert zugleich heftig eingreift oder sich gekränkt abwendet. Dabei muss ihr gar nicht bewusst werden, wenn sie dem Kind ein weiteres Mal zufügt, was ihm auf ungute Weise von zu Hause vertraut ist.

Prävention von psychosozialen Entwicklungsstörungen geschieht nach psychoanalytischer Erkenntnis normalerweise und am fundiertesten durch die Förderung von Selbstwertgefühl und Beziehungs- und Liebesfähigkeit in der frühen Kindheit. Ein Kleinkind, das sich von seinen Bezugspersonen auch mit seinen verwirrenden Gefühlen, Ängsten und Konflikten als beachtet und geliebt erlebt, wird diese gute Erfahrung allmählich verinnerlichen und seinerseits weitergeben können – d.h. es wird seine Triebe und aggressiven Impulse allmählich nicht mehr ungebremst ausagieren müssen. Und es wird sich emotional sicher und geborgen fühlen, um Lerneifer, Neugier, auch Selbstbehauptung und Widerspruchsgeist zu entwickeln – wozu selbstverständlich Sprachfähigkeiten gehören. Wenn nun Eltern aber eben nicht in der Lage sind, ihrem Kind die gute Beziehungserfahrung – einschließlich der dieser zugehörigen Konflikterfahrungen – in ausreichendem Maß zu ermöglichen, so bekommen die möglichen Beziehungserfahrungen, die das Kind mit den ErzieherInnen im Kindergarten macht, eine umso wichtigere Funktion. Oftmals ist im Kindergarten längst offenkundig, dass die Familie eines auffälligen Kindes zwar die Ursache für dessen Auffälligkeit sein mag, dass sie aber auch bei noch so vielen Appellen nicht in der Lage sein wird, die Bedingungen wirklich zu verändern.

Es muss also als eine wichtige Chance angesehen werden, wenn ein solches Kind im Kindergarten emotional bedeutsame gute Erfahrungen machen kann, die den oft brüchigen oder gar hochemotional schlechten Erfahrungen zu Hause zur Seite treten können. Dazu ist es allerdings notwendig, dass diese guten Erfahrungen mit einer Bezugsperson im Kindergarten genügend intensiv und kontinuierlich sind.

Während der *Frankfurter Präventionsstudie* haben wir die hierfür unzureichenden Bedingungen in den Kindertagesstätten erlebt: von schlechter Bezahlung, Personalmangel, hohem Krankenstand mit dem Zirkelschluss viel zu großer Kindergruppen und weiterer Überforderung der ErzieherInnen angefangen, über unzureichende Aus- und Fortbildungen vor allem in der Elternarbeit, bis hin zur fehlenden regelmäßigen Fallsupervision.

4. Äußerer und innerer Raum: die Fallsupervision des Erzieher/innen-Teams

Die regelmäßige 14-tägige Fallsupervision hat sich in der *Frankfurter Präventionsstudie* als zentrales Instrument bewährt – wenngleich sie die vorher genannten realen Defizite keinesfalls ausgleichen kann. Eigentlich ist sie ein unabdingbares qualitätssicherndes Erfordernis für Erzieher/innen angesichts eines Arbeitsalltags mit Kindern, der durch permanenten Handlungsdruck in turbulenten und konfliktreichen, jedenfalls unübersichtlichen Situationen gekennzeichnet ist. Supervision kann und müsste eigentlich regelhaft einen *Freiraum* dagegensetzen, Freiraum für ein professionelles Beiseitetreten, Innehalten, Nachdenken und für gemeinsame kollegiale Reflexion im Team. Sie stellt so gesehen einen gesicherten äußeren Raum dar, in dem durch die vertiefte Beschäftigung mit einem Kind zugleich auch die inneren Räume der ErzieherInnen, mit denen sie unmerklich Tag für Tag arbeiten, gepflegt und geschützt werden können, nicht zuletzt durch die Beachtung der als negativ oder mit Scham belegten eigenen emotionalen Reaktionen, die oft wichtige Hinweise für ein gutes pädagogisches Vorgehen geben. Denn genau diese inneren Räume und die Entwicklung der Fähigkeit zur Einfühlung und zum Probehandeln sind es, die den vernachlässigten Kindern fehlen. Sie brauchen Erwachsene, die etwas für sie übrig haben, was in den Familien zunehmend zu kurz kommt: Zeit, Ruhe, Aufmerksamkeit und Einfühlung – besonders dann, wenn die negativen, aggressiven, also die nicht liebenswerten Seiten der Kinder zutagetreten.

Die regelmäßige 14-tägige Fallsupervision des Kita-Teams ist deshalb der Kern-Bestandteil unserer drei bisherigen Kindergartenprojekte. Sie findet in aller Regel außerhalb der alltäglichen Arbeit mit den Kindern in entsprechender Ruhe statt. Natürlich ist psychoanalytische Fallsupervision kein Zaubermittel, und sie vermag auch keine Handlungsanweisungen für den pädagogischen Alltag zu geben. Ihr Wert besteht in etwas Anderem: Durch die intensive gedankliche Befassung mit einem Kind – unter Beteiligung aller ErzieherInnen mit jeweils all ihren Sinnen gelingt es nach unserer Erfahrung fast immer, das Kind in der Tiefe besser zu verstehen und ihm auf dieser Basis dann im Alltag anders zu begegnen. Der Erarbeitungsprozess hierzu und nicht zuletzt die Erfahrung von Zuwendung, Interesse und Respekt durch den Supervisor oder die Supervisorin stärken darüber hinaus das Selbstbewusstsein und die Professionalität der ErzieherInnen – nicht zuletzt im Hinblick auf die oft gefürchteten Gespräche mit den Eltern. Dabei werden indirekt auch der Zusammenhalt im Team und die gemeinsame Verantwortung aller – gerade mit ihren jeweilig unterschiedlichen Sichtweisen, Fähigkeiten und Eigenarten – gestärkt. Und nicht zuletzt wird unvermeidlich wie nebenbei und plastisch einiges psychoanalytische Wissen über die Komplexität und das Auf und Ab psychischer Entwicklung im Kindesalter vermittelt.[85]

5. Das Projekt »Starthilfe«

Das erste Folgeprojekt unmittelbar im Anschluss an die *Präventionsstudie* ab 2007 nannten wir *Starthilfe* und boten es für zehn Kindertagesstätten an. Es wurde zunächst

85 Das ausführliche Protokoll einer Supervisionssitzung in einer Kindertagesstätte findet sich in: Wolff, A. (2013), in: Schnoor, H. (Hrsg.) (2013), S. 124–129.

von Stiftungen[86] finanziert unter der Maßgabe, dass die Stadt Frankfurt nach weiterer maximal dreijähriger Bewährung unseres psychoanalytischen Präventionsansatzes das Projekt regelhaft übernimmt – die zuständige Dezernentin der Stadt engagierte sich auch weiterhin.

Eine erste Änderung, rein äußerlich bedingt durch den Wegfall der Forschungserfordernisse, betraf den Rahmen des Projekts: die Auswahl der Kindertagesstätten. Da die in der *Präventionsstudie* erforderliche Auswahl nach statistischen Kriterien entfiel, konnten wir nun über den städtischen Verteiler eine Ausschreibung mit einer ausführlichen Projektbeschreibung allen Kitas zukommen lassen und interessierte Kita-Leitungen konnten sich für die Teilnahme am Projekt zunächst für ein Jahr bewerben. Diese Freiwilligkeit kam dem psychoanalytischen Ansatz entgegen: Interesse und Motivation erleichtern die gemeinsame vertiefte Beschäftigung gerade mit schwierigen Situationen und Bedingungen und den ihnen zugrunde liegenden latenten Konfliktlagen, für die es keine raschen Lösungen gibt, auch wenn man diese noch so gerne hätte.

Die gravierendere konzeptionelle Änderung und Verbesserung, die wir beim *Starthilfe*-Projekt vorgenommen haben, betrifft den Baustein der wöchentlichen Präsenz im Kindergarten selbst. Während der *Präventionsstudie* war diese durch die Gruppe junger wissenschaftlicher MitarbeiterInnen, meist AbsolventInnen des Psychologie-Studiums, ergänzt durch einige StudentInnen am Ende ihres Studiums übernommen worden, die im Wesentlichen durch engmaschige intensive Fallsupervision psychoanalytisch geschult wurden. Ihr Angebot in der Kita musste aber erst erarbeitet und geklärt werden, denn der Handlungsdruck war groß, rasch einmal einzuspringen, wenn die Personaldecke dünn war oder auch sich konkrete Angebote für Kinder auszudenken und umzusetzen. »Teilnehmende Beobachtung« schien da oft unangebracht oder gar befremdlich; andererseits verstellten eigene Aktivitäten wiederum den Blick auf einzelne Kinder und deren Beziehungsgestaltung mit ihren ErzieherInnen.

Nun ist die Haltung der teilnehmenden Beobachtung in vieler Hinsicht schwierig und kompliziert. Teilnehmende Beobachtung[87] in unserem Sinn hat nichts zu tun mit einer Art verdeckten Ausforschens. Unser Vorbild war die psychoanalytische Säuglingsbeobachtung, wie sie am Anfang der Ausbildung am Anna-Freud-Institut Frankfurt steht. Aus der Erfahrung mit diesen Säuglingsbeobachtungen in der Haltung emotionaler Zuwendung und offener Aufnahmebereitschaft, die ja eine lange Tradition nach Esther Bick hat, wissen wir: Gerade in schwierigen Situationen und Entwicklungsphasen kann allein die Anwesenheit einer vertrauten Beobachterin, ihr inneres Beteiligtsein und die Begleitung all dessen, was passiert, wohltuend wirksam sein, *ohne* dass diese etwas tut, etwas besser wüsste oder gar eingreift. In diesem Sinne teilnehmend beobachten zu können, setzt einiges voraus. Bei der Vorbereitung von *Starthilfe* fügte es sich da gut, dass eine der beteiligten Stiftungen ein besonderes Interesse an Ausbildungsförderung hatte und wir

86 Stiftung Polytechnische Gesellschaft Frankfurt, Crespo-Foundation, Ursula Ströher-Stiftung, Zinnkann-Stiftung.

87 Bick, E. (1964), in: Diem-Wille, G. & Turner, A. (Hrsg.) (2009), S. 19–36.

darüber eine gute Lösung finden konnten: Die Mitarbeit als »teilnehmende Beobachter und Berater« wurde als Stipendium für Ausbildungsteilnehmer am Anna-Freud-Institut Frankfurt ausgeschrieben. D. h. wir können seitdem MitarbeiterInnen in die Kitas schicken, die bereits Erfahrungen mit unserer besonderen Art der teilnehmenden Beobachtung mitbrachten, fundiert durch die eigene Lehranalyse, die Säuglingsbeobachtung und ergänzt durch einige Kenntnisse psychoanalytischer Entwicklungstheorie. Gut ist auch, dass diese Projekt-Mitarbeiter ihrerseits von den Beobachtungen im Kindergarten für ihre Ausbildung als analytische Kindertherapeuten profitieren, erfahren sie doch viel über die psychosozialen Entwicklungsvorgänge im Kindergartenalter und auch über die Bedeutung und die Probleme der institutionellen Betreuung. *Starthilfe* läuft nun bereits im 6. Jahr, und wir können sagen, dass die Verbindung von kinderanalytischer Ausbildung und Mitarbeit im Projekt sich gut bewährt hat und dass die regelmäßige Präsenz dieser MitarbeiterInnen vier Stunden pro Woche in »ihrer« Kita fast immer gut angenommen wird: Das im direkten, kontinuierlichen und dabei zunehmend emotionalen Kontakt während der Beobachtungszeit entstehende Wissen um die einzelnen Kinder und deren familiäre und soziale Hintergründe einerseits, die sich entwickelnde Zusammenarbeit mit den Fachteams andererseits und schließlich die sensible Einstellung einer alltagsverträglichen, unterstützenden Vorgehensweise in der einzelnen Kita durch unsere MitarbeiterInnen haben an sich bereits eine gute Wirkung auf das emotionale Klima: Kinder und ErzieherInnen erleben sich durch die Anwesenheit eines engagierten Dritten über lange Zeit beachtet und wertgeschätzt.

Hinzu kommt – und unabdingbar ist – die regelmäßige Besprechung mit den betreffenden ErzieherInnen, meist am Ende der Beobachtungszeit, auch wenn dies zeitlich oft schwer einzurichten ist. Es bedarf einiger Zeit, bis das nötige Vertrauen für offene Besprechungen entsteht – spontan herrscht oft erst einmal Angst vor Kritik und Beschämung. Tatsächlich verdient es hohen Respekt, dass ErzieherInnen bereit sind, im Zuge der Beobachtung der Kinder unvermeidbar auch sich selbst beobachten zu lassen, bei einer beruflichen Tätigkeit, die so viel von der eigenen Person preisgibt. Wenn aber allmählich ein Arbeitsbündnis zwischen ErzieherInnen und BeobachterIn entwickelt werden konnte, kann die Besprechung des Beobachteten zur gemeinsamen Reflexion über ein Kind und die Beziehung zu ihm werden, die die unterschiedlichen Perspektiven der täglichen Bezugsperson auf der einen und der Projektmitarbeiterin auf der anderen Seite nutzt. Diese gemeinsame Reflexion des Beobachteten fördert im Laufe der Zeit spürbar die Aufmerksamkeit gerade auf schwierige Alltagssituationen, das Verstehen von darin zum Ausdruck kommenden bewussten und unbewussten Mitteilungen, Bedürfnissen, Ängsten und Konflikten. Das gemeinsame Gespräch aus den unterschiedlichen Blickwinkeln heraus unterstützt scheinbar »wie von selbst« bei der Suche nach möglicher Befriedigung der Bedürfnisse einzelner Kinder – oder deren Begrenzung, nach Lösung von Konflikten, aber auch nach geeigneter Förderung von beobachteten Neigungen und Begabungen. Meist sind es Kinder, die in ernster Not sind, auf die sich die Beobachtung konzentriert. Dafür einen Ansprechpartner zu haben, der die Ratlosigkeit teilt, es aber durch die Suche nach einem verstehenden Zugang im Gespräch nicht dabei belässt, ist von großem Wert. Darüber hinaus bieten die ProjektmitarbeiterInnen auch an, bei der Suche nach geeigneten Hilfemaßnahmen oder bei der Vorbereitung von Elterngesprächen zu helfen oder auch an solchen teilzunehmen. Sie beteiligen sich auf Wunsch und im Rahmen ihrer Möglichkeiten auch an Elternabenden, z. B. zu Fragen der Kinderentwicklung, der Erziehung oder der Eingewöhnung in die Kita.

Die konkreten Maßnahmen des Projekts *Starthilfe* unterliegen ihrerseits selbstverständlich – gemäß den Essentials psychoanalytisch fundierten Arbeitens – einer kontinuierlichen Reflexion. Dafür haben wir inzwischen erprobte Strukturen, und es finden auf den verschiedenen Ebenen regelmäßige Treffen statt: Die Gruppe der StipendiatInnen hat eine eigene wöchentliche Fallsupervision sowie 4-wöchentliche halbtägige Workshops, in denen über das konkrete soziale Beobachtungsfeld der einzelnen Kita, die Rolle der StipendiatInnen darin und Schwierigkeiten der Haltung in teilnehmender Beobachtung sowie über Probleme und Konflikte aller Art (wir haben es in Frankfurt mit einer Vielzahl unterschiedlicher Kulturen zu tun) gesprochen wird, aber auch über aktuell aufgekommene, über den Einzelfall hinausgehende entwicklungspsychologische Themen, über konzeptuelle Fragen der Kindergartenpädagogik, der Eingewöhnung, der Elternarbeit und anderes mehr. Die Gruppe der SupervisorInnen ihrerseits trifft sich halbjährlich zu einem Erfahrungsaustausch. Ebenfalls zweimal im Jahr – in der Mitte und am Ende treffen beide Gruppen, StipendiatInnen und SupervisorInnen, zusammen, um die unterschiedlichen Perspektiven zusammenzutragen und den Fortgang des Projekts zu reflektieren. Darüber hinaus werden ebenfalls zweimal im Jahr die LeiterInnen und ihre StellvertreterInnen von der Projektleitung zum Erfahrungsaustausch eingeladen, wobei sie ausdrücklich gebeten werden, insbesondere Probleme mit dem Projekt und Kritik zu äußern.

Diese Arbeitsstrukturen von *Starthilfe* selbst sichern für die gute Durchführung des Projekts etwas, das in unserem »Feld«, den Kindertagesstätten, normaler Weise kaum Raum und Zeit findet, immer wieder dem Handlungsdruck zu unterliegen droht, für uns aber unabdingbar notwendig ist: die kontinuierliche Reflexion der eigenen Arbeit insbesondere da, wo sie schwierig ist, auf der strukturellen, der institutionellen und nicht zuletzt auf der persönlichen Ebene – und dies bezogen auf die gemeinsame Aufgabe, die Kinder mit ihren Besonderheiten und im Kontakt mit ihrer Kita zu verstehen und ihnen möglichst gute Bedingungen in einer möglichst guten Institution für ihre möglichst gute psychosoziale Entwicklung bereitzustellen.

So ist im Laufe der Jahre *Starthilfe* zu einem Projekt geworden, das über eine ausgereifte Struktur verfügt und seit dem laufenden sechsten Jahr nun von der Stadt Frankfurt regelhaft übernommen worden ist – wobei wir zunehmend den Schwerpunkt bei Krippen und Kitas setzen, die Kinder im besonders empfindlichen Alter unter drei Jahren aufnehmen.

Verzichten mussten wir beim *Starthilfe*-Projekt auf den dritten Baustein der *Präventionsstudie*: das Angebot von Kinderpsychotherapie in der Kita durch niedergelassene Kinderanalytiker. Dieses Angebot war allein aus rechtlichen Gründen im deutschen Gesundheitssystem an eine Ausnahmegenehmigung gebunden, die es nur im Zusammenhang mit Forschung gibt.

6. Das Projekt »Frühe Schritte«

In unserem dritten Projekt *Frühe Schritte*, das wir seit über vier Jahren parallel zum *Starthilfe-Projekt* durchführen, sind wir darauf wieder zurückgekommen. Ende 2008 hatte sich für das Sigmund-Freud-Institut durch Initiative von Marianne Leuzinger-Bohleber die Chance geboten, im Rahmen des Forschungszentrums IDeA[88] eine Vergleichsstudie von zwei bewährten Angeboten zur Frühprävention in jeweils sieben Kindertagesstätten durchzuführen, und zwar diesmal gezielt in sozialen Brennpunkten der Stadt. Die Studie läuft seit drei Jahren und ist inzwischen für drei weitere Jahre verlängert worden. Verglichen werden die Vor- und Nachteile und die Kurz- und Langzeitwirkungen von 1. dem wenig aufwändigen und weit verbreiteten, gut evaluierten Gewaltpräventionsprogramm *Faustlos* für Kindergartenkinder,[89] das auf die Schulung der Selbst- und Fremdwahrnehmung von Gefühlen und Gedanken setzt, indem Bilder, die verschiedene soziale- und Konfliktsituationen darstellen, besprochen und in Rollenspielen nachgearbeitet werden; und 2. auf unserem auf den Erfahrungen der beschriebenen beiden psychoanalytischen Präventionsprojekte basierenden Angebot, das wir *Frühe Schritte* genannt haben und das einen erheblichen Mehraufwand erfordert als das erstgenannte Programm.

Das Konzept dieses nunmehr dritten psychoanalytischen Präventionsprojekts in Kindertagesstätten, das wie die vorherigen vom Anna-Freud-Institut Frankfurt durchgeführt wird, fußt auf den Grundgedanken und Zielsetzungen der vorherigen: nämlich Kinder mit besonderen Entwicklungsrisiken in den Kitas frühzeitig zu erkennen, die dahinter liegenden soziokulturellen Zusammenhänge, familiären Probleme und die Folgen für die primären Beziehungen und die psychische Entwicklung des Kindes zu erkunden und daraufhin Förderungs- und psychotherapeutische Maßnahmen anzubieten oder anbahnen zu helfen, die das Kind braucht und zwar eben dort, wo es sich einen großen Teil des Tages aufhält und dementsprechend für seine Entwicklung wichtige Bezugspersonen hat: im Kindergarten.

Auch *Frühe Schritte* verfolgt einen zweiseitigen Ansatz: Zum Einen sollen die ErzieherInnen kontinuierlich sensibilisiert und geschult werden, die zentrale Bedeutung der emotionalen Beziehung zwischen ihnen und dem einzelnen Kind für seine Entwicklung – auch für die kognitive und die Sprachentwicklung! – wahrzunehmen und in ihrer alltäglichen, gerade auch in ihrer konflikthaften oder gar negativen Gestaltung anzuerkennen und zu reflektieren – damit es dem Kind in der Kita möglichst gut gehen kann und damit die ErzieherInnen ihrerseits mit ihrer Arbeit zufrieden sein können; etwas, das sich gegenseitig bedingt und Voraussetzung für progressive Entwicklungsprozesse ist. Zum Anderen

88 Center for Research on **I**ndividual **D**evelopment and **A**daptive Education of Children at Risk, eine institutionelle Kooperation zwischen dem Deutschen Institut für Internationale Pädagogische Forschung, der Johann-Wolfgang-Goethe-Universität und dem Sigmund-Freud-Institut.

89 Cierpka, M. & Schick, A. (2006): in: Leuzinger-Bohleber, M., Brandl, Y. & Hüther, G. (Hrsg.) (2006), S. 286–301.

sollen einzelne Kinder und Eltern direkt psychoanalytische Beratung und therapeutische Unterstützung bekommen können.

Das Konzept besteht aus:

1. der 14-tägigen Fallsupervision des Kita-Teams –, wie sie bereits beschrieben wurde,

2. der Präsenz im Alltag der Kita, die – im Unterschied zu den vorherigen Projekten – im *Frühe Schritte*-Projekt durch eine erfahrene analytische Kindertherapeutin wahrgenommen wird. Diese geht an zwei Vormittagen in der Woche in die Kita und bietet an:

- Akutberatung für das Fachpersonal während der Arbeit, mit der Möglichkeit für die ErzieherInnen, z. B. in einer zugespitzten Konfliktsituation einmal kurzfristig auszusteigen und sich kurz fachlich zu beraten,
- ein niederschwelliges Beratungsangebot für die Eltern,
- reguläre (nach den Psychotherapierichtlinien kassenfinanzierte) diagnostische Sitzungen und bei besonderer Indikation im Einzelfall Kinderpsychotherapien in den Räumen der Kita. Hierfür konnten wir wieder – da im Rahmen eines Forschungsprojekts – die Ausnahmegenehmigung der Kassenärztlichen Vereinigung Hessen erwirken.[90]

Mit dem Projekt *Frühe Schritte* nun befinden wir uns, anders als mit der *Frankfurter Präventionsstudie* und mit *Starthilfe,* ausschließlich in definierten »sozialen Brennpunkten« mit dem dazu gehörenden hohen Migrantenanteil – und damit in einer fremden Welt, mit der wir zuvor kaum in Kontakt gekommen waren und wohl auch nie in Kontakt gekommen wären. Unsere ProjektmitarbeiterInnen müssen dort ihrerseits wie Fremdkörper wirken, nicht nur als Vertreter einer anderen sozialen Schicht und Kultur, sondern auch mit ihren Vorstellungen von der guten Wirkung offener, freundlicher Zuwendung und vom guten Sinn geschützter Räume. Marianne Leuzinger-Bohleber prägte im Verlauf von *Frühe Schritte* den für alle unsere Präventionsprojekte zutreffenden Begriff: »Aufsuchende Psychoanalyse«. In der Tat haben wir es mit Familien zu tun, die niemals in unsere Praxen kämen.

Es klingt positiv und anerkennenswert, wenn wir als Psychoanalytiker unseren ureigenen angestammten Platz – die Praxis, in der Patienten bzw. deren Eltern uns aufsuchen – auch einmal zu verlassen bereit sind, um uns in einem aktiven Schritt nach draußen bedürftigen Kindern mit psychischen Störungen und erheblichen Entwicklungsrisiken zuzuwenden. Was aber, wenn wir diesen und ihren Eltern nur fremd sind, das spürbare Elend immens, eine sprachliche Verständigung aber ausgeschlossen scheint und unser Interesse am ehesten Scham und unsere Zuwendung Misstrauen auslöst? Was, wenn wir selber vorwiegend negative Gefühlsreaktionen spüren, deren Reflexion und Kontrolle alle Kraft fordert und wir selber nur noch wegwollen?

Es brauchte lange Zeit einer mehr oder weniger ratlosen Präsenz, bis die Therapeutinnen in den Kitas so etwas wie »ihren Ort« finden konnten – und im Grunde dauert diese Suche nach vier Jahren immer noch an. Zunächst einmal gab es rein äußerlich in der Regel kein Zimmer, das die Kita für Gespräche vorhielt und zur Verfügung stellen konnte; es

90 Die beteiligten Kolleginnen bekamen für »ihre« Kita und für die Laufzeit des Projekts eine zweite Betriebsstätten-Nummer.

musste also improvisiert werden: Mal war im Hort etwas frei, mal gab es eine Abstellkammer für Materialien, die sich notdürftig umwidmen ließ. Aber auch unabhängig von den räumlichen Bedingungen schien es zunächst so etwas wie eine Kontaktsperre zu geben, die von den ErzieherInnen noch am leichtesten überwunden werden konnte, sodass hier das Konzept der Akutberatung bald greifen konnte. Das Beratungsangebot für Eltern kam aber lange Zeit einfach nicht an, und so nahmen wir die Erfahrungen der anderen, den Kindergartenalltag real begleitenden Vorgehensweise des *Starthilfe*-Projekts zu Hilfe, bei dem es wie nebenbei und selbstverständlich auch zu Kontakten mit den Eltern kommt, und probierten verschiedene Formen und Orte der Präsenz aus. Am selbstverständlichsten bot sich der Eingangsraum an, in dem morgens die Eltern – meist Mütter – ihre Kinder verabschieden oder jedenfalls abgeben; vereinzelt gab es auch eine Art Eltern-Café; oder die Kindertherapeutin ging auch mal in eine Kindergruppe – dies alles, um sich auf wenig aufdringliche Weise einfach bekannt zu machen. Bei solchen Versuchen mussten wir immer bedenken, dass, wenn es später zu Beratungs- und therapeutischen Kontakten mit Eltern käme, ein geschützter Raum auf andere Weise wiederum erforderlich würde, um die Vertraulichkeit zu sichern. Die Therapeutinnen dürfen also auch nicht zu allgegenwärtig und mit der Institution verknüpft sein. Hinzu kommt, dass die einzelnen Kitas sowohl räumlich, als auch in der Personal- und Leitungsstruktur und in der Art ihrer Arbeit durchaus unterschiedlich sind – jede Kita ist sozusagen auf anderer Ebene ein individueller »Fall« mit eigenen Besonderheiten und Schwierigkeiten.

Die regelmäßig tagende Intervisionsgruppe der Therapeutinnen war und ist deswegen ein wichtiger Ort, an dem über die Besprechung der Konzeptentwicklung und einzelner Beratungsfälle hinaus vor allem Enttäuschung, Entwertung, Überforderung und Hoffnungslosigkeit geäußert, geteilt und gehalten werden müssen, um dann neue Ideen schöpfen und reflexiv abklopfen zu können. So konnte trotz aller Widrigkeiten im Laufe der bisherigen drei Jahre sehr langsam nicht nur das ursprünglich geplante Vorgehen, nämlich die Akutberatung von Erziehern und Eltern – meist Müttern – sowie einige Einzeltherapien von Kindern umgesetzt werden, sondern es wurden auch andere Angebote eingeführt: Fachtage für die ErzieherInnen zu bestimmten aktuell wichtigen Themen oder z. B. ein monatliches Elternfrühstück in Anwesenheit der Therapeutin. Auch die Präsenz der Therapeutin im Eingangsbereich der Kita morgens, wenn die Kinder gebracht werden, hat sich für alle Beteiligten als gut für das In-Augenschein-Nehmen, Abtasten und das Anbahnen von Sicherheitsgefühlen erwiesen. Und was wir als ganz neues analytisches Forschungsfeld für uns entdeckt haben, ist der Wert von Tür- und Angelgesprächen.

7. Tür- und Angelgespräche

Wir hatten bei den ersten Beratungsgesprächen mit Müttern in der Kita verschiedentlich die Erfahrung gemacht, dass unsere gewohnte offene analytische Haltung bei diesen Müttern leicht dazu führte, dass sie sehr rasch viel zu viel von sich preisgaben – und dann das vereinbarte nächste Gespräch nicht wahrnahmen. Die psychoanalytische

Hypothese lag nahe, dass angesichts einer vermutlich schwachen oder aufgrund von Traumatisierungen geschwächten psychischen Abwehr der Kontakt mit einem positiv zugewandten Objekt bei diesen Müttern eine tiefe Regression bewirkt, bei der jegliche schützende Begrenzung überwältigender Erinnerungen außer Kraft gerät; auch die Therapeutin gerät dabei in den Strom von Überwältigung und kann dem nichts entgegensetzen – zumal sie selbst in der Kita nur einen flüchtigen Standort und für ihre Tätigkeit keinen stabilen Rahmen hat. – Natürlich kann es aber auch ganz andere äußere Gründe für den Kontaktabbruch nach zu viel Offenheit hinter verschlossener Tür geben: z. B. Misstrauen, dass etwas nach außen dringt und – so eine weit verbreitete Angst – das Jugendamt oder andere Behörden könnte das Kind wegnehmen; oder auch Scham, dass nicht nur die Therapeutin, sondern durch diese auch die Erzieherinnen etwas erfahren, oder auch der Ehemann. Die Unsicherheit der Therapeutin bei solchen Fragen der Einschätzung wird noch systematisch verstärkt durch die oft erheblichen Probleme der sprachlichen Verständigung und auch dadurch, dass die Väter in der Kita wenig präsent sind und weiten Raum für Phantasien lassen.

Im Zuge solcher Reflexionen nahmen wir die Tür- und Angelgespräche in den Blick. Zunächst hatten wir diese nicht weiter beachtet und allenfalls »als Mittel zum Zweck« angesehen, um zu einem »richtigen« Gespräch zu kommen. Dann fiel aber auf, dass es manchen Müttern nur unter der Bedingung von Tür und Angel überhaupt gelingt, mit der Therapeutin einen Kontakt aufzunehmen, der durchaus für sich bedeutungsvoll wird, anerkannt werden und auch so stehenbleiben kann. Vielleicht macht die Mutter erst einmal eine kurze Andeutung über ein Problem ihres Kindes und verschwindet gleich wieder; die Therapeutin wird sich in der Folge mit dieser Andeutung beschäftigen. Bei einer späteren Gelegenheit gibt es eventuell einen flüchtigen Blickkontakt, den die Therapeutin als »überprüfend« erlebt; wieder in zeitlichem Abstand vielleicht aber auch ein weiteres kurzes Gespräch von wenigen Halbsätzen, das die Mutter von sich aus sucht und das sogar eine Nachfrage der Therapeutin zulässt. Beim nächsten Mal kann die Therapeutin vielleicht sogar eine vorsichtige Idee von ihr zum Problem des Kindes erzählen. – Manchmal bekommt die Therapeutin irgendwann das Gefühl, es wäre jetzt gut, das Angebot für ein Gespräch mit Termin und in Ruhe auszumachen. Manchmal scheint es aber auch besser, es einfach bei dem zu belassen, was im wiederholten Tür- und Angelgespräch, zuweilen sogar vorwiegend im Blickkontakt und fast ohne sprachliche Verständigung möglich ist und mit dem jede der beiden Beteiligten anfangen kann, was sie zulassen kann und will. Es kann nach unserem vorläufigen Eindruck durchaus ein wichtiger Prozess sein, der bei diesem zunächst so unzureichend erscheinenden Setting in Gang kommt. Das ist natürlich kaum zu verifizieren. Für uns sind dann kleine Beobachtungen bedeutsam, die dem geschulten sorgsamen kinderanalytische Blick nicht entgehen und die uns als Indikator dafür dienen, dass etwas zwischen Mutter und Kind in Bewegung gekommen ist: wenn z. B. eine Mutter ihr Kind bei der Verabschiedung morgens anders als gewohnt – oder überhaupt! – anschaut.

8. Starthilfe *und* Frühe Schritte – *eine vorläufige vergleichende Bewertung*

Da die beiden Projekte *Starthilfe* und *Frühe Schritte* zu der Zeit parallel zueinander weitergelaufen sind, liegt es immer wieder nahe, Vergleiche anzustellen und das Für und Wider der unterschiedlichen Vorgehensweisen bei der Präsenz in der Kita abzuwägen.

Dabei ist *Starthilfe* sozusagen das privilegiertere Projekt. Sein großer Vorteil ist, wie schon gesagt, dass die Kitas sich bewerben müssen, um teilzunehmen; d. h. von Beginn an haben zumindest die Leitungen das Projekt gewollt, über dessen Inhalte sie mit der Ausschreibung, aber eventuell auch über andere Kitas, die das Projekt schon hatten, informiert waren. Natürlich gibt es auch bei *Starthilfe* Probleme und jedenfalls braucht das Projekt immer eine längere Zeit, bis es »angekommen« ist. Das gilt für die Fallsupervision, bei der es meistens erst einige Erfahrung braucht, bis deutlich und spürbar werden kann, dass die intensive Beschäftigung mit jeweils einem einzigen Fall (in einer Kita mit 120 Kindern!) nicht etwa nur ein Tropfen im Ozean ist, sondern dass sie mit der Zeit den pädagogischen Blick und überhaupt die Aufmerksamkeit schärft. Besonders wichtig erscheint uns, dass die ErzieherInnen in der Supervision die Erfahrung machen können, dass sie die eigenen negativen Gefühle einem Kind gegenüber äußern können und sollen, um überprüfen zu lernen, ob nicht gerade diese Gefühle etwas Wichtiges über die innere Realität und die Bedürfnisse des Kindes erzählen können, sodass sie im folgenden Kindergartenalltag diesem Kind anders begegnen können. – Auch die Präsenz der AusbildungskandidatInnen braucht bei allen Beteiligten eine Gewöhnungs- und Vertrauensbildungszeit. Keineswegs bei allen ErzieherInnen liegt eine Motivation bereit, das Beobachtete der ProjektmitarbeiterIn hören, mit den eigenen Erfahrungen abgleichen und nutzen zu wollen; auch hierzu braucht es erst ein Kennenlernen. Dazu aber sind persönliche Motivation, Reflexionsbereitschaft und eine gewisse pädagogische Qualifikation Voraussetzung, die – auch angesichts des großen Fachkräftemangels in den Kitas – nicht immer gegeben ist. Wir haben unter Berücksichtigung der erforderlichen Anlaufzeit und um nachhaltige Wirkung zu erzielen, die Laufzeit von ursprünglich zunächst einem Jahr (mit der Option der Verlängerung) im Benehmen mit dem zuständigen Eigenbetrieb der Stadt Frankfurt inzwischen auf zwei Jahre erhöhen können. Immer schon hatten die meisten Kitas eine Fortführung des Projekts gewünscht, diese aber nur in besonders begründeten Fällen bekommen können. Wir selber übrigens schätzen am jeweiligen Ende des Projekts die gute Wirkung von *Starthilfe* deutlich bescheidener ein als die Kita-Leitungen beim jeweiligen Abschlusstreffen. Bei einer Kita im Laufe der fünf bisher abgeschlossenen *Starthilfe*-Jahre aber mussten wir unsere Grenzen sehen und kamen trotz anders lautender Bekundung der Kita-Leitung zu der Einschätzung, dass das Projekt trotz aller unserer Anstrengungen im Grunde nichts hat bewirken können und der desolate pädagogische Zustand dieser Kita unverändert geblieben ist.

Frühe Schritte ist wie beschrieben ein Präventionsangebot im Rahmen eines Forschungsprojekts. Es unterliegt dabei einigen Erschwernissen: Zum Einen handelte es sich ausnahmslos um Kitas in sozialen Brennpunkten mit entsprechend schwieriger Klientel, zum Anderen wurden die Kitas nach statistischen Kriterien ausgewählt; sie mussten zwar ihre Bereitschaft zur Teilnahme erklären, dies ist aber etwas anderes, als sich aus eigener

Motivation heraus zu bewerben. Die Probleme bei der Durchführung des Projekts sind entsprechend größer. Dies gilt auch für den Teil der Fallsupervision, die sich im Angebot ja nicht von *Starthilfe* unterscheidet. In einigen der *Frühe-Schritte*-Kitas wurde bei der Supervision anhaltend um die Zeit gefeilscht; angesichts der drastisch erfahrbaren Überforderung der Fachteams in diesen Kitas, vielleicht auch, um die eigene Überlastung in diesem harten sozialen Umfeld zu begrenzen, wurden im Einzelfall schließlich für die Supervision 60 Minuten (statt wie geplant 90 Minuten) erübrigt. Auch fielen hier die Sitzungen häufiger aus, und in einigen Fällen wurde nach drei Jahren der vierzehntägige Abstand der Supervision auf vierwöchentlich vergrößert. Neben realen Möglichkeiten oder Unmöglichkeiten der »Brennpunkt-Kitas« schien es bei allen Beteiligten latent auch immer um eine große – und ebenfalls realistisch erscheinende – Unsicherheit zu gehen, ob das genaue Hinschauen auf den Einzelfall hier wirklich helfen wird oder ob es die Zuwendung noch erschweren könnte.

Vom Konzept her unterscheidet sich *Frühe Schritte* von *Starthilfe* im Hinblick auf den Baustein der Präsenz im Kita-Alltag. Wegen der erwarteten besonderen Erschwernis durch die Auswahl von Brennpunkt-Kitas im *Frühe-Schritte*-Projekt hatten wir entschieden, für diesen Teil des Präventionsangebots hier erfahrene analytische KinderpsychotherapeutInnen einzusetzen, die dann zugleich auch Therapien in der Kita anbieten konnten. Die Probleme und Schwierigkeiten, dies zu etablieren, habe ich bereits beschrieben. Im Vergleich zum *Starthilfe*-Projekt, bei dem die ProjektmitarbeiterInnen als »teilnehmende BeobachterInnen« selbstverständlich in den Kita-Alltag eingebunden sind, hat die Therapeutin mit eigenem (individuell beratenden und therapeutischen) Tätigkeitsbereich im Gesamtgefüge der Kitas eine von der Kita abgegrenzte bzw. deren Tätigkeitsbereich ergänzende Funktion, etwa im Sinne eines fachlichen Zusatzangebots. Dies hat automatisch die unter anderem Aspekt bedauerliche Folge, dass die Therapeutin auch bei den Kita-Leitungen als Fachfrau für den Einzelfall angesehen wird. Alles andere Strukturelle in der Kita, das die Therapeutin natürlich durchaus wahrnimmt und wozu sie sich unter dem Fokus der Entwicklungsförderung der Kinder automatisch und vermutlich fundiert eine Meinung bildet, z. B. wenn die Kita ihr Gruppenkonzept zu Gunsten eines Offenen Konzeptes aufgibt oder ihren Kompetenzbereich hin zu einem »Familienzentrum« erweitert, bleibt dem Kontakt mehr oder weniger streng entzogen. Das ist beim *Starthilfe*-Projekt anders, möglicherweise weil die MitarbeiterInnen dort als Kinderpsychotherapeuten in Ausbildung nicht so viel Rivalität auslösen und zudem ihr Tätigkeitsbereich der teilnehmenden Beobachtung einzelner Kinder automatisch die Strukturen des Kita-Betriebs und das allgemeine Beziehungsgeschehen einschließt. Außerdem hätten Äußerungen der Therapeutinnen von vornherein eine andere – vermutlich gefürchtete – Autorität. Doch auch beim *Frühe Schritte*-Projekt haben wir zunehmend den Eindruck, dass sich das Klima der Kita verändert und die ErzieherInnen einen anderen Blick auf die Kinder bekommen und dass dies auch hier vermutlich bedeutsamer ist als die Therapien einiger weniger Kinder. So bleibt als offene Frage, ob nicht angesichts auch bei uns knapper Ressourcen das wichtigste Ziel unserer psychoanalytisch fundierten Prävention die (auf das einzelne Kind und seine emotional bedeutsamen

Beziehungen in der Kita fokussierte) *Qualifizierung der ErzieherInnen einschließlich der LeiterInnen* ist, damit sie dem einzelnen Kind in der Kindergruppe ein gutes, entwicklungsförderndes reales Objekt sein können. Diese Qualifizierung geschieht in der Supervision; und sie geschieht bei der Präsenz im Alltag durch den analytisch geschulten Blick eines innerlich teilnehmenden Dritten auf das einzelne, schwierige Kind und seine durch seine Lebensgeschichte und die seiner Eltern geprägte innere Welt – ohne dabei die Situation der beteiligten Erwachsenen, Eltern und Erzieher, zu vernachlässigen. Es ist also eine umfassende, auf das Menschliche in der Kita fokussierende Qualifizierung, auch und erst recht, wenn sich wie im *Frühe Schritte*-Projekt zuweilen der Eindruck aufzwingt, dass das Menschliche und seine Traumatisierungen hier den hässlichen Stempel des Elends der Welt trägt, dessen inhärente Brutalität und Abstumpfung kaum noch Mitgefühl zulässt.

Unsere Aufgabe ist es dann, dies nicht zu übersehen, auch nicht die Zumutungen, die eine solche Dynamik für die ErzieherInnen bedeuten muss; und zugleich nicht aufzuhören, nach den Ursachen zu suchen und dabei hinter allem Unerträglichen vielleicht doch auch gute menschliche Züge ausfindig zu machen. Das heißt, bei einem Kind die Züge unter allem Lärmenden, Abgestumpften und Unerträglichen zu erkennen, die auf ein Minimum an guten Erfahrungen in seinen frühesten Beziehungen hinweisen. Denn nur wenn es ein solches Minimum an guten Erfahrungen in der primären Beziehungsgeschichte eines Kindes gegeben hat, gibt es im noch so verschütteten Inneren dieses Kindes etwas, an das neue – und wiederholte – gute Beziehungserfahrungen, die das Kind in der Kita macht, andocken und schließlich korrigierend und entwicklungsfördernd wirken können.

Winnicott hat in seiner Arbeit über die »Antisoziale Tendenz« 1956 gesagt, dass solche schwierigen Kinder nicht in erster Linie Therapie benötigen, sondern eine gute Betreuung, und dass Therapie erst dann gelingen kann, »wenn sie zusätzlich zu der Versorgung in einer dafür geeigneten Einrichtung stattfindet«.[91] Wir könnten also mit unseren Präventionsprojekten in den Kindertagesstätten auf einem guten Weg sein. Allerdings muss hier noch einmal in aller Deutlichkeit wiederholt werden: Die realen und gravierenden strukturellen Mängel bei der institutionellen Kinderbetreuung bedürfen anderer gesellschaftlicher und erheblicher finanzieller Anstrengungen, damit die Kitas in Winnicotts Sinn »geeignete Einrichtungen« sind.[92]

91 Winnicott, D. W. (1956), in: Ders.(1988), S. 157–171.

92 *Literatur* Bick, E. (1964); Cierpka, M./Schick, A. (2006); Khan, M. M. R. (1963); Leuzinger-Bohleber, M., Staufenberg, A., Fischmann, T. (2007); Leuzinger-Bohleber, M., Fischmann, T., Läzer, K. L., Pfenning-Meerkötter, N., Wolff, A., Green, J (2010); Freyberg, Th. v../Wolff, A. (Hrsg.) (2005, 2006); Winnicott, D. W. (1956); Wolff, A. (2013).

Literatur

Ahlheim. R./Eickmann, H (1998): *Wirkfaktoren in der Arbeit mit den Eltern.* In: Jongbloed-Schurig, U./Wolff, A. (Hrsg.) (1998/2008)

Ahlheim, R. (2005): *Psychoanalytisches Fallverstehen. Zur Methode des psychoanalytischen Erstinterviews.* In: Freyberg, Th.v./Wolff, A. (2005) S. 123–157

Ahrbeck, B./Rauh, B. (2006) (Hrsg.): *Der Fall des schwierigen Kindes*; Weinheim/Basel 2006.

Balint, M. (1966): *Die Urformen der Liebe.* Stuttgart: Klett-Cotta.

Balint, M., Ornstein, P. und Balint, E. (1973): *Fokaltherapie. Ein Beispiel angewandter Psychoanalyse.* Frankfurt a. M.: Suhrkamp.

Bick, E. (1964/2009): Bemerkungen zur Säuglingsbeobachtung in der psychoanalytischen Ausbildung. In: Diem-Wille, G. & Turner, A. (Hrsg.): *Ein-Blicke in die Tiefe. Die Methode der psychoanalytischen Säuglingsbeobachtung und ihre Anwendungen.* Stuttgart 2009: Klett-Cotta, (224).

Benedek, Th. (1960): Elternschaft als Phase der Entwicklung. In: *Jahrbuch der Psychoanalyse, Band 1*, Stuttgart: fromann-holzboog.

Bürgin, D. (1997): Drei- und Vielsamkeit als ursprüngliche Beziehungsform. *Analytische Kinder- und Jugendlichen-Psychotherapie. XXVIII. Jg., Heft 93, 1/1997.*

Chasseguet-Smirgel, J. (1974) (Hrsg.): *Psychoanalyse der weiblichen Sexualität*, Frankfurt (50)

Chethic, M. (1989): *Techniques of Child Therapy.* New York: The Guilford Press.

Cierpka, M./Schick, A. (2006): Das Fördern von emotionalen Kompetenzen mit FAUSTLOS bei Kindern. In: Leuzinger-Bohleber, M./Brandl, Y./Hüther, G. (Hrsg.) (2006): *ADHS – Frühprävention statt Medikalisierung. Theorie, Forschung, Kontroversen.* Göttingen: Vandenhoeck & Ruprecht.

Cohen, Y. (1997): Borderline-Kinder – Die Anwendung psychoanalytischer Behandlungsmethode, in: *Zeitschrift für psychoanalytische Theorie und Praxis, Jg. XII, Heft 1,* 1997.

Cohen, Y. (2004): Das misshandelte Kind. *Ein psychoanalytisches Konzept zur integrierten Behandlung von Kindern und Jugendlichen.* Frankfurt a M.: Brandes & Apsel.

Freud, A. (1971): *Wege und Irrwege in der Kinderentwicklung.* Stuttgart: Klett-Cotta.

Freud, A. (1980): Anmerkungen zum psychischen Trauma. In: *Die Schriften der Anna Freud, Bd. 6.* Frankfurt a. M.: Fischer.

Freud, S. (1898): *Die Sexualität in der Ätiologie der Neurosen. Studienausgabe Bd. 5.* Frankfurt a. M.: Fischer.

Freyberg, Th. v./Wolff, A: (2004): Alles egal – Autonomie als Abwehr. Fallstudien zur Konfliktgeschichte nicht beschulbarer Jugendlicher; in: Ahrbeck, B./Rauh, B (Hrsg.) *Behinderung zwischen Autonomie und Angewiesensein.* Stuttgart: Kohlhammer.

Freyberg, Th. v./Wolff, A. (Hrsg.) (2005 und 2006): *Störer und Gestörte Band I* (2005) und *Bd. II* (2006) Frankfurt a. M.: Brandes & Apsel.

Freyberg, Th. v./Wolff: (2006): Aus dem Auge – aus dem Sinn in: Ahrbeck/B. Rauh (Hrsg.): (2006): 96–119.

Frommer, J. (2007): Psychoanalyse und qualitative Sozialforschung in Konvergenz: Gibt es Möglichkeiten, voneinander zu lernen; in: *Psyche – Z Psychoanal 61*, 2007, 781–803.

Gerspach, M (1998): *Wohin mit den Störern – Zur Sozialpädagogik der Verhaltensauffälligen.* Stuttgart: Kohlhammer.

Graf-Deserno, S./Deserno, H. (1998): *Entwicklungschancen in der Institution – Psychoanalytische Teamsupervision.* Frankfurt a. M.: Fischer.

Green, A. (2000): *Geheime Verrücktheit. Grenzfälle der psychoanalytischen Praxis.*Gießen: Psychosozial.

Grimm, Gebrüder: (o. J.): *Kinder- und Hausmärchen*, hrsg. von Friedrich Panzer. Wiesbaden: Emil Vollmer Verlag, (62).

Grunberger, B. (1982): *Vom Narzissmus zum Objekt.* Frankfurt a. M.: Suhrkamp.

Harms, E./Strehlow, B. (1997): *Adoptivkind – Traumkind in der Realität.* Idstein/Ts.: Schulz-Kirchner.

Hartmann, H. (1972): *Ichpsychologie.* Stuttgart: Klett-Cotta.

Heimann, P.(1962): Bemerkungen zur analen Phase. In: *Psyche – Z Psychoanal 7*, 1983, S. 420–439.

Holderegger, H. (1993): *Der Umgang mit dem Trauma.* Stuttgart: Klett-Cotta.

Jacobson, E. (1978): *Das Selbst und die Welt der Objekte.* Frankfurt a. M.: Suhrkamp.

Jones, E. (1933): Die phallische Phase, *Int. Z. f. Psa.* 1933.

Jongbloed-Schurig, U./Wolff, A. (Hrsg.) (1998/2008): *»Denn wir können die Kinder nach unserem Sinne nicht formen« – Beiträge zur Psychoanalyse des Kindes- und Jugendalters*, Frankfurt a. M.: Brandes & Apsel.

Jongbloed-Schurig, U. (2001) einleitender Artikel in: *AKJP, Heft 111. XXXII*, Jg. 3/2001, S. 309–324. Frankfurt a. M.: Brandes & Apsel.

Khan, M. R. (1963): *Selbsterfahrung in der Therapie*. München.

Khan, M. M. R. (1963/1977), Das kumulative Trauma. In: ders. (1977): *Selbsterfahrung in der Therapie*. München.

Klein, M. (1932/1971): *Die Psychoanalyse des Kindes.* London/München.

Klein, M. (1962): *Das Seelenleben des Kleinkindes.* Stuttgart: Klett-Cotta.

Klüwer, R. (1995) Agieren und Mitagieren – 10 Jahre später in: *Zeitschrift für psychoanalytische Theorie und Praxis 10.* Jahrgang Heft 1.

Kvale, St. (2014) *InterViews: Learning the Craft of Qualitative Research Interviewing.* Brinkmann, S. (Hg.).

Leuzinger-Bohleber, M., Brandl, Y./Hüther, G. (Hrsg.) (2006): *ADHS – Frühprävention statt Medikalisierung. Theorie, Forschung, Kontroversen.* Göttingen: Vandenhoeck & Ruprecht.

Leuzinger-Bohleber, M., Staufenberg, A., Fischmann, T. (2007): ADHS – Indikation für psychoanalytische Behandlungen? Einige klinische, konzeptuelle und empirische Überlegungen ausgehend von der Frankfurter Präventionsstudie. *Praxis der Kinderpsychologie und Kinderpsychiatrie 56*: 356–385.

Leuzinger-Bohleber, M. (2009): *Frühe Kindheit als Schicksal?* Stuttgart: Kohlhammer.

Leuzinger-Bohleber, M., Fischmann, T., Läzer, K.L., Pfenning-Meerkötter, N., Wolff, A., Green, J. (2010): Frühprävention psychosozialer Störungen bei Kindern mit belasteten Kindheiten. *Psyche – Z Psychoanal 65*, 2011: 989–1022.

Mahler, M. S./Pine, F./Bergman, A. (1975): *Die psychische Geburt des Menschen.* Frankfurt a. M.: Fischer.

Meyer, A.-E. u. a.(1991): *Forschungsgutachten zu Fragen eines Psychotherapeutengesetzes.*

Nitzschmann, K. (2000): *Verweigerung macht Sinn.* Frankfurt a. M.: Brandes & Apsel.

Olivier, Chr. (1987): *Jokastes Kinder.* Düsseldorf 1987 (50): Claassen.

Raue, J./Wolff, A. (2003): Das Diagnoseprofil des Instituts für analytische Kinder- und Jugendlichen-Psychotherapie in: VAKJP (Hrsg.) *Therapeutischer Prozess und Behandlungstechnik bei Kindern und Jugendlichen.* Frankfurt a. M.: Brandes & Apsel.

Schnoor, H. (Hg.): (2013): *Psychodynamische Beratung in pädagogischen Handlungsfeldern.* Gießen: Psychosozial.

Winnicott, D. W. (1956), (89) Die antisoziale Tendenz. In: ders. (1976): *Von der Kinderheilkunde zur Psychoanalyse*. München: Kindler.

Winnicott, D. W. (1974): *Reifungsprozesse und fördernde Umwelt.* München: Kindler.

Winnicott, D. W. (1979): *Vom Spiel zur Kreativität.* Stuttgart: Klett-Cotta.

Winnicott, D. W. (1988): *Aggression. Versagen der Umwelt und antisoziale Tendenz.* Stuttgart: Klett-Cotta.

Anhang

1. Bibliographie von Angelika Wolff: Aufsätze – Vorträge – Texte

Wolff, A. (1992): Über die Aneignung des weiblichen Körpers in den frühkindlichen Entwicklungsphasen des kleinen Mädchens. *Beiträge zur analytischen Kinder- und Jugendlichen-Psychotherapie, Heft 74*, Waiblingen: Bonz.

Wolff, A. (1995): *Zur Behandlungstechnik in der analytischen Kinderpsychotherapie* in: VAKJP (Hrsg.): EINBLICKE in die analytische Kinder- und Jugendlichen-Psychotherapie; VAJKP-Schriftenreihe Band 4: 14–16.

Raue, J.; Wolff, A. (1995/2003): *Das Diagnoseprofil des Instituts für analytische Kinder- und Jugendlichen-Psychotherapie Frankfurt a.M.* In: Vereinigung analytischer Kinder- und Jugendlichen-Psychotherapeuten (Hg.): Therapeutischer Prozess und Behandlungstechnik bei Kindern und Jugendlichen. Frankfurt: Brandes & Apsel 2003; Erstveröffentlichung in: *AKJP Heft 86*, 2/1995 Frankfurt a. M.: Brandes & Apsel.

Wolff, A. (1998): Wenn »alles in Ordnung« ist, horchen sie auf in: *Frankfurter Allgemeine Zeitung*, 25.03.1998.

Wolff, A. (1998): Anders, nicht »besser« als die Eltern in: *Frankfurter Rundschau*, 12.05.1998.

Jongbloed-Schurig, U./A. Wolff (Hrsg.) (1998): *»Denn wir können die Kinder nicht nach unserm Sinne formen« – Beiträge zur Psychoanalyse des Kindes- und Jugendalters.* Frankfurt a. M.: Brandes & Apsel.

Wolff, A. (1998): Fokaltherapie bei Kindern und Jugendlichen. In: Jongbloed-Schurig, U. /Wolff, A. (Hg.): Denn wir können die Kinder nach unserem Sinne nicht formen. Frankfurt a. M.: Brandes & Apsel.

Wolff, A. (1998): Die Geburt eines Geschwisters – eine Krise in der Kinderentwicklung. In: Jongbloed-Schurig, U./Wolff, A. (Hg.): *Denn wir können die Kinder nach unserem Sinne nicht formen.* Frankfurt a. M.: Brandes & Apsel: 69–86.

Wolff, A. (1999): Trennung vom analen Objekt. In: Schlösser, A.-M.; Höhfeld, K. (Hg.): *Trennungen.* Gießen: Psychosozial.

Wolff, A. (1999): Elternarbeit anders. In: *Analytische Kinder- und Jugendlichen-Psychotherapie, Heft 103*, Frankfurt a. M.: Brandes & Apsel.

Wolff, A. (2000): Vater-Mutter-Kind: Über die Bedeutung der leiblichen Eltern in der inneren Welt des Kindes. In: Lahme-Gronostaj, H.; Leuzinger-Bohleber, M. (Hg.): *Identität und Differenz. Zur Psychoanalyse des Geschlechterverhältnisses in der Spätmoderne.* Opladen: Westdeutscher Verlag.

Wolff, A. (2001): Laudatio für Annemarie Sandler. In: *Zeitschrift für psychoanalytische Theorie und Praxis, Heft 4*, Assen: Van Gorcum.

Wolff, A. (2001): Veränderte Familienformen. In: *Analytische Kinder- und Jugendlichen-Psychotherapie, Heft 110*, Frankfurt a. M.: Brandes & Apsel.

Wolff, A. (2001): Tobias. Bericht einer Fokaltherapie. In: *Analytische Kinder- und Jugendlichen-Psychotherapie, Heft 111*, Frankfurt a. M.: Brandes & Apsel.

Wolff, A. (2001): Ausbildungs- und Prüfungsverordnung in den psychoanalytisch begründeten Verfahren für Kinder- und Jugendlichenpsychotherapeuten (AP/TP). In: *Managment-Handbuch für die psychotherapeutische Praxis.* Heidelberg: R. v. Decker's Verlag.

Wolff, A. (2002): Rez.: Schacht, Baustelle des Selbst. In: *Psyche – Z Psychoanal 56*, Heft 9/10. Stuttgart: Klett-Cotta.

Freyberg, T. v.; Wolff, A.(2003): Alles egal! Eine interdisziplinäre Fallstudie. In: *Mitteilungen des Instituts für Sozialforschung Heft 15*. Frankfurt: IFS – Frankfurt a. M.

Freyberg, T. v./A. Wolff (2003): Strukturelle Verantwortungslosigkeit. Eine interdisziplinäre Fallstudie zur Konfliktgeschichte eines nicht beschulbaren Jugendlichen mit Schule und Jugendhilfe; Artikel in: *Unterricht*, 2003.

Freyberg, T. v./A. Wolff (2003): *Geheime Bündnisse – in den Konfliktgeschichten nicht beschulbarer Jugendlicher mit Schule und Jugendhilfe*. Vortrag auf dem Dialogforum VI der 50. Jahrestagung der VAKJP Angst und Destruktivität in unserer Zeit – Psychoanalytische Arbeit mit Kindern und Jugendlichen heute am 1. bis 4. Mai 2003 in Frankfurt am Main.

Wolff, A. (2004): *Wenn Angst und Destruktivität in der Schule inszeniert werden*. Vortrag auf der 50. Jahrestagung der VAKJP in Frankfurt am Main am 1. bis 4. Mai 2003; Artikel in *Analytische Kinder- und Jugendlichen-Psychotherapie – Zeitschrift für Theorie und Praxis der Kinder- und Jugendlichen-Psychoanalyse und der tiefenpsychologisch fundierten Psychotherapie*, Heft 121, XXXV Jg., 1/2004, Brandes & Apsel.

Freyberg, T. v.; Wolff, A. (2004): Individuelle und institutionelle Konfliktgeschichten nicht beschulbarer Jugendlicher. In: Leuzinger-Bohleber, M.; Deserno, H.; Hau, S. (Hg.): Psychoanalyse als Profession und Wissenschaft. Die psychoanalytische Methode in Zeiten wissenschaftlicher Pluralität. Stuttgart: Kohlhammer.

Freyberg, T. v./A. Wolff (2004): Strukturelle Verantwortungslosigkeit. Eine interdisziplinäre Fallstudie zur Konfliktgeschichte eines nicht beschulbaren Jugendlichen mit Schule und Jugendhilfe; in: *Unterricht für behinderte und nichtbehinderte Schülerinnen und Schüler – Materialien zur sonderpädagogischen Förderung. Zeitschrift des Hessischen Landesinstituts für Pädagogik, Heft 10*. Wiesbaden: Hessisches Landesinstitut HELP.

Freyberg, T. v./A. Wolff (2004): *Störer und Gestörte – Aus einem Forschungsprojekt über nicht beschulbare Jugendliche*. Vortrag am 17.06.2003 im Rahmen der Vortragsreihe *Lernstörungen bei Kindern und Jugendlichen;* des Fördervereins des Instituts für analytische Kinder- und Jugendlichen-Psychotherapie in Hessen e.V. und des Brandes & Apsel-Verlags Frankfurt; veröffentlicht in: Frank Dammasch/Dieter Katzenbach (Hrsg.) *Lernen und Lernstörungen bei Kindern und Jugendlichen*, Brandes & Apsel 2004: 341–361.

Freyberg, T. v./A. Wolff (2004): *Alles egal – Autonomie als Abwehr*. Vortrag auf der Fachtagung Autonomie und Behinderung am 9./10. Mai 2003 an der Humboldt-Universität in Berlin; Artikel in: Ahrbeck, B.; Rauh, B. (Hg.): *Behinderung zwischen Autonomie und Angewiesensein*. Stuttgart: Kohlhammer.

Freyberg, T. v.; Wolff, A. (2005): Störer und Gestörte – Macht- und Ohnmachtspiralen in Konfliktgeschichten nicht beschulbarer Jugendlicher (zwischen »nicht schulfähigen« Jugendlichen und ihren Professionellen in der Regelschule). In: *DDS – Zeitschrift der GEW im Landesverband Bayern - H-2*. München: GEW im DGB; März 2005

Freyberg, T. v.; Wolff, A. (2005): *Einleitung*. In: dies.: Störer und Gestörte. Band 1: Konfliktgeschichten nicht beschulbarer Jugendlicher. Frankfurt a. M.: Brandes & Apsel.

Freyberg, T. v.; Wolff, A. (2005): *Alles egal*. In: dies.: Störer und Gestörte Band 1, a.a.O.

Freyberg, T. v.; Wolff, A. (2005): *Aus dem Auge aus dem Sinn*. In: dies.: Störer und Gestörte Band 1, a.a.O.

Freyberg, T. v.; Wolff, A. (2005): *Viel zu viel und nie genug.* In: dies.: Störer und Gestörte Band 1, a.a.O.

Freyberg, T. v.; Wolff, A. (2005): *Perfektes Verweigern.* In: dies.: Störer und Gestörte Band 1, a.a.O.

Freyberg, T. v.; Wolff, A. (2005): *Störer und Gestörte* – Konfliktgeschichten nicht beschulbarer Jugendlicher. In: Westend, Neue Zeitschrift für Sozialforschung Heft 1. Frankfurt a. M.: Stroemfeld.

Freyberg, T. v./A. Wolff (2005): *Eskalierende Macht-Ohnmachtspiralen* – Die Konfliktgeschichten nicht beschulbarer Kinder und Jugendlicher stellen unseren Erziehungseinrichtungen ein schlechtes Zeugnis aus; in: Forum Humanwissenschaften der *Frankfurter Rundschau* vom 24. Mai 2005.

Freyberg, T. v.; Wolff, A. (2005): Scheitern vermeiden. In: *HLZ – Zeitschrift der GEW Hessen für Erziehung und Bildung, Heft 11.* Friedrichsdorf: Verlag Mensch und Leben.

Freyberg, T. v./A. Wolff (2005): Störer und Gestörte in der Schule. In: *HLZ – Zeitschrift der GEW Hessen für Erziehung, Bildung, Forschung 58.* Jahr Heft 11/12, 2005.

Freyberg, T. v./A. Wolff (2005): Störer und Gestörte – Konfliktgeschichten nicht beschulbarer Jugendlicher; in: *WestEnd, 2.Jg.* Heft 1: 168f.

Wolff, A. (2005): Schriftliche Prüfungen im Ausbildungsgang für Kinder- und Jugendlichenpsychotherapeuten – Ein Angriff auf die KJP-Ausbildung? In: *Psychotherapeuten-Journal Heft 3.* Heidelberg: Psychotherapeuten-Verlag.

Freyberg, T. v.; Wolff, A. (2006): Aus den Augen – aus dem Sinn! Eine interdisziplinäre Fallstudie zur Konfliktgeschichte einer Schulschwänzerin. In: Ahrbeck, B.; Rauh, B. (Hg.): *Der Fall des schwierigen Kindes.* Weinheim-Basel: Beltz.

Freyberg, T. v.; Wolff, A. (2006): Verstrickung und Verweigerung. Konfliktgeschichten nicht-beschulbarer Jugendlicher. In: Gentner, C.; Mertens, M. (Hg.): *Null Bock auf Schule? Schulmüdigkeit und Schulverweigerung aus Sicht der Wissenschaft und Praxis.* Münster, New York, München, Berlin: Waxmann

Freyberg, T. v.; Wolff, A. (2006): Trauma, Angst und Destruktivität in Konfliktgeschichten nicht beschulbarer Jugendlicher. In: Leuzinger-Bohleber, M.; Haubl, R.; Brumlik, M. (Hg.): *Bindung, Trauma und soziale Gewalt. Psychoanalyse, Sozial- und Neurowissenschaften im Dialog.* Göttingen: Vandenhoeck & Ruprecht

Freyberg, T. v.; Wolff, A. (2006): Konfliktgeschichten als Lernprozesse – eine Einleitung. In: dies. (Hg.): *Störer und Gestörte, Band 2: Konfliktgeschichten als Lernprozesse.* Frankfurt a. M.: Brandes & Apsel

Freyberg, T. v.; Wolff, A. (2006): Der fehlende und der notwendige Dritte in den Konfliktgeschichten nicht beschulbarer Jugendlicher. In: dies.: *Störer und Gestörte Band 2,* a.a.O.

Leuzinger-Bohleber, M.; Wolff, A.; Fischmann, T. (2007): Frankfurter Präventionsstudie – Aggression und Gewalt schon im Kindergarten vorbeugen. In: *Die Ersatzkasse. Fachzeitschrift der Ersatzkassenverbände 87.*

Freyberg, T. v./A. Wolff (2008): *Ressourcenorientierung – ein Beitrag zur Konfliktverleugnung.* In: Zentrum für Erziehungshilfe der Stadt Frankfurt am Main und Förderverein (Hrsg.): Dokumentation der Fachtagung.

Leuzinger-Bohleber, M./T. Fischmann/L. K. Lätzer/N. Pfenning-Meerkötter/A. Wolff/J. Green (2010): Frühprävention psychosozialer Störungen bei Kindern mit belasteten Kindheiten. In: *Psyche – Z Psychoanal*, 2010–65.

Freyberg, T. v.; Wolff, A. (2011): Zur Kritik von Ressourcenansatz und Resilienzkonzept. In: *Sonderpädagogische Förderung heute, Resilienz zwischen Mythos und Realität, Heft 02/2011*, 136–151.

Wolff, A. (2012): Zur Verschränkung von traumatischen Situationen mit den jeweiligen Entwicklungskonflikten eines Kindes. In: *Analytische Kinder- und Jugendlichen-Psychotherapie, Heft 4/2012 (AKJP, Heft 156, XLIII. Jg., 4/2012*: 499–520, Frankfurt a. M.: Brandes & Apsel.

Wolff, A. (2013): Psychoanalytische Beratung in Kindertagesstätten. In: Schnoor, H. (Hg.): *Psychodynamische Beratung in pädagogischen Handlungsfeldern.* Gießen (Psychosozial-Verlag), 115-130

Wolff, A. (2013): 10 Jahre psychoanalytisch fundierte Präventionsprojekte in Kindertagesstätten der Stadt Frankfurt am Main. In: *Analytische Kinder- und Jugendlichen-Psychotherapie, Heft 159*, XLIV. Jg 3/2013, 359–380, Frankfurt a. M.: Brandes & Apsel.

Wolff, A. (2014): History and concept development of psychoanalytically based prevention projects in preschool institutions. In: Emde, R. N., Leuzinger-Bohleber, M. (Hg.): *Early Parenting and Prevention of Disorder.* London: Karnac, 226–241.

Wolff, A. (2014): Vorwort zum Themenheft »Frankfurter Wirksamkeitsstudie zur Psychotherapie bei ADHS«. In: *Analytische Kinder- und Jugendlichen-Psychotherapie, Heft 4/2014*. Frankfurt a. M.: Brandes & Apsel.

2. Biographische Angaben – Angelika Wolff

29.07.1945	geb. in Eckenhagen als 3. Kind von Annemarie und Hans-Walter Wolff.
1952–1966	Schulbesuch in Wuppertal, Ingelheim und Heidelberg mit Abschluss Abitur am 16.03.1966.
1966–1969	Studium der Soziologie in Marburg/Lahn und Frankfurt am Main
1969–1972	Lehrerstudium: Geschichte und Sozialkunde in Frankfurt am Main; Abschluss: 1. Staatsexamen für das Lehramt an Haupt- und Realschulen am 30.11.1971
1973–1974	Lehramtsreferendarin an der Sonderschule in Hanau; Abschluss: 2. Staatsexamen am 29.05.1974
1974–1983	Lehrerin in einer Sonderschule in Groß-Auheim und in einer Hauptschule in Frankfurt am Main
1982–1987	Weiterbildung am Institut für analytische Kinder- und Jugendlichen-Psychotherapie (IaKJP) in Hessen e.V, (Frankfurt); Abschlussprüfung im IaKJP am 30.03.1987
1987–2018	Niederlassung als analytische Kinder- und Jugendlichen-Psychotherapeutin mit KV-Zulassung in Frankfurt
1991–2003	Leiterin des Instituts für analytische Kinder- und Jugendlichen-Psychotherapie (IaKJP) in Hessen e.V, (Frankfurt)
1991–2019	Dozentin, Supervisorin am Institut für analytische Kinder- und Jugendlichen-Psychotherapie (IaKJP) in Hessen e.V, (Frankfurt)
1999–2006	Leiterin der Forschungsgruppe des Instituts für analytische Kinder- und Jugendlichen-Psychotherapie (IaKJP) im interdisziplinären Foschungsprojekt des Instituts für Sozialforschung an der Universität Frankfurt über Konfliktgeschichten nicht beschulbarer Kinder und Jugendlicher.
2001	Gründungsmitglied der Psychotherapeutenkammer Hessen; Mitarbeit dort von 2001-2003
2002–2018	Mitarbeit in den Präventionsprojekten des Sigmund-Freud-Instituts und des Anna-Freud-Instituts (ehem. IaKJP) in Frankfurter KITAs

Brandes & Apsel

Der Frankfurter Verlag für Psychoanalyse

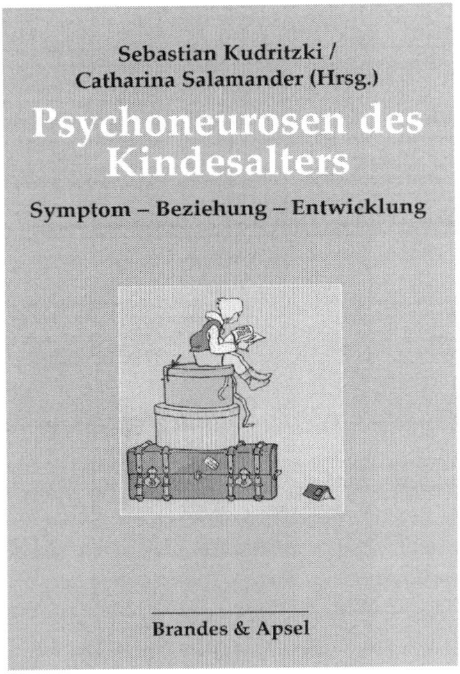

Sebastian Kudritzki /
Catharina Salamander (Hrsg.)

Psychoneurosen des Kindesalters

Symptom – Beziehung – Entwicklung

308 S., Pb. Großoktav, € 39,90
ISBN 978-3-95558-353-8

Kinder entwickeln sich in der engen Beziehung zu den Eltern und /oder relevanten Bezugspersonen. Wir können Eltern nicht ohne ihre Kinder und Kinder nicht ohne ihre Eltern denken. Dies eröffnet das psychodynamische Verständnis von neurotischen Symptomen auf der Grundlage früher oder aktueller Beziehungsstörungen, deren Symptomatik auch immer appellativen Charakter haben. Behandeln wir ausschließlich seine »Störung«, so überhören wir allzu schnell das, auf was uns das Kind im Unbewussten aufmerksam machen möchte, was es stört und womit es in der Familie stört.

Die AutorInnen geben Denkanstöße und diskutieren vertieft über das, was im Kind durch das Symptom zur Sprache kommen will. Besprochen werden: Essstörungen, Angststörungen, Depressionen, Enkopresis, Enuresis, psychosomatische Krankheitsbilder, Zwänge, Lern- und Leistungsstörungen, externalisiertes Verhalten, Beziehungstraumatisierungen und Regression.

Mit Beiträgen von Eva Heran-Doerr, Annette Hunze, Sebastian Kudritzki, Ulrike Purkert, Catharina Salamander, Michèle Staudinger, Franz Schambeck, Karin Trübel, Alfred Walter

Brandes & Apsel

Der Frankfurter Verlag für Psychoanalyse

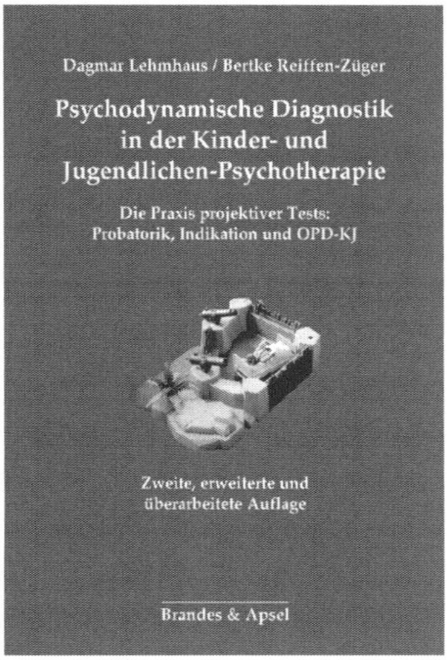

Dagmar Lehmhaus / Bertke Reiffen-Züger

Psychodynamische Diagnostik in der Kinder- und Jugendlichen-Psychotherapie

Die Praxis projektiver Tests:
Probatorik, Indikation und OPD-KJ

328 S., Pb. Großoktav, € 44,90, ISBN 978-3-95558-192-3

»Achtzehn Tests, gegliedert in Zeichen-, Erzähl- und Spieltests, Bindungsdiagnostik und imaginative Verfahren, angereichert durch Abbildungen und Fallbeispiele, sowie ein umfangreicher Anhang sind auf der fast lehrbuchartigen Basis des ersten theoretischen Teils gut zu verstehen und praktisch anzuwenden. Alles in allem ein sehr empfehlenswertes Buch für Ausbildung, Supervision und Antragsstellung.«

(Christine Roepke, Deutsches Ärzteblatt PP)

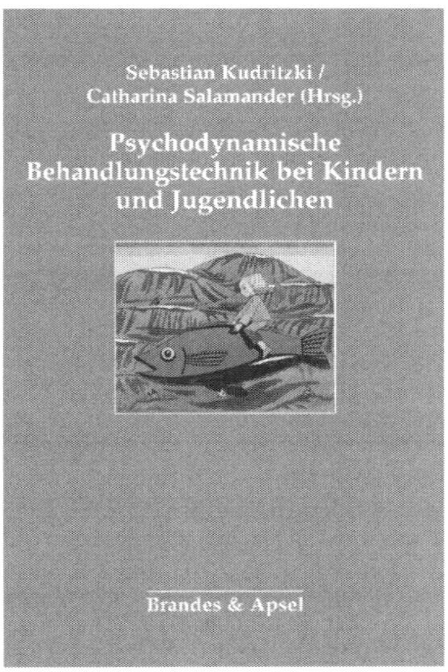

Sebastian Kudritzki / Catharina Salamander (Hrsg.)

Psychodynamische Behandlungstechnik bei Kindern und Jugendlichen

352 S., Pb. Großoktav, € 39,90, ISBN 978-3-95558-247-0

»Auch ohne eine tiefenpsychologisch fundierte Ausbildung seitens des Lesers überzeugt das Buch durch praxisnahe Beiträge. (...) Neben Einblicken in das Setting, die Indikation, Übertragungs- und Gegenübertragungsgeschehen werden zudem auch Themen fokussiert, die bisher theoretisch eher zu wenig Aufmerksamkeit erhalten. Dabei werden z. B. die Müdigkeit und die Langeweile in der Gegenübertragung, die Behandlungstechnik im Zusammenhang mit den Neuen Medien sowie die Beendigung und Trauer des Therapieprozesses aufgegriffen und verständlich im Bezug zur Praxis dargelegt.« (Anna-Maria Müller, Theraplay – Schwierige Kinder Journal)

Unseren Katalog erhalten Sie kostenlos:

Brandes & Apsel Verlag • Scheidswaldstr. 22 • 60385 Frankfurt am Main
info@brandes-apsel.de • www.brandes-apsel.de

Fordern Sie unseren Newsletter kostenlos an: newsletter@brandes-apsel.de

Brandes
&Apsel

Der Frankfurter Verlag für Psychoanalyse

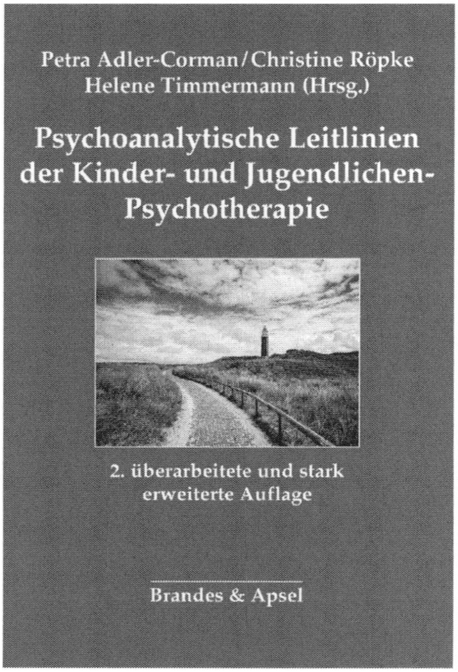

2. überarbeitete und stark erweiterte Auflage

Diese dreizehn Leitlinien sind die Essentials psychoanalytischer Therapie mit Kindern und Jugendlichen. Das Buch enthält damit Basiswissen, den Stand der Wissenschaft und komprimierte Erfahrungen für erfolgreiche Behandlungen.

Neben der Darstellung der Symptomatik bieten die Leitlinien einen psychoanalytischen Zugang zur Ätiologie und Psychodynamik, differenzierte Hinweise zur Diagnostik sowie Überlegungen zu speziellen Behandlungsschwierigkeiten und -techniken sowie eine Literaturübersicht. Die Diagnostik der OPD-KJ-2 ist mitberücksichtigt.

Folgende Leitlinien sind enthalten:

Psychoanalytische Grundbegriffe,
Angst,
Aufmerksamkeits- und Hyperaktivitätsstörungen,
Depression im Kindes- und Jugendalter,
Enkopresis,
Enuresis,
Essstörungen,
Persönlichkeitsentwicklungsstörung, Regulationsstörungen,
Schmerz,
Zwangsstörungen,
Traumatisierung,
Suizidalität,
Nicht Suizidales Selbstverletzendes Verhalten (NSSV).

Petra Adler-Corman
Christine Röpke
Helene Timmermann (Hrsg.)

Psychoanalytische Leitlinien der Kinder- und Jugendlichen-Psychotherapie

632 S., geb. mit Lesebändchen, Großoktav, € 69,90
ISBN 978-3-95558-226-5

»Insgesamt ist bei der Lektüre des Bandes sehr viel Fundiertes zu entdecken, von dem vieles zwar bekannt sein dürfte, deren stetige Neu-Lektüre aber sinnvoll und zielführend ist. (…) Daher ist der Band vor allem als behandlungsnahes Handbuch lohnenswert.«

(Götz Egloff, Deutsches Ärzteblatt, PP)